Thieme

I care PflegeExamen

Schriftliche Prüfung Tag 3

Unter Mitarbeit von
Anke Belz-Kranke, Deborah Dewitz, Birgit Hendrichs, Frauke zu Klampen,
Frank Meier, Nicole Ott, Antje Strauß, Patrick Strauß, Sabrina Strauß

139 Abbildungen

Georg Thieme Verlag
Stuttgart • New York

Bibliografische Information der Deutschen Nationalbibliothek:
Die Deutsche Nationalbibliothek verzeichnet diese Publikation in der Deutschen Nationalbibliografie; detaillierte bibliografische Daten sind im Internet über http://dnb.d-nb.de abrufbar.

Thieme Webshop:
Dieses und andere Bücher bequem im Thieme Webshop shop.thieme.de kaufen.

Georg Thieme Verlag KG
Oswald-Hesse-Straße 50, 70469 Stuttgart, Germany
www.thieme.com

Printed in Germany
Covergestaltung: © Thieme
Coverabbildung: © Thieme/Julia Back Comandolli, Porto Allegre
Zeichnungen: Susi Schaaf, Bellheim; WEYOU GmbH, Stuttgart
Satz: L42 GmbH, Berlin
Druck: Aprinta Druck GmbH, Wemding

DOI 10.1055/b000001223

ISBN 978-3-13-243527-8 1 2 3 4 5 6

Auch erhältlich als E-Book:
eISBN (PDF) 978-3-13-243586-5
eISBN (epub) 978-3-13-244649-6

FSC www.fsc.org
MIX
Papier | Fördert gute Waldnutzung
FSC® C004592

Wichtiger Hinweis: Wie jede Wissenschaft ist die Medizin ständigen Entwicklungen unterworfen. Forschung und klinische Erfahrung erweitern unsere Erkenntnisse, insbesondere was Behandlung und medikamentöse Therapie anbelangt. Soweit in diesem Werk eine Dosierung oder eine Applikation erwähnt wird, dürfen die Lesenden zwar darauf vertrauen, dass Autor*innen, Herausgeber*innen und Verlag große Sorgfalt darauf verwandt haben, dass diese Angabe dem Wissensstand bei Fertigstellung des Werkes entspricht.
Für Angaben über Dosierungsanweisungen und Applikationsformen kann vom Verlag jedoch keine Gewähr übernommen werden. Jede*r Benutzende ist angehalten, durch sorgfältige Prüfung der Beipackzettel der verwendeten Präparate und gegebenenfalls nach Konsultation eines/r Spezialist*in festzustellen, ob die dort gegebene Empfehlung für Dosierungen oder die Beachtung von Kontraindikationen gegenüber der Angabe in diesem Buch abweicht. Eine solche Prüfung ist besonders wichtig bei selten verwendeten Präparaten oder solchen, die neu auf den Markt gebracht worden sind. Jede Dosierung oder Applikation erfolgt auf eigene Gefahr der Benutzenden. Autor*innen und Verlag appellieren an alle Benutzenden, ihnen etwa auffallende Ungenauigkeiten dem Verlag mitzuteilen. Errata unter thieme.com/errata.
Marken und Markenrechte: Marken, geschäftliche Bezeichnungen oder Handelsnamen werden nicht in jedem Fall besonders kenntlich gemacht. Aus dem Fehlen eines solchen Hinweises kann nicht geschlossen werden, dass es sich um einen freien Handelsnamen handelt.

Sprachgebrauch: Thieme Publikationen streben nach einer fachlich korrekten und unmissverständlichen Sprache. Dabei lehnt Thieme jeden Sprachgebrauch ab, der Menschen beleidigt oder diskriminiert, beispielsweise aufgrund einer Herkunft, Behinderung oder eines Geschlechts. Thieme wendet sich zudem gleichermaßen an Menschen jeder Geschlechtsidentität. Die Thieme Rechtschreibkonvention nennt Autor*innen mittlerweile konkrete Beispiele, wie sie alle Lesenden gleichberechtigt ansprechen können. Die Ansprache aller Menschen ist ausdrücklich auch dort intendiert, wo im Text (etwa aus Gründen der Leseleichtigkeit, des Text-Umfangs oder des situativen Stil-Empfindens) z. B. nur ein generisches Maskulinum verwendet wird.
Accessibility: Im Sinne des European Accessibility Acts und des Barrierefreiheitsstärkungsgesetzes fördert Thieme einen barrierefreien Zugriff auf E-Book-Inhalte und elektronische Dienstleistungen, die sich an Verbraucher wenden. Wenn Sie Anregungen oder Wünsche dazu haben, melden Sie sich bitte bei uns: support.thieme.com.

Autor*innen-Verzeichnis

Anke Belz-Kranke

Anke Belz-Kranke ist seit 1984 im Gesundheitswesen tätig und bildet seit 1997 als Lehrerin für Pflege an einer Münchner Berufsfachschule Schülerinnen und Schüler zu Pflegefachkräften aus. Zuvor war die examinierte Kranken- und Fachschwester für Anästhesie und Intensivmedizin in verschiedenen Krankenhäusern und Fachrichtungen in Nord- und Süddeutschland tätig. Freiberuflich ist Anke Belz-Kranke außerdem als Dozentin und Autorin tätig.

https://orcid.org/0009-0002-6547-8374

Deborah Dewitz

Deborah Dewitz ist seit 2009 Gesundheits- und Krankenpflegerin, sie arbeitet im Springerpool in verschiedenen Fachdisziplinen in einem Krankenhaus.

Beginnend mit dem Pflegepädagogikstudium 2010 wechselte sie vom Krankenhaus in die ambulante Akut-/Langzeitpflege. Seit 2013 (Bachelor) lehrt sie an Pflegebildungseinrichtungen, 2015 beendete sie erfolgreich das Pflegepädagogikstudium mit dem Master. Neben der Lehrtätigkeit arbeitet sie an Lehr-Konzepten in Pflegebildungseinrichtungen mit. Von 2017 bis 2019 absolvierte sie erfolgreich ein Schulleitungsmanagement-Studium (Master).

https://orcid.org/0009-0000-0426-2532

Birgit Hendrichs

Birgit Hendrichs ist seit 1989 im Gesundheitswesen tätig. Nach ihrer Ausbildung zur Krankenschwester und Weiterbildung zur Fachkrankenschwester für Intensivpflege und Anästhesie qualifizierte sie sich 2006 zur Diplom-Pflegepädagogin (FH) und 2014 zur Ethikberaterin im Gesundheitswesen. Seit 2006 begleitet sie die Weiterbildung von Pflegefachpersonen in den Bereichen Intensivpflege und Anästhesie an einer Klinik der Maximalversorgung. Darüber hinaus engagiert sie sich als Mitglied des Ethikkomitees des Universitätsklinikums Düsseldorf.

Frauke zu Klampen

Frauke zu Klampen ist seit 1988 examinierte Krankenschwester. Anschließend arbeitete sie 7 Jahre auf einer internistischen Intensivstation und darauffolgend 2 Jahre in der ambulanten Pflege. 1999 schloss sie die Fortbildung zur Lehrerin für Pflegeberufe ab und begann nach 2 Jahren freiberuflicher Tätigkeit 2002 an der Pflegeschule (Knappschaft Kliniken Akademie am Standort Gelsenkirchen). Im Jahr 2011 schloss sie ihren Bachelor in Sozialer Arbeit ab und 2014 ihren Master in Klinischer Sozialarbeit.

Frank Meier

Frank Meier ist Studiendekan der Philosophischen Fakultät und Honorarprofessor für Philosophie an der Heinrich-Heine-Universität Düsseldorf. Neben seinen universitären Lehr- und Forschungsinteressen auf dem Gebiet der Pflege- und Medizinethik unterrichtet er seit mehreren Jahren am Bildungszentrum für Kompetenzentwicklung im Gesundheitswesen des Universitätsklinikums Düsseldorf.

Nicole Ott

Nicole Ott ist Unternehmensberaterin für Einrichtungen im Gesundheitssektor (www.qualitaetsberatung-ott.com). Als examinierte Gesundheits- und Krankenpflegerin, Qualitätsmanagerin und langjährige Leitungskraft (u. a. Einrichtungsleitung in der stationären Langzeitpflege) kennt sie die Abläufe in Kliniken und Pflegeeinrichtungen von Grund auf. Ihr Fachwissen gibt sie als Chefredakteurin, Fachautorin und Dozentin in der Erwachsenenbildung weiter. Sie ist im gesamten Bundesgebiet für Auftraggeber der privaten Wirtschaft und öffentlichen Trägerschaften tätig.

Antje Strauß

Antje Strauß ist gelernte Kinderkrankenschwester. Von 2002 bis 2007 absolvierte sie das Studium zur Diplom-Pflegepädagogin mit dem Schwerpunkt Pflegewissenschaften und Biowissenschaften. Seit 2008 ist sie als Pflegepädagogin an den Wannseeschulen für Gesundheitsberufe e. V. tätig, wo sie unter anderem für die curriculare Arbeit sowie die zentrale Stundenplanung verantwortlich ist.

Patrick Strauß

Patrick Strauß, Jahrgang 1975, Altenpfleger und B.A. der Bildungswissenschaften, ist seit 2008 Bildungsreferent und Lehrer. Er schrieb 2013 seine Bachelorarbeit zur Implementierung von E-Learning-Strukturen in die (Alten-)Pflegeausbildung und lehrt seit 2020 am Gesundheitscampus St. Elisabeth in Iserlohn. Momentan absolviert er einen Masterstudiengang der Bildungswissenschaften. Freiberuflich ist Patrick Strauß als Referent in spezialisierten Weiterbildungen tätig, z. B. zur Fachpflegekraft Onkologie/Palliativpflege, Breast Care Nursing und Intensiv-/Anästhesiepflege.

https://orcid.org/0009-0004-9404-8941

Sabrina Strauß

Sabrina Strauß, Jahrgang 1988, ist Kinderkrankenschwester und M.A. der Berufspädagogik Pflege und Gesundheit. Sie schrieb ihre Bachelorarbeit 2020 zum Prüfen klinischer Kompetenzen in der generalistischen Pflegeausbildung am Beispiel der Objective Structured Clinical Examination (OSCE), ihre Masterarbeit 2023 zu sexuellen Grenzverletzungen in der Pflegeausbildung am Lernort Pflegeschule. Seit 2019 ist sie Lehrerin in der Pflegeschule der Märkischen Seniorenzentren GmbH in Iserlohn.

https://orcid.org/0009-0003-1224-1688

Inhaltsverzeichnis

SO ARBEITEN SIE MIT DIESEM BUCH

Bald geschafft! Ihre Pflegeausbildung ist auf der Zielgeraden und demnächst stehen die Prüfungen an. Für die 3 schriftlichen Prüfungstage werden Sie auf Fallgeschichten bezogene Aufgabenstellungen bearbeiten. Hier erfahren Sie, wie Sie sich auf diese Situation mit diesem Buch optimal vorbereiten.

WO FANGE ICH AN ?

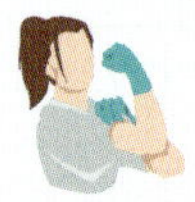

Eignen Sie sich zunächst das zum Bestehen der Prüfung erforderliche Faktenwissen an (z. B. mit I care PflegeExamen KOMPAKT). Lernen und trainieren Sie dann danach oder parallel die Anwendung dieses Wissens mit den Fallbeispielen in diesem Buch. Beachten Sie dabei: Den größten Lernerfolg erzielen Sie bei Themen, die Sie zunächst eher ungern bearbeiten wollen. Denn das sind v. a. die Themen, die Sie noch nicht so gut beherrschen! Haben Sie diesen Einstieg geschafft, geht Ihnen die weitere Vorbereitung leicht von der Hand.

WAS KOMMT DRAN? – TAG 3

Am Tag 3 haben Sie es v.a. mit Aufgaben zu tun, in denen es um die Pflege von Menschen in kritischen bzw. krisenhaften Situationen geht sowie um ethische Reflexion und die Durchführung ärztlich angeordneter Maßnahmen. Geprüft werden die Kompetenzbereiche (KB) I.3, I.4, II.3 und III.2:

KB I.3 Pflegeprozesse und Pflegediagnostik von Menschen aller Altersstufen in hoch belasteten und kritischen Lebenssituationen verantwortlich planen, organisieren, gestalten, durchführen, steuern und evaluieren, z. B.:

- Pflege von Menschen mit schweren chronischen Krankheitsverläufen, z. B. bei fortschreitender Demenz, am Lebensende und in akuten und chronischen Schmerzsituationen
- Unterstützung von Familien in Lebenskrisen, z. B. wegen lebenslimitierender Erkrankungen oder Frühgeburten
- Betreuung von Betroffenen und deren Angehörigen im Sterben, bei Trauer und Verlust und in palliativen Situationen
- Integration unterschiedlicher sozialer Netzwerke

KB I.4 In lebensbedrohlichen sowie in Krisen- oder Katastrophensituationen zielgerichtet handeln, z. B.:

- Erkennen von lebenskritischen Situationen
- Durchführen von Notfallmaßnahmen, Anleitung der Ersthelfer und Handeln gemäß Notfallplan

KB II.3 Ethisch reflektiert handeln, z. B.:

- Beachtung und Umsetzung von Menschenrechten und Ethikkodizes
- Unterstützung bei der Selbstverwirklichung und -bestimmung
- Ethische Entscheidungsfindung

KB III.2 Ärztliche Anordnungen (...) eigenständig durchführen, z. B.:

- Anforderung der Hygiene beachten
- Medikamentengabe
- Behandlungspflege
- Pflege chronischer Wunden
- veranlasste diagnostische und therapeutische Maßnahmen
- Erkennen und Verstehen von Krankheitsbildern und wie sich diese auf Pflegephänomene bzw. Pflegediagnosen auswirken

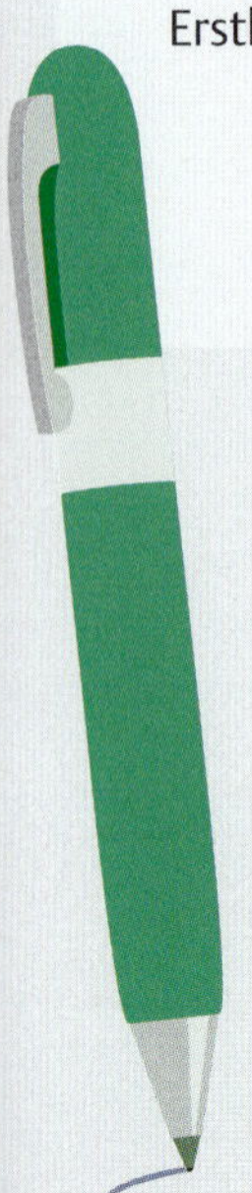

ZEILENNUMMERIERUNG

Falls in der Aufgabe gefordert, können Sie in Ihrer Antwort auf die Zeile verweisen.

RANDSPALTEN UND NOTIZSEITEN

Nutzen Sie die Randspalte für schnelle Notizen, die Ihnen beim Lesen einfallen und schreiben Sie diese direkt dazu, z.B. Theorien, Modelle, Assessmentinstrumente, Prophylaxen. **Falls Sie eine „Blackout"-Situation erleben, kann Sie das später aus der Blockade herausholen.**

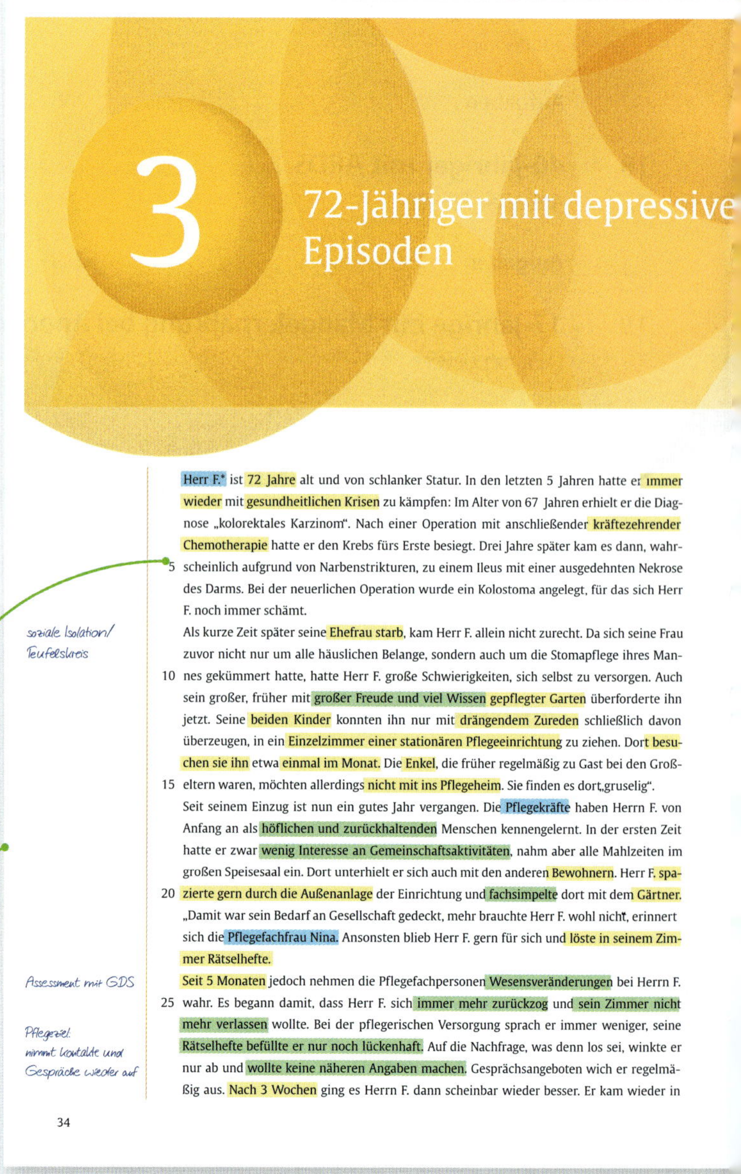

3 72-Jähriger mit depressive[n] Episoden

Herr F.* ist 72 Jahre alt und von schlanker Statur. In den letzten 5 Jahren hatte er immer wieder mit gesundheitlichen Krisen zu kämpfen: Im Alter von 67 Jahren erhielt er die Diagnose „kolorektales Karzinom". Nach einer Operation mit anschließender kräftezehrender Chemotherapie hatte er den Krebs fürs Erste besiegt. Drei Jahre später kam es dann, wahrscheinlich aufgrund von Narbenstrikturen, zu einem Ileus mit einer ausgedehnten Nekrose des Darms. Bei der neuerlichen Operation wurde ein Kolostoma angelegt, für das sich Herr F. noch immer schämt.

Als kurze Zeit später seine Ehefrau starb, kam Herr F. allein nicht zurecht. Da sich seine Frau zuvor nicht nur um alle häuslichen Belange, sondern auch um die Stomapflege ihres Mannes gekümmert hatte, hatte Herr F. große Schwierigkeiten, sich selbst zu versorgen. Auch sein großer, früher mit großer Freude und viel Wissen gepflegter Garten überforderte ihn jetzt. Seine beiden Kinder konnten ihn nur mit drängendem Zureden schließlich davon überzeugen, in ein Einzelzimmer einer stationären Pflegeeinrichtung zu ziehen. Dort besuchen sie ihn etwa einmal im Monat. Die Enkel, die früher regelmäßig zu Gast bei den Großeltern waren, möchten allerdings nicht mit ins Pflegeheim. Sie finden es dort„gruselig".

Seit seinem Einzug ist nun ein gutes Jahr vergangen. Die Pflegekräfte haben Herrn F. von Anfang an als höflichen und zurückhaltenden Menschen kennengelernt. In der ersten Zeit hatte er zwar wenig Interesse an Gemeinschaftsaktivitäten, nahm aber alle Mahlzeiten im großen Speisesaal ein. Dort unterhielt er sich auch mit den anderen Bewohnern. Herr F. spazierte gern durch die Außenanlage der Einrichtung und fachsimpelte dort mit dem Gärtner. „Damit war sein Bedarf an Gesellschaft gedeckt, mehr brauchte Herr F. wohl nicht", erinnert sich die Pflegefachfrau Nina. Ansonsten blieb Herr F. gern für sich und löste in seinem Zimmer Rätselhefte.

Seit 5 Monaten jedoch nehmen die Pflegefachpersonen Wesensveränderungen bei Herrn F. wahr. Es begann damit, dass Herr F. sich immer mehr zurückzog und sein Zimmer nicht mehr verlassen wollte. Bei der pflegerischen Versorgung sprach er immer weniger, seine Rätselhefte befüllte er nur noch lückenhaft. Auf die Nachfrage, was denn los sei, winkte er nur ab und wollte keine näheren Angaben machen. Gesprächsangeboten wich er regelmäßig aus. Nach 3 Wochen ging es Herrn F. dann scheinbar wieder besser. Er kam wieder in

soziale Isolation/ Teufelskreis

Assessment mit GDS

Pflegeziel: nimmt Kontakte und Gespräche wieder auf

34

Das ist Ihr Buch! Scheuen Sie sich nicht reinzuschreiben und nutzen Sie ihre Textmarker!

1 FALLBEISPIELE ÜBEN

LOS GEHT'S!

IM FALLE EINES FALLES ...

ANALYSIEREN & MARKIEREN

Lesen Sie die Fallgeschichte zunächst einmal komplett durch. Danach identifizieren Sie die wesentlichen Informationsanker und markieren diese farblich, um den Text zu strukturieren. Entwickeln Sie dafür ein Markierungssystem, das für Sie funktioniert, z. B.

- **rot** = Pflegeanlässe, Pflegeprobleme oder Symptome
- **gelb** = für das Verständnis der Geschichte wichtige Daten oder Zusammenhänge
- **blau** = "Handelnde Personen": Pflegeempfänger, Pflegefachkräfte und weitere Beteiligte
- **grün** = Wahrnehmung und Gefühle der Personen. Wie erleben sie die Situation?

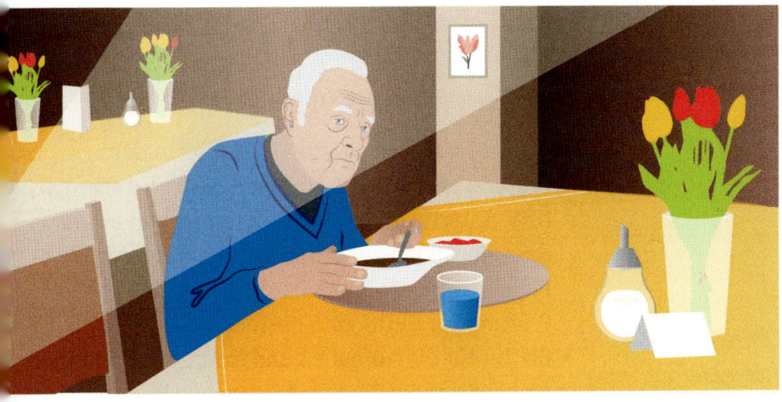

den Speisesaal und unterhielt sich normal mit den anderen. „Jeder kann ja mal eine schlechte Phase haben", merkte der Auszubildende Stefan damals an.

Leider hielt dieser Zustand nicht sehr lange an. Nach gut einem Monat zeigten sich wieder dieselben Symptome wie bei der ersten Rückzugsphase. Diesmal waren sie jedoch noch ausgeprägter: Herr F. wollte sein Bett nicht mehr verlassen, er fühlt sich nur noch müde und erschöpft. „Wozu soll ich denn noch aufstehen, das hat ja alles keinen Sinn mehr. Am liebsten würde ich einfach für immer einschlafen", sagte er zu Stefan. Seine Besuche des Gartens stellte er ein und wenn er einmal aufstand, nahm er einen Rollator zu Hilfe. Seine Mahlzeiten, die ihm inzwischen aufs Zimmer gebracht wurden, aß er höchstens zur Hälfte auf. Inzwischen hatte er deutlich an Gewicht abgenommen.

Gespräch suchen, Kinder zu Besuchen ermuntern

Das Pflegeteam informierte den zuständigen Arzt über die Situation, der daraufhin bei Herrn F. eine Depression diagnostizierte. Er verordnete Herrn F. das stimmungsaufhellende Medikament Citalopram.

„Prima, das Medikament wirkt ja klasse!", freut sich die Pflegefachfrau Ewelina eine Woche später. „Herr F. ist heiter und gelöst, jetzt geht es ihm endlich wieder besser!" Stefan sieht das Verhalten von Herrn F. jedoch kritisch. „Ich weiß nicht. In der Ausbildung haben wir gelernt, dass so ein plötzlicher Stimmungswandel auch ein Anzeichen für eine bevorstehende Suizidabsicht sein kann." Die Pflegenden sind sich einig, dass sie Herrn F. nun engmaschig beobachten müssen. „Vielleicht wäre eine Maßnahme der Basalen Stimulation sinnvoll? Ich habe bei Depressionen gute Erfahrungen mit der belebenden Ganzkörperwaschung gemacht", schlägt die Pflegefachfrau Nina vor. „Ist eine beruhigende Ganzkörperwaschung nicht sinnvoller?", fragt der Auszubildende Stefan.

Wirkungseintritt von Citalopram berücksichtigen; Hinweis auf konkrete Suizidabsicht?

* Fallbeispiel fiktiv, Namen frei erfunden

35

DURCHBLICK BEI AUFGABEN

OPERATOREN IDENTIFIZIEREN

Im nächsten Schritt scannen Sie die Aufgaben zum Fall. Beachten Sie dabei, dass Aufgaben in der Regel mit „Operatoren" gestellt werden (z. B. „Beschreiben Sie ..."). Sie können diese markieren. So übersehen Sie keine Teilaufgaben. Die Operatoren geben Ihnen einen Hinweis auf den Schwierigkeitsgrad der Aufgabe:

LEICHT

z.B. **aufzählen, aufführen, (be-)nennen, identifizieren, beschreiben, ergänzen, vervollständigen** → *Hier reicht meist eine kurze Antwort. Häufig finden sich die Angaben sogar in der Fallgeschichte und müssen nur erkannt und wiedergegeben werden. Achtung: Möglicherweise ist in Ihrem Bundesland gefordert, dass Sie trotzdem ganze Sätze schreiben.*

MITTEL

z.B. **erläutern, erklären, darstellen, ableiten, erarbeiten, begründen, formulieren, vergleichen, zuordnen** → *Hier sollte die Antwort schon ausführlicher sein. Rufen Sie ab, was Sie gelernt haben und wenden Sie das Wissen auf die Fallgeschichte an.*

SCHWER

z.B. **bewerten, beurteilen, entwickeln, reflektieren, diskutieren, Stellung beziehen** → *Hier ist gefordert, dass Sie Ihre eigene Meinung äußern, ggf. Argumente für und gegen eine Vorgehensweise abwägen. Sie sollen das Problem erkennen und selbstständig eine Lösung dazu erarbeiten.*

! Lösungshorizont

Aufgabe 1

Die Pflegefachfrau Hannelore führt ihre Beratungen im Auftrag der Pflegeberatungsstelle durch. Erläutern Sie, welche Anforderungen ein (Pflege-)Beratungsgespräch und die beratende Person erfüllen sollten, und zeigen Sie auf, wie die Pflegefachfrau Hannelore diese umsetzt.
KB I.2.a–c + e + f, II.2.a–d, V.1.c

Antwort

Beratungsgespräch Die (Pflege-)Beratung hat einen hohen Stellenwert in der Gesundheitsförderung. Für das Beratungsgespräch sollte **ausreichend Zeit eingeplant** werden. Das Gespräch sollte in einer **vertrauenswürdigen** und **ruhigen Umgebung** stattfinden. Störungen durch Dritte sind zu vermeiden. In der Fallsituation führt die Pflegefachfrau Hannelore das Beratungsgespräch im Haus des Ehepaars durch. Damit erfüllt sie diese Anforderung.

Die Themen, zu denen beraten wird, sind sehr vielfältig und umfassend. Eine **Vorbereitung** auf das Beratungsgespräch ist wünschenswert aber **nicht immer möglich**, da sich Pflegeempfänger häufig auch spontan an Pflegende wenden und Hilfe einfordern. Oft werden in der Pflege Beratungsgespräche handlungsbegleitend durchgeführt, z.B. während der pflegerischen Versorgung. Dabei besteht die Gefahr, dass die Pflegenden sich den unterschiedlichen Aufgaben nicht in gleichem Maße widmen können. Da im Fallbeispiel die Beratung des Ehepaars H. geplant war, konnte sich die Pflegefachfrau auf den im Vorfeld angegebenen Beratungsaspekt (Umbau des Hauses) vorbereiten. Die Frage nach dem Kinderwunsch wurde dagegen spontan gestellt.

Beratende Person (Pflegefachperson) Die beratende Person muss eine **vertrauensvolle Beziehung** zu dem Hilfesuchenden aufbauen. Dazu braucht sie Fähigkeiten wie **Empathie, Akzeptanz, Kongruenz** und muss **aktiv zuhören** können. Damit eine vertrauensvolle Beziehung entstehen kann, muss sie die Privatsphäre des zu Beratenden stets respektieren. In der Fallsituation zeigt die Pflegefachfrau bereits zu Beginn des Gesprächs Empathie. Im Gesprächsverlauf entwickelt sich eine vertrauensvolle Beziehung, was sich darin zeigt, dass das Ehepaar sich traut, auch schambehaftete Themen anzusprechen.

Die beratende Person muss **fachlich kompetent** sein, also über das notwendige Fachwissen verfügen. Sie sollte **verschiedene Lösungswege** aufzeigen, damit sich der Hilfesuchende die für ihn passende Lösung aussuchen kann. Die beratende Person sollte erkennen, wenn weitere Informationen notwendig sind.

LÖSUNGSHORIZONT

Die Lösungen in diesem Buch sind z. T. sehr ausführlich formuliert, um die Themenfelder möglichst breit abzudecken. So sind Sie auch auf Aufgaben vorbereitet, die ggf. thematisch zwar ähnlich, aber etwas anders gelagert sind. In der eigentlichen Prüfung können Sie – abhängig von den verwendeten Operatoren – dann auch kürzer formulieren.

2 PRÜFUNGSSITUATION SIMULIEREN

SIMULATION

Trainieren Sie die Prüfung, um Angst zu reduzieren. Suchen Sie dafür z.B.

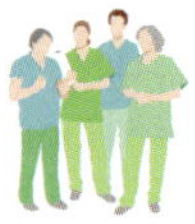

eine Lerngruppe

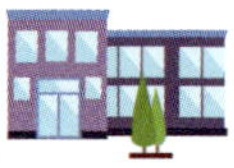

eine geeignete Räumlichkeit

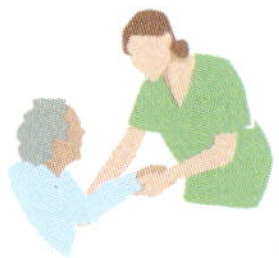

ein Fallbeispiel passend zum Prüfungstag, den Sie üben möchten

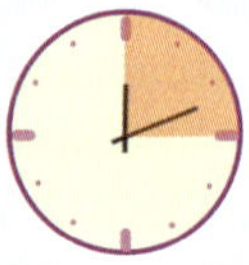

stellen Sie einen Timer auf 120 Minuten

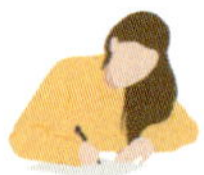

verbieten Sie sich das Spicken

werten Sie Ihr Ergebnis aus und notieren Sie Lücken, um sie später füllen zu können

„Ich liebe unsere Lerngruppe! Wir machen uns da zwar immer ein wenig Panik. Aber es ist total effektiv."

ACHTUNG! UNTERSCHIEDE JE NACH BUNDESLAND

Beachten Sie, dass es Unterschiede zwischen den Bundesländern gibt! Alle Fallbeispiele in diesem Buch sind für je **120 Minuten** schriftliche Prüfung ausgelegt. In der Prüfung gehen Sie aber dann so vor, wie Sie es im Unterricht gelernt haben.
Beispiele für regionale Besonderheiten:

Bayern
In Bayern erhalten Sie teilweise je schriftlichem Prüfungstag 2 Fallbeispiele mit Aufgaben. Diese sind in der Regel kürzer, sodass sie je 60 Minuten Zeit pro Fall haben.

Hessen
In Hessen erhalten Sie stets dieselben Prüfungsaufgaben je Prüfungstag. Beachten Sie deshalb umso mehr, welche Kompetenzbereiche je Prüfungstag gefordert sind, sodass Sie die Aufgaben gezielt beantworten können.

„Am besten lerne ich vormittags, vor dem Spätdienst! Reminder: Sonderurlaub zur Prüfungsvorbereitung noch beantragen!"

3 VOR & AM PRÜFUNGSTAG

UNMITTELBAR VOR DER PRÜFUNG

HILFSMITTEL UND VERHALTEN

- Klären Sie vorab, welche Hilfsmittel in der Prüfung erlaubt sind. Üblicherweise sind Handys bzw. Smartwatches verboten. Ggf. kann es sein, dass ein Duden ausliegt und/oder dass ein Pflegediagnosen-Buch (z.B. NANDA, ENP) für die Prüfung zur Verfügung gestellt wird
- Blätter für die Aufgaben und Notizzettel sind mit einem Stempel der Schule versehen und werden zur Verfügung gestellt
- Stifte, Essen und Getränke auf dem Tisch (werden auf Spickzettel kontrolliert)
- Direkt vor Prüfungsbeginn findet eine Abfrage statt: „Sind Sie prüfungsfähig?" und eine Dokumentation, ob dies bejaht wurde.

VORAB

PRÜFUNGSZULASSUNG (§ 11 PflAPrV)

Antrag
Klären Sie, ob Ihre Schule die Anmeldung beim Regierungspräsidium übernimmt.

Nachweise
- Identitätsnachweis
- Ausbildungsnachweis über die praktische Ausbildung
- Jahreszeugnisse

Vorbedingung
- Der Notendurchschnitt der Jahreszeugnisse muss mindestens „ausreichend" betragen.
- Die zulässigen Fehlzeiten dürfen nicht überschritten sein.

BERECHNUNG DER ENDNOTE

Vornoten
Die sog. „Vornoten" werden aus den schriftlichen, mündlichen und praktischen Noten der Jahreszeugnisse gebildet. Sie werden bei der Bildung der Endnote zu 25% mitberechnet (§ 13 PflAPrV).

Zwischenprüfung
Das Ergebnis der Zwischenprüfung am Ende des 2. Ausbildungsjahres hat keine Auswirkung auf die Zulassung und es geht nicht in die Endnote ein.

„Prüfungstermine noch im Kalender eintragen!"

IN DER PRÜFUNG

SETTING

- Prüfungsaufsicht: Üblicherweise durch 2 Pflegepädagogen
- Die Prüfung wird verteilt und verdeckt auf den Tisch gelegt. Erst wenn alle die Fallgeschichte und Aufgaben vor sich liegen haben, wird die Zeit gestartet und es darf mit der Bearbeitung begonnen werden.
- Ggf. wird regelmäßig die verbleibende Zeit angesagt (90, 60, 30 Minuten).
- Die Lehrer dürfen zur Aufgabe befragt werden, i. d. R. geben diese aber keine Auskunft. Ggf. kommt die Gegenfrage, wie man selbst die Frage versteht. Es ist Lehrern freigestellt, wie sie antworten, sie werden nie die Lösung verraten. Sollte es Fehler, z. B. bei der Nummerierung der Aufgaben geben, wird der Lehrer darauf hinweisen.
- Geben Sie Ihre Arbeit vorzeitig ab, wird dies dokumentiert. (Auch Ihre Notizen müssen Sie mit abgeben.) Ggf. ist es erlaubt, den Raum zu verlassen, dann muss aber die Schule verlassen werden (um Toilettengängern keinen Austausch zu ermöglichen). Evtl. müssen Sie im Raum sitzen bleiben, nachdem Sie abgegeben haben. Erfragen Sie dies vorab bei Ihrer Prüfungsaufsicht.
- Für den Gang zum WC müssen sie sich mit Handzeichen melden, Toilettenzeiten werden notiert (es gibt i. d. R. auch eine Toilettenaufsicht)
- Prüfprotokoll: Die Prüfungsaufsicht dokumentiert alles; z. B. Täuschungsversuche, Toilettengänge, Lärm (der möglicherweise eine Prüfungsunterbrechung erfordert), aber auch Fehler in der Fallgeschichte oder in den Aufgaben (z. B. falsche Nummerierung, Rechtschreibfehler).

FALLGESCHICHTE UND AUFGABEN

- Lesen Sie wirklich alle Seiten (Vorder- und Rückseite beachten!), Fallgeschichte sowie Aufgaben aufmerksam durch, bevor Sie mit der Bearbeitung beginnen.
- Setzen Sie Markierungen gemäß Ihrem Farbsystem und machen Sie sich Notizen.
- Bearbeiten Sie Aufgaben mit hoher Bepunktung zuerst bzw. mit höherer Priorität.
- Überspringen Sie Aufgaben, zu denen Sie aktuell keine Antwort wissen und gehen Sie diese später, bei genügend Zeit nochmal an.
- Lesen Sie Aufgaben vollständig und beantworten Sie sie vollständig. Identifizieren Sie die Operatoren!
- Prüfer bewerten stets nacheinander. Die Punktevergabe erfolgt von der ersten Antwort an. Sollen Sie z.B. 4 Pflegeziele aufzählen, die ersten 2, die Sie aufgeschrieben haben, sind aber falsch, dann folgen 4 richtige Pflegeziele, führt das dazu, dass Sie nur 2 Punkte für diese Aufgabe erhalten. Listen Sie also immer zuerst die Antworten auf, bei denen Sie sich am sichersten sind.
- Schreiben Sie leserlich, lieber ausführlicher und in ganzen Sätzen.

ACHTUNG! REGELWERK

- Täuschungsversuche: Wird man dabei erwischt, gilt die Prüfung als nicht bestanden!
- Es gibt je Prüfungsteil nur einen Zweitversuch.
- Seien Sie pünktlich! Sollten Sie zur Prüfung zu spät kommen, dürfen Sie den Raum nicht mehr betreten. Die Prüfung gilt als nicht bestanden.

NACH DER PRÜFUNG

OPTIONALES & ZUSÄTZLICHE INFORMATIONEN

- Prüfungstage sind Schultage und keine Tage an denen anschließend noch in der Praxis/auf Station/im Wohnbereich gearbeitet wird!
- Die Prüfungsarbeit wird von 2 Korrektoren bewertet.
- Noten: Es gibt nur ganze Noten, keine Kommanoten.
- Bekanntgabe Ergebnis: am letzten Tag der mündlichen Prüfung bzw. bei der Zeugnisausgabe durch die Behörde (je nach Bundesland unterschiedlich)
- Sie benötigen Ihre Berufsurkunde für den Arbeitsvertrag nach der Ausbildung. Erfragen Sie deshalb bei Ihrer Schule, auf welchem Weg und wann Sie das Abschlusszeugnis erhalten. (z. B. feierliche Übergabe oder ggf. Postweg)
- Falls Sie (wider Erwarten) durchfallen sollten: Üblicherweise findet dann danach ein Gespräch mit der Schule statt, wie es weitergehen kann und wann ggf. Termine für Nachprüfungen sind.

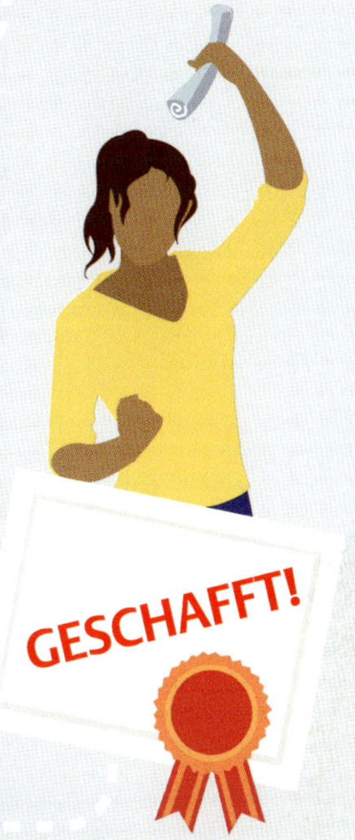

1 17-Jähriger mit entgleistem Diabetes mellitus

Sie lernen Marc E.* kennen, als er in der Akutversorgung von der Intensiv- auf die Normalstation verlegt wird. Der Grund für seine Einlieferung ins Krankenhaus war eine extreme Unterzuckerung. Der 17-Jährige ist seit seinem 13. Lebensjahr Typ-I-Diabetiker. Diese Diagnose kam damals für seine Familie völlig unerwartet. Die Mutter berichtet: „Marc ist der erste und der einzige mit Zucker in unserer Familie. Mein Mann, die Großeltern, Urgroßeltern, meine ganzen Geschwister und die meines Mannes – keiner hat auch nur ein paar Gramm Übergewicht. Diabetes trifft doch nur Dicke!" Auch Marc ist bei einem BMI von unter 18 kg/m^2 sehr dünn.

Marc schildert Ihnen, wie es zu seiner Unterzuckerung kam: „Ach, das war dumm von mir, ich weiß das ja eigentlich alles. Vorgestern war mein Blutzuckerwert am Morgen so, dass ich 12 Einheiten Insulin spritzen musste. Das habe ich auch gemacht und bin zur Schule gefahren. Weil ich aber nicht so viel Hunger hatte, habe ich mein kleines Frühstück übersprungen und gedacht, dass ich es später esse. In der 3. und 4. Stunde hatten wir Sport, wir haben Basketball gespielt, das liebe ich und das kann ich gut. Ich habe mich da voll reingehängt. Danach weiß ich nichts mehr. Ich bin erst im Krankenhaus wieder wach geworden." Im Rettungswagen lag Marcs Blutzuckerwert bei 33 mg/dl (1,8 mmol/l), bei seiner Einlieferung waren es 36 mg/dl (2,0 mmol/l). Sie sehen im Arztbericht, dass ihm sofort eine Glukoselösung infundiert wurde, woraufhin er verzögert zu sich kam. Sein Zustand war einige Stunden instabil.

Das gestrige Blutzuckertagesprofil zeigt Werte zwischen 80 mg/dl bzw. 4,44 mmol/l (vor der Mahlzeit) und 130 mg/dl bzw. 7,2 mmol/l (nach der Mahlzeit). Marcs HbA_{1c} liegt bei 10,8 %. Der Stationsarzt kommentiert das so: „Das zeigt doch klar, dass der Zucker im Durchschnitt der letzten 3 Monate bei etwas mehr als 250 gelegen haben muss. Das ist viel zu hoch. Irgendwas stimmt mit der Insulinmenge nicht. Wir sollten unseren Diabetologen draufschauen lassen."

Heute Früh kommen Sie in das Zimmer, auf dem Marc und sein Zimmernachbar Jacob liegen. Sie bemerken, dass Marc sehr auffällig atmet: Seine Atemzüge sind bei erhöhter Frequenz sehr tief und geräuschvoll. Als Sie näher herantreten, nehmen Sie einen süßlichen Geruch wahr, ähnlich dem von Nagellackentferner. Sie sprechen Marc an, doch er reagiert

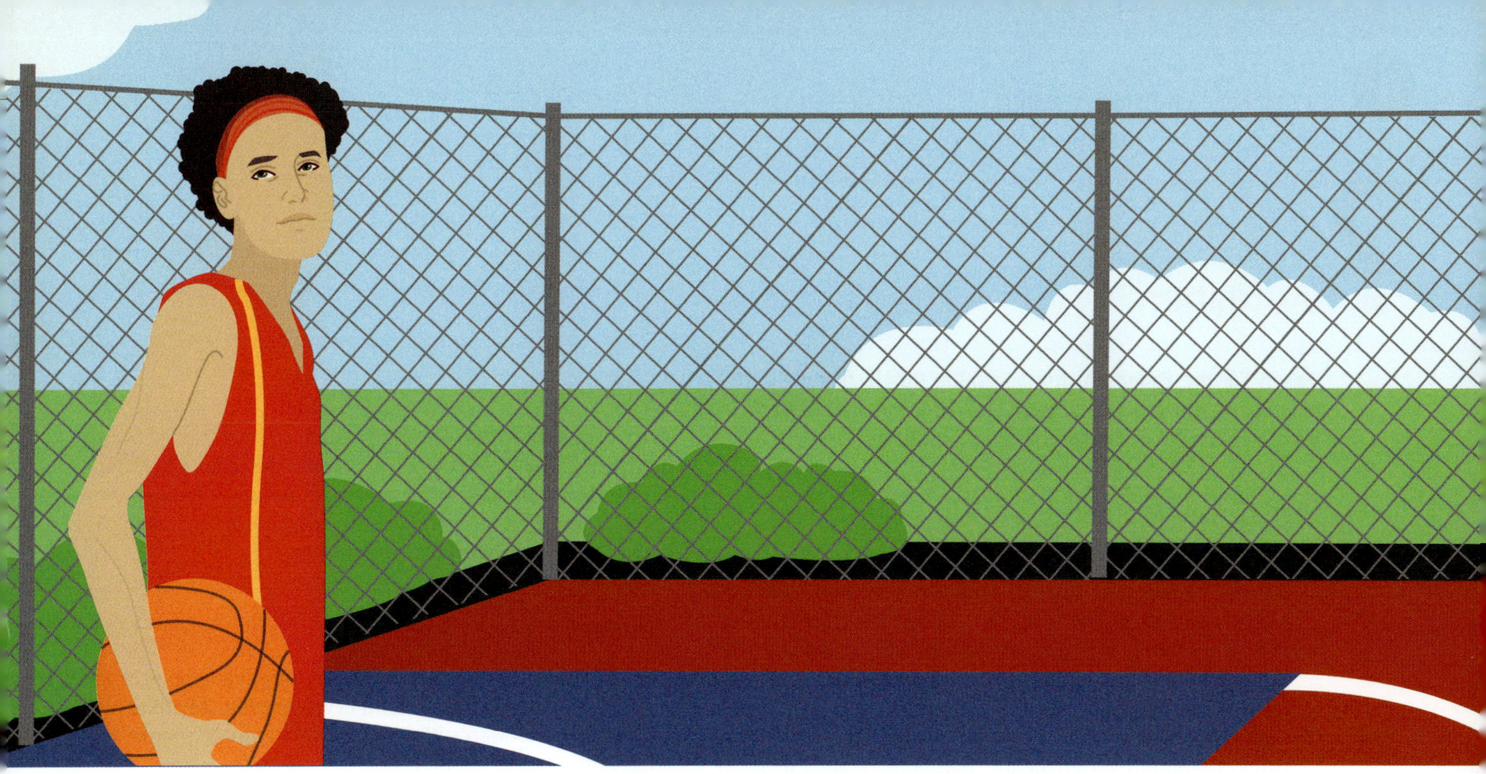

kaum. Seine Haut ist trocken. Sie sehen, dass er sich erbrochen hat. Das Erbrochene ist braun, es sind Schokoladestücke erkennbar.

Auf Jacobs Nachttisch entdecken Sie zwei leere Schokoriegel-Packungen. Jacob berichtet auf Ihre Nachfrage hin, dass die beiden Jungen die Riegel am Abend zuvor gemeinsam verzehrten und Marc sich danach Insulin gespritzt habe. „Er hat gesagt, wenn man genug nachspritzen würde, wäre das überhaupt kein Problem." Jacob überlegt kurz und erzählt weiter: „Später ist er dauernd aufs Klo gerannt, pinkeln. Ich bin dann eingeschlafen." Er habe nicht beobachtet, dass Marc seinen Blutzucker gemessen hätte.

Sie tasten Marcs Bauchdecke ab, sie fühlt sich hart an. Die Berührung scheint Marc stark zu schmerzen. Als Sie Marc nochmals ansprechen, verliert er das Bewusstsein. Sie palpieren einen stark arrhythmischen Puls mit einer Frequenz von 99/min.

** Fallbeispiel fiktiv, Namen frei erfunden*

?

Aufgaben

Lesen Sie die Fallgeschichte sorgfältig durch, bevor Sie mit der Bearbeitung der folgenden Aufgaben beginnen. Berücksichtigen Sie dabei die geschilderte Situation.

Aufgabe 1

a) Leiten Sie aus der Fallgeschichte die vermutliche Ursache von Marcs momentanem Zustand ab. Geben Sie dazu das Geschehene in eigenen Worten wieder, identifizieren Sie die Symptome und benennen Sie eine Verdachtsdiagnose. **7 Punkte (Vorgeschichte 1 P, Symptome je 0,5 P, Verdachtsdiagnose 2 P)**

b) Ordnen Sie die Situation hinsichtlich ihrer Handlungsdringlichkeit ein. Listen Sie die Maßnahmen auf, die Sie in dieser Situation ergreifen. **5 Punkte (Einschätzung 1 P, Maßnahmen je 0,5 P)**

Aufgabe 2

Diabetes mellitus liegt eine Störung des Glukosestoffwechsels zugrunde. Erläutern Sie die physiologische Regulation des Blutzuckerspiegels. **7 Punkte**

Aufgabe 3

Marc ist seit mehreren Jahren Typ-I-Diabetiker. Arbeiten Sie die Unterschiede zwischen einem Diabetes mellitus Typ I und einem Diabetes mellitus Typ II heraus. Gehen Sie dabei auf die Pathophysiologie und die Symptomatik ein. **8 Punkte**

Aufgabe 4

Die Mutter sagt: „Marc ist der erste und der einzige mit Zucker in unserer Familie. Mein Mann, die Großeltern […] – keiner hat auch nur ein paar Gramm Übergewicht. Diabetes trifft doch nur Dicke!“

a) Schätzen Sie die Aussage der Mutter fachlich ein. Leiten Sie aus Ihrer Einschätzung eine pflegerische Handlung ab. **4 Punkte**

b) Formulieren Sie die Rückmeldung, die Sie der Mutter bei Bedarf geben könnten. **5 Punkte**

Aufgabe 5

a) Kurz nachdem Sie sein Zimmer betreten haben, verliert Marc das Bewusstsein. Erklären Sie in eigenen Worten die Entstehung des ketoazidotischen Komas. Beziehen Sie die 3 in der Fallgeschichte genannten typischen Symptome in Ihre Erklärung ein. **8 Punkte**

b) Therapeutisch wird Insulin i. v. verabreicht. Dabei darf der Blutzuckerspiegel nur langsam abgesenkt werden. Begründen Sie. **3 Punkte**

c) Geben Sie eine weitere zentrale Maßnahme der Therapie des ketoazidotischen Komas an. Stellen Sie kurz das Ziel dieser Maßnahme dar. **3 Punkte**

Aufgabe 6

Marcs Zimmernachbar Jacob berichtet: „Er hat gesagt, wenn man genug nachspritzen würde, wäre das alles überhaupt kein Problem.“ Beziehen Sie zu Marcs Aussage Stellung. Begründen Sie Ihre Meinung ausführlich. Berücksichtigen Sie dabei Marcs Therapietreue. **7 Punkte**

Aufgabe 7

a) Nennen Sie die Normwerte für den Blutglukosespiegel vor und nach einer Mahlzeit beim Erwachsenen. **2 Punkte**

b) Beurteilen Sie Marcs Blutglukosewert zum Zeitpunkt seiner Einlieferung. **1 Punkt**

c) Geben Sie den Fachbegriff für die Art der Blutzuckerentgleisung an, die zu Marcs Einlieferung führte. Ergänzen Sie eine Definition. **2 Punkte**

d) Führen Sie 3 Symptome auf. **3 Punkte**

e) Erläutern Sie die Sofortmaßnahmen, die bei dieser Art der Blutzuckerentgleisung ergriffen werden müssen. Unterscheiden Sie dabei zwischen bewusstseinsklaren und bewusstlosen Patienten. **8 Punkte**

Aufgabe 8

Marcs HbA_{1c}-Wert liegt bei 10,8 %. Der Stationsarzt schließt daraus, dass Marcs Therapie schlecht eingestellt ist. Definieren Sie HbA_{1c}. Stellen Sie anschließend kurz die Bedeutung des HbA_{1c}-Werts für die Diabetes-Therapie dar. **4 Punkte**

Aufgabe 9

Der Diabetologe rät zu einem implantierten Blutzucker-Sensor in Verbindung mit einer Insulinpumpe. Die Familie lehnt beides nach langer Beratung ab, weil „der Junge das dann nicht mehr selbst steuern“ könne. Er solle „sein Leben selbst im Griff haben“. Setzen Sie sich mit dieser Aussage auseinander. Orientieren Sie sich dabei am ethischen Prinzip der Autonomie. **12 Punkte**

Aufgabe 10

a) Bei therapeutisch schlecht eingestelltem Diabetes ist der Blutglukosespiegel meist erhöht und es treten häufig Blutzuckerspitzen auf. Benennen Sie die beiden Organsysteme, die dadurch hauptsächlich geschädigt werden. Listen Sie anschließend 3 Spätfolgen des Diabetes mellitus auf, die sich daraus ergeben. **5 Punkte (Organsysteme 2 P, Spätfolgen 3 P)**

b) Leiten Sie aus einer in Antwort a) genannten Spätfolge 3 pflegerische Maßnahmen ab, die für Menschen mit langjähriger Diabetes-Erkrankung besonders wichtig sind. Erläutern Sie jede dieser Maßnahmen kurz. **6 Punkte**

Lösungshorizont

Aufgabe 1

a) Leiten Sie aus der Fallgeschichte die vermutliche Ursache von Marcs momentanem Zustand ab. Geben Sie dazu das Geschehene in eigenen Worten wieder, identifizieren Sie die Symptome und benennen Sie eine Verdachtsdiagnose.
b) Ordnen Sie die Situation hinsichtlich ihrer Handlungsdringlichkeit ein. Listen Sie die Maßnahmen auf, die Sie in dieser Situation ergreifen.

KB I.4.a

Antwort a)

Vorgeschichte und Symptome • Am Vorabend verzehrten Marc und Jacob gemeinsam **Schokoriegel**. Marc spritzte sich danach **Insulin**. Die von ihm gewählte Dosierung senkte sehr wahrscheinlich den Blutzuckerspiegel nicht ausreichend. Über Nacht entwickelte er deshalb eine Hyperglykämie. Dafür sprechen folgende **Symptome**:

- Polyurie
- Erbrechen
- Kußmaul-Atmung (vertiefte, regelmäßige Atmung)
- Foetor ex ore (Mundgeruch) nach Azeton
- starke Bauchschmerzen (Pseudoperitonitis)
- trockene Haut
- Bewusstseinseintrübung
- Bewusstlosigkeit.

Verdachtsdiagnose • Vorgeschichte und Symptome lassen auf eine **Hyperglykämie** mit beginnendem **ketoazidotischem Koma** schließen.

Antwort b)

Handlungsdringlichkeit • Eine starke Hyperglykämie mit beginnendem ketoazidotischem Koma ist eine absolute **Notfallsituation**. Die Pflegefachperson muss sofort reagieren.

Maßnahmen

1. Notfallknopf drücken bzw. Hilfe holen
2. Vitalfunktionen prüfen (Ansprache und ggf. leichtes Rütteln an der Schulter, Atemkontrolle, Puls, Blutdruck, Pupillenreaktion)
3. Bett flach stellen, Positionierung in stabiler Seitenlage oder Flachlagerung
4. Mundhöhle auf Erbrochenes prüfen, ggf. ausräumen/absaugen
5. Material für intravenösen Zugang bereitlegen bzw. liegenden Zugang prüfen
6. Blutzucker messen
7. Intubation vorbereiten.

Aufgabe 2

Diabetes mellitus liegt eine Störung des Glukosestoffwechsels zugrunde. Erläutern Sie die physiologische Regulation des Blutzuckerspiegels.

KB I.3.a

Antwort

Hauptverantwortlich für die Regulation des Blutzuckerspiegels sind die Hormone Insulin und Glukagon. Beide werden im sog. **Inselorgan der Bauchspeicheldrüse** (Pankreas) gebildet: Insulin von den β-Zellen und Glukagon von den α-Zellen.

! Merke Gegenspieler

*Hauptwirkung des **Insulins** ist die **Senkung** des Blutzuckerspiegels. **Glukagon** ist sein Gegenspieler: Es sorgt für einen **Anstieg** des Blutzuckerspiegels.*

Insulin • Hauptauslöser der Insulinfreisetzung sind:

- die Aufnahme von Glukose im Verdauungstrakt
- der nach einer Mahlzeit hohe Blutzuckerspiegel.

Insulin bewirkt den zusätzlichen **Einbau von Glukosetransportern** in die Membranen von **Muskel-** und **Fettzellen**. Die Glukosemoleküle gelangen aus dem Blut in die Zellen, wodurch der Blutzuckerspiegel sinkt (▶ **Abb. 1.1**).

Außerdem **hemmt** Insulin die körpereigene Glukosebildung (**Glukoneogenese**) in der Leber und den Abbau von Glykogen (**Glykogenolyse**), bei dem ebenfalls Glukose entsteht. Glykogen ist die Speicherform der Glukose in Leber- und Muskelzellen.

Abb. 1.1 Insulin und Glukagon.

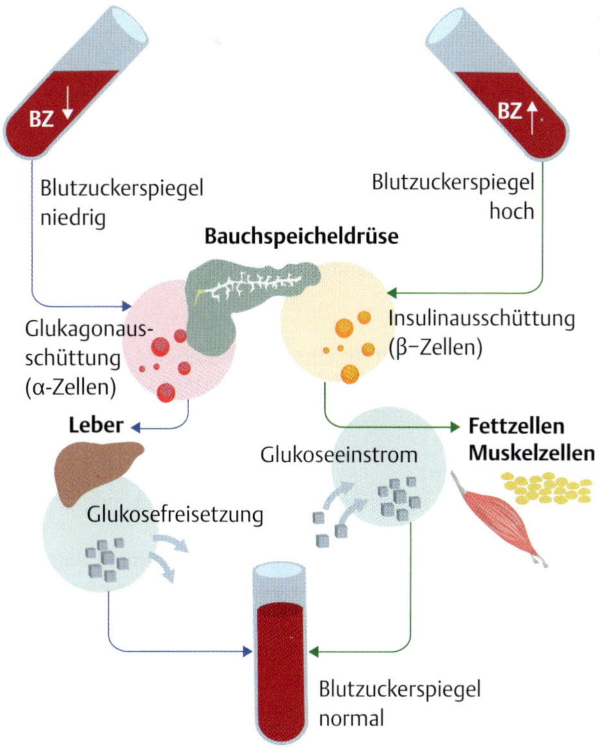

Bei niedrigem Blutzucker fördert Glukagon die Glukosefreisetzung aus der Leber. Der Blutzucker steigt. Bei hohem Blutzucker bewirkt das von den β-Zellen freigesetzte Insulin die Glukoseaufnahme in Fett- und Muskelzellen. Der Blutzuckerspiegel sinkt. Die Blutzuckerregulation ist hier vereinfacht dargestellt.
Quelle: I care Anatomie, Physiologie. 3. Auflage. Stuttgart: Thieme; 2025.

Gleichzeitig **fördert** Insulin den Abbau der Glukose (**Glykolyse**) und den Aufbau von Glykogen (**Glykogenese**) in Leber- und Muskelzellen.

Glukagon • Hauptauslöser der Glukagonfreisetzung ist ein sinkender Blutglukosespiegel.

Glukagon **fördert** die **Glukoneogenese** und die **Glykogenolyse** in den Leberzellen. Da es dort gleichzeitig die **Glykolyse hemmt**, kann die Leber die Glukose nicht selbst verbrauchen und setzt sie ins Blut frei. Glukagon sorgt so dafür, dass der Blutglukosespiegel zwischen den Mahlzeiten nicht zu stark absinkt (▶ **Abb. 1.1**).

Aufgabe 3

Marc ist seit mehreren Jahren Typ-I-Diabetiker. Arbeiten Sie die Unterschiede zwischen einem Diabetes mellitus Typ I und einem Diabetes mellitus Typ II heraus. Gehen Sie dabei auf die Pathophysiologie und die Symptomatik ein.
KB I.3.a

Antwort

Pathophysiologie • Diabetes mellitus **Typ I** entsteht durch eine **Zerstörung der insulinproduzierenden β-Zellen** in den Langerhans-Inseln der Bauchspeicheldrüse. Diese ist in den meisten Fällen **autoimmun** bedingt. Andere Ursachen sind selten, z. B. Trauma, Entzündungen oder Tumoren der Bauchspeicheldrüse. Wegen der Schädigung der β-Zellen wird **weniger Insulin** produziert, es kommt zu einem **absoluten Insulinmangel**. Symptome treten erst auf, wenn mehr als 80 % der β-Zellen funktionsunfähig sind.

Ursache des Diabetes mellitus **Typ II** ist eine **Insulinresistenz**: Die Empfindlichkeit der Insulin-Rezeptoren auf den Körperzellen nimmt ab. Insulin wird eigentlich zunächst in **ausreichender Menge** produziert, wirkt aber schlechter (**relativer Insulinmangel**) und der Blutzuckerspiegel bleibt erhöht. Der Körper steigert infolgedessen die Insulinproduktion. Es wird immer mehr Insulin benötigt, um den Blutzuckerspiegel zu senken. Diese dauerhafte Überproduktion erschöpft langfristig die β-Zellen, sodass im Verlauf die Insulinproduktion sinkt. Ein Insulinmangel kann entstehen. Die Insulinresistenz wird häufig durch chronische Überernährung ausgelöst.

Symptomatik • Typisch für einen **Typ-I-Diabetes** sind:

- Polyurie (stark erhöhte Urinausscheidung)
- Polydipsie (übermäßiger Durst mit gesteigerter Flüssigkeitsaufnahme)
- Gewichtsverlust
- vermehrte Müdigkeit und Konzentrationsstörungen.

Bei etwa 25 % der Menschen mit bisher noch nicht diagnostiziertem Typ-I-Diabetes tritt als erstes deutliches Symptom eine diabetische Ketoazidose mit Bewusstseinseinschränkungen bis hin zum Koma auf.

Beim **Typ-II-Diabetes** sind die Symptome in der Regel **unspezifisch**. Sie entwickeln sich schleichend. Es können auffallen: Leistungsminderung, Müdigkeit, Abgeschlagenheit, Konzentrationsstörungen, Gewichtszunahme, häufige Harnwegsinfekte, vermehrter Durst und häufigeres Wasserlassen. Die Diagnose wird oft zufällig bei einem Besuch beim Hausarzt gestellt oder erst dann, wenn typische Komplikationen bzw. Spätfolgen auftreten (z. B. häufige Harnwegsinfekte, verzögerte Wundheilung, Sensibilitätsstörungen in den Extremitäten).

***Zusatzinfo* Nierenschwelle**

*In den **Nierenkörperchen** tritt die Glukose aus dem Blut in den noch unkonzentrierten Harn (Primärharn) über. In den **Nierenkanälchen** wird dem Primärharn die Glukose wieder entzogen und zurück ins Blut transportiert. Die vollständige Wiederaufnahme der Glukose gelingt aber nur bis zu einem bestimmten Grenzwert, der sog. Nierenschwelle. Überschreitet die Glukosekonzentration diesen Grenzwert, bleibt die nicht wiederaufgenommene Glukose im Endharn und wird ausgeschieden (**Glukosurie**). Da die Glukose osmotisch wirkt und Wasser im Harn bindet, wird aus dem Primärharn weniger Wasser resorbiert. Dadurch steigt die Endharnmenge an (**Polyurie**). Der erhöhte Flüssigkeitsverlust führt zu stärkerem Durst und vermehrtem Trinken (**Polydipsie**).*

Aufgabe 4

Die Mutter sagt: „Marc ist der erste und der einzige mit Zucker in unserer Familie. Mein Mann, die Großeltern [...] – keiner hat auch nur ein paar Gramm Übergewicht. Diabetes trifft doch nur Dicke!"

a) Schätzen Sie die Aussage der Mutter fachlich ein. Leiten Sie aus Ihrer Einschätzung eine pflegerische Handlung ab.
b) Formulieren Sie die Rückmeldung, die Sie der Mutter bei Bedarf geben könnten.

KB I.3.a

Antwort a)

Die Mutter macht in ihrer Aussage hauptsächlich Übergewicht für einen Diabetes mellitus verantwortlich. Sie vermittelt damit den Eindruck, **wenig** über die verschiedenen Formen und Ursachen der Erkrankung **zu wissen**. Noch mehrere Jahre nach der Diagnose wundert sie sich, einen Diabetiker in der Familie zu haben. Dies kann ein Hinweis darauf sein, dass sie die chronische Erkrankung ihres Sohnes noch **nicht akzeptiert** hat.

Die Pflegefachperson sollte das **Vorwissen** der Mutter über Diabetes mellitus **erfragen**. Bestätigt sich der Eindruck des Inforamtionsmangels, benötigt die Mutter eine **Beratung**. Zusätzlichen Informationen können bewirken, dass sie von ihrem Vorurteil „Diabetes trifft nur Dicke" abrückt und die Erkrankung ihres Sohnes akzeptiert.

Antwort b)

Die Rückmeldung an die Mutter könnte lauten: „Sie haben damit recht, Frau E., dass es eine Form des Diabetes mellitus gibt, die mit Übergewicht zusammenhängt. Das ist der sog. Typ-II-Diabetes. Marc dagegen ist **Typ-I-Diabetiker**. Diese Form tritt in der Regel bereits im **Kindes-** und **Jugendalter** auf, wie es auch bei Marc der Fall ist. Die meisten Betroffenen sind **normalgewichtig**. Beim Typ I zerstören körpereigene Antikörper die Zellen der Bauchspeicheldrüse, die das Insulin produzieren. Der genaue Grund dafür ist noch nicht bekannt. Es spielen wahrscheinlich **viele Faktoren** eine Rolle, Übergewicht zählt aber nicht dazu. Es kann **jedes Kind** treffen, auch solche, in deren Familien es bisher keine Menschen mit Diabetes gab. Die Fallzahlen steigen seit einiger Zeit weltweit stark.

Darf ich für Sie ein Gespräch mit unserem Diabetesbegleiter ausmachen, damit Sie weitere Informationen erhalten?"

Aufgabe 5

a) Kurz nachdem Sie sein Zimmer betreten haben, verliert Marc das Bewusstsein. Erklären Sie in eigenen Worten die Entstehung des ketoazidotischen Komas. Beziehen Sie die 3 in der Fallgeschichte genannten typischen Symptome in Ihre Erklärung ein.
b) Therapeutisch wird Insulin i. v. verabreicht. Dabei darf der Blutzuckerspiegel nur langsam abgesenkt werden. Begründen Sie.
c) Geben Sie eine weitere zentrale Maßnahme der Therapie des ketoazidotischen Komas an. Stellen Sie kurz das Ziel dieser Maßnahme dar.

KB I.3.a, III.2.b

Antwort a)

Das ketoazidotische Koma ist die stärkste Ausprägung der diabetischen Ketoazidose, es ist lebensbedrohlich. Die diabetische Ketoazidose ist eine **hyperglykämische Stoffwechselentgleisung**, die v. a. bei Typ-I-Diabetikern auftritt. Sie entsteht innerhalb weniger Stunden.

Ursache der diabetischen Ketoazidose ist der absolute Insulinmangel:

- Im Blut vorhandene Glukose kann nicht in die Zellen aufgenommen werden. Trotz eines hohen Blutzuckerspiegels kommt es in den Zellen zum **Energiemangel**.
- Insulin hemmt außerdem den Fettabbau und die Bildung von Ketonkörpern in der Leber. Bei Insulinmangel wird Fett verstärkt zu freien Fettsäuren abgebaut. Weitere freie Fettsäuren entstehen, weil auch wegen des Energiemangels Fett abgebaut wird. Die freien Fettsäuren werden in der Leber zu sauren Stoffwechselprodukten umgebaut, den **Ketonkörpern**.

Die Ketonkörper säuern das Blut an, der pH-Wert sinkt und es entsteht eine **metabolische Azidose**. Der Körper versucht nun, über eine verstärkte Atmung (**Kußmaul-Atmung**) mehr **CO_2 abzugeben**, damit der pH-Wert wieder steigt. In der Ausatemluft ist der **typische Geruch** der Ketonkörper wahrnehmbar (**Mundgeruch nach Azeton**).

Insulin hemmt die Neubildung von Glukose in der Leber und der Muskulatur. Bei Insulinmangel bilden diese Organe vermehrt Glukose. Der Blutzuckerspiegel steigt weiter an. Die Hyperglykämie führt zu einer verstärkten Urinausscheidung (Überschreitung der Nierenschwelle) mit starkem Elektrolyt- und Flüssigkeitsverlust bis hin zur Exsikkose. Der **Flüssigkeits- und Energiemangel** betrifft auch das **Gehirn**. Es kommt zur **Bewusstseinseintrübung** bis hin zum ketoazidotischen Koma.

Antwort b)

Durch die osmotisch bedingte Polyurie gehen bei einer diabetischen Ketoazidose auch **Kalium-Ionen (K^+)** über den Urin **verloren**. Es entsteht eine Hypokaliämie. Insulin verschiebt nicht nur Glukose, sondern auch K^+ aus dem Blut in die Zellen. Wird Insulin zu rasch infundiert, **verstärkt** sich dadurch die **Hypokaliämie**. Da Kalium eine wichtige Rolle bei der Erregung der Nerven-, Skelettmuskel- und Herzmuskelzellen spielt, besteht bei ausgeprägter Hypokaliämie die Gefahr eines lebensbedrohlichen **Kammerflimmerns** oder anderer **Herzrhythmusstörungen**.

Zusatzinfo Kalium-Konzentration

Bei absolutem Insulinmangel treten Kalium-Ionen aus den Zellen ins Blut über. Die K^+-Konzentration im Blut kann deshalb bei diabetischer Ketoazidose trotz der Hypokaliämie anfangs normal oder sogar zu hoch sein. Während der Therapie muss der K^+-Spiegel überwacht und ggf. K^+ substituiert werden.

Antwort c)

Die neben der Insulingabe wichtigste therapeutische Maßnahme ist der intravenöse **Ausgleich des Flüssigkeitsverlusts**. Ziel der Maßnahme ist, durch den Ausgleich des Flüssigkeitshaushalts v. a. die **Kreislaufsituation** und die **Nierenfunktion** des Betroffenen zu **stabilisieren**. Die Höhe der Volumengabe hängt vom klinischen Zustand des Patienten und damit vom Schweregrad der diabetischen Ketoazidose ab.

Zusatzinfo Gefahr eines Hirnödems

*Bei diabetischer Ketoazidose ist wegen der Hyperglykämie die Konzentration osmotisch wirksamer Teilchen im Blut (Osmolarität) wesentlich höher als im Gewebe. Um diesen Konzentrationsunterschied auszugleichen, tritt Flüssigkeit u. a. aus den Gehirnzellen ins Blut über. Damit die Hirnzellen dadurch nicht zu viel Wasser verlieren, bilden sie organische Substanzen, die ebenfalls osmotisch wirksam sind (sog. **idiogene Osmole**). Durch die Volumensubstitution und die Insulingabe sinkt der Blutzuckerspiegel und damit auch die Osmolarität des Blutes. Geschieht dies, bevor die idiogenen Osmole in den Hirnzellen wieder abgebaut wurden, dreht sich der Konzentrationsunterschied um: In den Hirnzellen ist dann die Konzentration osmotisch wirksamer Teilchen wesentlich höher als im Blut. Infolgedessen strömt zu viel Flüssigkeit aus dem Blut in die Hirnzellen und es entsteht ein Hirnödem. Deshalb ist es wichtig, die Volumentherapie bei diabetischer Ketoazidose genau zu steuern.*

Aufgabe 6

Marcs Zimmernachbar Jacob berichtet: „Er hat gesagt, wenn man genug nachspritzen würde, wäre das alles überhaupt kein Problem." Beziehen Sie zu Marcs Aussage Stellung. Begründen Sie Ihre Meinung ausführlich. Berücksichtigen Sie dabei Marcs Therapietreue.

KB I.3.a

Antwort

Prüfungstipp

Im folgenden Lösungshorizont wird der gelegentliche Genuss von Süßigkeiten bei optimaler Begleitung hinsichtlich des Blutzuckerspiegels als möglich dargestellt. Es gibt hierzu aber auch andere Stimmen, die zu einem generellen Verzicht raten. Ihre Lösung kann daher inhaltlich abweichen und dennoch die volle Punktzahl erzielen. Wesentlich ist eine schlüssige Begründung Ihrer Meinung.

Ein Teil von Marcs Aussage ist grundsätzlich richtig: Auch Menschen mit Typ-I-Diabetes können in Maßen Schokoriegel oder andere Süßigkeiten essen – sofern diese Kohlenhydrataufnahme mit einer **genau angepassten Insulingabe** vorbereitet wird. Der Betroffene muss die **Zusammenhänge** zwischen aufgenommener Kohlenhydratmenge, Insulinmenge und weiteren Einflüssen auf den Blutzuckerspiegel genau **kennen**. Schokoriegel enthalten einen hohen Anteil kurzkettiger Kohlenhydrate, die den Blutzuckerwert sehr schnell ansteigen lassen. Gleichzeitig kann ihr hoher Fettgehalt den Blutzuckeranstieg verzögern. Der Einfluss eines Schokoriegels auf den Blutzuckergehalt ist deshalb nicht exakt vorhersehbar. Der Betroffene muss den Genuss deshalb **gut vorbereiten** und **eng begleiten** (Kohlenhydratmenge abschätzen, Insulindosis genau berechnen, Insulin spritzen, wiederholte Blutzuckermessungen durchführen). Dabei muss er auch seine momentane Stoffwechsellage (u. a. letzte Mahlzeit, Bewegung bzw. Sport) berücksichtigen. Es muss also der Wille vorhanden sein, die notwendigen Berechnungen und Blutzuckermessungen durchzuführen.

Bei Marc ist diese notwendige große **Eigenverantwortung nicht erkennbar**. Er scheint sich der Ernsthaftigkeit seiner Erkrankung nicht ausreichend bewusst zu sein. Die stationäre Aufnahme, die auf einen selbstverschuldeten Therapiefehler zurückzuführen ist, führte bei Marc offenbar nicht zu der Einsicht, die Therapie seines Diabetes ernster zu nehmen. Um Spätfolgen zu vermeiden, ist es wichtig, Blutzuckerspitzen zu vermeiden. Deshalb muss das Insulin bereits **vor** der Nahrungsaufnahme gespritzt werden – und nicht hinterher, wie von Marc behauptet und durchgeführt. Vor diesem Hintergrund weist Marcs Aussage auf **Sorglosigkeit** hin und nicht darauf, dass Marc sich intensiv mit den Zusammenhängen beschäftigt hätte. Er sollte auf den Genuss von Schokoriegeln und ähnlichem **verzichten**, solange er nicht bereit ist, die dafür notwendigen Maßnahmen zu ergreifen.

Zusatzinfo Zucker ist nicht gleich Zucker

- *Einfachzucker (**Monosaccharide**, u. a. Glukose, Fruktose und Galaktose) sind sehr schnell im Blut verfügbar und ebenso schnell wieder abgebaut. Sie müssen zur Aufnahme nicht gespalten werden und werden bereits von der Mundschleimhaut resorbiert. Monosaccharide werden zur Therapie einer Hypoglykämie eingesetzt.*
- *Zweifachzucker (**Disaccharide**, u. a. Maltose und Saccharose) sind nicht so schnell verfügbar. Sie halten länger vor.*
- *Dreifachzucker (**Trisaccharide**, u. a. Raffinose und Melizitose) kommen beispielsweise in Hülsenfrüchten bzw. Honig vor.*
- *Vielfachzucker (**Polysaccharide**, u. a. Stärke und Zellulose) werden nur sehr langsam gespalten und über den Darm aufgenommen. Sie versorgen den Körper kontinuierlicher mit Energie. Diabetiker sollten möglichst langkettige Zucker nutzen.*

*Man sagt auch: Kurzkettige Zucker **schießen** ins Blut. Zweifachzucker **fließen** ins Blut. Vielfachzucker **tropfen** ins Blut.*

Aufgabe 7

a) Nennen Sie die Normwerte für den Blutglukosespiegel vor und nach einer Mahlzeit beim Erwachsenen.
b) Beurteilen Sie Marcs Blutglukosewert zum Zeitpunkt seiner Einlieferung.
c) Geben Sie den Fachbegriff für die Art der Blutzuckerentgleisung an, die zu Marcs Einlieferung führte. Ergänzen Sie eine Definition.
d) Führen Sie 3 Symptome auf.
e) Erläutern Sie die Sofortmaßnahmen, die bei dieser Art der Blutzuckerentgleisung ergriffen werden müssen. Unterscheiden Sie dabei zwischen bewusstseinsklaren und bewusstlosen Patienten.

KB I.3.a, I.4.a

Antwort a)

- **Nüchternblutzucker** (8–12 h nach der letzten Mahlzeit): < 100 g/dl bzw. < 5,6 mmol/l
- **postprandialer Blutzucker** (2 h nach dem Essen): < 140 mg/dl bzw. < 7,8 mmol/l.

Zusatzinfo Diagnose Diabetes mellitus

Als beweisend für einen Diabetes mellitus gilt u. a. ein Nüchternblutzucker > 126 mg/dl bzw. > 7,0 mmol/l.

Antwort b)

Marcs Blutzuckerwert lag bei Einlieferung bei 36 mg/dl bzw. 2,0 mmol/l und damit **deutlich zu niedrig**.

Antwort c)

Zum Zeitpunkt seiner Einlieferung bestand bei Marc eine **Hypoglykämie** (Unterzuckerung).

Definition Hypoglykämie

*Eine Hypoglykämie liegt vor, wenn der Nüchternblutzucker-Wert **< 50 mg/dl** bzw. **2,8 mmol/l** ist.*

Antwort d)

Prüfungstipp

Die Symptome einer Hypoglykämie sind vielfältig. Im Folgenden werden diejenigen Symptome genannt, die am häufigsten zu beobachten sind. Für Ihre Antwort ist es ausreichend, wenn Sie 3 Symptome nennen.

Eine Hypoglykämie macht sich zu Beginn in der Regel durch folgende Symptome bemerkbar (▶ **Abb. 1.2**):

- Zittern
- Schwitzen
- Heißhunger
- Tachykardie
- Kraftlosigkeit, Müdigkeit
- Kopfschmerzen, Verwirrtheit.

Im Verlauf treten weitere neurologische Symptome auf, u. a. sind Krampfanfälle und eine tiefe Bewusstlosigkeit bis hin zum Koma möglich.

PRAXISTIPP

Blutzucker messen!

Bei jedem Patienten mit **unklarer Bewusstlosigkeit** sollte an eine Unterzuckerung gedacht und der Blutglukosewert gemessen werden.

Zusatzinfo Symptome und Diagnose der Hypoglykämie

*Die **Symptome** einer Hypoglykämie werden im Wesentlichen hervorgerufen durch*

- *eine **Adrenalinfreisetzung** als Gegenregulation des Körpers: Adrenalin bewirkt einen Anstieg des Blutglukosespiegels (Steigerung der Glykogenolyse) und löst eine Stressreaktion aus (u. a. Steigerung der Herzfrequenz und der Schweißbildung). Diese Gegenregulation setzt – individuell unterschiedlich – bei einem Glukosewert von etwa < 65 mg/dl bzw. 3,6 mmol/l ein.*
- *den **Glukosemangel:** Das Gehirn ist auf Glukose als Energiequelle angewiesen. Bei Glukosemangel steht dem Gehirn zu wenig Energie zur Verfügung und es kommt zu neurologischen Symptomen.*

*Die Ausprägung der Symptome hängt dabei weniger vom absoluten Blutzuckerwert ab, sondern vielmehr davon, **wie schnell** sich die Hypoglykämie entwickelt hat. Marc hat erst seine Zwischenmahlzeit ausgelassen und danach Sport getrieben. Bei ihm hat sich die Hypoglykämie deswegen vermutlich innerhalb kurzer Zeit entwickelt.*
*Die **Diagnose** einer Hypoglykämie gilt als sicher, wenn:*
- *ein niedriger Blutzuckerspiegel gemessen wird*
- *entsprechende Symptome vorliegen*
- *sich die Symptome nach der Gabe von Glukose zügig bessern.*

*Diese drei Bedingungen werden als **Whipple-Trias** zusammengefasst.*

Antwort e)

! Merke Individuelle Werte

Ausschlaggebend für die Therapie einer Hypoglykämie ist das klinische Bild und nicht der gemessene Blutzucker-Wert! Einige Betroffene zeigen bereits bei Werten < 70 mg/dl (3,9 mmol/l) Symptome und müssen behandelt werden. Eine Hypoglykämie ist gefährlicher als eine Hyperglykämie, da Gehirnzellen schneller Schaden nehmen.

Bewusstseinsklare Patienten • Wird bei Auftreten erster Symptome **rasch gehandelt**, ist eine Hypoglykämie einfach zu beheben (▶ Abb. 1.2): Bewusstseinsklaren Patienten reicht die Pflegefachperson **20–30 g Glukose**, z. B. in Form eines Stücks Traubenzucker oder eines Glukosegels. Ist nach 15 min der Blutglukosespiegel immer noch zu niedrig, wird diese **orale Gabe** wiederholt.

Die **Messung** des Blutzuckerspiegels sollte nur dann **vor** der oralen Gabe durchgeführt werden, wenn sie **keine größere Zeitverzögerung** mit sich bringt. Bei bewusstseinsklaren Personen mit bekanntem Diabetes und ersten Symptomen einer Hypoglykämie gilt im Zweifel: Erst essen, dann messen.

Abb. 1.2 Hypoglykämie.

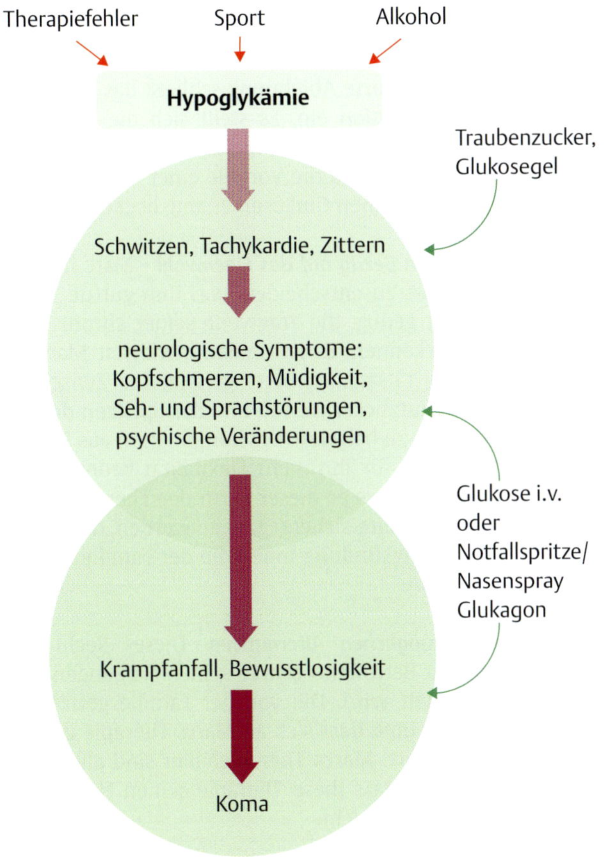

Frühsymptome sind Herzrasen, Zittern und Schweißausbrüche. In dieser Situation wird Glukose oral substituiert (z. B. Gabe von Traubenzucker). Bei schwerer Hypoglykämie entwickeln sich neurologische Symptome bis hin zu einem Bewusstseinsverlust. Bei diesen Patienten wird Glukose i. v. substituiert. Viele Patienten mit Diabetes mellitus besitzen ein Glukagon-Notfallset. *Quelle: Thomas B: Akute Hypoglykämie. In: I care Pflege. 3. Auflage. Stuttgart: Thieme; 2025.*

Bewusstlose Patienten • Sie erhalten 25–50 ml einer **20 %igen Glukoselösung** als Kurzinfusion **i. v.** Glukoselösungen mit höheren Glukosekonzentrationen sind stark **venenreizend**. Werden bereits bestehende Venenzugänge genutzt, muss die Pflegefachperson vor Beginn der Infusion unbedingt prüfen, ob die **Zugänge** noch **durchgängig** sind und **korrekt liegen**. Lösungen > 40 % müssen vor Gabe verdünnt werden. Gleichzeitig zur Glukose-Infusion sollte eine VEL-Infusion laufen (Verdünnungseffekt).

ACHTUNG

Laufen hochprozentige Glukoselösungen extravasal, besteht die Gefahr einer Gewebsnekrose.

Kann kein i. v.-Zugang gelegt werden, wird 1 mg **Glukagon** gespritzt (i. m. oder s. c.). Dieser Wirkstoff ist auch in den Notfall-Sets vorhanden, die viele Menschen mit Diabetes bei sich haben (**Notfall-Set für Ersthelfer** im außerklinischen Setting).

ACHTUNG

*Glukagon darf **nicht** verabreicht werden, wenn der Betroffene Sulfonylharnstoffe als orales Antidiabetikum (Typ-II-Diabetes) einnimmt.*

Aufgabe 8

Marcs HbA_{1c}-Wert liegt bei 10,8 %. Der Stationsarzt schließt daraus, dass Marcs Therapie schlecht eingestellt ist. Definieren Sie HbA_{1c}. Stellen Sie anschließend kurz die Bedeutung des HbA_{1c}-Werts für die Diabetes-Therapie dar.
KB I.3.a

Antwort

***Definition* HbA_{1c}**

*Glukose kann an den roten Blutfarbstoff binden. Hämoglobin, an das Glukose gebunden ist, wird als glykiertes Hämoglobin oder HbA_{1c} bezeichnet. Der HbA_{1c}-Wert entspricht dem **Anteil des glykierten Hämoglobins am Gesamthämoglobin**.*

Der HbA_{1c}-Wert ist ein wichtiger Parameter zur **Überprüfung des Therapieerfolgs**. Er macht eine Aussage über den Glukosestoffwechsel der vergangenen **8–12 Wochen**. Je häufiger und je länger ein hoher Blutzuckerspiegel vorlag, desto **höher** ist der HbA_{1c}-Wert.

ACHTUNG

Ein guter HbA_{1c}-Wert liegt nicht zwingend an einem ausgewogenen Blutglukosespiegel. Er kann auch entstehen, wenn sich hohe und niedrige Werte über einen längeren Zeitraum abwechseln.

Zusatzinfo HbA$_{1c}$-Wert

*Gesunde haben einen HbA$_{1c}$-Wert **< 5,7 %**. Für Typ-I-Diabetiker gilt grob:*

- ***< 6 %:** sehr gute Therapieeinstellung (wird selten erreicht)*
- ***6–8 %:** gute oder ausreichende Einstellung*
- ***> 8 %:** schlechte Einstellung.*

*Mit vielen Patienten werden **individuelle Zielwerte** vereinbart, die z. B. das Alter, die bisherige Erkrankungsdauer oder den Lebensstil (persönliches Hypoglykämierisiko) berücksichtigen. Dauerhaft hohe Werte steigern das Risiko für Folgeschäden, insbesondere an Augen und Nieren.*

*Ein Wert **> 6,5 %** beweist bei **Erstdiagnose** einen Diabetes mellitus.*

Aufgabe 9

Der Diabetologe rät zu einem implantierten Blutzucker-Sensor in Verbindung mit einer Insulinpumpe. Die Familie lehnt beides nach langer Beratung ab, weil „der Junge das dann nicht mehr selbst steuern“ könne. Er solle „sein Leben selbst im Griff haben“. Setzen Sie sich mit dieser Aussage auseinander. Orientieren Sie sich dabei am ethischen Prinzip der Autonomie.

KB II.3, III.2.f

Antwort

Marcs Therapiefehler führten innerhalb kurzer Zeit zu zwei kritischen Blutzuckerentgleisungen (Hypo- und Hyperglykämie). Der Vorschlag des Diabetologen erscheint daher sinnvoll: Eine Insulinpumpe in Kombination mit einem Glukose-Sensor würde Marc bei der Blutzuckermessung und Insulingabe unterstützen und es ihm ermöglichen, seinen Tag freier zu gestalten. Die Familie entscheidet sich dennoch dagegen.

Diese Entscheidung ist wegen des Prinzips des Respekts vor der Autonomie (Autonomieprinzip) zunächst **grundsätzlich zu akzeptieren**. Das Prinzip gesteht jedem Betroffenen zu, Entscheidungen nach seinen eigenen Werten und Überzeugungen zu treffen. Das Autonomieprinzip gilt sowohl für pflegerische als auch – wie in diesem Fall – für therapeutische Maßnahmen. Diese Entscheidungen gilt es auch dann zu achten, wenn sie unvernünftig erscheinen. In Marcs Fall sind insbesondere 3 Aspekte des Autonomieprinzips wichtig (▶ **Abb. 1.3**):

- Recht auf informierte Zustimmung bzw. Ablehnung
- Recht auf Selbstbestimmung in Bezug auf das Eigenwohl
- Recht auf Wahl zwischen möglichen Alternativen.

Informierte Ablehnung • Die Familie lehnt die angebotene Therapie ab. Sie begründet ihre Entscheidung mit dem Argument, Marc solle „sein Leben selbst im Griff haben“. Diese Begründung überrascht aus 2 Gründen:

- Marcs Blutzuckerentgleisungen lagen **Therapiefehler** zugrunde. Diese Fehler unterliefen ihm aus einer gewissen Sorglosigkeit heraus und obwohl er – wie er selbst angibt – gut informiert ist („Ich weiß das ja eigentlich alles.“). Es macht den Anschein, dass er seine Diabetes-Therapie und damit einen wichtigen Aspekt seines Lebens im Moment nicht „im Griff hat“.
- Es kam bei Marc bereits zu **lebensbedrohlichen Situationen**. Hier wäre eigentlich anzunehmen, dass die Familie stark daran interessiert sein müsse, alle Möglichkeiten auszuschöpfen, solche Situationen zukünftig zu vermeiden.

Abb. 1.3 Ausdifferenzierung des Autonomieprinzips nach M. Bobbert.

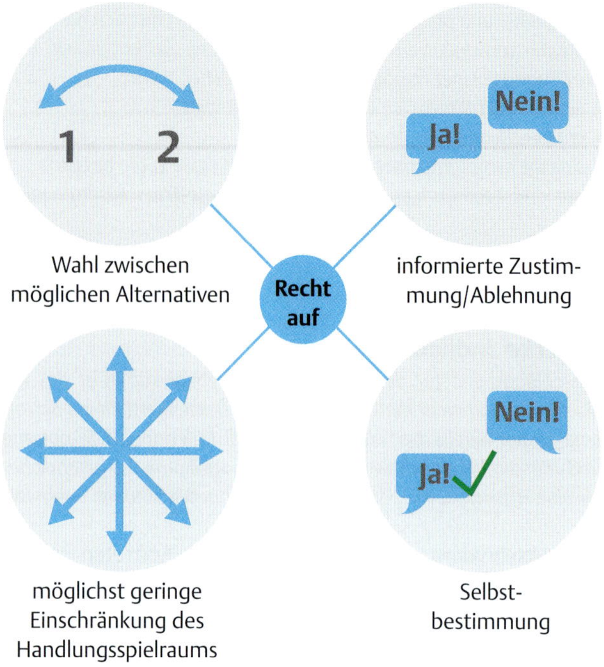

Das Recht auf eine möglichst geringe Einschränkung des Handlungsspielraums spielt im Fall von Marc nur eine sehr untergeordnete Rolle. *Quelle: Fölsch D: Prinzip des Respekts vor der Autonomie. In: I care Pflege. 3. Auflage. Stuttgart: Thieme; 2025.*

Das Recht auf informierte Ablehnung schließt das Recht auf **verständliche Information** ein. Es stellt sich die Frage, ob Marc und seine Familie wirklich verstanden haben, welche Gefahren bestehen und wo die Vorteile einer Insulinpumpe und einer kontinuierlichen Glukosemessung liegen.

Selbstbestimmung in Bezug auf das Eigenwohl • Marc hat das Recht darauf, selbst zu entscheiden, was ihm guttut. Er ist mit 17 Jahren alt genug, die Tragweite seiner chronischen Erkrankung zu erkennen. Es ist unklar, inwieweit Marc an der Entscheidung tatsächlich beteiligt war. Die Zwischenmahlzeiten, das Blutzuckermessen und das Spritzen des Insulins scheinen ihn zu belasten. Die Kombination aus Sensor und Pumpe würden für ihn mehr Flexibilität bedeuten. Es überrascht deshalb, dass er dieser Form der Therapie nicht zustimmt. Deshalb sollte sichergegangen werden, dass **Marc** bei der Entscheidungsfindung innerhalb der Familie **ausreichend gehört** wurde.

Wahl zwischen möglichen Alternativen • Dieses Recht hat zum Ziel, dass der Betroffene gemäß seinen Neigungen und Vorlieben behandelt wird. Die von der Familie getroffene Entscheidung bedeutet, dass sich an Marcs Therapie grundsätzlich nichts ändert. Marcs Therapiefehler sind allerdings ein Hinweis darauf, dass diese Therapie seinen Neigungen nicht ausreichend entspricht.

Fazit • Es ist unklar, aufgrund welcher Argumente die Familie die Entscheidung traf und wie stark Marc selbst an der Entscheidungsfindung beteiligt war. Die Mutter scheint bisher über Diabetes mellitus schlecht informiert zu sein und die Erkrankung ihres Sohnes eher abzulehnen. Es ist möglich, dass die Therapieentscheidung aus einer inneren Abwehrhaltung heraus getroffen wurde. Dies sollte die Pflegefachperson versuchen herauszufinden, indem sie das **Ge-**

spräch mit Marc sucht. Dieses Gespräch sollte **ergebnisoffen** geführt werden. Ziel ist es herauszufinden, wie Marc selbst zu der Entscheidung steht und ob er sie schlüssig begründen kann. Werden dabei **Informationslücken** deutlich oder bekommt die Pflegefachperson den Eindruck, dass über Marcs Kopf hinweg entschieden wurde, sollte sie dies bei der nächsten Teambesprechung **thematisieren.** Auch im **interdisziplinären Team** sollte darauf hingewiesen und der Arzt, der Diabetologe und gegebenenfalls ein Diabetesbegleiter entsprechend informiert werden. Dabei geht es **nicht** darum, Marc und seine Familie zum Einsatz einer Insulinpumpe zu **überreden**, sondern die **Wissensbasis** der Familie zu **verbessern.** Hat die Familie die Entscheidung auf einer guten Informationsgrundlage und unter Achtung von Marcs Selbstbestimmtheit getroffen, ist sie unbedingt zu respektieren.

Zusatzinfo Glukosesensor und Insulinpumpe

*In der Unterhaut implantierte **Glukosesensoren** (CGM: Continous Glucose Monitoring) messen kontinuierlich alle 1–5 min den Glukosegehalt der Zwischenzellflüssigkeit (nicht des Blutes). Sie senden die Daten an ein Smartphone, ein separates Gerät und/oder die Insulinpumpe. Bei einem individuell eingestellten Grenzwert lösen sie einen Alarm aus als Schutz vor einer Hypoglykämie. Sie verschaffen dem Anwender einen sehr guten Überblick über seinen Glukosestoffwechsel, sodass die Basisdosierung des Insulins individuell angepasst werden kann. Die CGM-Systeme sind eine Ergänzung zur Blutzuckermessung und ersetzen diese nicht völlig.*

***Insulinpumpen** decken den Basalbedarf an Insulin, indem sie in kurzen Abständen automatisch Insulin ins Unterhautgewebe abgeben. Diese Rate ist voreingestellt, kann aber bei Bedarf verändert werden. Dadurch wird die physiologische Abgabe des Insulins besser nachempfunden und das häufige Spritzen entfällt. Es treten weniger Hypoglykämien auf. Die flexiblere Anpassbarkeit an den momentanen Bedarf ermöglicht einen unabhängigeren Tagesablauf, so können z. B. Zwischenmahlzeiten auch notfalls entfallen, der Betroffene kann ausschlafen und es kann spontan Sport getrieben werden. Mahlzeiten muss der Träger allerdings auch bei einer Pumpe mit einer Bolusgabe vorbereiten und die Insulindosis durch Schätzen der Kohlenhydratmenge festlegen. Die Gabe des Bolus ist unkompliziert über Knopfdruck möglich.*

*Bei gekoppelten Sensor-Pumpen-Systemen (**Hybrid-Closed-Loop**) wird die Basisabgabe automatisch dem aktuellen Glukosespiegel angepasst. Die Mahlzeiten müssen aber auch hier vom Patienten angekündigt werden, damit Bolus ausgelöst wird.*

Ein solches System würde für Marc weniger Aufwand bedeuten und ihm eine freiere Tagesgestaltung mit spontanen Mahlzeiten und Sport ermöglichen. Allerdings muss auch hier verantwortungsvoll gehandelt werden. Eventuell besteht die Gefahr, dass diese Art der Therapie bei ihm zu einer noch größeren Sorglosigkeit führt.

Aufgabe 10

a) Bei therapeutisch schlecht eingestelltem Diabetes ist der Blutglukosespiegel meist erhöht und es treten häufig Blutzuckerspitzen auf. Benennen Sie die beiden Organsysteme, die dadurch hauptsächlich geschädigt werden. Listen Sie anschließend 3 Spätfolgen des Diabetes mellitus auf, die sich daraus ergeben.

b) Leiten Sie aus einer in Antwort a) genannten Spätfolge 3 pflegerische Maßnahmen ab, die bei Menschen mit langjähriger Diabetes-Erkrankung besonders wichtig sind. Erläutern Sie jede dieser Maßnahmen kurz.

KB I.3.a, II.3.b

Antwort a)

Prüfungstipp

Die folgende Antwort ist ausführlicher gestaltet als es die Aufgabenstellung verlangt. Die Operatoren „benennen" und „auflisten" erfordern nur eine stichpunktartige Antwort (Anforderungsniveau 1).

Ein langfristig hoher Blutglukosespiegel mit häufigen Blutzuckerspitzen schädigt das **Gefäß-** und das **Nervensystem** (▶ **Tab. 1.1**). Durch die Makroangiopathie und die Neuropathie ergibt sich eine der wichtigsten Spätfolgen des Diabetes mellitus: das **diabetische Fußsyndrom**. Der Fuß wird schlechter durchblutet, was die Wundheilung verzögert. Gleichzeitig ist die Sensibilität gestört, sodass Verletzungen oder Druckstellen nicht wahrgenommen werden. Werden Wunden erst spät entdeckt, bildet sich ein Geschwür (Ulcus; ▶ **Abb. 1.4**). Es heilt nur schlecht ab und ist anfällig für Infektionen. Die Versorgung ist langwierig.

Bei angemessener Therapie und gut angepasster Insulinzufuhr sind Spätfolgen eher unwahrscheinlich.

Tab. 1.1 Spätfolgen des Diabetes mellitus (Auswahl).

Art der Schädigung	Spätfolge (Beispiel)
Mikroangiopathien (Schädigung kleinster Blutgefäße)	• Retinopathie (Netzhautschädigung) • Nephropathien (Schädigung der Nierenkörperchen mit Glomerulosklerose, später chronische Niereninsuffizienz)
Makroangiopathien (Schädigung mittlerer und großer Blutgefäße)	• Atherosklerose mit hohem kardiovaskulärem Risiko (Schlaganfall, Herzinfarkt, pAVK) • Ulcus cruris venosum (schlecht heilendes Unterschenkelgeschwür)
Neuropathien (Schädigung der Nerven)	meist als Polyneuropathie (Schädigung mehrerer Nerven): • sensorisch/motorisch: insbesondere Füße betroffen (verminderte Sensibilität, vermindertes Schmerzempfinden, teilweise Missempfindungen wie Kribbeln, Taubheitsgefühl oder spontan auftretende Schmerzen) • autonom: Organfunktionsstörungen (veränderte Ruheherzfrequenz, gestörte Magen- und Blasenentleerung)

Abb. 1.4 Diabetisches Fußsyndrom.

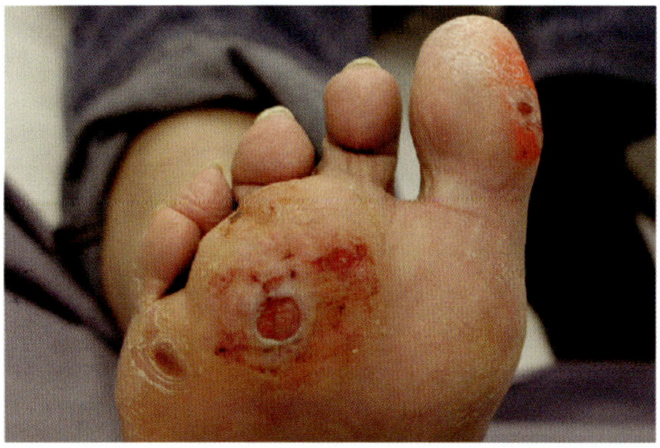

Chronische Ulzera an der Fußsohle. Charakteristisch ist eine Schmerzfreiheit der offenen Stellen als Folge der Neuropathie. *Quelle: Baenkler H, Goldschmidt H, Hahn J et al.: Kurzlehrbuch Innere Medizin. 4. Auflage. Stuttgart: Thieme; 2021.*

Antwort b)

Prüfungstipp

Die Antwort umfasst 3 beispielhaft ausgewählte pflegerische Maßnahmen. Sie können auch andere wählen. Wichtig ist, dass die gewählten Maßnahmen Bezug zu einer der von Ihnen in Antwort a) genannten Spätfolgen eines Diabetes mellitus haben.

Wahrnehmen und beobachten • Bei der Pflege von Menschen mit diabetischem Fuß-Syndrom muss die Pflegefachperson insbesondere die **Füße** der Betroffenen **sorgfältig beobachten**:

- Sind Druckstellen oder Wunden erkennbar?
- Ist die Haut der Füße sehr trocken? Weist die Hornhaut Schrunden (Rhagaden) auf? Gibt es Hinweise auf Nagelpilz?
- Passen die Schuhe? Liegt die Einlegesohle glatt im Schuh? Ist der Schuh frei von Fremdkörpern, z. B. Steinchen? Sitzen die Socken faltenfrei?

Hautpflege • Das diabetische Fußsyndrom erfordert eine sehr sorgfältige und hygienische Hautpflege. Nach dem täglichen Waschen mit warmem Wasser müssen die Füße, auch in den Zwischenzehenräumen, **gut abgetrocknet** werden. **Pflegemittel für trockene Haut**, z. B. harnstoffhaltige Cremes, machen die Haut geschmeidiger und verhindern eine weitere Rhagadenbildung. Vorhandene Wunden müssen sorgfältig versorgt werden.

Beraten und Anleiten • Insbesondere im ambulanten Setting ist es wichtig, die Betroffenen hinsichtlich der Fußpflege zu beraten und anzuleiten (▶ Abb. 1.5). Bewegungseingeschränkte Personen, z. B. ältere Menschen, können ihre Füße

Abb. 1.5 Maßnahmen und Gefahren beim diabetischen Fußsyndrom.

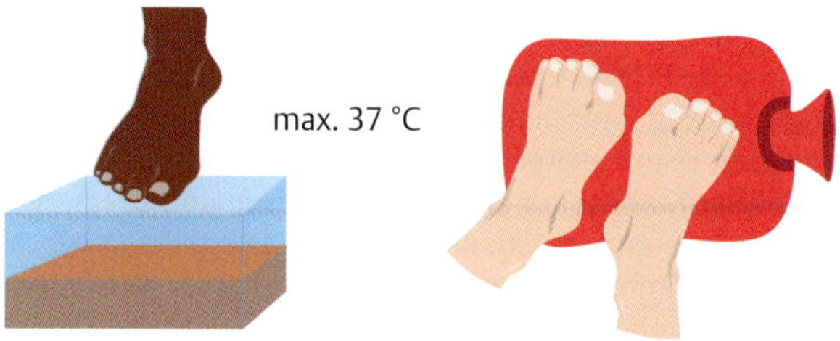

Zu heiße Fußbäder, Wärmflaschen, Heizkissen usw. können Verbrennungen verursachen und sind daher zu vermeiden.

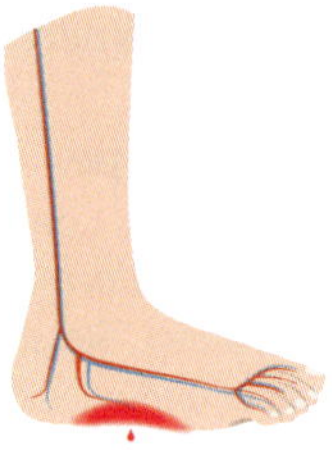

Schon geringe Verletzungen können zu ausgedehnten Infektionen führen.

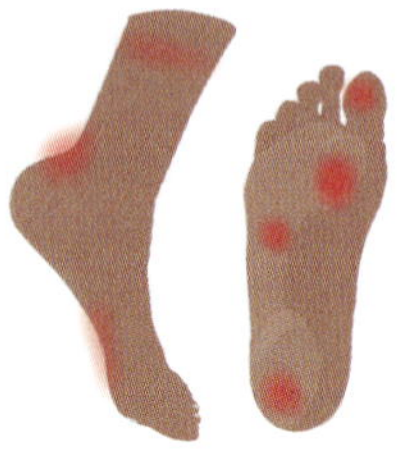

Gut sitzende Schuhe sind wichtig, damit keine Druckstellen entstehen.

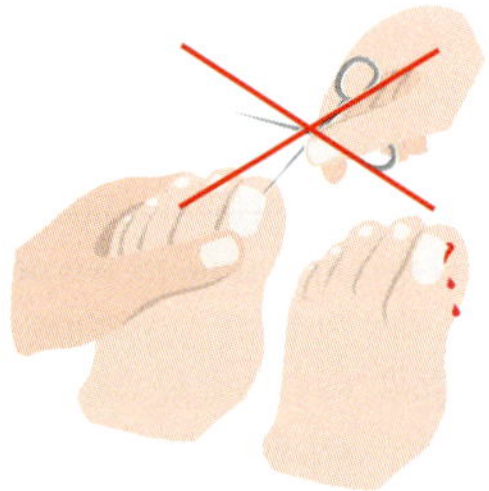

Spitze Gegenstände bei der Nagelpflege können Verletzungen verursachen.

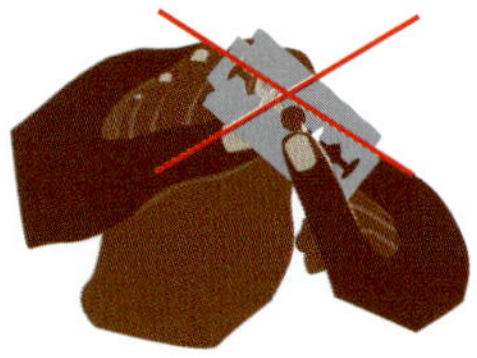

Hornhaut sollte nur von Fachpersonal entfernt werden.

Verletzungen müssen wegen der schlechten Wundheilung unbedingt vermieden werden. Bei heißen Fußbädern, Wärmflaschen oder Wärmedecken besteht Verbrennungsgefahr, da die Temperaturwahrnehmung eingeschränkt ist. *Quelle: I care Krankheitslehre. 3. Auflage. Stuttgart: Thieme; 2025.*

nur unter Schwierigkeiten selbst untersuchen. Oft kann ihnen ein **Spiegel** dabei helfen, ihre Füße zu beobachten.

Die Betroffenen sollten außerdem dahingehend beraten werden, dass sie

- die Fußpflege von einem qualifizierten Fußpfleger (**Podologe**) durchführen lassen und die Kosten dafür bei der Krankenkasse geltend machen,
- spezielle **Hilfsmittel** verwenden, wie z. B. einen Druckentlastungsschuh bei Wunden am Fuß oder einen speziellen Schuh bei deformierten Füßen.

Notizen

2 57-jähriger Mann mit akuten Schmerzen

Herr F.* wird mit starken Schmerzen im linken Bein über die Rettungsstelle telefonisch angekündigt. Der 57-Jährige ist leicht übergewichtig und raucht schon seit vielen Jahren. Er kommt in Begleitung seiner Ehefrau und wird stationär aufgenommen. Eine Angiografie der A. femoralis im Bereich des Oberschenkels bestätigt die Verdachtsdiagnose „akuter Gefäßverschluss linkes Bein". Als Grunderkrankung wird eine periphere arterielle Verschlusskrankheit (pAVK) festgestellt. Herr F. wird direkt nach der Angiografie in den OP verbracht und erhält einen Gefäßbypass im linken Bein.
Als die Pflegefachfrau Frau M. ihn aus dem Aufwachraum abholt, läuft eine Infusion über eine periphere Verweilkanüle und die Wunde der Bypass-Operation in der Leiste zeigt leichte Nachblutungen. Die anästhesietechnische Assistentin teilt Frau M. bei der Übergabe mit, dass Herr F. opioide Schmerzmittel erhalten habe. Nachdem Frau M. sich überzeugt hat, dass er zwar schläfrig, aber ansprechbar und orientiert ist, übernimmt sie ihn für die postoperative Pflege auf die gefäßchirurgische Station. Als Herr F. wach wird, klagt er über erneut starke Schmerzen im linken Bein. Frau M. gibt ihm die angeordneten Analgetika und sieht, dass die Nachblutung der Operationswunde zugenommen hat. Kurze Zeit später meldet sich Herr F. erneut und äußert, dass er die Schmerzen nicht ertragen könne. Als die Frau M. unter die Bettdecke sieht, nimmt sie eine Schwellung des linken Beines wahr. Sie prüft den Verband der OP-Wunde in der linken Leiste genauer und plötzlich blutet die Wunde stark nach außen. Frau M. betätigt sofort den Notfallknopf. Der diensthabende Chirurg operiert Herrn F. erneut, um die arterielle Blutung zu stoppen. Das Bein ist nach der zweiten Operation stark geschwollen. Deshalb ist die Mobilisation schwierig. Außerdem hat Herr F. große Angst davor, dass die Wunde erneut bluten und er bei einer weiteren Operation sein Bein verlieren könne. Während der ersten postoperativen Tage hat Herr F. wegen der Wunde und der Schwellung des Beins weiterhin Schmerzen und fragt die Pflegefachfrau nach Schmerzmitteln. Sie weist ihn auf die bereits erhaltenen Schmerzmittel hin und verspricht, das Gespräch mit dem Arzt zu suchen. Als sie den Arzt auf die Schmerzsituation von Herrn F. anspricht, verweist er sie auf das übliche Standardschema zur Behandlung postoperativer Schmerzen, das auf der Station vorliegt.

Fallbeispiel fiktiv, Namen frei erfunden

Aufgaben ?

Lesen Sie die Fallgeschichte sorgfältig durch, bevor Sie mit der Bearbeitung der folgenden Aufgaben beginnen. Berücksichtigen Sie dabei die geschilderte Situation.

Aufgabe 1

Nach stationärer Aufnahme wurde bei Herrn F. zur Bestätigung der Verdachtsdiagnose eine Angiografie durchgeführt. Nennen und begründen Sie je 2 wesentliche pflegerische Maßnahmen, die vor bzw. nach einer Angiografie zu ergreifen sind. **6 Punkte (Nennung 2 P, Begründung 4 P)**

Aufgabe 2

Nach der Operation kommt es bei Herrn F. zu einer akuten arteriellen Nachblutung. Die Pflegende Frau M. drückt deshalb den Notfallknopf. Begründen Sie diese Maßnahme und beschreiben Sie 5 weitere Notfallmaßnahmen, die ergriffen werden müssen, bis Herr F. erneut operiert werden kann. **7 Punkte (Begründung 2 P, Beschreibung 5 P)**

Aufgabe 3

Knapp 5 Stunden nach der 2. Operation sieht Frau M., dass sich der OP-Verband gelöst hat. Die Wunde ist leicht geschwollen und gibt Wundexsudat ab.

a) Benennen Sie den Kontaminationsgrad der Wunde und erläutern Sie Ihre Entscheidung. **3 Punkte (Benennung 1 P, Erläuterung 2 P)**
b) Beschreiben Sie Grundsätze, die Frau M. hinsichtlich der Infektionsprophylaxe bei der Wundversorgung von Herrn F. berücksichtigen muss. **6 Punkte**
c) Nennen Sie 3 Kriterien der Wundbeurteilung. **3 Punkte**

Aufgabe 4

Nennen Sie 2 Kriterien des differenzierten Schmerzassessments und formulieren Sie für jedes Kriterium eine Frage, welche die Pflegefachfrau Frau M. Herrn F. stellen könnte. **4 Punkte**

Aufgabe 5

Beschreiben Sie, wie Frau M. einen schmerzarmen Verbandwechsel gewährleisten kann. **5 Punkte**

Aufgabe 6

Herr F. hat nach der Operation Schmerzen.

a) Erläutern Sie das Ziel einer Schmerztherapie und beschreiben Sie kurz die Folgen einer unzureichenden Schmerztherapie. **4 Punkte (Ziel 1 P, Folgen 3 P)**
b) Stellen Sie die ethischen und rechtlichen Aspekte der Schmerzbehandlung von Herrn F. dar. **5 Punkte**

Aufgabe 7

Die Pflegende Frau M. fragte den Arzt wiederholt nach einer Verordnung bzw. Anpassung der Analgetikagabe für Herrn F. Der Arzt tut die Anfrage mit dem Hinweis auf das auf der Station vorhandene Standardschema ab. Frau M. kommt damit in ein ethisches Dilemma.

a) Identifizieren Sie das ethische Dilemma von Frau M. **4 Punkte**
b) Entwickeln Sie einen Lösungsweg für das Dilemma von Frau M. Beschreiben Sie den Weg der ethischen Entscheidungsfindung in 6 Schritten. **6 Punkte**

Aufgabe 8

Die Schmerzerkennung steht am Anfang des Schmerzmanagements. Damit Frau M. schmerzlindernde Maßnahmen planen kann, muss sie ein Schmerzassessment durchführen.

a) Beschreiben Sie ein Assessmentinstrument, das Frau M. zur Bestimmung der Schmerzintensität bei Herrn F. nutzen könnte. **3 Punkte**
b) Begründen Sie, dass die Selbsteinschätzung des Patienten im Schmerzassessment immer vor der Fremdeinschätzung durch Pflegende steht. **2 Punkte**

Aufgabe 9

In den ersten postoperativen Tagen hat Herr F. fortwährend Schmerzen. Im Haus liegt ein Standardschema zur Behandlung postoperativer Schmerzen vor, doch offenbar werden seine Schmerzen durch die angeordneten Analgetika nicht ausreichend gelindert. Frau M. sucht deshalb das Gespräch mit dem Arzt. Entwickeln Sie 2 Lösungsvorschläge zur Verbesserung der Schmerzsituation von Herrn F., die Frau M. im Gespräch mit dem Arzt thematisieren könnte. Denken Sie dabei auch berufsgruppenübergreifend. **4 Punkte**

Aufgabe 10

Herr F. erhält bereits während der OP opioide Analgetika. Opioid-Analgetika bergen ein gewisses Risiko für pflegerelevante Nebenwirkungen und unterstehen dem Betäubungsmittelgesetz (BTMG).

a) Definieren Sie den Begriff „Opioid-Analgetikum". **2 Punkte**
b) Stellen Sie übersichtlich 3 Nebenwirkungen der Opioid-Analgetika, deren Ursachen und je eine entsprechende Pflegemaßnahme dar. **9 Punkte**
c) Beschreiben Sie stichpunktartig den Umgang mit Betäubungsmitteln (BTM) im stationären Klinikalltag. Berücksichtigen Sie dabei die Aufbewahrung der BTM, das BTM-Verzeichnis und die Dokumentation. **9 Punkte**

Abb. 2.1 Druckverband.

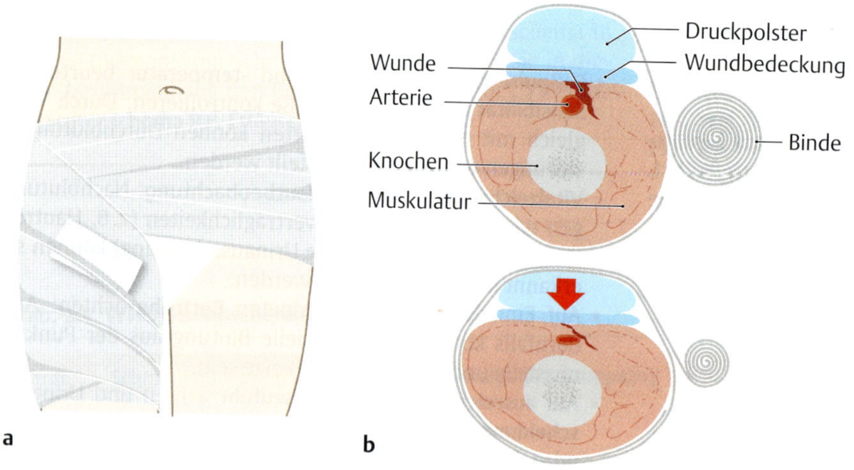

a Eine sterile Wundauflage wird mit einer Binde fixiert. Über der Blutungsquelle wird ein elastisches Druckpolster (zusammengerollte Mullbinde) platziert und ebenso fixiert. Für einen Druckverband in der Leiste muss die Binde zunächst um das Becken und dann von außen nach innen um das Bein der betroffenen Seite geführt werden.
b Prinzip eines Druckverbands. Das mittels Binde fest fixierte Druckpolster komprimiert das darunter liegende Gefäß. Es darf nur so viel Druck ausgeübt werden, dass eine Restdurchblutung erhalten bleibt. *Quelle: Conrad A. Anlage eines Druckverbands. In: retten – Rettungssanitäter. 2. Auflage. Stuttgart: Thieme; 2024.*

Aufgabe 3

Knapp 5 Stunden nach der 2. Operation sieht Frau M., dass sich der OP-Verband gelöst hat. Die Wunde ist leicht geschwollen und gibt Wundexsudat ab.

a) Benennen Sie den Kontaminationsgrad der Wunde und erläutern Sie Ihre Entscheidung.
b) Beschreiben Sie Grundsätze, die Frau M. hinsichtlich der Infektionsprophylaxe bei der Wundversorgung von Herrn F. berücksichtigen muss.
c) Nennen Sie 3 Kriterien der Wundbeurteilung.

KB III.2.a

Antwort a)

Der Kontaminationsgrad richtet sich nach der Erregerbesiedlung der Körperregion, in der die Operation durchgeführt wurde. Die Wunde von Herrn F. ist damit dem **Kontaminationsgrad I** (klinisch saubere bzw. nicht kontaminierte Operationswunde) zuzuordnen, da

- sie unter nahezu **aseptischen** Bedingungen entstand,
- das Operationsgebiet **nicht kontaminiert** war (desinfiziertes OP-Gebiet) und
- während der Operation **keine kontaminierten Hohlraumsysteme** (z. B. Darm) eröffnet wurden.

Antwort b)

! *Merke* Infektionsprophylaxe

Bei der Wundversorgung muss grundsätzlich aseptisch vorgegangen werden, damit eine Keimbesiedlung der Wunde verhindert wird. Alle Materialien, die direkten Wundkontakt haben, müssen steril sein.

Äußere Bedingungen • Während des Verbandwechsels sollten im Zimmer von Herrn F. keine anderen Tätigkeiten durchgeführt werden. Die Zimmertür und die Fenster sollten geschlossen bleiben, um Zugluft und die Gefahr einer Keimverschleppung zu vermeiden.

Persönliche Hygiene • Vor jeder aseptischen Maßnahme und damit auch vor der Wundversorgung muss eine **hygienische Händedesinfektion** durchgeführt werden. Pflegefachpersonen mit langen Haaren tragen eine entsprechende Frisur (z. B. Dutt) oder einen Haarschutz. Die Schutzkleidung sollte kurzärmlig sein. Gegebenenfalls (z. B. Erkältungserkrankung, hoher Sprechbedarf) trägt die Pflegefachperson einen Mund-Nasen-Schutz.

Vorbereitung des Materials • Der Verbandwechsel muss zügig durchgeführt werden, damit die Wunde nur so kurz wie nötig den Umgebungskeimen ausgesetzt ist. Deshalb muss die Pflegefachperson das benötigte Material vor der Wundversorgung **vollständig** vorbereiten. Dazu gehören:

- Prüfen der Sterilverpackungen auf Unversehrtheit
- Prüfen des Verfallsdatums
- Bereitlegen des Materials (steriles Material patientenfern, unsteriles Material patientennah).

Non-Touch-Technik • Nur **steriles Material** darf mit der Wunde in Kontakt kommen. Die Wunde wird mit einem sterilen Tupfer mechanisch gereinigt. Der Tupfer ist mit einer Wundspüllösung benetzt und wird mit einer sterilen Pinzette geführt. Da es sich im Fall von Herrn F. um eine aseptische Wunde handelt, wird **kein Antiseptikum** benötigt.

Beobachten • Während und nach der Wundreinigung muss die Pflegefachperson die Wunde auf **Entzündungszeichen** hin prüfen und entsprechend den Kriterien der Wundeinschätzung beurteilen. Die Beurteilung muss anschließend dokumentiert werden.

Antwort c)

Die Kriterien der Wundbeurteilung sind u. a.:

- Wundart
- Größe und Tiefe der Wunde
- Lage der Wunde
- Wundrand und Wundumgebung
- Wundheilungsphase
- Wundexsudation (Menge, Beschaffenheit)
- Geruch
- Anzeichen einer Infektion
- durch die Wunde verursachte Schmerzen
- psychosoziale Aspekte (Angst)
- wund- und therapiebedingte Einschränkungen.

Aufgabe 4

Nennen Sie 2 Kriterien des differenzierten Schmerzassessments und formulieren Sie für jedes Kriterium eine Frage, welche die Pflegefachfrau Frau M. Herrn F. stellen könnte.
KB I.3.c

Antwort

Um die Kriterien des differenzierten Schmerzassessments abzudecken, könnte Frau M. folgende Fragen stellen:

- **Lokalisation:**
  - „Beschränkt sich der Schmerz auf diesen Bereich oder strahlt er aus?"
  - „Können Sie einen genauen Schmerzort angeben oder ist der Ort schwierig zu bestimmen?"
- **Qualität:**
  - „Wie fühlt sich der Schmerz an? Ist er eher stechend, brennend oder krampfartig?"
- **zeitliche Dimension:**
  - „Wann ist der Schmerz zum ersten Mal aufgetreten?"
  - „Ist der Schmerz im Verlauf stärker oder schwächer geworden?"
  - „Bleibt der Schmerz immer gleich oder tritt er in Intervallen auf?"
- **verstärkende bzw. lindernde Faktoren:**
  - „Gibt es äußere Einflüsse, die Ihre Schmerzen lindern oder verstärken, z. B. körperliche Bewegung oder eine bestimmte Wetterlage?"
  - „Gibt es etwas, das gegen Ihre Schmerzen hilft, wie z. B. Wärmeanwendungen oder eine bestimmte Körperhaltung?"
- **Auswirkungen auf das Alltagsleben:**
  - „Welche Auswirkungen hat der Schmerz auf Ihr Alltagsleben und Ihre Lebensgewohnheiten? Schlafen Sie z. B. schlechter oder können Sie sich schlechter bewegen?"

Aufgabe 5

Beschreiben Sie, wie Frau M. einen schmerzarmen Verbandwechsel gewährleisten kann.
KB III.2.a

Antwort

Herr F. sollte im Vorfeld des nächsten Verbandwechsels eine **ausreichende Analgesierung** erhalten. Er sollte während und nach dem Verbandwechsel **schmerzarm positioniert** werden.

Ein **Antiseptikum** könnte einen brennenden Schmerz auslösen. Da es sich bei der Wunde um eine klinisch saubere Wunde handelt, wird auf den Einsatz eines Antiseptikums **verzichtet**.

Frau M. wählt das Wundmaterial so, dass es sich später **atraumatisch** von der Wunde lösen lässt. Transparente Folienverbände bzw. dünne Hydrokolloidverbände haben diese Eigenschaft. Zudem ermöglichen sie durch ihre Transparenz die Beobachtung der Wunde und müssen daher **nicht** täglich gewechselt werden. Dies gewährleistet die **Wundruhe** und trägt zur Heilung bei. Da aber die Wunde von Herrn F. nässt, bietet sich in diesem Fall eher ein **saugfähiger Schaumverband** ohne Klebefläche mit Sekundärverband an. Auch wenn dieser keine Wundbeobachtung ermöglicht und deshalb täglich gewechselt werden muss, ist er im vorliegenden Fall die beste Wahl.

Sollte der Verbandwechsel bei Herrn F. Schmerzen hervorgerufen haben, muss dies **dokumentiert** und die Wiederholung derselben Vorgehensweise ausgeschlossen werden.

Aufgabe 6

Herr F. hat nach der Operation Schmerzen.

a) Erläutern Sie das Ziel einer Schmerztherapie und beschreiben Sie kurz die Folgen einer unzureichenden Schmerztherapie.
b) Stellen Sie die ethischen und rechtlichen Aspekte der Schmerzbehandlung von Herrn F. dar.

KB I.3.c

Antwort a)

Ziel der Schmerztherapie ist eine **Schmerzbeseitigung** bzw. **Schmerzreduktion** auf ein subjektiv akzeptables Maß. Damit sollen Leid erspart und die Lebensqualität und die Funktionstüchtigkeit erhalten bzw. wiederhergestellt werden.

Werden akute Schmerzen nicht gemildert, können sie chronifizieren – es entsteht ein Schmerzgedächtnis. **Chronische Schmerzen** wirken sich stark auf die Lebensqualität aus. Sie gehen in der Regel mit **Angst** und **Stress** einher und **beeinträchtigen** den Heilungs- und **Genesungsprozess**. Damit verbunden sind nicht nur persönliche Folgen für den einzelnen Betroffenen, sondern auch gesundheitsökonomische Folgen, wie z. B. erhöhte Kosten durch verlängerte Krankenhausaufenthalte.

Antwort b)

Aus ethischer Sicht ist es zwingend erforderlich, das Leid des Betroffenen zu lindern. In der **Patientencharta** bzw. dem **Patientenrechtegesetz** sind die Rechte eines Patienten aufgeführt: Jeder Patient hat Anspruch auf eine qualifizierte Behandlung. Bei der Behandlung, Pflege, Rehabilitation und Prävention ist die **Würde des Patienten** zu beachten, das **Selbstbestimmungsrecht** und das **Recht auf Privatsphäre** zu respektieren. Dies umfasst auch das Recht auf Schmerzlinderung bzw. Schmerzfreiheit. Außerdem ist im Grundgesetz Artikel 2 verankert, dass jeder das Recht auf körperliche Unversehrtheit hat.

Aufgabe 7

Die Pflegende Frau M. fragte den Arzt wiederholt nach einer Verordnung bzw. Anpassung der Analgetikagabe für Herrn F. Der Arzt tut die Anfrage mit dem Hinweis auf das auf der Station vorhandene Standardschema ab. Frau M. kommt damit in ein ethisches Dilemma.

a) Identifizieren Sie das ethische Dilemma von Frau M.
b) Entwickeln Sie einen Lösungsweg für das Dilemma von Frau M. Beschreiben Sie den Weg der ethischen Entscheidungsfindung in 6 Schritten.

KB II.3.c

Antwort a)

Das Dilemma besteht darin, dass die Pflegefachfrau Frau M. einerseits

- erkennt, dass die derzeitige Behandlung die Schmerzen von Herrn F. nicht ausreichend reduziert,
- aus ethischer Motivation die Schmerzen mildern, also im Sinne des Patienten handeln möchte,

- weiß, dass anhaltende Schmerzen negative Auswirkungen auf den Heilungsverlauf und die Mobilitätsförderung von Herrn F. haben.

Anderseits liegt keine ärztliche Anordnung für die Gabe weiterer Analgetika (neben denen im üblichen Schmerzschema vorgesehenen) vor. Damit darf Frau M. die Schmerztherapie nicht intensivieren.

Antwort b)

Zur Lösungsfindung könnte Frau M. das **Verfahren zur ethischen Entscheidungsfindung** durchlaufen:

1. **Identifikation des ethischen Problems:** Wie ist es Frau M. möglich, die Bedürfnisse und den Wunsch nach Schmerzfreiheit von Herrn F. zu achten und ihn vor Schaden zu bewahren?
2. **Informationssammlung:** Fakten, die hier zur Entscheidungsfindung notwendig sind, sind der Wille des Patienten nach Schmerzfreiheit und die Tatsache, dass mit dem vorliegenden Schmerzschema die Schmerzen nicht ausreichend gelindert werden.
3. **Analyse und Reflexion mithilfe der Prinzipienethik:** Nach dem Prinzip der Fürsorge ist die Schmerzlinderung notwendig, damit Herr F. sich wohlfühlt, die Mobilität gefördert wird, die Durchblutung angeregt wird und die Wunde optimal heilen kann. Es muss eine Chronifizierung der Schmerzen verhindert werden. Herr F. ist autonom und hat das Recht auf Schmerzfreiheit und das Recht, diese immer wieder einzufordern.
4. **Entwickeln, analysieren, vergleichen und bewerten von Handlungsmöglichkeiten:** Welche Handlungsmöglichkeiten hat Frau M.? Handlungsalternativen wären, nach **nicht medikamentösen schmerzlindernden Maßnahmen** zu suchen und **mit dem Arzt** über eine Anpassung der medikamentösen Schmerzmedikation außerhalb des üblichen Schemas **ins Gespräch zu gehen**. Damit würde Herr F. vor Folgeschäden geschützt und zum Wohle des Patienten gehandelt.
5. **Auswahl und Begründung der Handlung:** Die Pflegende Frau M. weiß, dass sie dem Patienten aus rechtlichen Gründen nicht mehr Schmerzmedikamente geben darf als angeordnet wurden. Mit der Umsetzung beider Handlungsalternativen wird sie ihrem Fürsorgeprinzip gerecht, beugt moralischem Stress vor und handelt im Sinne des Patienten.
6. **Kritische Reflexion und Überprüfung:** Die ausgewählte Handlung muss geprüft und reflektiert werden. Kann eine nicht medikamentöse Schmerztherapie und eine Anpassung des medikamentösen Schmerzmanagements zur Schmerzlinderung führen? Wäre es sinnvoll, zukünftig vom Arzt neben dem Schmerzschema Bedarfsmedikation ansetzen zu lassen?

Aufgabe 8

Die Schmerzerkennung steht am Anfang des Schmerzmanagements. Damit Frau M. schmerzlindernde Maßnahmen planen kann, muss sie ein Schmerzassessment durchführen.

a) Beschreiben Sie ein Assessmentinstrument, das Frau M. zur Bestimmung der Schmerzintensität bei Herrn F. nutzen könnte.
b) Begründen Sie, dass die Selbsteinschätzung des Patienten im Schmerzassessment immer vor der Fremdeinschätzung durch Pflegende steht.

KB I.3.c, II.3.b

Antwort a)

Prüfungstipp

Im Folgenden werden beispielhaft 3 Assessmentinstrumente zur Bestimmung der Schmerzintensität vorgestellt. Die Darstellung ist nicht vollständig. In einer Prüfung müssten Sie zur Bearbeitung der Aufgabe nur auf ein Assessmentinstrument eingehen.

Beispiele für Assessmentinstrumente zur Bestimmung der Schmerzintensität sind die numerische Ratingskala, die visuelle Analogskala und die verbale Ratingskala (▶ **Abb. 2.2**).

Visuelle Analogskala (VAS) • Die VAS ist eine 10 cm lange horizontale Linie, deren eines Ende mit „kein Schmerz“ und das andere Ende mit „stärkster vorstellbarer Schmerz“ markiert ist. Sie wird als Schmerzschieber verwendet, den der Betroffene selbst einstellt. Die Pflegende liest den Wert zwischen 0 und 10 ab und trägt ihn in der Dokumentation ein.

Verbale Ratingskala (VRS) • Der Betroffene ordnet seinen Schmerz festgelegten Begriffen zu („keine Schmerzen“, „leichte Schmerzen“, „mäßige Schmerzen“, „starke Schmerzen“, „stärkste vorstellbare Schmerzen“). Die Einschätzungen sind gröber, werden aber von den Betroffenen oft besser verstanden als die der NRS oder der VAS.

Abb. 2.2 Assessmentinstrumente zur Bestimmung der Schmerzintensität.

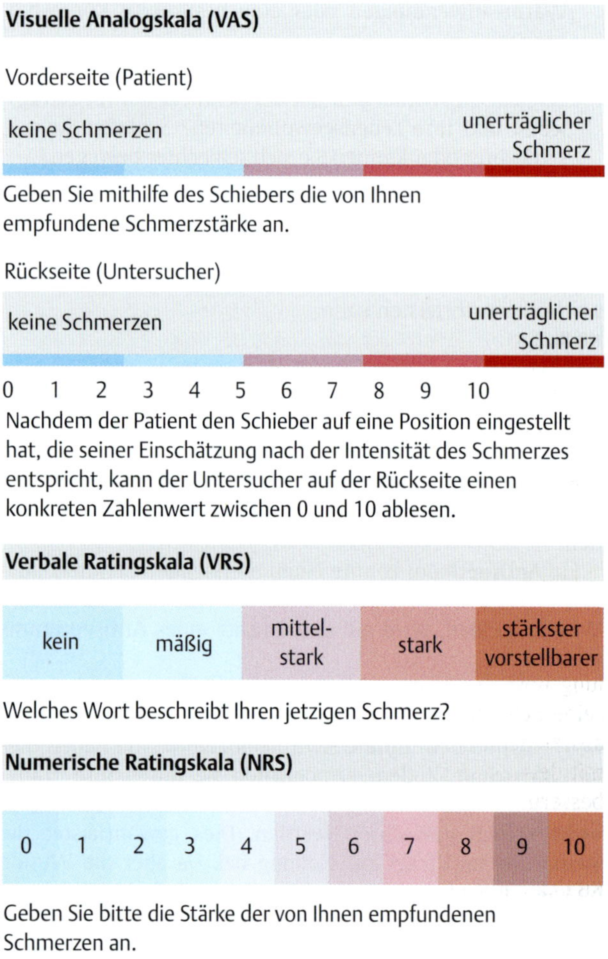

Übliche Instrumente sind die NRS, die VAS und die VRS. *Quelle: I care Krankheitslehre. 3. Auflage. Stuttgart: Thieme; 2025.*

Numerische Ratingskala (NRS) • Der Betroffene ordnet seine Schmerzen einer Zahl zwischen 0 und 10 zu, wobei 0 „kein Schmerz" und 10 „stärkster vorstellbarer Schmerz" bedeutet. Die NRS gibt es als Papierversion (Schmerzlineal) oder in gesprochener Form („Auf einer Skala von 0 bis 10, auf der 0 ‚kein Schmerz' und 10 für ‚stärkster vorstellbarer Schmerz' steht, welcher Zahl würden Sie Ihren Schmerz zuordnen?").

Antwort b)

Schmerz ist ein **subjektives Gefühl**. Er ist das, was der Betroffene empfindet bzw. was er als Schmerz beschreibt. Nur der **Betroffene selbst** kann seinen Schmerz als solchen und in seiner Intensität bewerten und seinen Umgang mit dem Schmerz finden. Dies müssen Pflegende im Rahmen des Schmerzmanagements berücksichtigen.

Das Schmerzempfinden ist von zahlreichen individuellen Einflussfaktoren abhängig, z. B. wo es weh tut, wie es wehtut, wie der Schmerz durch den Betroffenen bewertet wird, welche Gefühle mit dem Schmerz verbunden sind.

! *Merke* Schmerz ist individuell

*Die **Schmerzschwelle** (der Punkt, ab dem ein Reiz als schmerzhaft empfunden wird) und die **Schmerztoleranz** (der Punkt, bis zu dem ein Betroffener bereit ist, den Schmerz zu ertragen) sind **individuell** und **subjektiv**.*

Ebenso spielen **psychosoziale Faktoren**, die den Schmerz lindern können (wie Hoffnung, Selbstbestimmung, Sicherheit), oder Faktoren, die den Schmerz verstärken können (wie Abhängigkeit, Sorgen, Einsamkeit) eine Rolle im individuellen Schmerzerleben. Auch **kulturelle Einflüsse** lassen ein individuelles Schmerzkonzept entstehen, indem ein unterschiedliches Verständnis von Schmerz und dem Umgang mit ihm vorliegt.

PRAXISTIPP

Bewertung von Schmerz

Die Pflegenden müssen die Aussagen des Betroffenen in Bezug auf dessen Schmerzen ernst nehmen und die Selbsteinschätzung akzeptieren. Es kann sich negativ auf die Pflegebeziehung auswirken, wenn der Betroffene das Gefühl hat, mit seinem Schmerz nicht ernst genommen oder nicht verstanden zu werden.

Aufgabe 9

In den ersten postoperativen Tagen hat Herr F. fortwährend Schmerzen. Im Haus liegt ein Standardschema zur Behandlung postoperativer Schmerzen vor, doch offenbar werden seine Schmerzen durch die angeordneten Analgetika nicht ausreichend gelindert. Frau M. sucht deshalb das Gespräch mit dem Arzt. Entwickeln Sie 2 Lösungsvorschläge zur Verbesserung der Schmerzsituation von Herrn F., die Frau M. im Gespräch mit dem Arzt thematisieren könnte. Denken Sie dabei auch berufsgruppenübergreifend.

KB III.2.f, II.3.a + b

Antwort

Die Pflegefachfrau Frau M. könnte in dem Gespräch mit dem Arzt den **Akutschmerzdienst (ASD)** thematisieren. Der ASD in Kliniken ist ein interdisziplinäres Team, in der Regel bestehend aus **Anästhesisten** und **Pflegeexperten (Pain Nurses)**. Zu seinen Aufgaben gehören vor allem die Betreuung postoperativer Schmerzpatienten, die Sicherstellung und Kontrolle eingesetzter Schmerztherapieverfahren und die Schulung von Ärzten und Pflegenden auf den Stationen.

In diesem Zusammenhang könnte Frau M. eine Anpassung der Dosierung der Analgetika und der Applikationsform ansprechen. Möglicherweise wäre für Herrn F. eine **patientenkontrollierte Analgesie (PCA)** über eine Schmerzpumpe vorteilhaft. Die PCA ermöglicht eine optimal angepasste Schmerzmitteldosierung. Der Patient kann sich selbstständig durch Knopfdruck parenteral Analgetika verabreichen. Eine festgelegte Schmerzmitteldosis wird an der Pumpe eingestellt und der Patient ruft sie ab. Ebenso werden Sperrzeiten und eine Höchstdosis eingegeben, sodass eine Überdosierung ausgeschlossen ist. Der psychologische Vorteil würde für Herrn F. darin bestehen, das Gefühl zu haben, selbstbestimmter und unabhängiger zu sein. Er müsste nicht ständig nach Schmerzmitteln fragen.

Mit dem Arzt könnte Frau M. auch über mögliche **psychologische Einflüsse** auf das Schmerzerleben von Herrn F. sprechen. Er thematisiert seine Ängste vor erneuten Blutungen, vor erneuten Operationen und dem Verlust seines Beins mit langfristigen Auswirkungen auf seine Lebensqualität. Deshalb wäre eine **Beratung** durch eine **Pflegefachperson** hilfreich, genauso wie ein diesbezügliches **ärztliches Aufklärungsgespräch**. Eventuell würde Herrn F. eine **psychologische Betreuung** helfen, für die der Arzt einen Anforderungsschein ausfüllen könnte.

Ebenso könnte eine **Physiotherapie** bei Herrn F. unterstützend wirken, da Hilfe zu Bewegung den Betroffenen den Umgang mit den Schmerzen erleichtert. Dabei ist besonders darauf zu achten, dass Herr F. schmerzhafte Bewegungsabläufe vermeidet und die Mobilisation zwar die Durchblutung fördert, aber die Wundsituation nicht gefährdet. Die Anleitung zu schonender Bewegung könnte von den Pflegenden oder den Physiotherapeuten nach Rücksprache mit dem Arzt durchgeführt werden.

Frau M. könnte als Ergänzung der medikamentösen Schmerztherapie unterstützende **nicht medikamentöse Maßnahmen** zur Schmerzlinderung vorschlagen. Sie senken in der Regel nicht direkt die Schmerzintensität, können aber das Gesamtbefinden des Betroffenen positiv beeinflussen. Dadurch wird der Schmerz oft als weniger belastend wahrgenommen. Infrage kommen z. B. Entspannungstechniken, Ablenkung und eine Aromatherapie. Viele dieser Maßnahmen sind noch nicht evidenzbasiert.

Aufgabe 10

Herr F. erhält bereits während der OP opioide Analgetika. Opioid-Analgetika bergen ein gewisses Risiko für pflegerelevante Nebenwirkungen und unterstehen dem Betäubungsmittelgesetz (BTMG).

a) Definieren Sie den Begriff „Opioid-Analgetikum".
b) Stellen Sie übersichtlich 3 Nebenwirkungen der Opioid-Analgetika, deren Ursachen und je eine entsprechende Pflegemaßnahme dar.
c) Beschreiben Sie stichpunktartig den Umgang mit Betäubungsmitteln (BTM) im stationären Klinikalltag. Berücksichtigen Sie dabei die Aufbewahrung der BTM, das BTM-Verzeichnis und die Dokumentation.

KB I.3.a + c

Antwort a)

Definition Opioid-Analgetikum

*Ein Opioid-Analgetikum ist eine synthetisch hergestellte Substanz mit **morphinartiger Wirkung**, die therapeutisch zur Schmerzstillung verwendet wird.*

Zusatzinfo Opiate und Opioide

***Opiate** sind Substanzen, die aus Opium gewonnen werden, dem Milchsaft des Schlafmohns (Papaver somniferum). Wichtigste Opiate sind **Morphin** und **Codein**. Die meisten **Opioide** werden halbsynthetisch oder synthetisch hergestellt. Sie binden an dieselben Rezeptoren wie die Opiate und ahmen so die Wirkung des Morphins nach. Nicht alle Opioide werden therapeutisch genutzt - auch **Heroin** ist ein Opioid. Zu den körpereigenen Opioiden zählen z. B. die Endorphine. Im klinischen Sprachgebrauch wird meist nur von „Opioiden" gesprochen, was dann die Opiate einschließt.*

Antwort b)

Prüfungstipp

Wenn bestimmte Merkmale (hier: Nebenwirkung, Ursache, Pflegemaßnahme) einander zugeordnet werden sollen, ist eine Tabelle besonders gut geeignet, um Ihre Lösung übersichtlich darzustellen.

▶ Tab. 2.2.

PRAXISTIPP

Opioid-Überdosierung erkennen

Das Erkennen, die Prophylaxe und die Behandlung der Nebenwirkungen der Opioide gehören zum Aufgabenbereich der Pflegenden. Insbesondere eine Opioid-Überdosierung muss unbedingt erkannt werden. Symptome sind insbesondere:

- zentrale Atemdepression (AF < 8/min)
- Zyanose
- Bewusstseinsstörung, zerebrale Krämpfe
- zu Beginn Pupillenverengung, im Verlauf Pupillenerweiterung.

Bei starken Nebenwirkungen sollte auf ein anderes Opioid umgestellt werden. Bei längerer Einnahmedauer kommt es zu einer Toleranzentwicklung gegenüber der analgetischen Wirkung, die eine Dosissteigerung erforderlich macht. Opioide können zu einer Substanzabhängigkeit führen. Deshalb sollten die Pflegefachpersonen das Einnahmeverhalten gut beobachten. Anzeichen für einen Missbrauch müssen frühzeitig erkannt werden.

Tab. 2.2 Nebenwirkungen von Opioid-Analgetika mit Ursache und entsprechenden Pflegemaßnahmen.

Nebenwirkung	Ursache	Pflegemaßnahmen (Beispiele)
Atemdepression (Gefahr des Atemstillstands)	Dämpfung des Atemzentrums	• engmaschige Kontrolle der Vitalzeichen (v. a. Atmung)
Übelkeit und Erbrechen	Reizung des Brechzentrums im Stammhirn	• ggf. Antiemetikagabe (nach ärztlicher Anordnung) • prophylaktisch unterstützend Frischluftzufuhr • Oberkörperhochlagerung (wenn möglich) • beengende Kleidung lösen • Nierenschale und Zellstoff bereitlegen • den Patienten ruhig atmen lassen • ggf. Hilfestellung und Kopf halten
Schwindel, Benommenheit	sedative Wirkung	• Maßnahmen der Sturzprophylaxe (bei der Mobilisation begleiten oder Hilfsmittel anbieten, auf angemessenes Schuhwerk achten, Stolperfallen entfernen) • Klingel griffbereit legen
Obstipation	erhöhter Tonus der glatten Muskulatur des Verdauungstrakts	• auf ausreichende Flüssigkeitszufuhr achten (mind. 1,5–2 l/d) • Patienten zu Bewegung motivieren (soweit möglich) • auf ballaststoffreiche Ernährung achten • Laxanziengabe (nach ärztlicher Anordnung)
Schwierigkeiten bei der Blasenentleerung (Gefahr des Harnverhalts)	erhöhter Tonus der glatten Muskulatur der Harnwege	• Überwachung der Blasenentleerung
Juckreiz	gesteigerte Histaminfreisetzung	• kühle Waschungen anbieten • ggf. Antihistaminika anordnen lassen
Bronchialverengung	s. Juckreiz	• ventilationsfördernde Maßnahmen zur Pneumonieprophylaxe durchführen (Atemübungen, Triflow)
Angst, Unruhe, Euphorie	Dämpfung des ZNS	• Beobachtung • Gesprächsbereitschaft signalisieren • beruhigende Gespräche führen • Sicherheit vermitteln

Antwort c)

- **Aufbewahrung:**
  - Alle BTM müssen getrennt von den übrigen Medikamenten in einem separaten abschließbaren Schrank aufbewahrt werden.
  - Den Schlüssel zu dem Schrank trägt in jeder Schicht eine verantwortliche Pflegefachperson stets bei sich. Sie ist für die sichere Aufbewahrung verantwortlich.
- **Verzeichnis:**
  - Alle vorrätigen BTM sind in einem Verzeichnis mit fortlaufenden Nummern oder Betäubungsmittelkarten verzeichnet.
  - Ändert sich der Bestand der vorrätigen BTM durch Lieferung aus der Apotheke oder durch Abgabe an einen Patienten, wird das Verzeichnis aktualisiert. Diese Änderung kann eine Pflegefachperson vornehmen, die Verantwortung liegt beim Arzt.
  - Das Betäubungsmittelverzeichnis darf elektronisch geführt werden, wenn eine nachträgliche Manipulation ausgeschlossen ist.
  - Ein dafür zuständiger Arzt kontrolliert einmal im Monat den Bestand und die Dokumentation des Betäubungsmittelverzeichnisses und dokumentiert die Kontrolle mit seiner Unterschrift.
- **Dokumentation:**
  - Jede BTM-Entnahme wird mit Datum, Uhrzeit, vollständigem Namen des Patienten, Art und Menge des BTM, verordnendem Arzt und entnehmender bzw. verabreichender Pflegeperson dokumentiert.
  - Zu Bruch gegangene Ampullen werden unter Zeugen protokolliert.
  - Eine fehlerhafte Dokumentation im Betäubungsmittelverzeichnis wird durchgestrichen, sodass der Fehler nachvollzogen werden kann. Es dürfen keine Seiten entfernt werden.

Aufgabe 11

Vervollständigen Sie ▶ **Tab. 2.1** zum WHO-Stufenschema in der medikamentösen Schmerztherapie. Erläutern Sie in diesem Zusammenhang den Begriff „Koanalgetikum".
KB I.3.c

Antwort

▶ **Tab. 2.3.**

Zur Unterstützung der Analgesie und der Behandlung von Nebenwirkungen können auf jeder Stufe zusätzlich **Koanalgetika** (z. B. Antidepressiva, Antikonvulsiva oder Glukokortikoide) oder **nicht medikamentöse Maßnahmen** (z. B. Wärme- oder Kälteanwendungen) eingesetzt werden.

Definition Koanalgetikum

Ein Koanalgetikum ist ein Wirkstoff, der bei bestimmten Schmerzzuständen oder in Kombination mit Analgetika eine schmerzlindernde Wirkung hat, aber kein Analgetikum im eigentlichen Sinne ist.

Zusatzinfo Nicht-Opioid-Analgetika

Nicht-Opioid-Analgetika sind peripher wirkende Schmerzmittel. Sie vermitteln ihre Wirkung nicht über Opioid-Rezeptoren, sondern hemmen das Enzym Cyclooxygenase (COX), das an der Prostaglandinsynthese beteiligt ist. Daher werden sie auch als ***COX-Inhibitoren*** *bezeichnet. Prostaglandine werden bei einer Gewebeschädigung freigesetzt und rufen Schmerzen, Entzündungsreaktionen und Fieber hervor. COX-Inhibitoren wirken deshalb nicht nur schmerzhemmend (****analgetisch****), sondern im Gegensatz zu den Opioiden auch entzündungshemmend (****antiphlogistisch****) und fiebersenkend (****antipyretisch****).*

Aufgabe 12

Auch im Rahmen pflegerischer Maßnahmen (z. B. bei Verband- oder Positionswechsel, Mobilisation, Punktionen) können Schmerzen entstehen. Beschreiben Sie 3 Möglichkeiten, wie Frau M. solche sog. prozeduralen Schmerzen bei Herrn F. vermeiden oder minimieren kann.
KB I.3.c

Antwort

Frau M. kommt bei der Prävention dieser Schmerzen eine **Schlüsselrolle** zu, da sie die Interventionen durchführt. Zur Schmerzprophylaxe sollte sie:

- **überprüfen**, ob die vielleicht schmerzhafte Intervention **tatsächlich nötig** ist oder es dazu schmerzärmere Alternativen gibt. Zum Beispiel kann sie (falls möglich) ein Medikament oral oder über einen liegenden Zugang verabreichen und damit eine Injektion vermeiden.
- verschiedene **Pflegeinterventionen bündeln**, sodass Herr F. zwischendurch längere Ruhephasen hat.
- **Herrn F.** an entsprechenden Maßnahmen **beteiligen**.
- alle Maßnahmen **vorsichtig** und **möglichst schmerzarm** durchführen.
- für die **rechtzeitige** Gabe eines Schmerzmittels sorgen, falls Schmerzen unvermeidlich zu erwarten sind.
- unterstützend schmerzlindernde **nicht medikamentöse** Maßnahmen ergreifen.

Tab. 2.3 WHO-Stufenschema.

Stufe	Schmerzstärke	eingesetzte Analgetika-Gruppe(n)	Beispiel(e) für Wirkstoff(e)
I	mäßige Schmerzen	Nicht-Opioid-Analgetika	Metamizol, Paracetamol
II	starke Schmerzen	schwache Opioide und Nicht-Opioid-Analgetika	Tramadol oder Tilidin + Metamizol oder Paracetamol
III	stärkste Schmerzen	starke Opioide und Nicht-Opioid-Analgetika	z. B. Morphin oder Fentanyl + Metamizol oder Paracetamol

3 72-Jähriger mit depressiven Episoden

Herr F.* ist 72 Jahre alt und von schlanker Statur. In den letzten 5 Jahren hatte er immer wieder mit gesundheitlichen Krisen zu kämpfen: Im Alter von 67 Jahren erhielt er die Diagnose „kolorektales Karzinom“. Nach einer Operation mit anschließender kräftezehrender Chemotherapie hatte er den Krebs fürs Erste besiegt. Drei Jahre später kam es dann, wahrscheinlich aufgrund von Narbenstrikturen, zu einem Ileus mit einer ausgedehnten Nekrose des Darms. Bei der neuerlichen Operation wurde ein Kolostoma angelegt, für das sich Herr F. noch immer schämt.

Als kurze Zeit später seine Ehefrau starb, kam Herr F. allein nicht zurecht. Da sich seine Frau zuvor nicht nur um alle häuslichen Belange, sondern auch um die Stomapflege ihres Mannes gekümmert hatte, hatte Herr F. große Schwierigkeiten, sich selbst zu versorgen. Auch sein großer, früher mit großer Freude und viel Wissen gepflegter Garten überforderte ihn jetzt. Seine beiden Kinder konnten ihn nur mit drängendem Zureden schließlich davon überzeugen, in ein Einzelzimmer einer stationären Pflegeeinrichtung zu ziehen. Dort besuchen sie ihn etwa einmal im Monat. Die Enkel, die früher regelmäßig zu Gast bei den Großeltern waren, möchten allerdings nicht mit ins Pflegeheim. Sie finden es dort „gruselig“.

Seit seinem Einzug ist nun ein gutes Jahr vergangen. Die Pflegefachpersonen haben Herrn F. von Anfang an als höflichen und zurückhaltenden Menschen kennengelernt. In der ersten Zeit hatte er zwar wenig Interesse an Gemeinschaftsaktivitäten, nahm aber alle Mahlzeiten im großen Speisesaal ein. Dort unterhielt er sich auch mit den anderen Bewohnern. Herr F. spazierte gern durch die Außenanlage der Einrichtung und fachsimpelte dort mit dem Gärtner. „Damit war sein Bedarf an Gesellschaft gedeckt, mehr brauchte Herr F. wohl nicht“, erinnert sich die Pflegefachfrau Nina. Ansonsten blieb Herr F. gern für sich und löste in seinem Zimmer Rätselhefte.

Seit 5 Monaten jedoch nehmen die Pflegefachpersonen Wesensveränderungen bei Herrn F. wahr. Es begann damit, dass Herr F. sich immer mehr zurückzog und sein Zimmer nicht mehr verlassen wollte. Bei der pflegerischen Versorgung sprach er immer weniger, seine Rätselhefte befüllte er nur noch lückenhaft. Auf die Nachfrage, was denn los sei, winkte er nur ab und wollte keine näheren Angaben machen. Gesprächsangeboten wich er regelmäßig aus. Nach 3 Wochen ging es Herrn F. dann scheinbar wieder besser. Er kam wieder in

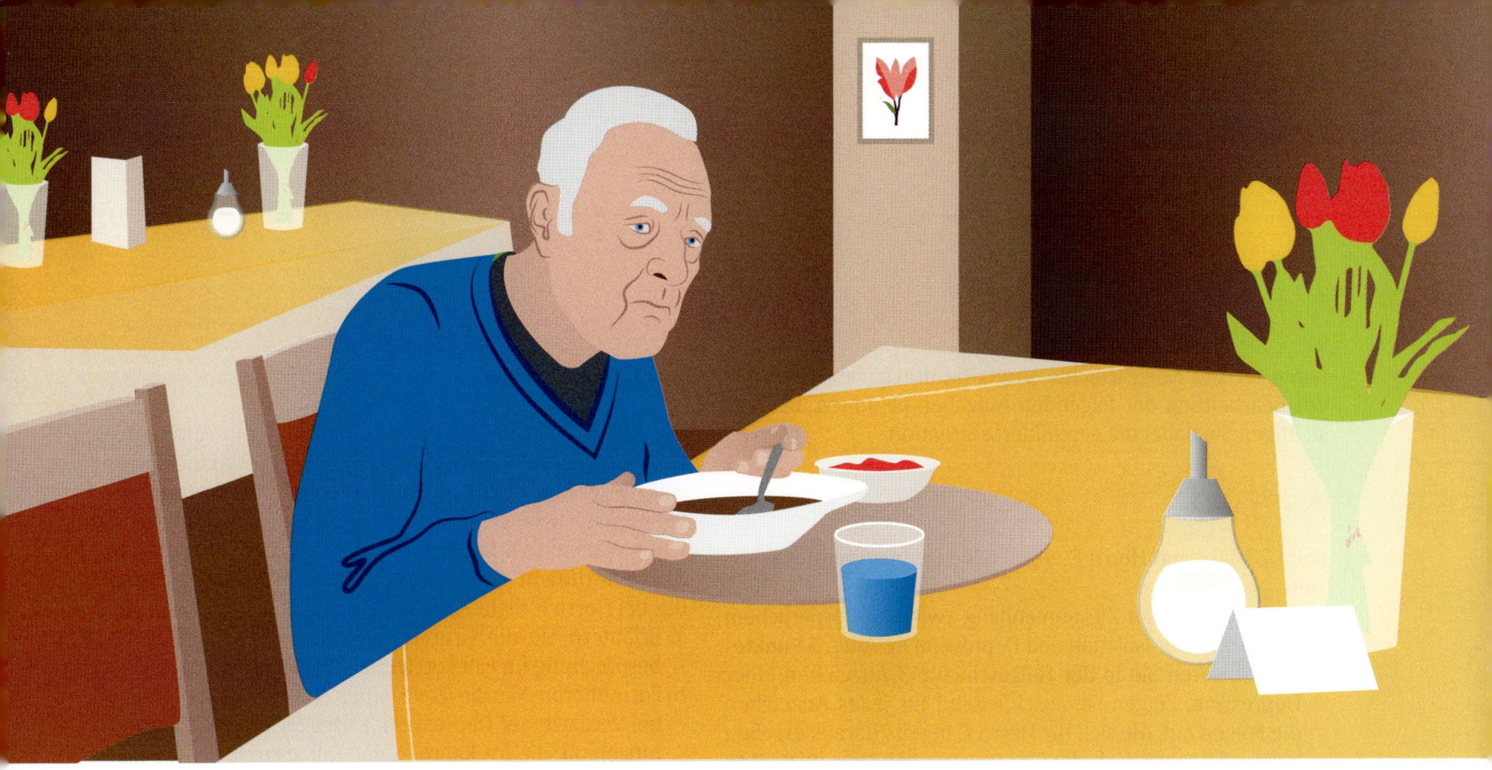

den Speisesaal und unterhielt sich normal mit den anderen. „Jeder kann ja mal eine schlechte Phase haben“, merkte der Auszubildende Stefan damals an.

Leider hielt dieser Zustand nicht sehr lange an. Nach gut einem Monat zeigten sich wieder dieselben Symptome wie bei der ersten Rückzugsphase. Diesmal waren sie jedoch noch ausgeprägter: Herr F. wollte sein Bett nicht mehr verlassen, er fühlt sich nur noch müde und erschöpft. „Wozu soll ich denn noch aufstehen, das hat ja alles keinen Sinn mehr. Am liebsten würde ich einfach für immer einschlafen“, sagte er zu Stefan. Seine Besuche des Gartens stellte er ein und wenn er einmal aufstand, nahm er einen Rollator zu Hilfe. Seine Mahlzeiten, die ihm inzwischen aufs Zimmer gebracht wurden, aß er höchstens zur Hälfte auf. Inzwischen hatte er deutlich an Gewicht abgenommen.

Das Pflegeteam informierte den zuständigen Arzt über die Situation, der daraufhin bei Herrn F. eine Depression diagnostizierte. Er verordnete Herrn F. das stimmungsaufhellende Medikament Citalopram.

„Prima, das Medikament wirkt ja klasse!“, freut sich die Pflegefachfrau Ewelina eine Woche später. „Herr F. ist heiter und gelöst, jetzt geht es ihm endlich wieder besser!“ Stefan sieht das Verhalten von Herrn F. jedoch kritisch. „Ich weiß nicht. In der Ausbildung haben wir gelernt, dass so ein plötzlicher Stimmungswandel auch ein Anzeichen für eine bevorstehende Suizidabsicht sein kann.“ Die Pflegenden sind sich einig, dass sie Herrn F. nun engmaschig beobachten müssen. „Vielleicht wäre eine Maßnahme der Basalen Stimulation sinnvoll? Ich habe bei Depressionen gute Erfahrungen mit der belebenden Ganzkörperwaschung gemacht“, schlägt die Pflegefachfrau Nina vor. „Ist eine beruhigende Ganzkörperwaschung nicht sinnvoller?“, fragt der Auszubildende Stefan.

** Fallbeispiel fiktiv, Namen frei erfunden*

? Aufgaben

Lesen Sie die Fallgeschichte sorgfältig durch, bevor Sie mit der Bearbeitung der folgenden Aufgaben beginnen. Berücksichtigen Sie dabei die geschilderte Situation.

Aufgabe 1

Beim 72-jährigen Herrn F. wurde eine Depression diagnostiziert.

a) Erläutern Sie den Zusammenhang zwischen körperlichem Abbau, sozialer Isolation und Depression im Alter. **5 Punkte**

b) Identifizieren Sie in der Fallgeschichte 3 Anzeichen einer Depression. Zeigen Sie anschließend für jedes Anzeichen die Folgen auf, die sich für Herrn F. bereits daraus ergeben haben bzw. die sich daraus ergeben könnten. **8 Punkte (Anzeichen 3 P, Folgen 5 P)**

c) Stellen Sie ein Assessmentinstrument dar, das bei Verdacht auf eine Depression bei einem älteren Menschen eingesetzt werden kann. **3 Punkte**

Aufgabe 2

Leiten Sie aus der Fallgeschichte 3 Pflegeprobleme ab, die bei Herrn F. in seiner depressiven Phase bestehen. Entwerfen Sie dazu eine übersichtliche Pflegeplanung mit Ressourcen, Pflegeziel und Pflegemaßnahmen. **12 Punkte**

Aufgabe 3

a) Erörtern Sie die Schwierigkeiten bei der Diagnosestellung einer Depression bei älteren Menschen. **3 Punkte**

b) Stellen Sie die wichtigsten Unterschiede in der Symptomatik einer Depression im höheren Lebensalter und einer Demenz zusammen. **6 Punkte**

Aufgabe 4

a) Nach Angaben des Statistischen Bundesamtes war im Jahr 2024 die Suizidrate der 80- bis 84-Jährigen die höchste unter allen Altersgruppen. Nennen Sie 5 mögliche Gründe für einen Suizid im hohen Alter. **5 Punkte**

b) Ein Warnsignal für einen beabsichtigten Suizid ist eine plötzliche Stimmungsaufhellung bei zuvor depressiven Patienten. Führen Sie 4 weitere Warnsignale auf. **4 Punkte**

c) Der Auszubildende Stefan hat den Verdacht, dass Herr F. Suizid begehen möchte. Erläutern Sie 3 Maßnahmen, mit denen eine Pflegefachperson einer solchen Situation begegnen kann. **8 Punkte**

Aufgabe 5

Der behandelnde Arzt verordnet Herrn F. ein Antidepressivum, nachdem die Pflegefachpersonen der stationären Langzeitpflege bei Herrn F. eine Wesensveränderung wahrgenommen haben. Vor der Verordnung eines Antidepressivums wäre eine interdisziplinäre Fallbesprechung ein wichtiges Instrument der pflegefachlichen Begleitung gewesen, das bei Herrn F. nicht eingesetzt wurde.

a) Erläutern Sie die Gründe für eine interdisziplinäre Fallbesprechung im Fall von Herrn F. **2 Punkte**

b) Formulieren Sie die Ziele einer solchen Fallbesprechung bei Verdacht auf Depression. Leiten Sie daraus 3 Fragestellungen ab, die im Rahmen der Fallbesprechung zu klären sind. **6 Punkte**

c) Listen Sie 4 Kriterien auf, die nach einer Neuverordnung eines Antidepressivums bei der Patientenbeobachtung im Fokus stehen. **4 Punkte**

Aufgabe 6

Pflegefachfrau Ewelina freut sich, dass das neue Medikament bei Herrn F. so gut wirkt. Der Auszubildende Stefan hingegen äußert den Verdacht, dass Suizidgedanken hinter der plötzlichen Stimmungsaufhellung stecken.
Bewerten Sie die Situation und begründen Sie Ihre Meinung. Berücksichtigen Sie dabei den Wirkeintritt des Medikaments Citalopram. **5 Punkte**

Aufgabe 7

Seit seiner Operation wegen des kolorektalen Karzinoms trägt Herr F. ein Kolostoma.

a) Definieren Sie „Kolostoma". Beschreiben Sie anschließend die unterschiedlichen Typen (Anlagedauer und Art der Anlage). **5 Punkte (Definition 1 P, Beschreibung 4 P)**

b) Stellen Sie einteilige und zweiteilige Systeme zur Enterostomaversorgung einander gegenüber. Berücksichtigen Sie dabei deren Vor- und Nachteile. **8 Punkte**

c) Erläutern Sie 3 Aspekte, die Sie bei der Versorgung eines Kolostomas als besonders wichtig erachten. **6 Punkte**

Aufgabe 8

Der Azubi Stefan schlägt für Herrn F. eine beruhigende Ganzköperwaschung vor, seine Kollegin Nina dagegen eine belebende.

a) Stellen Sie übersichtlich 3 grundlegende Unterschiede zwischen den beiden Maßnahmen dar. Berücksichtigen Sie dabei die Indikation, die Materialien und die Durchführung. **6 Punkte**

b) Wägen Sie die beiden vorgeschlagenen Anwendungen gegeneinander ab. Beachten Sie dabei die gesamte gesundheitliche Situation von Herrn F. **4 Punkte**

Lösungshorizont

Aufgabe 1

Beim 72-jährigen Herrn F. wurde eine Depression diagnostiziert.

a) Erläutern Sie den Zusammenhang zwischen körperlichem Abbau, sozialer Isolation und Depression im Alter.
b) Identifizieren Sie in der Fallgeschichte 3 Anzeichen einer Depression. Zeigen Sie anschließend für jedes Anzeichen die Folgen auf, die sich für Herrn F. bereits daraus ergeben haben bzw. die sich daraus ergeben könnten.
c) Stellen Sie ein Assessmentinstrument dar, das bei Verdacht auf eine Depression bei einem älteren Menschen eingesetzt werden kann.

KB I.3.a

Antwort a)

Depressive Symptome sind bei geriatrischen Pflegeempfängern häufig. Betroffen sind insbesondere solche älteren Menschen, die sich in einem **schlechten körperlichen Zustand** befinden und nur **wenig Sozialkontakt** haben. Ihre körperlichen Gebrechen **verunsichern** die Betroffenen in der Gestaltung ihres Alltags, sodass sie versuchen, anstrengende Situationen zu vermeiden. Dies bedingt einen weiteren **Rückzug**, der wiederum ihre sozialen Kontakte reduziert und sie wenig Neues erleben lässt. Diese **fehlende Stimulation** führt zu einer **Antriebsarmut**, oft vergesellschaftet mit einer **Depression**. Noch vorhandene Fähigkeiten gehen verloren. Damit kommt es zu einem **weiteren körperlichen** und **kognitiven Abbau**. Die Betroffenen **verlieren** immer mehr die **Fähigkeit zur Selbsthilfe**, was sie noch unsicherer werden lässt (▸ **Abb. 3.1**).

Antwort b)

Menschen mit Depressionen

- ziehen sich sozial zurück: Herr F. nimmt seine Mahlzeiten nicht mehr im Speisesaal ein. Er sucht auch nicht mehr das Gespräch mit dem Gärtner.
- haben einen verminderten Appetit: Herr F. lässt seinen Teller meist noch halb gefüllt zurückgehen.
- verringern oft ihren körperlichen Aktionsradius: Herr F. ist nur noch selten außerhalb seines Zimmers anzutreffen.

Eine Altersdepression beeinträchtigt die Betroffenen in ihrer Lebensqualität stark:

- sozialer Rückzug: Herr F. setzt sich keinen neuen Eindrücken mehr aus. Ein Meinungsaustausch oder Ablenkung findet kaum noch statt. Diese Reizarmut kann dazu führen, dass **kognitive Fähigkeiten abnehmen**. Die nur noch lückenhaft ausgefüllten **Rätselhefte** könnten bei Herrn F. darauf hinweisen.
- verminderte Nahrungsaufnahme: Herr F. war bereits bei seinem Einzug in die Pflegeeinrichtung von schlanker Statur. Es besteht die Gefahr, dass er an Gewicht verliert und es zu einer **allgemeinen körperlichen Schwäche** kommt. Die Tatsache, dass er sein Bett nicht mehr verlassen will und **müde** und **erschöpft** ist, deutet darauf hin. Sollte er auch zu wenig trinken, besteht die Gefahr einer **Exsikkose**. Darauf sind in der Fallgeschichte allerdings keine Hinweise enthalten.

Abb. 3.1 Teufelskreis der Isolation und Depression im Alter.

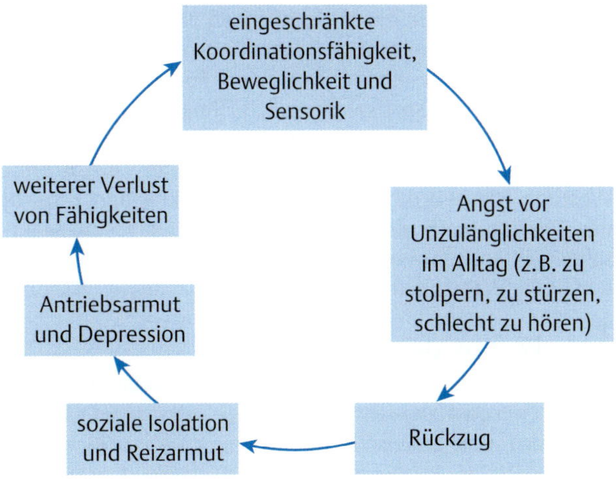

Das Rückzugsverhalten bedingt weniger Sozialkontakte, was wiederum die Isolation verstärkt. Fähigkeiten gehen verloren, weshalb sich der Betroffene weiter zurückzieht. *Quelle: Perrar K, Sirsch E, Kutschke A (Hrsg.): Gerontopsychiatrie für die Pflege. 3. Auflage. Stuttgart: Thieme; 2021.*

- verminderte körperliche Aktivität: Herr F. hat seine Spaziergänge im Garten eingestellt. Ein fehlendes körperliches Training führt bei älteren Menschen schnell zu einem **Abbau** der **motorischen Fähigkeiten** und damit zu einer **eingeschränkten Mobilität**. Ein Anzeichen dafür ist, dass Herr F. inzwischen häufiger einen **Rollator** benutzt

Außerdem ist bei betagten Menschen mit Depression die **Suizidgefahr** groß. Darauf weist bei Herrn F. das direkte Formulieren eines Todeswunsches hin: „Wozu soll ich denn noch aufstehen, das hat ja alles keinen Sinn mehr. Am liebsten würde ich einfach für immer einschlafen."

! Merke Depressionen bei älteren Menschen

Eine Depression muss auch im hohen Alter stets ernst genommen werden. Die damit einhergehenden Beschwerden dürfen nicht als eine Begleiterscheinung des Altwerdens abgetan werden. Es ist sehr wichtig, eine Depression auch oder gerade im fortgeschrittenen Lebensalter möglichst frühzeitig zu diagnostizieren.

Antwort c)

Prüfungstipp

Im folgenden Lösungshorizont wird beispielhaft die Geriatrische Depressionsskala (GDS) dargestellt, die weit verbreitet ist. Alternativ können Sie aber z. B. auch die „Depression im Alter-Skala (DIA-S)", den Depressionsteil des Patient Health Questionnaire (PHQ 9), den 2-Fragen-Test nach Whooley oder den WHO-5-Wohlbefindens-Index (WHO-5) beschreiben, die ebenfalls zum Einsatz kommen.
Es wird nicht erwartet, dass Sie alle 15 Fragen des Tests auswendig kennen, zumal es den GDS in verschiedenen Versionen gibt. Sie müssen in erster Linie das Prinzip des von Ihnen gewählten Tests verständlich erklären.

Ein Assessmentinstrument, mit dem die emotionale Situation eines älteren Menschen eingeschätzt werden kann, ist die **Geriatrische Depressionsskala** (GDS) nach Yesavage. Dieser standardisierte Fragebogen-Test besteht aus **15 Fragen** und ist als **Selbstbeurteilungsskala** angelegt (▶ Tab. 3.1). Die Fragen werden also vom Betroffenen selbst möglichst **spontan** mit „ja" (eher zutreffend) oder „nein" (eher nicht zutreffend) beantwortet. Um die Spontaneität zu gewährleisten, sollte die Pflegefachperson die Fragen **zügig** vorlesen. Es darf nicht zu viel Zeit zum Nachdenken bleiben. Die Durchführung des Tests nimmt ca. 6 min in Anspruch.

Ob eine Ja- oder eine Nein-Antwort Punkte gibt, ist vordefiniert. Wird beispielsweise auf „Ist Ihnen oft langweilig?" mit „Ja" geantwortet, gibt es einen Punkt. Ein „Ja" auf die Frage „Sind Sie die meiste Zeit guter Laune?" bleibt ohne Wertung. Hier würde ein „Nein" einen Punkt geben. Erreicht der Befragte **mehr als 5 Punkte**, ist eine Depression wahrscheinlich. Je mehr Punkte der Betroffene erreicht, desto höher ist die Wahrscheinlichkeit.

! Merke GDS sinnvoll einsetzen

Die GDS kann sinnvoll nur bei ***kognitiv nicht beeinträchtigten*** *Pflegeempfängern eingesetzt werden. Ist die kognitive Situation des Betroffenen nicht bekannt bzw. länger nicht untersucht worden, muss zunächst ein kognitives Assessment durchgeführt werden.*

Aufgabe 2

Leiten Sie aus der Fallgeschichte 3 Pflegeprobleme ab, die bei Herrn F. in seiner depressiven Phase bestehen. Entwerfen Sie dazu eine übersichtliche Pflegeplanung mit Ressourcen, Pflegeziel und Pflegemaßnahmen.
KB I.3.a

Antwort

Prüfungstipp

Der Lösungshorizont zeigt eine beispielhafte Pflegeplanung. Sie können auch andere Pflegeprobleme in den Vordergrund stellen und/oder andere Ziele und Maßnahmen berücksichtigen (▶ Abb. 3.2). Wichtig ist, dass die genannten Pflegeprobleme in der depressiven Episode von Herrn F. auftreten.

▶ Tab. 3.2.

Aufgabe 3

a) Erörtern Sie die Schwierigkeiten bei der Diagnosestellung einer Depression bei älteren Menschen.
b) Stellen Sie die wichtigsten Unterschiede in der Symptomatik einer Depression im höheren Lebensalter und einer Demenz zusammen.
KB I.3.a

Antwort a)

Obwohl eine Depression bei älteren Patienten nach der Demenz die häufigste psychische Erkrankung ist, wird sie oft übersehen. Dies liegt vor allem daran, dass sich Depressionen bei betagten Betroffenen anfangs v. a. in **körperlichen Beschwerden** niederschlagen (sog. **Somatisierung**). Häufig sind Schmerzen (v. a. Kopf-, Rückenschmerzen), Schlafstörungen oder Verdauungsprobleme. Diese körperlichen Beschwerden werden von den Betroffenen oft als besonders bedrohlich wahrgenommen. Dennoch werden sie sowohl von ihnen selbst als auch von den betreuenden Personen häufig als **Begleiterscheinung des Altwerdens** abgetan und nicht mit einer depressiven Symptomatik in Verbindung gebracht. Auch die **Konzentrationsstörungen** als Symptom der Depression werden oft irrtümlich einer beginnenden Demenz zugeordnet (**Pseudodemenz**, s. u.).

Die eigentliche psychische Problematik bleibt zunächst im Hintergrund. Typische **psychische Beschwerden** wie eine gedrückte Stimmung, Antriebslosigkeit, fehlende Stimmungsaufhellung, negative Gedanken, Gleichgültigkeit und ein sozialer Rückzug treten bei vielen Betroffenen erst **im Verlauf** auf.

Tab. 3.1 Geriatrische Depressionsskala nach Yesavage et al. (1983).*

Fragen		ja	nein
1	Sind Sie grundsätzlich mit Ihrem Leben zufrieden?		1 Punkt
2	Haben Sie viele Ihrer Aktivitäten und Interessen aufgegeben?	1 Punkt	
3	Haben Sie das Gefühl, Ihr Leben sei unausgefüllt?	1 Punkt	
4	Ist Ihnen oft langweilig?	1 Punkt	
5	Sind Sie die meiste Zeit guter Laune?		1 Punkt
6	Haben Sie Angst, dass Ihnen etwas Schlimmes zustoßen wird?	1 Punkt	
7	Fühlen Sie sich die meiste Zeit zufrieden?		1 Punkt
8	Fühlen Sie sich oft hilflos?	1 Punkt	
9	Bleiben Sie lieber zuhause, anstatt auszugehen und etwas zu unternehmen?	1 Punkt	
10	Glauben Sie, mehr Probleme mit dem Gedächtnis zu haben als die meisten anderen?	1 Punkt	
11	Finden Sie es schön, jetzt zu leben?		1 Punkt
12	Kommen Sie sich in Ihrem jetzigen Zustand eher wertlos vor?	1 Punkt	
13	Fühlen Sie sich voller Energie?		1 Punkt
14	Finden Sie, dass Ihre Situation hoffnungslos ist?	1 Punkt	
15	Glauben Sie, dass es den meisten Leuten besser geht als Ihnen?	1 Punkt	
Auswertung			
Bei mehr als 5 Punkten besteht der Verdacht auf eine Depression. Eine weitere Diagnostik ist erforderlich.			

**Die Test-Version mit 15 Fragen ist weit verbreitet. Es gibt auch Kurzversionen mit z. B. nur 4 oder 8 Fragen und die ursprüngliche Langversion mit 30 Fragen.*

Abb. 3.2 Pflege von Menschen mit Depressionen.

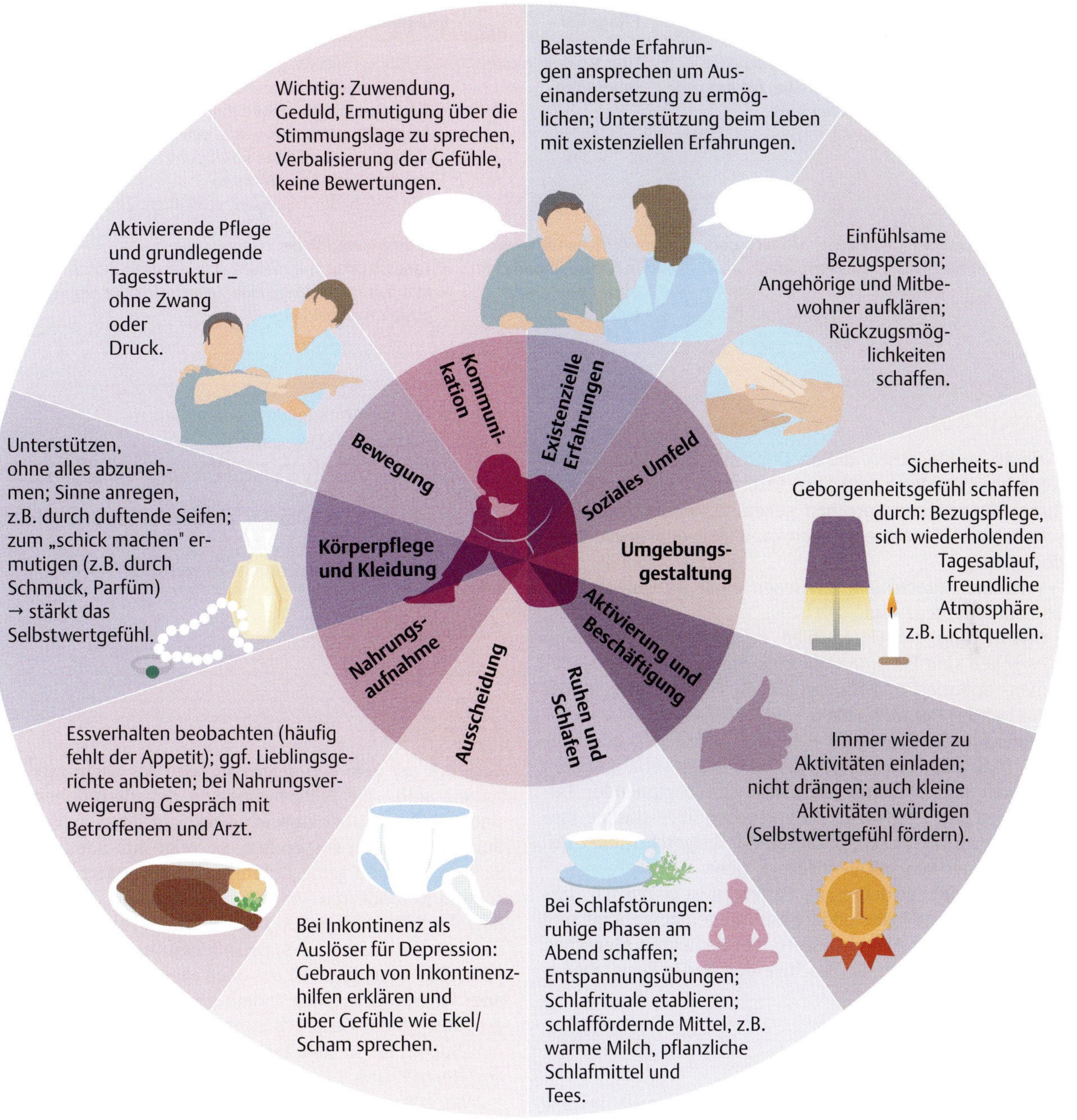

Die Pflegefachperson kann Pflegeempfänger mit depressiven Episoden mit verschiedenen Maßnahmen unterstützen. *Quelle: Schön J, von Hayek D. Depression. In: Andreae S, Anton W, Schön J et al.: I care – Altenpflege Langzeitpflege. 1. Auflage. Stuttgart: Thieme; 2023.*

Tab. 3.2 Beispielhafte Pflegeplanung für Herrn F.

Pflegeproblem	Ressource	Pflegeziel	Pflegemaßnahmen
Herr F. isst zu wenig.	keine körperlichen Einschränkungen bei der Nahrungsaufnahme, keine sensorische oder andere körperliche Einschränkung	Herr F. isst mit Appetit und trinkt ausreichend.	• Lieblingsgerichte anbieten • beim Essen Gesellschaft leisten • Tisch ansprechend herrichten • anderen Platz anbieten, falls ihn Mitbewohner stören
Herr F. spricht weniger als zuvor mit anderen Menschen.	Herr F. erhält Besuch von seinen Söhnen, er versteht sich gut mit dem Gärtner und anderen Bewohnern. Er ist kognitiv nicht eingeschränkt und kann klar kommunizieren.	Herr F. nimmt seine bisherigen Kontakte und Gespräche wieder auf.	• Herrn F. immer wieder zu Aktivitäten einladen • andere Bewohner, die sich mit ihm gut verstehen, ermuntern, ihn aufzusuchen • ggf. die Angehörigen ermuntern, Herrn F. häufiger zu besuchen

Tab. 3.2 Fortsetzung.

Pflegeproblem	Ressource	Pflegeziel	Pflegemaßnahmen
Herr F. äußert ein Gefühl der Traurigkeit („Am liebsten würde ich einfach für immer einschlafen.")	Herr F. hat Interessen und eine Familie, die ihm am Herzen liegt.	Herr F. erhält neuen Lebensmut.	• Gefühl vermitteln, gebraucht zu werden: z. B. Herrn F. um Rat bei eigenen gärtnerischen Problemen bitten oder in die Gartenpflege einbeziehen • Angehörige ermuntern, z. B. einen Ausflug mit Herrn F. zu planen, damit er seine Enkel sieht • ehrliche Gespräche anbieten • sein Gefühl der Traurigkeit ernst nehmen und nicht abtun
Herr F. möchte im Bett liegen bleiben.	Herr F. hält sich gern draußen auf.	Herr F. nimmt seine früheren körperlichen Aktivitäten wieder auf.	• aktivierende Pflege • Tagesstruktur mit aktiven und passiven Zeiten etablieren • Aktivitäten anbieten, eine Teilnahme oder Eigeninitiative positiv rückmelden

Antwort b)

Viele ältere Menschen, die an Depressionen leiden, zeigen Gedächtnisprobleme und Sprechstörungen. Oft sind sie in ihrem Denken und Sprechen gehemmt, wodurch der Anschein einer Demenz entstehen kann (sog. **depressive Pseudodemenz**).

Wichtige Unterschiede zwischen einer Altersdepression und einer Demenz sind:

- **Orientierung:** Im Unterschied zu tatsächlich dementen Personen sind Patienten mit einer depressiven Pseudodemenz orientiert und können z. B. die richtige Uhrzeit oder das richtige Datum nennen.
- **Leidensdruck:** Depressive Patienten leiden sehr unter ihren nachlassenden Fähigkeiten bzw. ihrem verlangsamten Denken und Sprechen. Patienten mit beginnender Demenz ergeht es ebenso, sie versuchen aber stärker, ihre Defizite zu verstecken. Patienten mit fortgeschrittener Demenz haben keinen Leidensdruck mehr.
- **Tagesverlauf:** Für depressive Patienten ist es typisch, dass ihre Symptome insbesondere am Morgen ausgeprägt sind und sich gegen Abend bessern. Bei dementen Menschen verschlechtern sich die Beschwerden in der Regel abends und nachts.

Aufgabe 4

a) Nach Angaben des Statistischen Bundesamtes war im Jahr 2024 die Suizidrate der 80- bis 84-Jährigen die höchste unter allen Altersgruppen. Nennen Sie 5 mögliche Gründe für einen Suizid im hohen Alter.

b) Ein Warnsignal für einen beabsichtigten Suizid ist eine plötzliche Stimmungsaufhellung bei zuvor depressiven Patienten. Führen Sie 4 weitere Warnsignale auf.

c) Der Auszubildende Stefan hat den Verdacht, dass Herr F. Suizid begehen möchte. Erläutern Sie 3 Maßnahmen, mit denen eine Pflegefachperson einer solchen Situation begegnen kann.

KB I.3.a, I.4.a, III.2.b

Antwort a)

Zu den Risikofaktoren für einen Suizid im hohen Alter zählen u. a.:

- häufige Verlusterlebnisse, z. B. der Tod geliebter Menschen
- Nachlassen der eigenen Kräfte
- körperliche Beschwerden aufgrund chronischer Erkrankungen
- chronische Schmerzzustände
- Angst vor der Abhängigkeit von anderen
- eine (unerkannte) Depression
- Wechsel der Wohnform, z. B. Umzug in eine Pflegeeinrichtung
- Überforderung im Alltag, u. a. durch technische Neuerungen
- Gefühl, nicht mehr gebraucht zu werden.

Antwort b)

▶ Abb. 3.3.

Antwort c)

Gespräch mit dem Betroffenen suchen • Als wichtigste Maßnahme sollte die Pflegefachperson den Betroffenen ruhig und entspannt, aber zugleich **direkt** auf ihren Verdacht der Suizidgefährdung ansprechen. Sie zeigt ihm damit, dass sie sich für ihn und seine Gefühlswelt **interessiert** und ihn in seinem veränderten Verhalten **wahrnimmt**. Im Gespräch darf die Pflegefachperson nicht wertend reagieren, sie darf die Lebenssituation des Betroffenen nicht verharmlosen („Na, aber so schlimm ist das doch alles auch wieder nicht!") oder Ratschläge erteilen. Indem sie detaillierte Fragen stellt, gestaltet sie das Gespräch intensiv und zeigt, dass das Thema „Suizid" für sie **kein Tabu** ist. Beispiele für Fragen im Fall von Herrn F. sind:

- „Was gibt Ihnen das Gefühl, dass alles keinen Sinn mehr hat?"
- „Gibt es etwas, das Ihnen die Lebensfreude wieder geben könnte?"
- „Haben Sie bereits einen konkreten Plan geschmiedet?"

Hilfreich kann es außerdem sein, dem Betroffenen ein **konkretes Versprechen** abzunehmen bzw. eine Vereinbarung zu treffen, z. B. „Versprechen Sie mir ernsthaft, vor der Nikolausfeier nichts zu unternehmen?".

Dokumentation • Im Anschluss dokumentiert die Pflegefachperson ihre Wahrnehmung der Suizidabsicht und den Gesprächsverlauf.

! *Merke* Eine Frage ist keine Anregung!

Viele Menschen scheuen sich, andere auf den Verdacht einer Suizidgefährdung anzusprechen, aus Angst, sie erst auf den Gedanken zu bringen. Diese Gefahr besteht nicht!

Abb. 3.3 Hinweise auf Suizidgefahr.

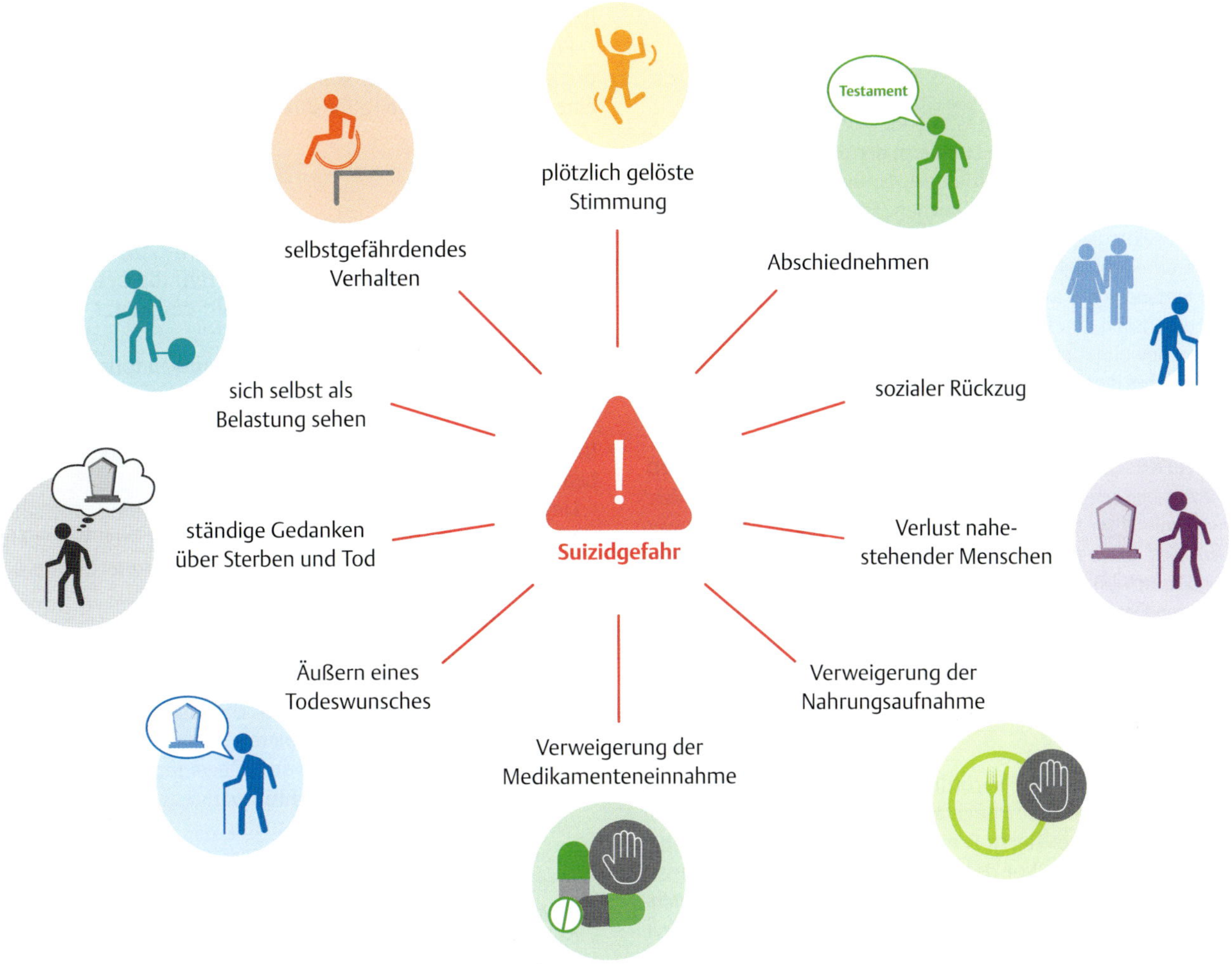

Pflegeempfänger mit den dargestellten Verhaltensweisen sollten gut beobachtet werden. Tritt eine Verhaltensweise oder ein Erleben isoliert auf, muss dies nicht unbedingt ein Hinweis auf einen Suizid sein. So kann ein älterer Mensch auch ohne Suizidgedanken z. B. sein Testament machen, um seinen Nachlass zu ordnen. Ein selbstgefährdendes Verhalten dagegen ist auch als Einzelhinweis alarmierend.

PRAXISTIPP

Vertrauen als Voraussetzung

Voraussetzung für ein Gespräch, in dem es um eine potenzielle Suizidabsicht geht, ist ein bis dahin **gelungener Beziehungsaufbau** der Pflegefachperson zum Betroffenen. Die Beziehung muss so vertrauensvoll sein, dass die Pflegefachperson mit dem suizidgefährdeten Menschen über dessen seelische Not sprechen kann. Dafür ist es wichtig, **Rückzugstendenzen** depressiver Pflegeempfänger wahrzunehmen, sie ihm gegenüber aber **nicht negativ** zu **bewerten**. Trotz seiner sozialen Isolation sollten dem Pflegeempfänger immer wieder **Gesprächsangebote** gemacht werden. Von selbst suchen nur sehr wenige betagte Pflegeempfänger nach Hilfsangeboten. Daher ist es entscheidend, dass die Pflegefachperson eine gute Beratung leistet. Sie sollte konkret nach den Gründen für das Verhalten fragen und den Pflegeempfänger zu bestehenden psychosozialen Versorgungssystemen, Telefonseelsorge und ggf. den Möglichkeiten der Palliativmedizin beraten.

Arztinformation und Teambesprechung • Bei konkretem Verdacht bzw. nach einem bestätigenden Gespräch mit dem Betroffenen muss die Pflegefachperson bei **Schichtwechsel** auf die Gefährdung hinweisen. Je nachdem, wie akut die Suizidabsichten sind, muss die Betreuungsintensität erhöht und ggf. gefährdende Gegenstände müssen aus dem Umfeld des Betroffenen entfernt werden. Der **behandelnde Arzt** muss bei konkreten Plänen des Pflegeempfängers unverzüglich informiert werden. Ist er nicht erreichbar (z. B. außerhalb seiner Praxisöffnungszeiten), muss ein **Bereitschaftsarzt** informiert werden. Zum frühestmöglichen Zeitpunkt muss die Pflegefachperson die **Bezugspersonen** des Betroffenen und auch das **gesamte betreuende Team** informieren, z. B. im Rahmen einer interdisziplinären Fallbesprechung.

Medikamenteneinnahme beobachten • Die Pflegefachpersonen müssen bei suizidgefährdeten Pflegeempfängern die Medikamenteneinnahme besonders sorgfältig überwachen:
- Für Suizidversuche im Alter werden häufig Tabletten verwendet, die der Betroffene durch heimliche Nichteinnahme **gehortet** hat.
- Eine andere Möglichkeit des Betroffenen ist, Medikamente **nicht** einzunehmen, die für ihn **überlebensnotwendig** sind.

Ein solches Verhalten muss bemerkt und thematisiert werden.

PRAXISTIPP

Wenn es doch geschieht

Weder Angehörige noch Pflegende noch Ärzte können einen Menschen am Suizid hindern, der fest dazu entschlossen ist. Im Fall eines Suizids gilt es, die Schuld weder bei sich noch bei anderen zu suchen. Die Pflegenden sollten sich selbst und dem Team Zeit geben, das Geschehene zu verarbeiten. Dafür können Gespräche hilfreich sein und niemand sollte sich scheuen, eine Supervision in Anspruch zu nehmen. In Pflegeeinrichtungen dürfen auch die anderen Bewohner nicht vergessen werden. Es ist möglich, dass auch bei ihnen Unterstützungsbedarf besteht.

! Merke „... für immer schlafen" richtig einordnen

Die Aussage eines alten Menschen „für immer einschlafen zu wollen" muss immer im Kontext seines gesamten Verhaltens bewertet werden. Viele ältere Menschen sprechen über den Tod und formulieren den Wunsch einzuschlafen – weil sie das Gefühl haben, ihr Leben gelebt zu haben. Eine konkrete Selbsttötungsabsicht liegt dieser Aussage nur selten zugrunde. Hier ist es wichtig zu differenzieren und den Pflegeempfänger aufmerksam in seiner Gesamtheit zu betrachten.

Aufgabe 5

Der behandelnde Arzt verordnet Herrn F. ein Antidepressivum, nachdem die Pflegefachpersonen der stationären Langzeitpflege bei Herrn F. eine Wesensveränderung wahrgenommen haben. Vor der Verordnung eines Antidepressivums wäre eine interdisziplinäre Fallbesprechung ein wichtiges Instrument der pflegefachlichen Begleitung gewesen, das bei Herrn F. nicht eingesetzt wurde.

a) Erläutern Sie die Gründe für eine interdisziplinäre Fallbesprechung im Fall von Herrn F.
b) Formulieren Sie die Ziele einer solchen Fallbesprechung bei Verdacht auf Depression. Leiten Sie daraus 3 Fragestellungen ab, die im Rahmen der Fallbesprechung zu klären sind.
c) Listen Sie 4 Kriterien auf, die nach einer Neuverordnung eines Antidepressivums bei der Patientenbeobachtung im Fokus stehen.

KB I.3.d, II.3.c, III.2.f

Antwort a)

Die Verordnung eines Antidepressivums geht in der stationären Langzeitpflege oft auf die Initiative der Pflegenden zurück. Eine solche Forderung nach der Verordnung eines Psychopharmakons sollte immer **sorgfältig abgewogen** werden, da gefährliche Nebenwirkungen auftreten können. Hierzu zählen u. a. Durchfall mit der Gefahr der Exsikkose, Hyponatriämie, Blutgerinnungshemmung, Herzrhythmusstörungen und ein gesteigertes Sturzrisiko aufgrund von Schwindel (verlangsamte Anpassung des Blutdrucks beim Aufstehen), Benommenheit oder Sehstörungen. Auch muss sich immer vor Augen gehalten werden, dass die Einnahme eines Psychopharmakons die gesamte Persönlichkeit des Betroffenen beeinflusst. Bevor ein älterer Pflegeempfänger ein Antidepressivum verordnet bekommt, sollten die Pflegenden deshalb alle für den jeweiligen Pflegeempfänger passenden alternativen Maßnahmen ausschöpfen. Hierbei ist eine **enge Abstimmung** innerhalb des Pflegeteams wichtig.

Bei Herrn F. kommt hinzu, dass er den Wunsch geäußert hatte, „für immer einzuschlafen". Eine Suizidgefährdung ist deshalb bei ihm nicht auszuschließen. Diese muss, wie auch seine depressiven Episoden, **ärztlich abgeklärt** werden. Es ist daher sinnvoll, den Arzt in die Fallbesprechung einzubeziehen.

Erwägt eine Pflegefachperson, den Einsatz eines Antidepressivums anzuregen, sollte sie **möglichst frühzeitig** um eine interdisziplinäre Fallbesprechung bitten.

Antwort b)

Die Ziele sind:

- die Notwendigkeit einer Antidepressivum-Gabe abzuklären
- alternative Maßnahmen zu diskutieren, die bei dem betroffenen Pflegeempfänger sinnvoll eingesetzt werden könnten
- einen zeitlichen Rahmen für deren Anwendung festzulegen.

In der Fallbesprechung sollten daher u. a. folgende Fragen beantwortet werden:

- Liegt beim Betroffenen eine **Grunderkrankung** vor, die häufig mit Depressionen einhergeht, oder gibt es einen anderen **konkreten Auslöser** für die vermutete Depression? Beispiele:
  - Demenz oder psychische Störung
  - Alkoholabusus
  - nicht bearbeitete Trauer
- Welches **Verhalten** führt zu der Überlegung, ein Antidepressivum einzusetzen? Beispiele:
  - starke Rückzugstendenzen des Pflegeempfängers
  - Körperpflege ist nicht durchführbar
  - Durch- oder Einschlafproblematik
  - Lautieren oder ähnliches
  - deutlicher Hinweis auf Suizidgefährdung (konkrete Ankündigung)
- Für **wen** ist das Verhalten ein Problem? Beispiele:
  - für den Pflegeempfänger selbst
  - für die Angehörigen
  - für das Personal
- In welchen **Situationen** tritt das Verhalten auf? Beispiele:
  - bei starker Umgebungslautstärke
  - bei zu vielen Menschen
  - bei zu wenigen Reizen durch die Außenwelt
- Welches **Ziel** soll mit dem Einsatz des Antidepressivums erreicht werden?
  - bessere emotionale Situation für den Pflegeempfänger
  - bessere Situation für die Angehörigen
- Können **alternative Maßnahmen** sinnvoll eingesetzt werden? Beispiele (▸ **Abb. 3.2**):
  - biografieorientiertes Bezugspflegesystem
  - kontinuierliches gerontopsychiatrisches Tagesangebot
  - Bewegungstherapie
- Ist eine **Teamerweiterung** durch externe Hilfe sinnvoll bzw. notwendig?
  - bei akuter Krise Psychotherapeut oder ein Psychiater
  - bei nicht verarbeiteter Trauer Seelsorger oder Trauerbegleiter
  - bei akuter Suizidgefährdung ggf. Einweisung in Gerontopsychiatrie.

Nachdem diese Fragen im interdisziplinären Team erörtert wurden, wird ggf. die **Anwendungsdauer der alternativen Maßnahmen** festgelegt. Nach diesem Zeitraum wird die Situation reevaluiert und ggf. ein Antidepressivum verordnet. Die alternativen Maßnahmen können auch begleitend zu einer medikamentösen antidepressiven Therapie fortgeführt werden.

! Merke Situation des Betroffenen ist ausschlaggebend!

Die Entscheidung für oder gegen eine Antidepressivum-Gabe muss immer zum Wohl des Betroffenen gefällt werden! Eine einfachere Durchführung pflegerischer Maßnahmen oder ein besseres Gefühl der Angehörigen ist keine ausreichende Grundlage für die Verordnung.

Zusatzinfo Psychopharmaka-Einsatz in Pflegeeinrichtungen

Im AOK-Pflegereport aus dem Jahr 2017 wird berichtet, dass zum Zeitpunkt der Untersuchung in Deutschland gut 30 % der Pflegebedürftigen in Alten- oder Pflegeeinrichtungen ein Medikament gegen Depressionen erhielten. Außerdem erhielten etwa 20 % der Bewohner ohne Demenz ein Neuroleptikum, von den Bewohnern mit Demenz waren es über 40 % – obwohl häufig Nebenwirkungen auftreten und die meisten dieser Medikamente nicht für eine Dauerbehandlung zugelassen sind. In der Regel wurden die Wirkstoffe im Vorfeld der Zulassung nicht für die Anwendung bei alten Menschen getestet. Dem Report ist zu entnehmen, dass 84 % der in Heimen tätigen Pflegefachpersonen auf den Einsatz von Psychopharmaka hinwirkten und 82 % der Meinung waren, dass die Häufigkeit der Verordnung angemessen sei. Ziel der Medikation war in der Regel, unerwünschtes Verhalten der Betroffenen zu reduzieren.

In anderen europäischen Ländern sahen die Zahlen laut Bericht anders aus: In Schweden lag die Medikation mit Neuroleptika bei Heimbewohnern mit Demenz bei nur 12 %, in Frankreich bei 27 % und in Finnland bei 30 %. In diesen Ländern spielen alternative Methoden, z. B. Zuwendung, eine angepasste Schmerztherapie oder das Erlernen von Fähigkeiten, eine wichtige Rolle im täglichen Umgang mit den Betroffenen. Auch in Deutschland wird der Erfolg dieser Maßnahmen von den Pflegefachpersonen als positiv bewertet. Es wäre wünschenswert, diese Maßnahmen auch im deutschen Pflegeheim-Alltag besser zu verankern und alle Beteiligten für den sachgerechten Umgang mit Psychopharmaka zu sensibilisieren. Das Ziel sollte sein, die Verordnungen von Psychopharmaka in Pflege- und Altenheimen zu vermindern.

Antwort c)

Die Neuverordnung eines Antidepressivums muss von der Pflegefachperson gut begleitet werden. Sie muss den Patienten **genau beobachten**, um festzustellen, wie das Medikament bei ihm wirkt. Dabei sollten folgende Kriterien im Fokus stehen:

- Wirkt der Pflegeempfänger zu stark sediert?
- Ist er gangunsicherer als vorher?
- Hat sich die Sturzgefahr entsprechend erhöht?
- Gibt es Veränderungen im Ess- und Trinkverhalten?
- Sind gravierende Nebenwirkungen zu beobachten?
- Hat sich die Auffälligkeit verändert, die zur Verordnung des Medikaments führte?
- Wenn ja: Wie?

PRAXISTIPP

Weiteres Vorgehen

Aus der Patientenbeobachtung bei antidepressiver Medikation ergibt sich ggf. weiterer Handlungsbedarf:

- Ist eine erneute Rücksprache mit dem Arzt nötig?
- Welche pflegefachlichen Maßnahmen sollten evaluiert oder neu geplant werden (z. B. Maßnahmen zur Sturzprophylaxe)?

Aufgabe 6

Pflegefachfrau Ewelina freut sich, dass das neue Medikament bei Herrn F. so gut wirkt. Der Auszubildende Stefan hingegen äußert den Verdacht, dass Suizidgedanken hinter der plötzlichen Stimmungsaufhellung stecken.

Bewerten Sie die Situation und begründen Sie Ihre Meinung. Berücksichtigen Sie dabei den Wirkeintritt des Medikaments Citalopram.

KB I.3.a, III.2.c

Antwort

Herrn F. wurde vor einer Woche aufgrund einer schweren depressiven Episode das Medikament Citalopram verordnet. Die Depression war so ausgeprägt, dass Herr F. das Bett nicht mehr verließ und nur noch wenig Nahrung zu sich nahm. Nur **wenige Tage** später nimmt ihn Pflegefachfrau **Ewelina** als gelöst und heiter war. Einen Zusammenhang zwischen der Gabe des neuen Medikamentes und einer möglichen Stimmungsaufhellung ist allerdings unwahrscheinlich: Citalopram ruft in der ersten Zeit zwar eine Antriebssteigerung hervor, die **stimmungsaufhellende** Wirkung tritt aber erst nach **mehreren Wochen** (bei älteren Patienten nach bis zu 6 Wochen) ein.

Der Auszubildende **Stefan** begründet den Stimmungswandel von Herrn F. anders: Er vermutet einen geplanten Suizid. In der Tat ist ein **plötzlicher Stimmungswandel** bei einem zuvor stark depressiven Patienten nur in Ausnahmefällen Anzeichen einer Besserung der Erkrankung, sondern eher Warnzeichen einer **Suizidabsicht**. Die scheinbar gehobene Stimmung kommt daher, dass die Person nun den Entschluss zum Suizid gefasst hat. Der Betroffene hat endgültig mit allem abgeschlossen und freut sich auf ein Verlassen der Welt. Dabei kann die Citalopram-Gabe durchaus eine Rolle spielen: Medikamente, die zu einer **Antriebssteigerung** führen, sind mit einem erhöhten Suizidrisiko vergesellschaftet. Dies trifft insbesondere auf die erste Einnahmezeit zu, in der der stimmungsaufhellende Effekt noch fehlt. Der Patient hat jetzt den Antrieb, Suizid zu begehen.

Vor diesem Hintergrund ist Stefans Vermutung absolut ernst zu nehmen. Herr F. sollte auf Suizidgedanken **angesprochen** und engmaschig **beobachtet** und betreut werden. Die Anwendung **alternativer Maßnahmen**, wie sie bereits zwischen Ewelina und Stefan diskutiert wird, sollte **intensiviert** werden. Die vorübergehende Gabe eines leichten Beruhigungsmittels kann erwogen werden.

Zusatzinfo Selektive Serotonin-Wiederaufnahme-Hemmer (SSRI)

Vermutlich werden Depressionen durch einen Mangel an Neurotransmittern im Gehirn verursacht, u. a. durch einen Mangel an Serotonin. Es wirkt als Botenstoff an den Synapsen der Nervenzellen und wird von der präsynaptischen Zelle in den synaptischen Spalt freigesetzt. An der postsynaptischen Membran entfaltet es seine Wirkung, anschließend wird es wieder von der präsynaptischen Membran aufgenommen. SSRI, zu denen auch Citalopram gehört, hemmen diese Wiederaufnahme. Dadurch verbleibt Serotonin länger im synaptischen Spalt, was seine Wirkung an den Rezeptoren der postsynaptischen Membran verstärkt.

Aufgabe 7

Seit seiner Operation wegen des kolorektalen Karzinoms trägt Herr F. ein Kolostoma.

a) Definieren Sie „Kolostoma“. Beschreiben Sie anschließend die unterschiedlichen Typen (Anlagedauer und Art der Anlage).

b) Stellen Sie einteilige und zweiteilige Systeme zur Enterostomaversorgung einander gegenüber. Berücksichtigen Sie dabei deren Vor- und Nachteile.

c) Erläutern Sie 3 Aspekte, die Sie bei der Versorgung eines Kolostomas als besonders wichtig erachten.

KB I.3.a, III.2.b + d

Antwort a)

Definition Kolostoma

*Das Kolostoma ist ein **künstlicher Darmausgang** unter Beteiligung des **Dickdarms** (Kolon). Hierfür wird operativ eine Verbindung zwischen eröffnetem Dickdarm und Bauchdecke geschaffen. Die künstliche Körperöffnung dient dem Stuhlabgang.*

Hinsichtlich der **Anlagedauer** wird unterschieden in:

- **temporäres Stoma:** Das Stoma ist nur **vorübergehend** angelegt (z. B. bis zur Heilung einer Darmnaht). Nach einer gewissen Zeit wird der Darm „zurückverlegt“, d. h., das Darmende wird operativ wieder von der Bauchdecke gelöst und die Darmkontinuität wird wieder hergestellt.
- **kontinuierliches Stoma:** Der künstliche Darmausgang bleibt **langfristig** bestehen. Diese Form wird auch als permanentes oder definitives Stoma bezeichnet.

Hinsichtlich der **Anlageart** wird unterschieden in:

- **endständiges Stoma:** Hierfür wird der Darm **komplett durchtrennt**. Das kraniale Ende wird mit der Bauchdecke verbunden, der distale Teil wird verschlossen und verbleibt in der Bauchhöhle. Das Stoma hat damit **eine Öffnung**. Diese Methode wird meist für kontinuierliche Stomata verwendet.
- **doppelläufiges Stoma:** Hierfür wird eine Darmschlinge durch die Bauchdecke vor die Bauchhaut gezogen. Sie wird mit einem **Steg** unterlagert, damit sie nicht zurückrutscht. Anschließend wird sie etwa **zur Hälfte** quer eröffnet und festgenäht. Damit besitzt das Stoma **zwei Öffnungen**: diejenige des kranialen Darmabschnitts (hier tritt der Stuhl aus) und diejenige des folgenden distalen Abschnitts (der damit stillgelegt ist). Diese Methode wird meist bei einem temporären Stoma verwendet.

Zusatzinfo Enterostoma

Ein künstlicher Darmausgang wird allgemein als Enterostoma (syn.: Anus praeter) bezeichnet. Abhängig vom beteiligten Darmabschnitt unterscheidet man das Ileostoma (Ileum, Dünndarm) und das Kolostoma (Dickdarm, Kolon).

Antwort b)

Prüfungstipp

Beim Operator „gegenüberstellen“ kann der Lösungshorizont häufig mit einer übersichtlichen Tabelle gestaltet werden.

Die Systeme zur Enterostomaversorgung sind aus einer **Hautschutzplatte** (sog. Waver) und einem **Beutel** aufgebaut. Man unterscheidet ein- und zweiteilige Systeme (▸ **Tab. 3.3**).

Zusatzinfo Ausstreifbeutel und Stomakappen

*Beide Systeme können mit geschlossenen Beuteln oder mit sog. **Ausstreifbeuteln** verwendet werden. Ausstreifbeutel besitzen am Ende einen Verschluss (meist mit Klett oder Klammer). Er kann geöffnet und der Beutel entleert werden, ohne das System oder Beutel abgenommen und ersetzt werden müssen. Ausstreifbeutel werden häufiger beim Ileostoma eingesetzt, da der abgesetzte Stuhl dünnflüssiger ist als beim Kolostoma.*

*Viele Beutel sind mit einem **Kohlefilter** versehen. Über ihn können Gase entweichen, der Geruch wird vom Filter neutralisiert. Die Verwendung eines Filters verhindert, dass sich der Stomabeutel aufbläht. Die Filter dürfen nicht nass werden, sonst werden sie undicht. Ein Filter ist 12–24 h haltbar.*

*Anstelle eines Beutels kann auch über einen kürzeren Zeitraum eine **Stomakappe** eingesetzt werden. Sie verschließt das Stoma, sodass keine Stuhlentleerung möglich ist. Gase können aber entweichen. Eine Stomakappe kann beispielsweise beim Schwimmen oder in intimen Momenten Verwendung finden.*

Tab. 3.3 Einteilige und zweiteilige Systeme zur Enterostomaversorgung.

	einteilige Systeme	zweiteilige Systeme
Aufbau	Die weiche Hautschutzplatte und der Beutel sind fest miteinander verbunden.	Der Beutel ist von der härteren Basisplatte abnehmbar. Beutel und Platte werden in der Regel über einen Rastring oder eine Klebekopplung verbunden.
Wechsel	Etwa 1- bis 3-mal am Tag muss das komplette System gewechselt werden.	Beutel können nach Bedarf abgenommen und gewechselt werden. Der Wechsel der Hautschutzplatte ist ca. alle 2–3 Tage notwendig.
Vorteile	• bessere Haftung wegen weicherer Platte • sicher und geruchsdicht (Beutel kann sich nicht lösen) • trägt unter der Kleidung weniger auf	• hautschonender wegen selteneren Plattenwechsels • Basisplatte oft einfacher aufzukleben, da nicht mit Beutel verbunden • je nach Bedarf können unterschiedliche Beutelgrößen mit derselben Basisplatte kombiniert werden • Zeitaufwand beim reinen Beutelwechsel geringer
Nachteile	• Gefahr von Hautreizungen wegen häufigen Plattenwechsels • Hautreinigung bei jedem Wechsel notwendig (höherer Zeitaufwand) • höherer Materialaufwand (Platte muss immer erneuert werden)	• trägt stärker auf • Trägerplatte passt sich schlechter an (weniger flexibel) • Beutel kann sich vom Rastring lösen

Antwort c)

Prüfungstipp

Die Versorgung ihres Stomas ist für viele Betroffene schambehaftet. Umso wichtiger ist es, dass die Versorgung fehlerfrei und professionell abläuft. Ein auslaufender Stomabeutel beispielsweise kann den Betroffenen stark verunsichern, Hautirritationen im Bereich der Platte sind unbedingt zu vermeiden. Deshalb ist es wichtig, sich die „Knackpunkte" der Stomaversorgung zu vergegenwärtigen. Der Lösungshorizont stellt einige wichtige Aspekte zusammen. Es ist ausreichend, wenn Sie sich auf 3 Punkte beziehen. Es können auch andere als die hier genannten sein. Wichtig ist, dass sie für die Stomapflege spezifisch sind.

Bei der Pflege eines Kolostomas ist u. a. zu beachten:

- **Zeitpunkt:** Der Beutel bzw. das einteilige System sollte spätestens dann gewechselt werden, wenn der Beutel zur Hälfte gefüllt ist. Ist er zu voll, kann er platzen. Größere, stark gefüllte Beutel haben ein hohes Eigengewicht und können sich dadurch bei zweiteiligen Systemen von der Basisplatte lösen.
- **Position des Betroffenen:** Bei bettlägerigen Patienten wird der Wechsel in Rückenlage durchgeführt. Dafür sollte der Betroffene auf einer wasserdichten Unterlage positioniert werden. Bei mobilen Patienten bietet sich der Wechsel im Stehen an, z. B. am Waschbecken. Der Hosenbund sollte dabei mit einem Handtuch o. ä. geschützt werden.
- **keine Abneigung zeigen:** Viele Betroffene schämen sich für ihr Stoma und haben Schwierigkeiten, es zu akzeptieren. Die Pflegefachperson sollte bei der Versorgung offen und selbstverständlich mit der Situation umgehen. Sie darf weder Abneigung zeigen noch die Situation beschönigen.
- **Abzieh- bzw. Kleberichtung:** Die Platte inkl. Beutel wird von oben nach unten abgezogen (▶ Abb. 3.4). Angeklebt wird sie dagegen faltenfrei von unten nach oben.

> **PRAXISTIPP**
>
> **Leichteres Anbringen der Platte**
>
> In kaltem Zustand sind die Hautschutzplatten steifer und lassen sich weniger gut faltenfrei ankleben. Ein Anwärmen auf Körpertemperatur macht sie geschmeidiger und leichter anzubringen. Dafür reicht es schon aus, wenn der Pflegeempfänger die frische Platte z. B. unter den Pullover oder in den Hosenbund schiebt, während die alte entfernt und das Stoma gereinigt wird.

- **Hautkontakt vermeiden:** Ausscheidungen sollten nicht mit der Haut in Kontakt kommen (Gefahr der Hautreizung). Deshalb muss die Haut, die das Stoma umgibt, vollständig von der Hautschutzplatte abgedeckt sein, die Platte muss dabei vollflächig an der Haut haften. Es dürfen keine Ausscheidungen zwischen Platte und Haut gelangen. Hautunebenheiten können mit Stomapaste oder Modellierstreifen ausgeglichen werden.
- **genaue Beobachtung:** Die umgebende Haut und das Stoma selbst müssen bei jedem Wechsel sorgfältig auf Anzeichen von Reizungen, Entzündungen und Schwellungen hin kontrolliert werden. Außerdem muss die Schleimhautfarbe des Darms beurteilt und das Stoma auf einen Vorfall (Prolaps) oder Rückzug (Retraktion) geprüft werden.
- **Rasur:** Wird die Umgebung des Stomas rasiert, muss das Stroma mit einer Kompresse abgedeckt werden. Dies verhindert, dass Haare auf die Schleimhaut gelangen. Es muss immer vom Stoma weg rasiert werden.

Abb. 3.4 Entfernen der Hautschutzplatte.

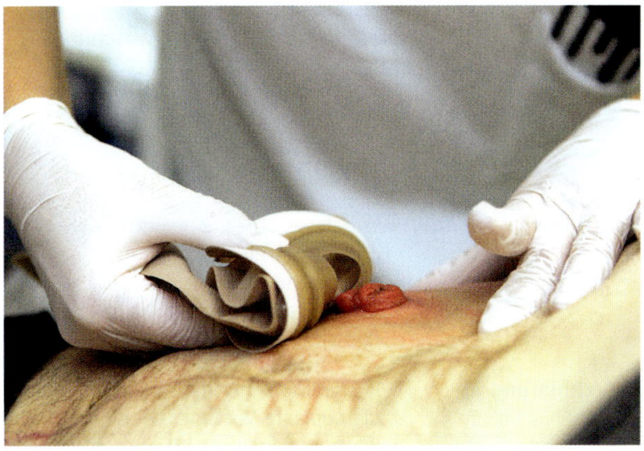

Die Platte wird von oben nach unten abgezogen. Das Abziehen kann dadurch erleichtert werden, dass die freie Hand die Haut oberhalb der Platte leicht strafft. *Quelle: Elbert-Maschke D. Pflege von Menschen mit Enterostoma. In: I care Pflege. 3. Auflage. Stuttgart: Thieme; 2025. Foto: © K. Oborny/Thieme.*

> **PRAXISTIPP**
>
> **Nicht alles abnehmen**
>
> Der Pflegeempfänger sollte die Versorgung seines Stomas **so weit wie möglich selbst** übernehmen. Ideal ist es, wenn er sich komplett darum kümmert. Sollte er dazu z. B. motorisch nicht in der Lage sein, sollte man ihm im klinischen Setting oder in der Langzeitpflege zumindest die Verantwortung für den **Zeitpunkt** des System- oder Beutelwechsels übertragen. Bestehen bei ihm Unsicherheiten im Umgang mit seinem künstlichen Darmausgang, kann die Pflegefachkraft den Kontakt zu einem **Stomatherapeuten** vermitteln. Diese speziell geschulten Kräfte beraten zu den verschiedenen Systemen und Beuteln und den richtigen Umgang damit. Sie können sowohl in Krankenhäusern als auch im ambulanten Setting in Anspruch genommen werden. Die Kosten werden von den Krankenkassen erstattet.

Aufgabe 8

Der Azubi Stefan schlägt für Herrn F. eine beruhigende Ganzköperwaschung vor, seine Kollegin Nina dagegen eine belebende.

a) Stellen Sie übersichtlich 3 grundlegende Unterschiede zwischen den beiden Maßnahmen dar. Berücksichtigen Sie dabei die Indikation, die Materialien und die Durchführung.

b) Wägen Sie die beiden vorgeschlagenen Anwendungen gegeneinander ab. Beachten Sie dabei die gesamte gesundheitliche Situation von Herrn F.

KB I.3.a

Antwort a)

▶ Tab. 3.4.

Tab. 3.4 Grundlegende Unterschiede zwischen der beruhigenden und der belebenden Ganzkörperwaschung.

	beruhigende Ganzkörperwaschung	belebende Ganzkörperwaschung
Indikation	Pflegeempfänger mit • innerer Unruhe, Hyperaktivität • Einschlafstörungen • gestörter Körperorientierung	Pflegeempfänger mit • Bewusstseins- und Sensibilitätsstörungen • Depressionen
Materialien	• Waschwasser: ca. 2 °C wärmer als die Körpertemperatur des Pflegeempfängers • beruhigender Zusatz, z. B. auf Lavendelbasis • weiche, fast trockene Waschhandschuhe • flauschige Handtücher	• Waschwasser: ca. 10 °C kälter als die Körpertemperatur des Pflegeempfängers • belebender Zusatz, z. B. auf Minzebasis • raue, nasse Waschhandschuhe • angeraute Handtücher
Durchführung	• Pflegeempfänger mit ruhiger und leiser Stimme über die geplante Vorgehensweise informieren. • Bewegungen in Haarwuchsrichtung ausführen (von körpernah nach körperfern) • Pflegeempfänger anschließend in eine Entspannungshaltung bringen und ausruhen lassen	• Pflegeempfänger mit fester und kräftiger Stimme über die geplante Vorgehensweise informieren. • Bewegungen gegen die Haarwuchsrichtung ausführen (von körperfern nach körpernah) • Pflegeempfänger nach dem Waschen aktivieren (z. B. Spaziergang anschließen), Maßnahme möglichst mit den Alltagsbegleitern oder Therapeuten des Patienten zeitlich abstimmen

PRAXISTIPP

Grundsätze der Basalen Stimulation beachten

Folgende 3 Grundsätze sollte die Pflegefachperson bei jeder Maßnahme der Basalen Stimulation beachten:

1. Immer mit einer **Begrüßungsgeste** beginnen, z. B. mit einer Initialberührung der Hand, der Schulter oder des Sternums. Dadurch weiß der Pflegeempfänger, dass er gemeint ist.
2. **Halten** Sie während der Maßnahme **immer den Kontakt** zum Pflegeempfänger, z. B. durch ruhige Gespräche oder mittels Handkontakt.
3. Jede Maßnahme mit einer **Abschiedsgeste** abschließen, um zu vermitteln, dass die pflegerische Handlung jetzt beendet ist. Die Geste sollte dieselbe sein wie die Begrüßungsgeste.

Antwort b)

Pflegefachfrau Nina schlägt für Herrn F. eine **belebende Ganzkörperwaschung** vor, da sie bei depressiven Pflegeempfängern gute Erfahrungen damit gemacht hat. Während der depressiven Episoden hätte sie Herrn F. damit gut unterstützen können. Was sie bei ihrem Vorschlag nicht berücksichtigt, ist die **momentane** Stimmungslage von Herrn F. Er zeigt seit wenigen Tagen **keine depressiven Symptome** mehr. Ob sein Stimmungswandel auf die antriebssteigernde Wirkung von Cipalopram zurückzuführen ist oder auf konkrete Suizidgedanken ist ungewiss. In beiden Fällen wären belebende Maßnahmen **ungeeignet**.

Eine **entspannende Ganzkörperwaschung**, wie von Stefan vorgeschlagen, ist für Herrn F. in seiner momentanen Stimmung **besser geeignet**. Der Körperkontakt würde ihm wahrscheinlich guttun. Die Entspannung würde ihm helfen, seine körperliche Anspannung zu reduzieren und sich zumindest etwas zu erholen. Während der Durchführung könnte auch Raum für ein Gespräch entstehen, sodass eine etwaige **Suizidabsicht angesprochen** werden könnte, ohne dass sich Herr F. sofort entziehen kann.

Im Fall von Herrn F. stellt sich allerdings die Frage, ob er wegen seines Kolostomas, das bei ihm schambehaftet ist, die Ganzkörperwaschung **überhaupt toleriert**. Lehnt er das Angebot ab, sollte die Pflegefachperson mittels einfühlsamer Gesprächsführung versuchen, den Grund herauszufinden und diesen ggf. zu entkräften. Eine Ganzkörperwaschung könnte auch eine Chance bieten, Herrn F. seine **Scham** zumindest etwas **zu nehmen**. Sollte er dennoch bei einem „Nein" bleiben, muss dies von den Pflegefachpersonen akzeptiert werden.

Notizen

4 79-Jährige mit Flüssigkeitsdefizit

Frau K.*, 79 Jahre alt, lebt am Stadtrand allein in ihrer Wohnung. Sie lernen sie in der Akutversorgung des städtischen Krankenhauses kennen, in das Frau K. vor zwei Tagen gegen Mittag aufgrund einer schweren Gastroenteritis mit starkem Durchfall, Erbrechen und hohem Fieber (39,7 °C) eingewiesen wurde. Im Bericht des aufnehmenden Arztes lesen Sie, dass die alte Dame zu diesem Zeitpunkt bereits eine deutliche Exsikkose entwickelt hatte. Die eher kleine und dünne Frau K. wirkt insgesamt ausgezehrt. Bei einer Körpergröße von 1,54 m und einem Gewicht von knapp über 40 kg liegt ihr BMI bei 16,9 kg/m².

Während der Körperpflege unterhalten Sie sich mit Frau K. Sie erzählt: „Zu Hause habe ich mich schon nicht gut gefühlt, immerzu musste ich auf die Toilette … und übergeben habe ich mich … vier Tage lang, das war schon schlimm. Und, ich weiß auch nicht so recht, dann war ich hier. Meine Kinder haben mich gebracht. Aber eigentlich geht's mir jetzt auch nicht besser. Eher schlechter.“ Sie berichten einer Kollegin, die bei der Einlieferung von Frau K. anwesend war, von dem Gespräch. Die Kollegin erinnert sich nicht an mehrere Kinder, nur an einen Sohn. Ihre Stationsleitung vermutet, dass die Patientin aufgrund der Exsikkose verwirrt sei und etwas durcheinanderbringe.

Auf der Station werden Frau K. Getränke angeboten. Davon trinkt sie nur ein Glas Wasser (200 ml) und eine Tasse Tee (250 ml). Deshalb werden ihr 500 ml einer 0,9 %igen Kochsalzlösung infundiert. Nachdem die Infusion komplett durchgelaufen ist, wird eine Bilanzierung angelegt. In den folgenden 24 Stunden werden insgesamt 600 ml Flüssigkeit dokumentiert, die über feste Nahrung und Trinken aufgenommen wurden, hinzu kommen die erste und eine weitere Infusion mit zusammen 1000 ml. Dem gegenüber stehen sechs Defäkationen mit flüssigem Stuhl, eine Urinmenge von 450 ml, fieberbedingtes Schwitzen sowie einmaliges Erbrechen nach der ersten Mahlzeit (Haferschleim mit einem Portionsgewicht von 200 g, bestehend aus 50 g Haferflocken und 150 ml Wasser). Beim morgendlichen Messen liegt die Körpertemperatur der Patientin bei 39,2 °C, der Blutdruck bei 128/84 mmHg und die Herzfrequenz bei 93 Schlägen/min. Frau K.s Haut ist warm und gerötet, ihre Kleidung und Bettwäsche müssen gewechselt werden.

Während Ihrer Schicht bekommt Frau K. keinen Besuch. In der Spätschicht wird ein Anruf des Sohnes dokumentiert. Aus diesem ergeben sich einige Informationen zur Ursache der

Gastroenteritis: Seine Mutter trinke gewöhnlich ohnehin sehr wenig, inzwischen vergesse sie das Trinken immer häufiger völlig. Er habe sich in ihrer Wohnung genauer umgesehen und eine Packung mit Tiefkühlfisch gefunden, von dem Teile fehlten. Frau K. habe diesen – zusammen mit Brot – vermutlich roh verzehrt. Auf die Frage nach Geschwistern gibt er an, dass seine Schwester seit 12 Jahren in Neuseeland lebe und das letzte Mal vor fünf Jahren nach Deutschland gekommen sei.

** Fallbeispiel fiktiv, Namen frei erfunden*

Aufgaben

Lesen Sie die Fallgeschichte sorgfältig durch, bevor Sie mit der Bearbeitung der folgenden Aufgaben beginnen. Berücksichtigen Sie dabei die geschilderte Situation.

Aufgabe 1

a) Definieren Sie „ausgeglichene", „positive" und „negative Flüssigkeitsbilanz". Berücksichtigen Sie dabei jeweils die Auswirkungen auf den Organismus. **6 Punkte**

b) Identifizieren Sie die Aspekte der Erkrankung, die den Flüssigkeitshaushalt von Frau K. hauptsächlich beeinflussen. Benennen Sie die Form der Flüssigkeitsbilanz, die bei Frau K. angestrebt werden sollte. **3 Punkte**

Aufgabe 2

a) Leiten Sie aus der Fallgeschichte eine Flüssigkeitsbilanzierung für Frau K. ab. Begründen Sie dabei die von Ihnen angegebenen Werte. **9 Punkte**

b) Beurteilen Sie die Zuverlässigkeit der Bilanzierung. Nennen Sie eine Maßnahme, mit der Sie die Bilanzierung ergänzen könnten. **3 Punkte**

c) Erläutern Sie 2 mögliche Fehlerquellen, auf die Sie vor bzw. bei der praktischen Durchführung der Bilanzierung achten müssen. **4 Punkte**

d) Für den Ausgleich des Flüssigkeitsdefizits sollte der Flüssigkeitsbedarf möglichst exakt bestimmt werden. Berechnen Sie den Grundbedarf von Frau K. mit der Formel nach Holliday-Segar. **2 Punkte**

Aufgabe 3

a) Im Arztbericht lesen Sie, dass Frau K. bei ihrer Einlieferung eine deutliche Exsikkose zeigte. Definieren Sie „Exsikkose", erläutern Sie deren Entstehung und nennen Sie 3 Symptome. **7 Punkte (Definition 1 P, Erläuterung 3 P, Symptome 3 P)**

b) Bewerten Sie vor dem Hintergrund der geriatrischen Notfalltrias die Verwirrtheit von Frau K. im Zusammenhang mit der Exsikkose. **5 Punkte**

c) Entwerfen Sie eine Pflegeplanung für Frau K. Schlüsseln Sie dafür ein relevantes pflegerisches Problem, das sich aus ihrer Exsikkose und Verwirrtheit ergibt, nach dem PESR-Schema auf. Formulieren Sie die Pflegeziele nach dem SMART-Schema und beschreiben Sie 3 prioritäre Maßnahmen. **7 Punkte (pro Schema 2 P, Maßnahmen 3 P)**

Aufgabe 4

a) Leiten Sie aus der Fallgeschichte die wahrscheinliche Infektionsquelle ab und nennen Sie 4 Erreger, die im Zusammenhang mit der Erkrankung von Frau K. infrage kommen. **6 Punkte**

b) Beurteilen Sie, ob im Fall von Frau K. ein Erregernachweis ratsam ist. **4 Punkte**

Aufgabe 5

Eine Kollegin bietet Frau K. eine Infusion an. Diese lehnt aber jede weitere Infusion ab. Als Frau K. schläft, nutzt die Kollegin den bereits liegenden Zugang dafür, der Patientin eine Infusion anzuhängen. Als Frau K. dies bemerkt, ist sie erbost, aber die Infusion ist bereits komplett durchgelaufen.
Bewerten Sie diese Situation rechtlich und beziehen Sie eine ethisch-moralische Betrachtung ein. **6 Punkte**

Aufgabe 6

Sie sind auf dem Weg ins Stationszimmer, als Sie das Lichtsignal am Zimmer von Frau K. bemerken. Als Sie die Tür öffnen, sehen Sie, dass Frau K. vor ihrem Bett am Boden liegt. Die Zimmernachbarin von Frau K. hatte den Rufknopf gedrückt. Frau K. reagiert nicht auf Ansprache, ihre Haut ist kaltschweißig. Skizzieren Sie Ihr Vorgehen in dieser Situation. **8 Punkte**

Aufgabe 7

Die Laboruntersuchung (Stuhlkultur) belegt eine Salmonellose.

a) Erklären Sie dem Sohn von Frau K. die Erkrankung „Salmonellose". Beschränken Sie sich dabei auf die Definition, die Symptomatik und die Pathophysiologie. **10 Punkte (Definition 2 P, Symptomatik 3 P, Pathophysiologie 5 P)**

b) Beschreiben Sie den Hauptübertragungsweg der Enteritis-Salmonellen. **3 Punkte**

Aufgabe 8

Frau K. erhält aufgrund der Salmonellose ein Antibiotikum. Diskutieren Sie diese Medikation im vorliegenden Fall. **6 Punkte**

Aufgabe 9

a) Bewerten die das Infektionsrisiko, das von Frau K. ausgeht. Nennen Sie die wichtigste Maßnahme zur Vermeidung einer Übertragung. **3 Punkte (Bewertung 2 P, Maßnahme 1 P)**

b) Stellen Sie kurz dar, inwiefern ein Krankenhaus für einen Salmonellose-Ausbruch gefährdet ist. **1 Punkt**

c) Entwickeln Sie einen Maßnahmenkatalog für einen Salmonellose-Ausbruch auf Station. **7 Punkte**

Lösungshorizont

Aufgabe 1

a) Definieren Sie „ausgeglichene", „positive" und „negative Flüssigkeitsbilanz". Berücksichtigen Sie dabei jeweils die Auswirkungen auf den Organismus.

b) Identifizieren Sie die beiden Aspekte der Erkrankung, die den Flüssigkeitshaushalt von Frau K. hauptsächlich beeinflussen. Benennen Sie die Form der Flüssigkeitsbilanz, die bei Frau K. angestrebt werden sollte.

KB I.3.d

Antwort a)

Definition Flüssigkeitsbilanz

Die Flüssigkeitsbilanz ergibt sich aus Flüssigkeitseinfuhr und der Flüssigkeitsausfuhr:

- *Bei einer **ausgeglichenen Bilanz** (▶ Abb. 4.1) entspricht die zugeführte Flüssigkeitsmenge der ausgeschiedenen Flüssigkeitsmenge (Einfuhr = Ausfuhr).*
- *Bei einer **positiven Bilanz** übersteigt die zugeführte Flüssigkeitsmenge die ausgeschiedene Flüssigkeitsmenge (Einfuhr > Ausfuhr).*
- *Bei einer **negativen Bilanz** wird dem Körper weniger Flüssigkeit zugeführt als ausgeschieden wird (Einfuhr < Ausfuhr).*

Ausgeglichene Bilanz • Hier steht dem Körper ausreichend Flüssigkeit für die ordnungsgemäße Funktion der Organe zur Verfügung. Im Vorfeld gab es weder einen Flüssigkeitsüberschuss noch einen Flüssigkeitsmangel. Die Flüssigkeitszufuhr steigert weder die Ausscheidungsmenge noch sammelt sich Flüssigkeit im Körper an.

Positive Bilanz • Es entsteht ein Flüssigkeitsüberschuss. Wird dieser Überschuss nicht zum Auffüllen eines Flüssigkeitsdefizits benötigt, wird er von gesunden Menschen über die Nieren ausgeschieden. Bei einem Menschen mit z. B. Nieren- oder Herzinsuffizienz dagegen kann sich die Flüssigkeit in Form von Ödemen im Gewebe einlagern.

Negative Bilanz • Es entsteht ein Flüssigkeitsdefizit. Infolgedessen kommt es zu einer Dehydratation bzw. Exsikkose. Das Risiko für Thrombosen und Embolien steigt, die Nieren werden stärker belastet. Letztlich sind alle Funktionen des Körpers beeinträchtigt.

Antwort b)

Frau K. verliert aufgrund ihrer Diarrhö und ihres Fiebers vermehrt Flüssigkeit:

- **Diarrhö:** Bei Durchfall sind der Wasseranteil des Stuhls und die Stuhlmenge erhöht.
- **Fieber:** Bei erhöhter Körpertemperatur steigt der tägliche Flüssigkeitsbedarf, da der Körper zur Schweißbildung Flüssigkeit benötigt.

Da Frau K. inzwischen seit rund 6 Tagen starken Durchfall und Fieber hat, ist von einem hohen Wasserverlust (**Flüssigkeitsdefizit**) auszugehen. Der Flüssigkeitsbedarf ist stark erhöht, es muss eine **positive Bilanz** angestrebt werden.

Aufgabe 2

a) Leiten Sie aus der Fallgeschichte eine Flüssigkeitsbilanzierung für Frau K. ab. Begründen Sie die von Ihnen angegebenen Werte.

b) Beurteilen Sie die Zuverlässigkeit der Bilanzierung. Nennen Sie eine Maßnahme, mit der Sie die Bilanzierung ergänzen könnten.

c) Erläutern Sie 2 mögliche Fehlerquellen, auf die Sie vor bzw. bei der praktischen Durchführung der Bilanzierung achten müssen.

d) Für den Ausgleich des Flüssigkeitsdefizits sollte der Flüssigkeitsbedarf möglichst exakt bestimmt werden. Berechnen Sie den Grundbedarf von Frau K. mit der Formel nach Holliday-Segar.

KB III.2.b, I.3.a

Antwort a)

Prüfungstipp

Während die Flüssigkeitsmenge der Positivseite der Bilanzierung relativ genau angegeben werden kann, können die Flüssigkeitsverluste auf der Negativseite nicht immer klar beziffert werden. Insbesondere die Verluste über Defäkation und Erbrechen sind Schätzwerte, denen unterschiedliche Literaturangaben zugrunde gelegt werden können. Die von Ihnen veranschlagten Mengen müssen daher nicht exakt mit den hier gemachten Angaben übereinstimmen. Für die Bewertung der Antwort ist vielmehr wichtig, dass Sie alle Formen des Wasserverlusts berücksichtigen und die von Ihnen angegebenen Flüssigkeitsmengen schlüssig begründen.

Auf der **Positivseite** der Flüssigkeitsbilanz stehen folgende Werte (▶ **Tab. 4.1**):

- **Getränke:** Frau K. trinkt im Zeitraum der Bilanzierung **450 ml** Wasser bzw. Tee.
- **Wasser aus fester Nahrung:** Breiartige Nahrung hat einen Wassergehalt von 70–90 %. Bei einer Annahme von 75 % enthält die Portion Haferschleim **150 ml** Wasser.
- **endogenes Oxidationswasser** bei normaler Ernährung: Hier wird in der Regel von **300 ml** ausgegangen (▶ **Abb. 4.1**).
- **Infusionen:** Frau K. erhält zwei Infusionen mit insgesamt **1000 ml**.

Abb. 4.1 Ausgeglichene Flüssigkeitsbilanz.

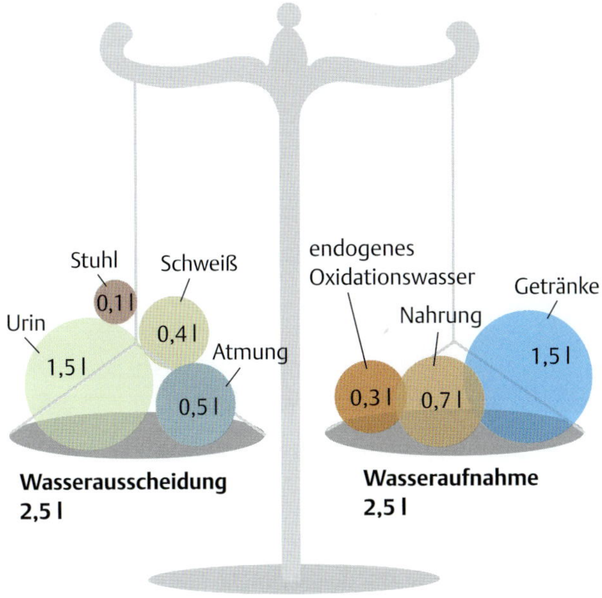

Bei einer ausgeglichenen Flüssigkeitsbilanz entspricht die Flüssigkeitsausfuhr der Flüssigkeitseinfuhr. Die jeweiligen Flüssigkeitsmengen setzen sich aus verschiedenen Fraktionen zusammen. *Quelle: I care Anatomie, Physiologie. 2. Auflage. Stuttgart: Thieme; 2020.*

Tab. 4.1 Flüssigkeitsbilanz von Frau K.

Anteil	Menge
Positivseite	
Getränke	+ 450 ml
Wasser in fester Nahrung	+ 150 ml
Oxidationswasser (bei normaler Ernährung)	+ 300 ml
Infusion mit Kochsalzlösung	+ 1000 ml
Negativseite	
Verlust über den Urin	–450 ml
Verlust über den Stuhl (inkl. geschätztem zusätzlichem Verlust durch Diarrhö)	–1800 ml
Verlust über die Atmung	–500 ml
Verlust über die Haut	–400 ml
zusätzlicher Verlust durch Fieber/Schwitzen	–1200 ml
Verlust durch Erbrechen (geschätzt)	–130 ml
Gesamtbilanz	
Flüssigkeitsmenge in 24 h	–2580 ml

Auf der **Negativseite** müssen berücksichtigt werden (▶ Tab. 4.1):

- **Urinausscheidung:** Die Urinmenge beträgt **450 ml**.
- **Stuhlausscheidung**, in diesem Fall zusätzlicher Verlust durch **Diarrhö** (Schätzwert): Bei Frau K. ist ein Flüssigkeitsverlust von 6 Portionen sehr flüssigen Stuhls zu berücksichtigen. Dieser Wert kann nur geschätzt werden. Beim Gesunden wird pro Defäkation meist von einem Wasserverlust von 100 ml ausgegangen. Bei Durchfall ist ein höherer Wert zu veranschlagen. Legt man 300 ml zugrunde, verliert Frau K. **1800 ml** Flüssigkeit über den Stuhl.
- **Perspiratio insensibilis** (unmerklicher Flüssigkeitsverlust über Atmung und Haut): Hier wird für Verluste über die Atmung von 500 ml ausgegangen, für die Verluste über die Haut von 400 ml (in der Literatur finden sich unterschiedliche Angaben). Insgesamt liegt die Perspiratio insensibilis damit bei **900 ml**.
- **Perspiratio sensibilis** (Flüssigkeitsverlust über Schwitzen): Pro 1 Grad erhöhter Körpertemperatur ist von einem Flüssigkeitsverlust von mind. 500 ml auszugehen. Legt man eine Körperkerntemperatur von 37 °C zugrunde, ist die Körpertemperatur von Frau K. beim morgendlichen Messen um 2,4 °C erhöht. Das fieberbedingte Schwitzen wird daher in der Bilanzierung mit **1200 ml** veranschlagt.
- Verlust durch **Erbrechen** (Schätzwert): Frau K. erbricht sich kurz nach der Nahrungsaufnahme. Es ist deshalb davon auszugehen, dass sie nur einen geringen Anteil des Haferschleims (50 g Haferflocken mit 150 ml Wasser) bei sich behält. Der geschätzte Flüssigkeitsverlust beträgt hier **130 ml**. Ein höherer Verlust ist möglich, da aus der Fallgeschichte nicht hervorgeht, ob Frau K. auch das Wasser und/oder den Tee erbricht.
- Verlust über Drainagen, Blutungen, Wundsekrete etc. sind bei Frau K. ohne Bedeutung.

Antwort b)

Dadurch, dass die Verluste über die Diarrhö, das Erbrechen und das Schwitzen nicht genau erfasst werden können, ist die Bilanzierung bei Frau K. **fehleranfällig**. Es ist daher sinnvoll, die Bilanzierung durch ein begleitendes **Wiegen** (zu Beginn und nach Beendigung der Bilanzierung, jeweils in der gleichen Kleidung) zu ergänzen.

Hinzu kommt, dass bei der Bilanzierung die Flüssigkeitsverluste nicht berücksichtigt werden, die **vor** der stationären Aufnahme von Frau K. eingetreten sind. Es ist davon auszugehen, dass Frau K. auch an den Tagen zuvor (vermutlich bereits vier Tage lang) bei starkem Durchfall zu wenig getrunken hatte und daher schon vor dem Tag der Aufnahme ein erhebliches Flüssigkeitsdefizit bestand, das in der Berechnung nicht berücksichtigt ist.

Antwort c)

- Der Pflegeempfänger sollte **vor Beginn** der Bilanzierung die **Blase entleeren**.
- Während der Bilanzierung muss der Betroffene zum Wasserlassen entsprechende **Gefäße (mit Skala)** benutzen, damit das Flüssigkeitsvolumen exakt erfasst werden kann.
- Das **Füllvolumen der Trinkgefäße** muss bekannt sein. Dies kann durch Verwendung skalierter Becher und ein exaktes Einschenken (bis zur Markierung) erreicht werden.
- Wird ein Gefäß vom Pflegeempfänger nicht geleert, muss die **Restmenge** der Flüssigkeit **erfasst** werden.
- Es muss **verhindert** werden, dass der Pflegeempfänger sich an **anderen Getränken** bedient (vom Besuch mitgebrachte Getränke, Getränke anderer Pflegeempfänger) oder sein Trinkgefäß vor der vollständigen Leerung wieder auffüllt.
- Im Falle eines **Erbrechens** sollte vom Betroffenen bzw. der Pflegefachperson versucht werden, das Erbrochene zunächst aufzufangen und dessen Menge festzustellen.

Antwort d)

Die **Holliday-Segar-Formel** berechnet den Grundbedarf in Abhängigkeit vom Körpergewicht. Für die ersten 10 kg wird ein erhöhter Bedarf vorausgesetzt:

- vom 1. bis zum 10. kg KG: 100 ml/kg
- vom 11. bis zum 20. kg KG: 50 ml/kg
- ab dem 21. kg KG: 20 ml/kg.

Daraus ergibt sich für Frau K. mit ihrem Körpergewicht von 40 kg folgende Berechnung:
$10 \times 100\,ml + 10 \times 50\,ml + 20 \times 20\,ml = 1900\,ml$
Diese Formel ist sehr genau, der Wert von **1900 ml** kann gut als Richtwert für die Flüssigkeitsmenge des Grundbedarfs verwendet werden.

Zusatzinfo Berechnung des Grundbedarfs

*Die **Holliday-Segar-Formel** ist eine gängige Formel zur Berechnung des Grundbedarfs. Sie wurde insbesondere für die Bedarfserrechnung für jüngere Menschen und Kinder entwickelt, findet aber (trotz geringer Evidenz) auch bei anderen Patientengruppen breite Anwendung.*
*Alternativ können der Ermittlung des Grundbedarfs **altersabhängige Richtwerte** zugrunde gelegt werden:*

- *< 15 Jahre: ca. 100 ml/kg KG/d*
- *15–19 Jahre: ca. 40 ml/kg KG/d*
- *20–51 Jahre: ca. 35 ml/kg KG/d*
- *> 51 Jahre: ca. 30 ml/kg KG/d.*

Diese Richtwerte berücksichtigen, dass der Flüssigkeitsbedarf im Alter sinkt. Hinzu kommt, dass viele ältere Menschen eine eingeschränkte Herzfunktion haben. Eine zu hohe Volumengabe würde dann den Kreislauf zusätzlich belasten.

Aufgabe 3

a) Im Arztbericht lesen Sie, dass Frau K. bei ihrer Einlieferung eine deutliche Exsikkose zeigte. Definieren Sie „Exsikkose", erläutern Sie deren Entstehung und nennen Sie 3 Symptome.
b) Bewerten Sie vor dem Hintergrund der geriatrischen Notfalltrias die Verwirrtheit von Frau K. im Zusammenhang mit der Exsikkose.
c) Entwerfen Sie eine Pflegeplanung für Frau K. Schlüsseln Sie dafür ein relevantes pflegerisches Problem, das sich aus ihrer Exsikkose und Verwirrtheit ergibt, nach dem PESR-Schema auf. Formulieren Sie die Pflegeziele nach dem SMART-Schema und beschreiben Sie 3 prioritäre Maßnahmen.

KB I.3.a

Antwort a)

Definition Exsikkose

*Als Exsikkose bezeichnet man eine Austrocknung (**starke Dehydratation**) des Körpers. Die Menge des Gesamtkörperwassers ist vermindert.*

Ursächlich ist eine unzureichende Flüssigkeitszufuhr und/oder ein erhöhter Flüssigkeitsverlust. Ein **erhöhter Flüssigkeitsverlust** tritt u. a. auf bei:

- Erkrankungen des Verdauungstraktes, die mit Diarrhö und/oder Erbrechen einhergehen
- Nierenerkrankungen mit erhöhter Diurese
- einer Therapie mit Diuretika
- starkem Schwitzen aufgrund von Fieber oder großer körperlicher Anstrengung
- einer Hyperglykämie im Rahmen eines Diabetes mellitus.

Abb. 4.2 Stehende Hautfalte bei Exsikkose.

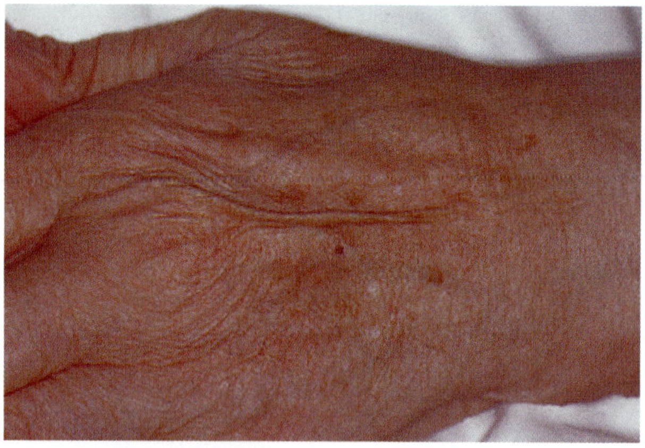

Bei Austrocknung verstreicht eine gezogene Hautfalte verzögert. Quelle: Midekke M. Durst. In: Füeßl H, Middeke M (Hrsg.): Duale Reihe Anamnese und Klinische Untersuchung. Stuttgart: Thieme; 2018.

Eine **unzureichende Flüssigkeitszufuhr** rührt oft daher, dass der Flüssigkeitsverlust vom Betroffenen unterschätzt wird und er daher zu wenig trinkt. Es kommt auch vor, dass ihm keine Getränke zur Verfügung stehen oder er die Getränke nicht erreichen kann.

Bei einem sehr hohen Flüssigkeitsverlust kann es unmöglich werden, so viel zu trinken, dass das Defizit ausgeglichen wird (z. B. bei Säuglingen oder Kleinkindern mit Durchfallerkrankungen). Bei vielen älteren Menschen begünstigen das im hohen Alter verminderte Durstgefühl und demenzielle Erkrankungen eine unzureichende Flüssigkeitszufuhr.

Bereits kleinere Flüssigkeitsdefizite wirken sich negativ auf die Organdurchblutung aus, was sich in Symptomen wie **Kopfschmerzen** oder **Schwindel** zeigt. Bei stärkerem Flüssigkeitsmangel kommt es zur Exsikkose. Typische Hinweise darauf sind:

- ein verzögertes oder ausbleibendes Verstreichen von Hautfalten, die am Handrücken, dem Unter- oder Oberarm aufgezogen werden (▶ **Abb. 4.2**)

PRAXISTIPP

Hautfaltentest

Bei der Beurteilung des Hautfaltentests müssen das Alter und der Ernährungszustand des Pflegeempfängers berücksichtigt werden. Da die Elastizität der Haut im Alter nachlässt, bleiben die Hautfalten bei älteren Menschen länger bestehen als bei jüngeren. Doch auch bei älteren Pflegeempfängern sollte sich die Hautfalte innerhalb weniger Sekunden zurückbilden.

- trockene Schleimhäute
- borkige Zunge
- Durstgefühl
- reduzierte Harnproduktion (Oligurie bis hin zur Anurie)
- körperliche Schwäche, Kopfschmerzen, Benommenheit, Krampfanfälle
- arterielle Hypotonie, Tachykardie (bis hin zum hypovolämischen Schock).

Bei hohen Flüssigkeitsverlusten kann eine **instabile Kreislaufsituation** entstehen.

Abhängig von der Art des Flüssigkeitsverlusts kann es zu **Elektrolytverschiebungen** kommen. Elektrolyte wie z. B. Natrium sind u. a. für die Impulsweiterleitung im Nervensystem und die elektromechanische Kopplung der Muskelzellen (inkl. der Herzmuskelzellen) wichtig. Ist das Gleichgewicht von Wasser und Elektrolyten (die sog. Homöostase) gestört, werden auch diese Organsysteme beeinträchtigt. Folgen sind beispielsweise **Bewusstseinsstörungen** oder **Krampfanfälle**.

! Merke Im Alter gefährlicher

Bei älteren Menschen (und auch bei Kindern) führt eine Exsikkose schnell zu einer Verschlechterung des Allgemeinzustandes.

Zusatzinfo Dehydratation

*Während bei Durchfällen Wasser und Elektrolyte in gleichem Maße verloren gehen (sog. **isotone Dehydratation**), verliert der Körper bei starkem Schwitzen mehr Wasser als Natrium (sog. **hypertone Dehydratation**). Eine sog. **hypotone Dehydratation**, bei der der Körper mehr Elektrolyte als Wasser verliert, kann beispielsweise bei einer Nebenniereninsuffizienz, einem Flüssigkeitsausgleich mit kochsalzfreiem Wasser oder bei chronischem Erbrechen auftreten. Diese verschiedenen Arten der Dehydratation sind allerdings anhand der Symptome nicht zu unterscheiden.*

Zusatzinfo Verteilung des Körperwassers

Bei Erwachsenen mittleren Alters entfallen ca. 60 % der Körpermasse auf Wasser, bei älteren Menschen etwa 50 %. Davon befinden sich rund zwei Drittel intrazellulär und ein Drittel befindet sich extrazellulär. Von diesem extrazellulären Wasser wiederum bilden 5 % das Blutplasma. Ein ausreichendes intravasales Flüssigkeitsvolumen ist Voraussetzung für einen stabilen Kreislauf und damit für die Versorgung der Organe mit Blut und Nährstoffen.

Antwort b)

Die **Exsikkose** kann als Ursache für die Verwirrtheit von Frau K. in Betracht gezogen werden. Es ist möglich, dass sich die Verwirrtheit nach Ausgleich des Flüssigkeitshaushalts wieder zurückbildet. Vor dem Hintergrund, dass Frau K. – wie von ihrem Sohn vermutet – den Fisch tatsächlich roh verspeist haben könnte, kann die Verwirrtheit auch auf eine **beginnende Demenz** hinweisen.

Bei Frau K. muss im Zusammenhang mit ihrer Exsikkose und Verwirrtheit die sog. **geriatrische Notfalltrias** beachtet werden. Sie sagt aus, dass Exsikkose, Delir und Sturz sich gegenseitig bedingen. Exsikkotische Pflegeempfänger sind oft unruhig und rastlos. Kommt es nun infolge des Flüssigkeitsmangels zu deliranten Zuständen, sind die betroffenen Pflegeempfänger hochgradig **sturzgefährdet**. Hierauf muss bei der Pflegeplanung Rücksicht genommen werden. Auch wenn der Verzehr des rohen Fisches nicht demenziell bedingt gewesen sein sollte, muss infrage gestellt werden, ob Frau K. weiterhin allein in ihrer Wohnung verbleiben kann.

Antwort c)

Pflegeproblem • ▶ Tab. 4.2.

Pflegeziel • Frau K. ist ausreichend hydriert (**Spezifisch**) und trinkt mindestens 30 ml/kgKG pro Tag (**Messbar, Realistisch**) in langsam aufbauender Menge (**Akzeptierbar**) bis in zwei Wochen (**Terminiert**).

Maßnahmen • Die Pflegefachpersonen nutzen jeden Kontakt, um die Patientin an die Trinkmenge zu erinnern und ihr ein **Trinkangebot** zu machen. Dies geschieht kontrolliert und geplant mindestens zu jeder Mahlzeit und nach jeder Mahlzeit.

Tab. 4.2 Zentrales Pflegeproblem von Frau K., aufgeschlüsselt nach PESR-Schema.

PESR	Beschreibung
Problem	Frau K. ist weiterhin Exsikkose-gefährdet
Ätiologie*	da sie mit 600 ml pro Tag zu wenig trinkt und wegen der erhöhten Körpertemperatur zusätzlich Flüssigkeit verliert.
Symptome	Zeichen einer Exsikkose (hier: v. a. Verwirrtheit); Temperatur 39,2 °C
Ressource	Sie ist (noch z. T.) orientiert, kann klar kommunizieren und reflektiert ihre Situation.

**Im Englischen „Etiology" bzw. im Deutschen auch „Einflussfaktor" (PESR).*

Das **Trinkpensum** für den Tag wird von der Hauswirtschaftskraft mit der Patientin **besprochen** und ihr bereits frühmorgens mitgeteilt (z. B. mit entsprechend markierten Wasserflaschen). Frau K. wird in die Auswahl der Getränke einbezogen und darf Wünsche äußern.

Die Bezugspflegekraft **berät** und **informiert** die Patientin am kommenden Tag über das Risiko und die Folgen einer Exsikkose und beantwortet ihr Fragen dazu. Bestehen weitere Fragen, wird ein Wiederholungstermin geplant.

Aufgabe 4

a) Leiten Sie aus der Fallgeschichte die wahrscheinliche Infektionsquelle ab und nennen Sie 4 Erreger, die im Zusammenhang mit der Erkrankung von Frau K. infrage kommen.
b) Beurteilen Sie, ob im Fall von Frau K. ein Erregernachweis ratsam ist.

KB III.2.a

Antwort a)

Die gastrointestinalen Beschwerden von Frau K. sind in **zeitlichem Zusammenhang** mit dem Verzehr aufgetauten, rohen Tiefkühlfischs aufgetreten. Dies legt den Verdacht nahe, dass der Fischverzehr die Ursache für Frau K.s Erkrankung ist. Als Erreger einer solchen **Lebensmittelinfektion** kommen insbesondere folgende Erreger infrage:

- Campylobacter
- Salmonellen
- Listerien
- bestimmte Escherichia-Bakterien.

Zu Frau K.s Symptomen würde außerdem eine Infektion mit dem **Noro-** oder dem **Rotavirus** passen. Auch diese beiden Erreger können über kontaminierte Lebensmittel übertragen werden. Allerdings sind hier eher pflanzliche Nahrungsmittel (Salat, Gemüse) betroffen als Fisch oder Fleisch. Beide Erreger sind sehr virulent, d. h., dass nur wenige Viruspartikel für eine Infektion ausreichen. Frau K. könnte sich auch unabhängig von ihrer Mahlzeit über eine Schmierinfektion angesteckt haben. Gegen eine solche Infektion spricht allerdings, dass Norovirus- und Rotavirus-Infektionen in der Regel nicht mit hohem Fieber einhergehen.

! *Merke* Häufigste Erreger von Enteritiden

Zu den häufigsten Erregern von infektiösen Enteritiden in Deutschland zählen:

- *Norovirus*
- *Campylobacter*
- *Rotavirus*
- *Salmonellen.*

Bei älteren Menschen überwiegen Infektionen mit Norovirus oder Salmonellen.

PRAXISTIPP

Weitere Ursachen bedenken

Auch wenn eine infektiöse Ursache für Frau K.s Gastroenteritis aufgrund der Symptome, der Anamnese und des Verlaufs wahrscheinlich ist, sollten weitere, **nicht infektiöse Auslöser** abgeklärt werden. So sollte beispielsweise erfragt werden, ob Frau K. im Vorfeld ihrer Erkrankung Antibiotika eingenommen hat, und wenn ja, welche. Denn eine Diarrhö kann auch als unerwünschte Arzneimittelwirkung auftreten.

Antwort b)

Bei hospitalisierten Patienten ist eine **Abklärung des Erregers** sinnvoll. Insbesondere bei bestimmten Patientengruppen (Kinder, alte Menschen, immungeschwächte Personen) kann eine solche Infektion einen **schweren Verlauf** nehmen. Dies kann bei Frau K. nicht ausgeschlossen werden, da sie zu einer dieser Patientengruppen zählt und bei ihr nach mittlerweile fünf Tagen Erkrankungsdauer keine deutliche Besserung zu beobachten ist. Sollte eine **bakterielle Infektion** vorliegen, könnte eine **Antibiotikatherapie** erwogen werden. Die Wahl des Antibiotikums wäre dabei abhängig vom identifizierten Erreger. Hinzu kommt, dass einige der infrage kommenden Erreger (insbesondere das Norovirus) hochkontagiös sind, weshalb sich bei ihrem Nachweis **Konsequenzen für die Hygienemaßnahmen** ergeben würden. Auch aus Gründen der **Meldepflicht** ist die Erregeridentifizierung bei hospitalisierten Patienten empfehlenswert.

! *Merke* Meldepflicht

Nach dem Infektionsschutzgesetz besteht eine namentliche Meldepflicht für gesicherte Infektionen u. a. mit Campylobacter, Salmonellen, Rota- und Noroviren.

Aus oben genannten Gründen sollte im Fall von Frau K. zunächst ein Nachweis der häufigsten viralen und bakteriellen Erreger versucht werden.

***Zusatzinfo* Nachweismethoden und Probenmaterial**

- *Virusnachweis im Stuhl mit PCR: Norovirus*
- *immunologischer Antigennachweis im Stuhl: Rotavirus*
- *bakterielle Erregerkulturen aus Stuhlproben: Campylobacter, Salmonellen.*

***Zusatzinfo* DD beim immunkompetenten Patienten**

*Bei immunkompetenten Personen sind Enteritiden, die durch die oben genannten Erreger verursacht werden, in der Regel **selbstlimitierend**, d. h., sie enden nach kurzer Zeit (meist wenige Tage) von allein. Da in diesen Fällen keine ursächliche, sondern allenfalls eine unterstützende Therapie (Flüssigkeitsgabe, ggf. Antiemetika und Analgetika) durchgeführt wird, ist eine Abklärung des jeweiligen Erregers im hausärztlichen bzw. ambulanten Bereich nicht unbedingt notwendig.*

Eine Erregerbestimmung wird empfohlen bei

- *Diarrhö von einer Dauer > 14 Tage*
- *erwartbaren Komplikationen aufgrund weiterer Erkrankungen*
- *einem schweren Krankheitsbild (u. a. hohem Fieber, starker Dehydrierung, Sepsis).*

Aufgabe 5

Eine Kollegin bietet Frau K. eine Infusion an. Diese lehnt aber jede weitere Infusion ab. Als Frau K. schläft, nutzt die Kollegin den bereits liegenden Zugang dafür, der Patientin eine Infusion anzuhängen. Als Frau K. dies bemerkt, ist sie erbost, aber die Infusion ist bereits komplett durchgelaufen.

Bewerten Sie diese Situation rechtlich und beziehen Sie eine ethisch-moralische Betrachtung ein.

KB II.3.a

Antwort

Die Kollegin handelt widerrechtlich, indem sie der Patientin eine Infusion **ohne Einwilligung** verabreicht. Die Patientin hat im Vorfeld **ausdrücklich** erklärt, **keine** weitere Infusion erhalten zu wollen. Diese Verweigerung der vorgeschlagenen Maßnahme ist Frau K.s gutes Recht (**Selbstbestimmungsrecht**; Art. 2 GG) und muss sowohl von den Ärzten als auch von den Pflegefachpersonen respektiert werden – auch wenn es schwerfällt. Aus ethischer Sicht missachtet die Kollegin mit ihrer Handlung das **Prinzip der Autonomie**.

! *Merke* Rechtliche Vorgaben einhalten

Der Spielraum für ethisch-moralisch motivierte Handlungen ist durch die Gesetzeslage klar begrenzt.

Die Kollegin handelte vermutlich in guter Absicht und mit dem Ziel, eine Besserung von Frau K.s Zustand zu erreichen. Es ist möglich, dass sie wegen Frau K.s Verwirrtheit deren Einwilligungsfähigkeit in Zweifel zieht und aus diesem Grund eigenmächtig handelte. Für den Fall, dass Frau K. **nicht einwilligungsfähig** sein sollte, müsste vom Betreuungsgericht allerdings ein Betreuer bestimmt werden, der anstelle von Frau K. die Entscheidung treffen müsste. Bei Vorliegen einer Vorsorgevollmacht müsste der Bevollmächtigte entscheiden. Da für Frau K. zum gegenwärtigen Zeitpunkt keine Lebensgefahr besteht, wäre – im Fall, dass keine Einwilligungsfähigkeit vorliegt – ausreichend Zeit zur Bestimmung eines Betreuers bzw. zur Kontaktaufnahme mit dem Bevollmächtigten.

Das Handeln der Kollegin ist **strafrechtlich relevant**. Infusionen ohne Einwilligung des Patienten fallen unter den Tatbestand der **Verletzung der körperlichen Unversehrtheit** (§§ 223 ff. StGB). Da der Patientin durch die widerrechtlich durchgeführte Infusion kein Schaden entstand, kann Frau K. **zivilrechtlich** keinen Schadenersatz geltend machen.

Ob für eine weitere Infusion eine **ärztliche Anordnung** vorlag, geht aus der Fallgeschichte und der Aufgabenstellung nicht hervor. Auch bei ärztlicher Anordnung hätte die Kollegin wegen Frau K.s fehlender Einwilligung auf die Maßnahme verzichten und den Arzt darüber informieren müssen. Ohne ärztliche Anordnung wiederum hätte die Kollegin – auch bei Einwilligung der Patientin – die Infusion nicht verabreichen dürfen.

Aufgabe 6

Sie sind auf dem Weg ins Stationszimmer, als Sie das Lichtsignal am Zimmer von Frau K. bemerken. Als Sie die Tür öffnen, sehen Sie, dass Frau K. vor ihrem Bett am Boden liegt. Die Zimmernachbarin von Frau K. hatte den Rufknopf gedrückt. Frau K. reagiert nicht auf Ansprache, ihre Haut ist kaltschweißig. Skizzieren Sie Ihr Vorgehen in dieser Situation.

KB I.4.a + b

Antwort

Die Vorgehensweise folgt einer klaren Priorisierung:

1. Situation als Notfall zu erkennen, sofortiges Unterbrechen der bisherigen Tätigkeit.
2. An Frau K. herantreten, sie ansprechen, Bewusstsein und Reaktion prüfen.
3. Reagiert die Patientin nicht, sofort Notruf absetzen bzw. Notfallknopf drücken (Info an den ärztlichen Dienst).
4. Atmung prüfen.
5. Atmet Frau K. nicht, mit Herz-Kreislauf-Reanimation beginnen. Bei vorhandener Atmung Patientin am Boden in sichere Position bringen (ggf. stabile Seitenlage). Frau K. darf nicht allein bleiben.
6. Vitalzeichen erheben. Diesen Schritt ggf. delegieren, sobald eine weitere Person vor Ort ist. Die Zimmernachbarin wird hierzu nicht angeleitet, denn sie ist keine Fachkraft.
7. Bewerten der Situation: Es könnte eine Kreislaufdekompensation bei Exsikkose vorliegen oder eine schwere Infektion mit Sepsis.
8. Vorbereiten bzw. einleiten weiterer Maßnahmen (Überwachung, Sauerstoffgabe, Infusion usw.). Sobald möglich, Frau K. ins Bett überleiten. Vorfall dokumentieren.

Aufgabe 7

Die Laboruntersuchung (Stuhlkultur) bestätigt eine Salmonellose.

a) Erklären Sie dem Sohn von Frau K. die Erkrankung „Salmonellose". Beschränken Sie sich dabei auf die Definition, die Symptomatik und die Pathophysiologie.

b) Beschreiben Sie den Hauptübertragungsweg der Enteritis-Salmonellen.

KB I.3.a

Antwort a)

„Die Salmonellose ist eine Infektion mit bestimmten Bakterien, den **Enteritis-Salmonellen**. Sie rufen eine **Entzündung** der **Dünndarm-** und der **Magenschleimhaut** hervor, die zu meist nur leichtem Fieber, Durchfall und Erbrechen führt (▶ **Abb. 4.3**). Durch den Durchfall und das Erbrechen verliert der Erkrankte Elektrolyte und Flüssigkeit, was bei Ihrer Mutter noch durch das fieberbedingte Schwitzen verstärkt wird. Es besteht die Gefahr, dass der Körper austrocknet. Manchmal bleibt eine solche Infektion aber auch symptomfrei.

Die Erreger dringen in die oberflächlichen Schleimhautzellen und die Deckzellen der Peyer-Plaques (das sind Ansammlungen von Immunzellen in der Darmwand) ein und schädigen sie. Wenn bestimmte Abwehrzellen, die Makrophagen, die Salmonellen aufnehmen, überleben diese oft in den Makrophagen und vermehren sich dort. Nach Abklingen der Symptome bzw. bei symptomlos verlaufender Infektion scheidet der Infizierte den Erreger über mehrere Wochen mit dem Stuhl aus. Das kann bis zu einem halben Jahr oder sogar länger dauern, besonders bei Kindern mit schweren Verläufen.

Bei **unkomplizierten** Verläufen bleibt die Entzündung **lokal begrenzt**. Durchfall und Erbrechen hören in der Regel nach spätestens 7–8 Tagen von allein wieder auf. Bei **schwererem** Verlauf können die Symptome aber bis zu 14 Tagen fortbestehen, wie das bei Ihrer Mutter der Fall zu sein scheint. Bei bestimmten Personengruppen, z. B. immungeschwächten oder/und anderweitig geschwächten oder gebrechlichen Menschen wie Ihrer Mutter, kann es zu **komplizierten, septischen Verläufen** kommen (▶ **Abb. 4.3**). Die Erreger gelangen dann über das Blut auch in andere Organe. Die Folgen können u. a. eine Endokarditis, Meningitis, Arthritis oder Pyelonephritis sein. Das ist bei Ihrer Mutter aber allem Anschein nach noch nicht der Fall."

Zusatzinfo Erregereigenschaften und Epidemiologie der Salmonellose

*Salmonellen sind gramnegative, begeißelte **Stäbchenbakterien**. Sie gehören zur Familie der **Enterobakterien**. Salmonellen sind **kälteresistent** und überleben auch unterhalb des Gefrierpunkts. Kalte Temperaturen hemmen allerdings ihre Vermehrung (▶ **Abb. 4.3**). Bei Zimmertemperatur vermehren sich die Salmonellen rasch. **Sicher abgetötet** werden Salmonellen durch Erhitzen auf **> 70 °C**. Enteritis-Salmonellen sind hauptsächlich im Magen-Darm-Trakt von **Tieren** zu finden, bei den Nutztieren insbesondere bei Geflügel (hier auch im Ovar), Schweinen und Rindern. Die Tiere selbst erkranken nur selten. Auch Menschen können Ausscheider sein.*

*Laut Robert Koch-Institut ist die Salmonellose nach der Campylobacter-Infektion die **zweithäufigste meldepflichtige bakterielle gastrointestinale Erkrankung** in Deutschland (9141 gemeldete Fälle bzw. 11 Fälle pro 100 000 Einwohner im Jahr 2022). Am häufigsten betroffen sind Kinder unter 5 Jahren. Die Letalität liegt bei < 0,1 %. Im Jahr 2022 nahmen 13 der gemeldeten Fälle einen tödlichen Ausgang. Bis auf eine Ausnahme waren alle Verstorbenen älter als 60 Jahre.*

*Da Enteritis-Salmonellen überwiegend über Nahrungsmittel übertragen werden, erkranken oft mehrere Personen zur selben Zeit nach Verzehr des kontaminierten Lebensmittels. Man spricht in diesen Fällen von einem **Ausbruch**.*

Zusatzinfo Salmonellen: Subspezies und Serovare

*Für den Menschen pathogen ist die Art S. enterica und davon wiederum die Unterart (Subspezies, ssp.) enterica (S. enterica ssp. enterica). Diese Unterart lässt sich anhand unterschiedlicher Antigenmuster in sog. Serovare unterteilen. Die in Deutschland häufigsten Erreger der Salmonellose sind die Serovare **S. Enteritidis** (S. enterica ssp. enterica Serovar Enteritidis) und **S. Typhimurium** (S. enterica ssp. enterica Serovar Typhimurium).*

ACHTUNG

Die Serovare Typhi und Parathypi von S. enterica ssp. enterica sind keine Erreger der Salmonellose! Sie verursachen die schweren, systemisch verlaufenden Erkrankungen Typhus bzw. Paratyphus.

Antwort b)

Der Hauptübertragungsweg ist die **orale Aufnahme** der Erreger über den Verzehr von Lebensmitteln, die mit Salmonellen verunreinigt sind. An erster Stelle stehen hier **tierische Produkte**, z. B. Speisen mit rohen Eiern wie Desserts oder Mayonnaise, rohe Würste, rohes Hack- und Geflügelfleisch, roher Fisch und Meerestiere. Aber auch **pflanzliche Nahrungsmittel** können eine Infektionsquelle sein (▶ **Abb. 4.3**). Die Salmonellose ist damit eine klassische **Lebensmittel-**

Abb. 4.3 Erreger, Übertragungsweg und Symptome der Salmonellose.

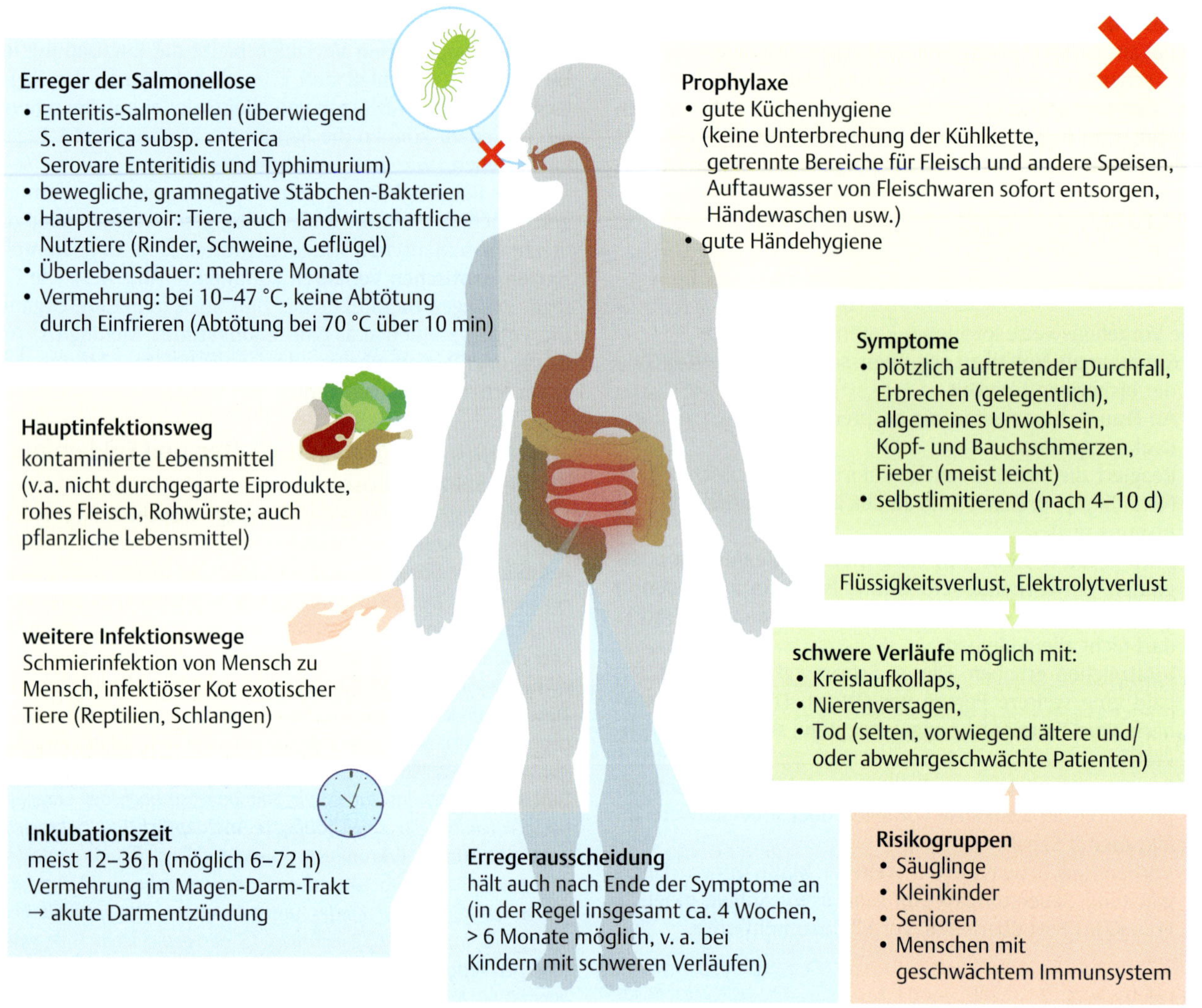

Enteritis-Salmonellen zählen zu den häufigsten Erregern infektiöser Enteritiden. *Quelle: I care Krankheitslehre. 3. Auflage. Stuttgart: Thieme; 2025.*

infektion. Viele Salmonelleninfektionen sind auf eine fehlerhafte Küchenhygiene zurückzuführen, insbesondere auf:

- Aufbewahrung von gefährdeten Lebensmitteln (z. B. Speisen mit rohen Eiern oder nicht durcherhitztem Fleisch oder Fisch) bei Zimmertemperatur
- Auftauen bei Zimmertemperatur anstatt im Kühlschrank
- Kontamination zuvor salmonellenfreier Lebensmittel durch Kontakt mit kontaminierten Lebensmitteln, Küchenutensilien (z. B. Schneidebretter oder Messer für Geflügelfleisch), Tauwasser, Fleischsaft oder Eierschalen (sog. Kreuzkontamination)
- unzureichende persönliche Hygiene des Küchenpersonals, insbesondere mangelnde Händehygiene.

Kommen solche Fehler in Großküchen, z. B. von Pflegeeinrichtungen, Krankenhäusern oder Kindertagesstätten vor, können große Ausbrüche die Folge sein.

Zusatzinfo Weitere Übertragungswege der Salmonellen

Wesentlich seltener als die Übertragung über Lebensmittel ist eine Infektion durch den Kontakt mit als Haustier gehaltenen ***Reptilien****. Bei mangelnder Hygiene ist auch eine direkte oder indirekte Infektion von Mensch (Ausscheider) zu Mensch als* ***fäkal-orale Schmierinfektion*** *möglich, ggf. auch als* ***nosokomiale*** *Infektion. Diese Fälle sind jedoch sehr selten und betreffen v. a. immungeschwächte oder multimorbide und damit besonders disponierte Personen. Die Verläufe sind dann in der Regel schwer bis lebensbedrohlich.*

Aufgabe 8

Frau K. erhält aufgrund der Salmonellose ein Antibiotikum. Diskutieren Sie diese Medikation im vorliegenden Fall.
KB III.2.f

Antwort

Die S 2k-Leitlinie der Deutschen Gesellschaft für Gastroenterologie, Verdauungs- und Stoffwechselkrankheiten zu gastrointestinalen Infektionen (Stand 11/2023) empfiehlt vor dem Hintergrund einer weiteren **Resistenzentwicklung**, bei einer akuten **unkomplizierten** Infektion mit Enteritis-Salmonellen auf die Gabe eines Antibiotikums zu **verzichten**. Begründet wird dies neben der Resistenzsituation damit, dass eine antimikrobielle Therapie den Verlauf der Erkrankung **nicht beeinflusst** und darüber hinaus die **Erregerausscheidung verlängert**.

Eine antibiotische Therapie soll bei Salmonellose nur durchgeführt werden, wenn als Nachweis einer Bakteriämie der **Erregernachweis im Blut** (Blutkultur) **positiv** ist und gleichzeitig

- bei anhaltenden Symptomen Zeichen einer systemischen Infektion vorliegen (z. B. hohes Fieber) oder
- der Patient Träger von Fremdmaterial (z. B. Gefäßprothesen) ist, das eine Erregerabsiedlung begünstigt.

Ziel der antibiotischen Therapie ist es dann, systemischen Verläufen bzw. einer Sepsis vorzubeugen.

Frau K.s hohes Fieber kann als Hinweis auf einen systemischen Verlauf gewertet werden. Bei gleichzeitigem Erregernachweis im Blut wäre damit die **Indikation** für eine antibiotische Therapie **gegeben**. Ob eine Blutkultur abgenommen wurde, wird in der Fallgeschichte nicht erwähnt. Im **positiven Fall** müsste vor dem Hintergrund der Resistenzbildung ein **Antibiogramm** angelegt werden, damit der passende Wirkstoff gewählt werden kann. Bei **negativer Blutkultur** wäre die erwähnte Antibiotikagabe kritisch zu sehen und es sollte eher darauf **verzichtet** werden.

Aufgabe 9

a) Bewerten die das Infektionsrisiko, das von Frau K. ausgeht. Nennen Sie die wichtigste Maßnahme zur Vermeidung einer Übertragung.
b) Stellen Sie kurz dar, inwiefern ein Krankenhaus für einen Salmonellose-Ausbruch gefährdet ist.
c) Entwickeln Sie einen Maßnahmenkatalog für einen Salmonellose-Ausbruch auf Station.

KB I.4.c

Antwort a)

Die **Gefahr**, dass sich die Salmonellose ausgehend von Frau K. auf Station von Mensch zu Mensch ausbreitet, ist als sehr **gering** einzuschätzen, da Salmonellen hauptsächlich über kontaminierte Lebensmittel übertragen werden. Dies gilt, sofern die Maßnahmen der **Basishygiene** – insbesondere der **Händehygiene** – sowohl vom Personal als auch vom Pflegeempfänger eingehalten werden. Darüber hinaus sind **keine speziellen Maßnahmen** bei der stationären Unterbringung von Frau K. zu treffen.

PRAXISTIPP

Patienten mit Diarrhö

Patienten mit ausgeprägter Diarrhö wie Frau K. sollten möglichst in einem Einzelzimmer mit eigener Toilette untergebracht werden. Dies gewährleistet, dass die Betroffenen zu jedem Zeitpunkt Zugang zu einer freien Toilette haben.

Antwort b)

Da es sich bei der Salmonellose um eine Lebensmittelinfektion handelt, besteht für ein Krankenhaus – wie für jede Institution, die von **Großküchen** versorgt wird – prinzipiell die Gefahr eines Salmonelloseausbruchs.

Antwort c)

Isolationsmaßnahmen • Bei einem **akuten Ausbruchgeschehen** sollten insbesondere immunsupprimierte Patienten von den akut an Salmonellose Erkrankten separiert werden. Die Isolationsmaßnahmen umfassen v. a.:

- das Einrichten von Schleusen,
- die Verwendung von Einmalgeschirr oder Geschirr, das nur dem Zimmer zugeordnet wird,
- die Restriktion von Besuchen und
- die Verwendung einer persönlichen Schutzausrüstung seitens des medizinischen Personals.

In schweren Fällen kann auch eine **Umkehrisolation** notwendig werden, durch die die wenigen gesunden Patienten vor den zahlreichen erkrankten Patienten geschützt werden. Hierbei werden anstelle der Erkrankten die Nichtinfizierten zu ihrem eigenen Schutz isoliert.

Meldung Gesundheitsamt • Nach direktem Nachweis ist eine Salmonellose in Deutschland durch Vorgabe des § 7 Abs. 1 IfSG innerhalb von 24 Stunden namentlich dem Gesundheitsamt zu melden. Der Verdacht ist dann meldepflichtig, wenn bei zwei oder mehr Erkrankten dieselben sog. Infektionsvehikel (z. B. Rohwürste desselben Herstellers) vermutet werden.

Zusatzinfo Meldepflicht

Die Meldung ermöglicht es, Ausbrüche zu erkennen und den Infektionsweg nachzuvollziehen. In einigen Fällen kann das Infektionsvehikel ausfindig gemacht werden, sodass die Umstände, die zur Kontamination des Lebensmittels führten, abgestellt werden können. Weiterhin gibt die Erfassung der Fallzahlen einen langfristigen Überblick über das Infektionsgeschehen und lässt damit Rückschlüsse auf die Wirksamkeit getroffener Maßnahmen (z. B. die Salmonellose-Impfung von Geflügel) zu.

5 3 Monate altes Mädchen mit angeborenem Herzfehler

Bereits während der Schwangerschaft wurde den Eltern der kleinen Lina* mitgeteilt, dass ihre Tochter die Chromosomenanomalie Trisomie 21 (Down-Syndrom) hat. Im Rahmen der Pränataldiagnostik bestätigte sich außerdem ein atrioventrikulärer Septumdefekt (AVSD). Die Eltern von Lina waren sehr verunsichert und stellten sich viele Fragen – auch die, ob sie das Kind überhaupt bekommen möchten. Nach einer psychosozialen Beratung haben sie sich schließlich für ihre kleine Tochter entschieden. Seit Linas Geburt hat sich ihr Blick auf die Welt verändert.

Inzwischen ist Lina 3 Monate alt und ein fröhliches, zärtliches Mädchen. Die Eltern erleben das Zusammensein mit ihrem Kind als ein großes Geschenk. Gleichzeitig sind sie in großer Sorge, weil Lina wegen ihres Herzfehlers nicht gut gedeiht. Sie ist im Alltag schnell erschöpft, wenn sie strampelt oder weint. Da sie auch beim Stillen schnell entkräftet ist, stillt ihre Mutter sie nur so lange, wie es ihr Zustand zulässt. Die übrige Muttermilch gibt sie Lina mit der Flasche.

In den ersten Lebensmonaten wurde Lina wegen ihrer Herzinsuffizienz, die sich langsam entwickelt, medikamentös behandelt. Nun soll ihr Herzfehler operiert werden. Die Untersuchung bei ihrer Kinderkardiologin lässt Lina tapfer über sich ergehen. Die Ärztin bespricht mit den Eltern den geplanten Klinikaufenthalt. Die besorgten Eltern sind nach dem ausführlichen Gespräch zuversichtlich und fühlen sich gut aufgeklärt. Trotzdem haben sie große Angst um ihre Tochter.

Lina wird gemeinsam mit ihrer Mutter im Krankenhaus aufgenommen und auf den operativen Eingriff vorbereitet. Wegen der ungewohnten Umgebung und der fremden Menschen ist sie ängstlich und weint. Als ihre Mutter kurz das Zimmer verlässt, beginnt sie zu schreien und entwickelt eine deutliche Dyspnoe. Die betreuende Pflegefachkraft erkennt die Notfallsituation sofort und leitet entsprechende Maßnahmen ein.

Nach der Operation liegt Lina auf einer Überwachungsstation. In der postoperativen Phase ist sie stabil, aber noch sehr schwach. Sie hat ihre Mutter stets an ihrer Seite.

**Fallbeispiel fiktiv, Namen frei erfunden*

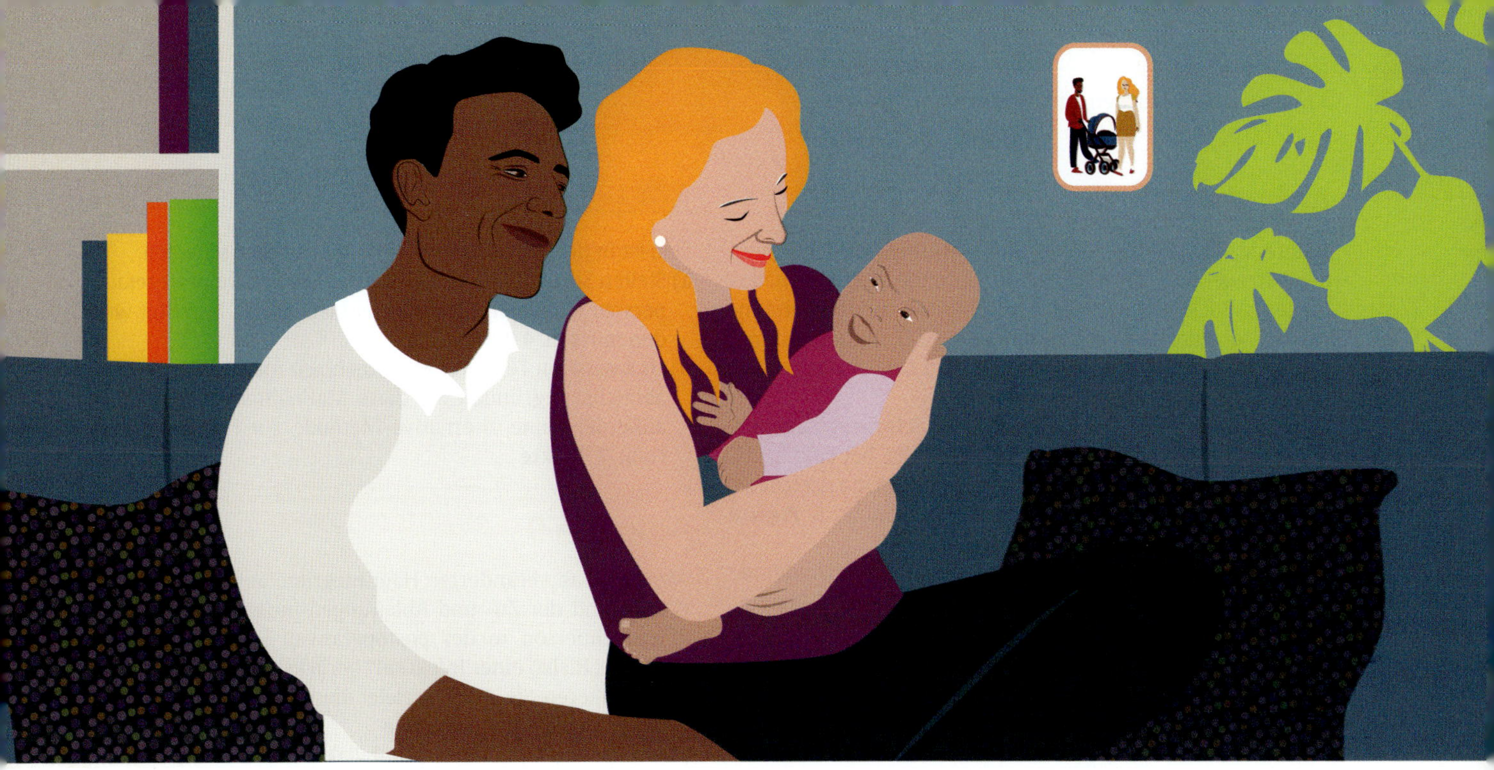

Aufgaben

Lesen Sie die Fallgeschichte sorgfältig durch, bevor Sie mit der Bearbeitung der folgenden Aufgaben beginnen. Berücksichtigen Sie dabei die geschilderte Situation.

Aufgabe 1

Nachdem Linas Eltern von der Trisomie 21 ihrer Tochter und deren Herzfehler erfahren hatten, befanden sie sich in einem moralischen Dilemma. Sie wussten nicht, wie es weitergehen soll, und haben auch daran gedacht, ihr Kind nicht zu bekommen.

a) Schildern Sie den ethischen Konflikt der Eltern und ihre Entscheidungsfindung. Formulieren Sie dabei Fragen, die sich die Eltern während der Entscheidungsfindung möglicherweise gestellt haben (2 Fragen zum gesundheitlichen Zustand des Kindes und 2 Fragen zur psychosozialen Situation der Eltern). **10 Punkte (Konflikt 6 P, Fragen 4 P)**
b) Erläutern Sie 3 Unterstützungsangebote, die Eltern in einer solchen Situation in Anspruch nehmen können. **6 Punkte**
c) Stellen Sie kurz die gesetzliche Grundlage für einen Schwangerschaftsabbruch dar. **6 Punkte**

Aufgabe 2

Nach dem Aufklärungsgespräch mit der Kinderkardiologin sind Linas Eltern zwar zuversichtlich, haben aber dennoch Angst um ihr Kind. Sie hoffen, dass Lina die Operation gut übersteht und anschließend ein unbeschwertes Leben führen kann. Beschreiben Sie 4 Maßnahmen, mit denen das interdisziplinäre Team die Ängste der Eltern im Vorfeld der Operation reduzieren kann. **8 Punkte**

Aufgabe 3

Erläutern Sie die Bedeutung der EACH-Charta. Formulieren Sie anschließend in eigenen Worten 4 Rechte, die in der Charta festgelegt sind. **11 Punkte (Bedeutung 3 P, Rechte 8 P)**

Aufgabe 4

a) Als Lina schreit, stuft die betreuende Pflegefachperson die Situation sofort als Notfall ein. Nennen Sie 4 Symptome, an denen die Pflegefachperson eine solche Notfallsituation erkennen kann, und leiten Sie daraus 4 pflegerelevante Probleme für Lina ab. **8 Punkte**
b) Erläutern und begründen Sie die Handlungskompetenz der Pflegefachperson, die in dieser Notfallsituation erforderlich ist. **12 Punkte**

Aufgabe 5

Führen Sie die Informationen auf, die die Pflegefachperson in der Notfallsituation an den Arzt weitergeben muss. Charakterisieren Sie anschließend kurz die Informationsübergabe. **7 Punkte (Informationen 5 P, Übergabe 2 P)**

Aufgabe 6

In der Notfallsituation delegiert der Arzt notwendige therapeutische Maßnahmen an die Pflegefachperson. Erläutern Sie den Unterschied zwischen grundsätzlich delegierbaren, im Einzelfall delegierbaren und nicht delegierbaren Tätigkeiten. **6 Punkte**

Aufgabe 7

Während der postoperativen Überwachung von Lina muss die betreuende Pflegefachperson besondere Pflegephänomene im Blick haben. Wegen der Operationswunde und invasiven diagnostischen Maßnahmen (z. B. Blutentnahme) kann das Pflegephänomen „Schmerz" bei Lina erwartet werden.

a) Beschreiben Sie 4 Hinweise auf ein Schmerzgeschehen, die eine Pflegefachperson möglicherweise bei Lina beobachten kann. Nennen Sie zusätzlich ein für Lina geeignetes Assessmentinstrument zur Schmerzerfassung. **5 Punkte (Hinweise 4 P, Assessmentinstrument 1 P)**

b) Listen Sie je 3 schmerzpräventive und schmerzlindernde Pflegemaßnahmen auf, die für Lina geeignet sind. **6 Punkte**

Aufgabe 8

Lina ist in der postoperativen Phase noch sehr schwach.

a) Stellen Sie die Besonderheiten dar, die von den Pflegefachpersonen und von Linas Mutter beim Stillen beachtet werden müssen. **4 Punkte**

b) Lina wird ein Teil ihrer Milchmahlzeit mit der Flasche verabreicht. Begründen Sie diese Maßnahme. Erläutern Sie außerdem eine alternative Methode zur Flaschenernährung. **3 Punkte**

Aufgabe 9

Wegen Linas veränderter Hautintegrität aufgrund der OP-Wunde und der Zu- und Ableitungen muss die betreuende Pflegefachperson in der postoperativen Phase die Pflegediagnose „Risiko einer Infektion" berücksichtigen.

a) Formulieren Sie 4 Pflegeziele, die in diesem Zusammenhang relevant sind. **4 Punkte**

b) Wählen Sie 4 infektionsprophylaktische Maßnahmen aus, die in Linas pflegerischer Versorgung in der postoperativen Phase durchgeführt werden müssen. **4 Punkte**

Lösungshorizont

Aufgabe 1

Nachdem Linas Eltern von der Trisomie 21 ihrer Tochter und deren Herzfehler erfahren hatten, befanden sie sich in einem moralischen Dilemma. Sie wussten nicht, wie es weitergehen soll, und haben auch daran gedacht, ihr Kind nicht zu bekommen.

a) Schildern Sie den ethischen Konflikt der Eltern und ihre Entscheidungsfindung. Formulieren Sie dabei Fragen, die sich die Eltern während der Entscheidungsfindung möglicherweise gestellt haben (2 Fragen zum gesundheitlichen Zustand des Kindes und 2 Fragen zur psychosozialen Situation der Eltern).

b) Erläutern Sie 3 Unterstützungsangebote, die Eltern in einer solchen Situation in Anspruch nehmen können.

c) Stellen Sie kurz die gesetzliche Grundlage für einen Schwangerschaftsabbruch dar.

KB II.3.b + c

Antwort a)

Ethischer Konflikt • Auslöser des ethischen Konflikts ist die Diagnose einer **schwerwiegenden Beeinträchtigung** des ungeborenen Kindes bei gleichzeitig bestehender Möglichkeit, das Kind **nicht** zu bekommen. Die Diagnose des Down-Syndroms und des Herzfehlers löst bei den Eltern zunächst Erschütterung und Schock aus. Sie müssen sich mit intensiven **widersprüchlichen Gefühlen** auseinandersetzen und gleichzeitig eine weitreichende, **existenzielle Entscheidung** treffen, die das Leben ihres ungeborenen Kindes betrifft. Diese Entscheidung ist **individuell** und kann nur von den Eltern selbst aus ihrer **persönlichen Situation** heraus getroffen werden. Eigene ethische Grundeinstellungen werden in einer solchen Situation oft **neu überdacht**. Vielleicht war bisher ein Schwangerschaftsabbruch für die Eltern unvorstellbar, und doch kommen jetzt, wo die Eltern selbst in einer entsprechenden Situation sind, Gedanken daran auf.

Fragen zur Entscheidungsfindung • Vor der Entscheidung stehen vor allem Fragen zu zwei Aspekten im Raum: zum gesundheitlichen Zustand des Kindes und zu der späteren psychosozialen Situation der Eltern bzw. der Familie.

Mögliche Fragen zur **Gesundheit des Kindes** könnten sein:

- Wie sicher ist die gestellte Diagnose?
- Mit welchen Beeinträchtigungen ist zu rechnen?
- Kann während der Schwangerschaft oder nach der Geburt eine Behandlung des Kindes durchgeführt werden?
- Welche Überlebenschance hat das Kind?
- Was bedeutet der Herzfehler für sein späteres Leben?
- In welchem Umfang ist in Zukunft eine medizinische oder anderweitige Betreuung des Kindes erforderlich?
- Welche Schmerzen und körperlichen oder seelischen Belastungen, z. B. durch Operationen, sind zu erwarten?
- Wie hoch ist Linas Lebenserwartung?

Mögliche Fragen zur zukünftigen **psychosozialen Situation** könnten sein:

- Wie gestaltet sich das Leben mit einem Kind mit Down-Syndrom?
- Welche Hilfen (Beratung, Kontakte zu Betroffenen, familienentlastende Dienste, finanzielle Hilfen, schriftliche Informationen etc.) gibt es?
- Welche Bereicherungen, aber auch welche Verluste wird dieses besondere Kind mit sich bringen?
- Wie wird sich die Beziehung der Eltern zueinander, aber auch zu Freunden, Kollegen und Nachbarn verändern?
- Welchen Einfluss wird die schwerwiegende gesundheitliche Beeinträchtigung des Kindes auf die beruflichen und privaten Zukunftspläne der Eltern, die Gestaltung des Arbeitsalltags und der Freizeit nehmen?
- Wird die Versorgung des Kindes Auswirkungen auf die finanzielle Situation der Familie haben?

Abb. 5.1 Straflosigkeit bei Schwangerschaftsabbruch.

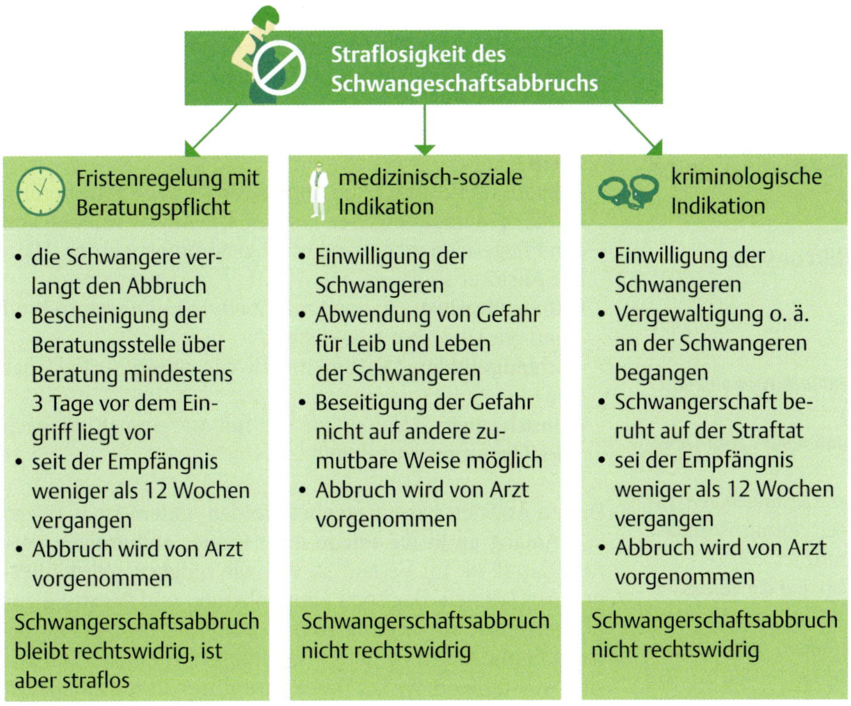

Unter bestimmten Voraussetzungen ist ein Schwangerschaftsabbruch straffrei.
Quelle: Hell W, Konopka T. Straflosigkeit des Schwangerschaftsabbruchs. In: Hell W, Konopka T: Alles Wissenswerte über Staat, Bürger, Recht. 9. Auflage. Stuttgart: Thieme; 2024.

Antwort b)

Die Schwangere hat ein Recht auf Informationen und kann u. a. folgende Unterstützungsangebote in Anspruch nehmen:

- **psychosoziale Beratung:** Dieses kostenfreie Beratungsangebot wird in **Schwangerschaftsberatungsstellen** von Pädagogen, Psychologen, Ärzten und Sozialarbeitern durchgeführt. Sein Ziel ist die emotionale Stabilisierung der Eltern, sodass sie in der Lage sind, ihre Gefühle und Ängste so abzuwägen, dass sie für sich die individuell richtige Entscheidung treffen. Der Rechtsanspruch auf eine solche Beratung ist im Schwangerschaftskonfliktgesetz geregelt (s. u.).
- **genetische Beratung:** Nach dem Gendiagnostikgesetz hat die Schwangere bei einem ungünstigen Untersuchungsbefund das Recht auf eine genetische Beratung und ein Beratungsgespräch nach dem Schwangerschaftskonfliktgesetz.
- **weitere Möglichkeiten und Ansprechpartner:** Zur Unterstützung in der Belastungssituation können auf Wunsch Kontakte zu psychosozialen Beratern, Schwangerschaftskonfliktberatungsstellen, Selbsthilfegruppen und Behindertenverbänden vermittelt werden.
- **Informationsmaterial:** Zu vielen Krankheitsbildern gibt es gutes und informatives Informationsmaterial, das z. B. von Selbsthilfeorganisationen (von den Betroffenen selbst) und/oder beratenden Fachleuten herausgegeben wird.

! Merke Auch den Vater einbeziehen

Wichtig ist in jedem Fall, dass der Partner die Schwangere unterstützt, bei den Beratungsgesprächen dabei ist und die Entscheidung mittragen kann.

Antwort c)

Der Schwangerschaftsabbruch („Abtreibung") ist seit 1995 mit **§ 218 StGB** in Deutschland gesetzlich geregelt. Er ist prinzipiell **rechtswidrig**, wobei es bestimmte Ausnahmen gibt (▶ **Abb. 5.1**).

Nicht rechtswidrig • Es gelten folgende Ausnahmen:

- **medizinisch-soziale Indikation:** Ein Abbruch ist erlaubt, wenn die Gesundheit oder das Leben der Schwangeren gefährdet ist und diese Gefährdung nur durch den Abbruch der Schwangerschaft behoben werden kann, z. B. bei Erstdiagnose einer bösartigen Tumorerkrankung der Mutter mit notwendiger Chemotherapie. Auch schwere, mit dem Leben kaum oder nicht vereinbare Fehlbildungen des Ungeborenen stellen eine Indikation dar, da von einer erheblichen psychischen Beeinträchtigung der Schwangeren ausgegangen werden muss.
- **kriminologische Indikation:** Nach einer Vergewaltigung kann die Schwangerschaft bis zur 12. SSW abgebrochen werden.

Das Recht auf Beratung im Rahmen einer medizinisch-sozialen Indikation ist in **Abschnitt 1** des **Gesetzes zur Vermeidung und Bewältigung von Schwangerschaftskonflikten** geregelt (Schwangerschaftskonfliktgesetz, SchKG; Inkrafttreten 1992, aktualisiert 2024). Hier sind auch die Anforderungen an eine umfassende Aufklärung, Betreuung und Begleitung der Schwangeren im Vorfeld einer möglichen medizinischen Indikation bei auffälligem pränatalem Befund festgehalten, genauso wie Regelungen zur Kostenübernahme.

Rechtswidrig, aber straflos • Anders verhält es sich bei einem Abbruch auf **ausdrückliches Verlangen** der Schwangeren. Dieser bleibt rechtwidrig, ist aber **straflos**, wenn

- die Schwangerschaft vor dem Abbruch weniger als 12 Wochen bestand,
- sich die Schwangere mind. 3 Tage vor dem Eingriff von einer anerkannten Beratungsstelle hat beraten lassen (Vorlage einer Beratungsbescheinigung) und
- der Abbruch von einem Arzt durchgeführt wurde.

Inhalt und Durchführung der geforderten Beratung der Schwangeren ist durch **Abschnitt 2** des **SchKG** geregelt.

Zusatzinfo Schwangerschaftsabbruch

§ 218 StGB greift ab dem Zeitpunkt, zu dem sich die befruchtete Eizelle in die Gebärmutterschleimhaut einnistet (Nidation, ca. 2 Wochen nach der Befruchtung). In der Zeit davor ist das Gesetz zum Schutz von Embryonen (ESchG) zuständig. Nach dem ESchG sind nidationsverhindernde Maßnahmen nicht strafbar. Hierzu zählt z. B. die „Pille danach". Sie gelten nicht als Schwangerschaftsabbruch, da sie lediglich den Eisprung verzögern, um eine Befruchtung zu vermeiden.

Zusatzinfo Schwangerschaftskonfliktgesetz (SchKG)

Neben den oben genannten Inhalten regelt das SchKG noch andere Sachverhalte:

- *die gesundheitliche Aufklärung (Konzepte und Informationsmaterialien zur Sexualaufklärung und Verhütung)*
- *das Zurverfügungstellen von Informationsmaterialien zum Leben mit behinderten Kindern und Erwachsenen*
- *das Sicherstellen und Bekanntmachen von Hilfsangeboten für Schwangere in Konfliktsituationen (zentraler Notruf, Anspruch auf anonyme Beratung und vertrauliche Geburt)*
- *das Angebot der anerkannten Beratungsstellen und die Voraussetzungen für die Anerkennung*
- *die Beratung zur vertraulichen Geburt (Entbindung ohne Angabe der Identität der Mutter)*
- *das Belästigungsverbot im Umkreis der Beratungsstellen und der Einrichtungen, in denen Schwangerschaftsabbrüche vorgenommen werden*
- *die Bundesstatistiken über Schwangerschaftsabbrüche*
- *die Kostenübernahme für einen Schwangerschaftsabbruch.*

Nach Abschnitt 3 § 12 ist niemand verpflichtet, an einem Schwangerschaftsabbruch mitzuwirken – es sein denn, der Abbruch ist unmittelbar notwendig, um das Leben der Mutter zu retten.

Aufgabe 2

Nach dem Aufklärungsgespräch mit der Kinderkardiologin sind Linas Eltern zwar zuversichtlich, haben aber dennoch Angst um ihr Kind. Sie hoffen, dass Lina die Operation gut übersteht und anschließend ein unbeschwertes Leben führen kann. Beschreiben Sie 4 Maßnahmen, mit denen das interdisziplinäre Team die Ängste der Eltern im Vorfeld der Operation reduzieren kann.
KB I.3.b + d

Antwort

Um die Ängste von Linas Eltern vor der Operation zu reduzieren, ist eine **vertrauensvolle Beziehung** zwischen allen Beteiligten (den Eltern, Lina und dem therapeutischen Team) eine Grundvoraussetzung. Deshalb sollte schon der Erstkontakt in einer ruhigen und entspannten Atmosphäre stattfinden.

Ärztliche Maßnahmen • Die Ärztin übernimmt die Aufgabe,

- die Eltern über das **operative Vorgehen** zu informieren,
- sie über die damit verbundenen **Risiken** aufzuklären und
- ihnen eine **Prognose** mitzuteilen.

Pflegerische Maßnahmen • Die Pflegenden

- **informieren** die Eltern vor der Operation über den geplanten Gesamtablauf und die dabei anstehenden **Pflegeinterventionen**.
- machen die Eltern mit der Umgebung vertraut:
  - Sie zeigen ihnen die **Räumlichkeiten**, die für die **Operation** von Bedeutung sind.
  - Sie stellen ihnen bereits jetzt die **Überwachungsstation** vor, auf der Lina nach der Operation versorgt wird.
- informieren die Eltern über die Möglichkeit des **Rooming-in** (Mitaufnahme der Mutter). Die Gewissheit, stets bei ihrem Kind sein zu können, vermindert die Ängste der Mutter.
- signalisieren den Eltern gegenüber stete **Gesprächsbereitschaft**.
- arbeiten im Gespräch die **Angstauslöser** der Eltern heraus, damit sie darauf eingehen können. Die Ängste müssen von den Pflegenden wahr- und ernst genommen werden. Häufige Auslöser sind:
  - **Kontrollverlust:** „Jemand macht etwas mit unserem Kind und wir sind dem ausgeliefert."
  - **Schuldgefühle:** „Warum muten wir unserem Kind das zu?"
  - **Unsicherheit:** „Wie sollen wir mit unserem Kind nach der Operation umgehen?"

Diesen Ängsten kann begegnet werden, indem Linas Eltern von Anfang an **in die Pflege** ihres Kindes **einbezogen** werden, damit sie im Verlauf so viel wie möglich selbst übernehmen können. Das setzt eine **Anleitung** und **Beratung** zur pflegerischen Versorgung voraus. Die Pflegefachperson unterstützt die Eltern bei ihren Handlungen, wobei ein **Lob** positiv verstärkend wirkt. Das Konzept der **Bezugspflege** ist dabei hilfreich: Die zuständige Pflegefachperson ist Lina und deren Eltern vertraut. Das nimmt die Ängste und gibt Sicherheit.

Sollten die Pflegenden die Ängste der Eltern nicht ausreichend lindern können, kann ihnen **psychologischer** oder **seelsorgerischer Beistand** angeboten werden.

! *Merke* Vertrauen schaffen

Nicht immer können Eltern rund um die Uhr bei ihrem Kind sein. Deshalb ist es wichtig ihnen das Gefühl zu geben, dass ihr Kind in der Klinik gut aufgehoben ist.

Unterstützend kann **Kontakt zu anderen betroffenen Eltern** hergestellt werden, um den Eltern Mut zu machen und ihnen die Gelegenheit zu geben, Fragen zu stellen.

Aufgabe 3

Erläutern Sie die Bedeutung der EACH-Charta. Formulieren Sie anschließend in eigenen Worten 4 Rechte, die in der Charta festgelegt sind.
KB II.3.a

Antwort

Prüfungstipp

In ▶ Abb. 5.2 ist der originale Wortlaut der EACH-Charta wiedergegeben. Dieser wird in der Aufgabenstellung nicht verlangt. Für die korrekte Beantwortung der Aufgabe reicht aus, wenn sie 4 in der Charta enthaltene Rechte sinngemäß in eigenen Worten wiedergeben.

Die EACH-Charta (**E**uropean **A**ssociation for **C**hildren in **H**ospital; ▶ Abb. 5.2) beschreibt in 10 Artikeln die **Rechte von Kindern im Krankenhaus**. Ihr Ziel ist es, den Bedürfnissen der Kinder Gehör zu verschaffen und deren besondere Situation deutlich zu machen. Die Charta nimmt für sich in Anspruch, dass alle beschriebenen Rechte dem **Wohle der Kinder** dienen sollen, und zwar unabhängig von Alter, Herkunft, Erkrankung oder deren sozialem oder kulturellem Hintergrund.

Abb. 5.2 EACH-Charta.

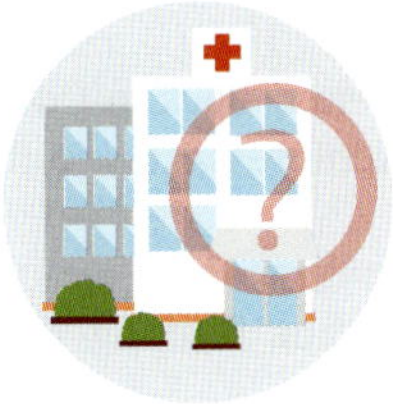

Artikel 1: Krankenhausaufenthalt nur wenn nötig
Kinder sollen nur dann in ein Krankenhaus aufgenommen werden, wenn die medizinische Behandlung, die sie benötigen, nicht ebenso gut zu Hause oder in einer Tagesklinik erfolgen kann.

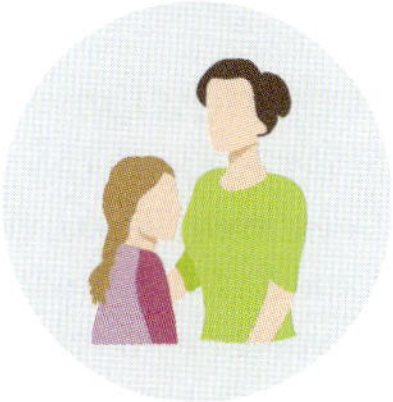

Artikel 2: Nähe und Sicherheit im Krankenhaus
Kinder im Krankenhaus haben das Recht, ihre Eltern oder eine andere Bezugsperson jederzeit bei sich zu haben.

Artikel 3: Mitaufnahme einer Begleitperson
Bei der Aufnahme eines Kindes ins Krankenhaus soll allen Eltern die Mitaufnahme angeboten werden, und ihnen soll geholfen und sie sollen ermutigt werden zu bleiben. Eltern sollen daraus keine zusätzlichen Kosten oder Einkommenseinbußen entstehen. Um an der Pflege ihres Kindes teilnehmen zu können, sollen Eltern über die Grundpflege und den Stationsalltag informiert werden. Ihre aktive Teilnahme daran soll unterstützt werden.

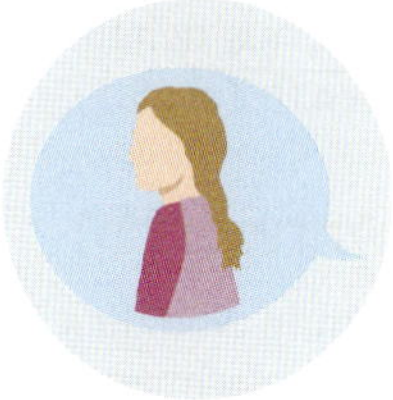

Artikel 4: Kindgerechte Information
Kinder und Eltern haben das Recht, in angemessener Art ihrem Alter und ihrem Verständnis entsprechend informiert zu werden. Es sollen Maßnahmen ergriffen werden, um körperlichen und seelischen Stress zu mildern.

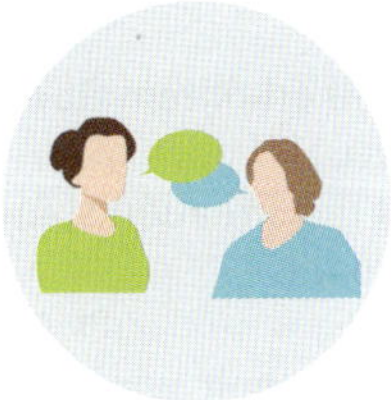

Artikel 5: Mitbeteiligung und Mitentscheidung
Kinder und Eltern haben das Recht, in alle Entscheidungen, die ihre Gesundheitsfürsorge betreffen, einbezogen zu werden. Jedes Kind soll vor unnötigen medizinischen Behandlungen und Untersuchungen geschützt werden.

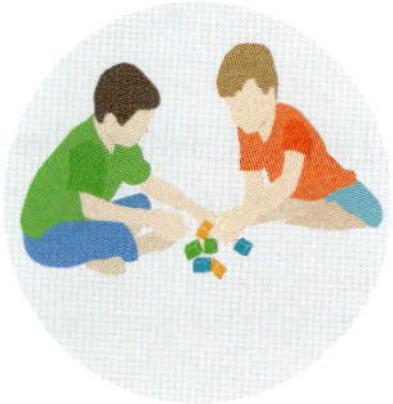

Artikel 6: Kindgerechte Umgebung
Kinder sollen gemeinsam mit Kindern betreut werden, die von ihrer Entwicklung her ähnliche Bedürfnisse haben. Kinder sollen nicht in Erwachsenenstationen aufgenommen werden. Es soll keine Altersbegrenzung für Besucher von Kindern im Krankenhaus geben.

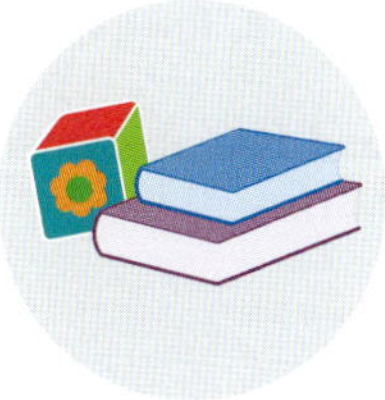

Artikel 7: Unterstützung nach Alter und Entwicklungsstand
Kinder haben das Recht auf eine Umgebung, die ihrem Alter und ihrem Zustand entspricht und die ihnen umfangreiche Möglichkeiten zum Spielen, zur Erholung und Schulbildung gibt. Die Umgebung soll für Kinder geplant, möbliert und mit Personal ausgestattet sein, das den Bedürfnissen von Kindern entspricht.

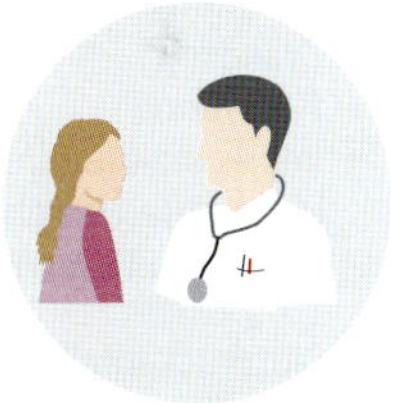

Artikel 8: Personal mit qualifizierter pädiatrischer Ausbildung
Kinder sollen von Personal betreut werden, das durch Ausbildung und Einfühlungsvermögen befähigt ist, auf die körperlichen, seelischen und entwicklungsbedingten Bedürfnisse von Kindern und ihren Familien einzugehen.

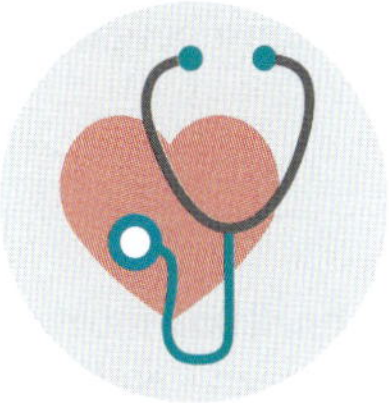

Artikel 9: Kontinuität in der Betreuung
Die Kontinuität in der Pflege kranker Kinder soll durch ein Team sichergestellt sein.

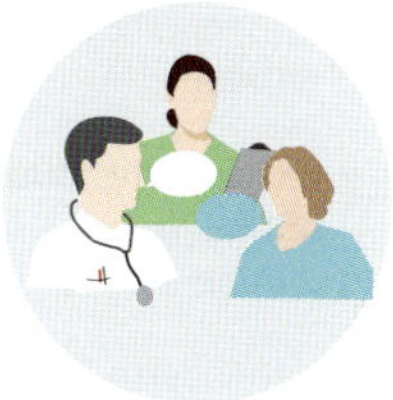

Artikel 10: Behandlung mit Takt und Verständnis
Kinder sollen mit Takt und Verständnis behandelt werden und ihre Intimsphäre soll jederzeit respektiert werden.

In ihren 10 Artikeln legt die EACH-Charta die Rechte kranker Kinder und deren Eltern vor, während und nach einem Aufenthalt im Krankenhaus oder in einer anderen Gesundheitseinrichtung fest. Sie wurde 1988 von der European Association for Children in Hospital (EACH) formuliert. Deutscher Vertreter dieses Dachverbands ist das Aktionskomitee Kind im Krankenhaus (AKIK; www.akik.de). Es gibt Erläuterungen zu der Charta, die regelmäßig von der EACH aktualisiert werden. *Text: © EACH; deutsche Version: AKIK.*

Die Charta ist rechtlich nicht bindend. Sie soll vielmehr als **moralischer Leitfaden** für die pädiatrische Versorgung dienen. In Deutschland unterstützt das Aktionskomitee für Kinder im Krankenhaus (**AKIK**) die Umsetzung der Charta und damit der Rechte von Kindern im Krankenhaus.

Aufgabe 4

a) Als Lina schreit, stuft die betreuende Pflegefachperson die Situation sofort als Notfall ein. Nennen Sie 4 Symptome, an denen die Pflegefachperson eine solche Notfallsituation erkennen kann, und leiten Sie daraus 4 pflegerelevante Probleme für Lina ab.

b) Erläutern und begründen Sie die Handlungskompetenz der Pflegefachperson, die in dieser Notfallsituation erforderlich ist.
KB I.4.a–c

Antwort a)

Prüfungstipp

In der Fallgeschichte wird nur die Dyspnoe als Symptom erwähnt. Orientieren Sie sich bei der Auswahl der übrigen geforderten Symptome an Linas Grunderkrankung (Herzfehler). Die Auswahl der Pflegeprobleme im folgenden Lösungshorizont ist beispielhaft. Sie können auch andere Pflegeprobleme wählen, sofern sie mit den von Ihnen genannten Symptomen in Zusammenhang stehen.

Wegen ihres Herzfehlers können bei Lina bei Belastung (z. B. bei anhaltendem Schreien) verschiedene Symptome auftreten, aus denen sich unterschiedliche Pflegeprobleme ergeben (▶ Tab. 5.1).

Antwort b)

Um in Notfällen kompetent handeln zu können, muss jede Pflegefachperson
- über den Ablauf bei möglichen Notfallsituationen informiert sein und
- regelmäßig an entsprechenden Fortbildungen teilnehmen.

Tab. 5.1 Mögliche Symptome und die sich daraus für Lina ergebenden Pflegeprobleme.

mögliche Symptome	sich daraus ergebende Pflegeprobleme
• bläuliche Verfärbung der Haut im Mund-Nasen-Dreieck und der Mundschleimhaut (zentrale Zyanose) • Tachypnoe • interkostale und/oder klavikuläre Einziehungen und Nasenflügeln	Dyspnoe aufgrund der Sauerstoffunterversorgung
• Blutdruckabfall • schnelles Schwitzen • verminderte Sauerstoffsättigung	Müdigkeit, Schwäche und Gedeihstörung aufgrund der Sauerstoffunterversorgung (Herzinsuffizienz)
• verminderte Sauerstoffsättigung • Unruhe	Angst aufgrund der Dyspnoe
• verminderte Sauerstoffsättigung • Schläfrigkeit, geringe Aktivität	Gefahr einer Bewusstseinseintrübung aufgrund der Sauerstoffunterversorgung
• kalte Finger und Zehen mit zyanotischem Nagelbett	Gefahr eines Dekubitus aufgrund der Sauerstoffunterversorgung der Körperperipherie
• Tachykardie • Herzrhythmusstörungen	Minderdurchblutung und Sauerstoffunterversorgung lebenswichtiger Organe mit Gefahr eines Herzstillstands

Im konkreten Fall muss die Pflegefachperson die **Notfallsituation** zunächst **einschätzen**. Dazu prüft sie folgende Kriterien:
- **Bewusstseinslage:** Hält Lina einen gezielten Blick auf die betreuende Pflegefachkraft oder etwas Interessantes (z. B. Licht)?
- **Atmung:** Beobachten der Atembewegungen und -geräusche, Messung der Sauerstoffsättigung zur Prüfung der Atemfunktion
- **Kreislauf:** Kontrolle von Puls (an der A. brachialis oder Fontanelle) und Blutdruck.

! *Merke* Im Notfall keine Hektik

In Notfallsituationen ist es wichtig, Ruhe zu bewahren und zügig und koordiniert zu handeln.

Nach Einschätzung der Situation ergreift die Pflegefachperson entsprechende Maßnahmen:
- **bei Kreislauf-/Atemstillstand:**
  - Notfallalarm auslösen, um Unterstützung anzufordern
  - unverzüglich lebensrettende Sofortmaßnahmen einleiten
  - ggf. Rea-Team anfordern
- Die Pflegefachperson positioniert Lina mit **erhöhtem Oberkörper**, um ihr die Atmung zu erleichtern.
- Sie **überwacht** das Kind und **reevaluiert** die Situation ständig, damit sie Veränderungen sofort erkennt.
- Sie **bleibt** unbedingt **bei Lina**.
- Sie sorgt dafür, dass Linas **Mutter sofort geholt** wird, damit das Kind sich beruhigt. Angst erhöht den Sauerstoffbedarf.

Weitere Aufgaben der Pflegenden sind:
- **Bereitstellen** des notwendigen Materials, z. B. für i. v.-Zugang, Medikamente oder Sauerstoff
- **Dokumentation** aller Veränderungen und Interventionen (nachdem die Notfallsituation behoben ist).

Aufgabe 5

Führen Sie die Informationen auf, die die Pflegefachperson in der Notfallsituation an den Arzt weitergeben muss. Charakterisieren Sie anschließend kurz die Informationsübergabe.
KB III.2.f

Antwort

Damit der Arzt die Situation von Lina so schnell wie möglich einschätzen und entsprechende Maßnahmen einleiten kann, sind folgende **Informationen** für ihn wesentlich:
- Ursache der Notfallsituation
- Bewusstseinslage, um das Ausmaß der Sauerstoffunterversorgung abzuschätzen
- Kreislaufsituation (Pulsfrequenz und -qualität, Blutdruck), um die Gefahr eines Herzversagens einzuschätzen und ggf. Notfallmedikamente anzuordnen bzw. zu verabreichen
- Atemsituation (Atemfrequenz, Sauerstoffsättigung), um eine Sauerstofftherapie abzuwägen und anzuordnen
- bereits ergriffene Maßnahmen.

Pflegefachkräfte geben die fachlichen Informationen verantwortungsbewusst in **kurzen, klaren Sätzen** an den Arzt weiter. Im Gespräch sollte **Blickkontakt** gehalten werden. Voraussetzung für einen optimalen Handlungsablauf und eine gute Zusammenarbeit ist, dass Arzt und Pflegefachperson Vertrauen zum Fachwissen des jeweils anderen haben.

Aufgabe 6

In der Notfallsituation delegiert der Arzt notwendige therapeutische Maßnahmen an die Pflegefachperson. Erläutern Sie den Unterschied zwischen grundsätzlich delegierbaren, im Einzelfall delegierbaren und nicht delegierbaren Tätigkeiten.
KB III.2.b

Antwort

- **grundsätzlich delegierbare Tätigkeiten:** Ärztliche Tätigkeiten, die kein oder ein beherrschbares Risiko für den Patienten darstellen und an qualifiziertes nicht ärztliches Personal übertragen werden können.
- **im Einzelfall delegierbare Tätigkeiten:** Ärztliche Leistungen, die von Pflegenden durchgeführt werden können, sofern sie die nötige Kompetenz (3-jährige Ausbildung) besitzen.
- **nicht delegierbare Tätigkeiten:** Aufgaben, die Ärzte persönlich erbringen müssen. Sie bergen besondere Risiken für den Patienten und erfordern daher spezifische ärztliche Fachkenntnisse.

Aufgabe 7

Während der postoperativen Überwachung von Lina muss die betreuende Pflegefachperson besondere Pflegephänomene im Blick haben. Wegen der Operationswunde und invasiven diagnostischen Maßnahmen (z. B. Blutentnahme) kann das Pflegephänomen „Schmerz“ bei Lina erwartet werden.

a) Beschreiben Sie 4 Hinweise auf ein Schmerzgeschehen, die eine Pflegefachperson möglicherweise bei Lina beobachten kann. Nennen Sie zusätzlich ein für Lina geeignetes Assessmentinstrument zur Schmerzerfassung.
b) Listen Sie je 3 schmerzpräventive und schmerzlindernde Pflegemaßnahmen auf, die für Lina geeignet sind.

KB I.3.c, III.2.c

Antwort a)

Da Lina erst drei Monate alt ist, kann sie ihre Schmerzen nicht artikulieren. Um ihren Schmerzzustand einzuschätzen, **befragt** die Pflegefachkraft daher die **Mutter** und **beobachtet** Lina genau. Dabei achtet sie auf:

- **selbst geäußerte Schmerzerfahrung** bzw. subjektives Schmerzempfinden: z. B. Stöhnen, Jammern oder Weinen
- **schmerzassoziierte Verhaltensweisen:** Veränderung der Mimik oder Gestik, z. B. zusammengezogene Augenbrauen, gerunzelte Stirn mit vertikalen Falten, zusammengekniffene Augen, heruntergezogene Mundpartie, Unruhe, angespannte Körperhaltung, reflektorische Bewegungen
- **schmerzbedingte physiologische Erregungszustände:** z. B. Erhöhung von Puls, Blutdruck, Atemfrequenz oder Muskeltonus, Schwitzen.

! Merke Erfassen von Schmerzen

Physiologische Veränderungen wie ein beschleunigter Puls oder Schwitzen sind für sich allein nicht als Hinweis auf Schmerzen zu werten. Sie können auch andere Ursachen haben.

Zusätzlich zur Beobachtung kann bei Lina als Assessmentinstrument die **KUSS** (Kindliche Unbehagens- und Schmerzskala) genutzt werden. Sie kann nach entsprechender Anleitung auch von den Eltern eingesetzt werden.

PRAXISTIPP

Dokumentation des Schmerzzustands

Die Informationen zum Schmerzgeschehen, die die Pflegefachperson durch Befragung der Mutter und durch ihre eigene Beobachtung erhält, muss sie dokumentieren und an den Arzt weitergeben. Sie umfassen:

- Schmerzstärke
- Schmerzqualität
- Auslöser der Schmerzen
- Auswirkungen der Schmerzen
- Lokalisation der Schmerzen.

Antwort b)

Prüfungstipp

Zwischen den schmerzpräventiven und den schmerzlindernden Maßnahmen gibt es Überschneidungen. So kann beispielsweise die Anwesenheit der Mutter Lina entspannen, sodass diese den Schmerz als weniger belastend empfindet. Genauso kann bei bereits bestehendem Schmerz die Mutter trösten und den Schmerz damit lindern. Aus diesem Grund tauchen einige Maßnahmen in beiden Kategorien auf.

Schmerzpräventive Interventionen

- schmerzauslösende Maßnahmen möglichst vermeiden (falls erforderlich: vorherige Analgetikagabe)
- schmerzfreie Darreichungsform für Analgetika wählen
- vor invasiven Interventionen lokalanästhetische Salben auftragen
- Hautkontakt vor, während und nach schmerzhaften Interventionen, z. B. Facilitated Tucking (Halten in Froschstellung; ▶ **Abb. 5.3a**)
- Anwesenheit der Eltern
- Einhalten der Ruhephasen
- Minimal Handling
- Känguruhen in stressfreier Umgebung
- non-nutritives Saugen am Schnuller (▶ **Abb. 5.3b**)
- Eltern zu schmerzpräventiven und -lindernden Maßnahmen anleiten (z. B. Positionierung, Ablenkung).

Schmerzlindernde Interventionen

- Anwesenheit der Eltern
- Blickkontakt
- Ablenkung (visuelle, auditive, taktile Reize), Beschäftigung
- schmerzlindernde Positionierung
- Känguruhen in stressfreier Umgebung
- sensorische oder taktile Stimulation
- Aromatherapie mit Ölen, die nicht die Atemwege reizen
- Fersenmassage
- nutritives Saugen von Saccharoselösungen oder Stillen nach Möglichkeit
- Information der Eltern über die Bedeutung der Schmerzerkennung und über die Notwendigkeit, dem Pflegepersonal Anzeichen von Schmerzen bei Lina zu melden
- Analgetikagabe nach ärztlicher Anordnung.

Abb. 5.3 Möglichkeiten der schmerzpräventiven Interventionen beim Säugling.

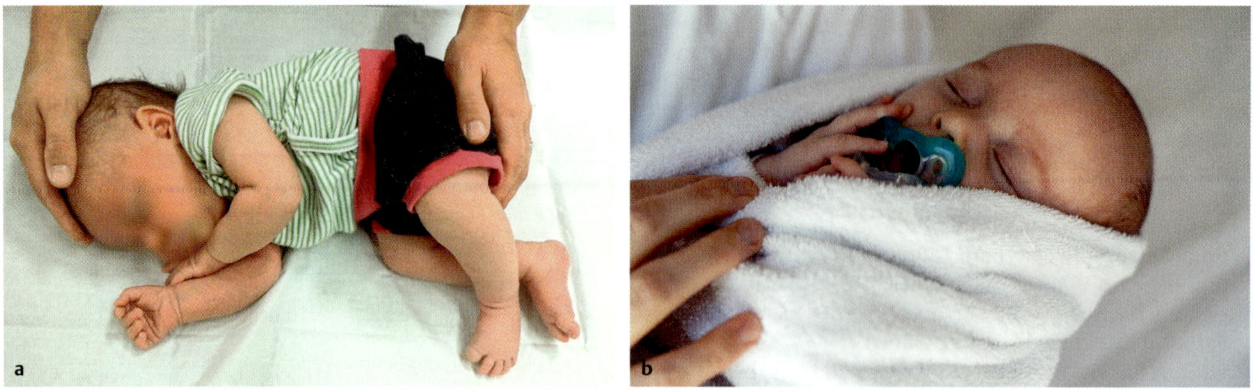

a Das sog. Facilitated Tucking (Halten des Kindes in Froschstellung) gibt dem Kind eine Begrenzung und hat so einen positiven Effekt auf das Stress- und Schmerzempfinden. *Quelle: Elbe M, Käter S, Eifinge F: PVK-Anlage bei Kindern – Schritt für Schritt. In: Notaufnahme up2date 2020; 2 (01): 14 - 19. Stuttgart: Thieme.*

b Das non-nutritive Saugen am Schnuller wirkt entspannend auf Neugeborene und Säuglinge. *Quelle: © K. Oborny/Thieme.*

Aufgabe 8

Lina ist in der postoperativen Phase noch sehr schwach.

a) Stellen Sie die Besonderheiten dar, die von den Pflegefachpersonen und von Linas Mutter beim Stillen beachtet werden müssen.

b) Lina wird ein Teil ihrer Milchmahlzeit mit der Flasche verabreicht. Begründen Sie diese Maßnahme. Erläutern Sie außerdem eine alternative Methode zur Flaschenernährung.

KB I.3.d

Antwort a)

Das **Trinken an der Brust** ist für Lina in ihrem geschwächten Zustand sehr anstrengend, da sie für den Milchgewinn einen hohen Unterdruck erzeugen muss. Sie sollte daher nur so viel Muttermilch an der Brust zu sich nehmen, wie ihre Kraft zulässt. Dabei sollte Folgendes beachtet werden:

- Lina sollten **viele kleine Mahlzeiten** angeboten werden. Sie sollte, wenn es ihr Zustand zulässt, Trinkmengen nach Bedarf zu sich nehmen können.
- Es sollte **kein Hungerzustand** entstehen, damit Lina nicht weint. Weinen strengt sie zusätzlich an und erhöht den Energieverbrauch.
- Linas Mutter wird dazu angeleitet, erste Anzeichen der **Erschöpfung** zu **erkennen** (z. B. eine steigende Herzfrequenz, einen Abfall der Sauerstoffsättigung, Schwitzen, Blässe oder Unruhe) und die Mahlzeit in diesem Fall zu unterbrechen.
- Auch bei großer Erschöpfung erhält Lina wenige Milliliter Muttermilch, damit ihr **orales Bedürfnis** befriedigt wird.
- Die betreuende Pflegekraft beobachtet bei jeder Mahlzeit das **Trinkverhalten** und die **Trinkfähigkeit**.

Antwort b)

Prüfungstipp

Im Lösungshorizont wird beispielhaft das Brusternährungsset als Stillhilfsmittel beschrieben. Sie können auch ein anderes Stillhilfsmittel beschreiben (z. B. Magensonde, Fingerfeeding), sofern dieses in der geschilderten Situation sinnvoll eingesetzt werden kann.

Einen Teil der Stillmahlzeit erhält Lina in der Fallgeschichte aus der Flasche. Abhängig vom verwendeten **Sauger** muss das Kind dabei wesentlich **weniger Kraft** für den Saugakt aufwenden. Dadurch kann besser gewährleistet werden, dass Lina ausreichend Muttermilch zu sich nimmt. Dies reduziert die Gefahr einer Gedeihstörung.

Abb. 5.4 Brusternährungsset.

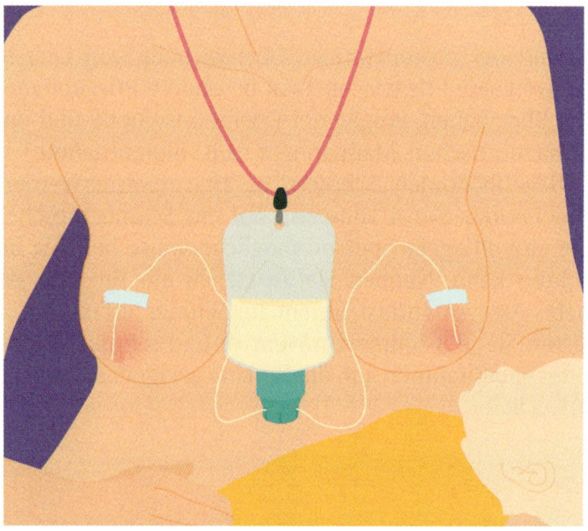

Die Milch wird über einen dünnen Schlauch verabreicht, der an der Brustwarze befestigt ist. Lina kann so mit wenig Energieaufwand die abgepumpte Milch über den Schlauch trinken.

Alternativ könnte ein Stillhilfsmittel eingesetzt werden, z. B. ein **Brusternährungsset**. Dafür wird die Mutter angeleitet, ihre Milch abzupumpen und in ein entsprechendes Reservoir zu überführen. Die Milch tritt aus einem Schlauch aus, der an der Brustwarze endet (▶ **Abb. 5.4**). Lina kann die Milch aus dem Schlauch trinken, ohne dass sie einen hohen Unterdruck herstellen muss. Bei diesem „imitierten Stillen" ist der Körperkontakt zwischen Lina und ihrer Mutter gegeben, ohne dass Linas Kreislauf belastet wird.

Aufgabe 9

Wegen Linas veränderter Hautintegrität aufgrund der OP-Wunde und der Zu- und Ableitungen muss die betreuende Pflegefachperson in der postoperativen Phase die Pflegediagnose „Risiko einer Infektion" berücksichtigen.

a) Formulieren Sie 4 Pflegeziele, die in diesem Zusammenhang relevant sind.
b) Wählen Sie 4 infektionsprophylaktische Maßnahmen aus, die in Linas pflegerischer Versorgung in der postoperativen Phase durchgeführt werden müssen.

KB III.2.a

Antwort a)

In der postoperativen Phase sind im Zusammenhang mit der Pflegediagnose „Risiko einer Infektion" vor allem folgende Pflegeziele für Lina wichtig:

- Körpertemperatur $< 37{,}5\,°C$ (in den ersten 2–5 Tagen nach der OP $\leq 38{,}5\,°C$)
- keine Entzündungszeichen an der Operationswunde und an Zu- und Ableitungen
- Operationswunde heilt innerhalb von 14 Tagen komplikationsfrei
- Eltern sind in die Pflege von Lina integriert und wissen, wie sie Lina vor Infektionen schützen
- physiologische Urinausscheidung, kein Harnwegsinfekt
- effektive Lungenventilation und Sauerstoffsättigung > 95 %
- intakte Schleimhäute.

Antwort b)

Wichtige infektionsprophylaktische Maßnahmen der **pflegerischen Versorgung** von Lina sind:

- **Allgemeine Maßnahmen:**
  - Temperaturkontrolle 2 × täglich, bei einer Körpertemperatur ab 38,5 °C alle 2 h
  - Beobachten der Haut auf Entzündungszeichen (Rötungen, Schwellungen, Überwärmung)
  - Überwachen der Kreislaufsituation, v. a. Herzfrequenz (Tachykardie)
  - Flüssigkeitszufuhr (Muttermilch) nach ärztlicher Anordnung mit Einfuhrkontrolle
  - Anpassen der Umgebungstemperatur und der Kleidung
  - für ausreichend Ruhephasen sorgen
  - Lichtquellen und akustische Signale reduzieren
- **Wundkontrolle/-pflege:**
  - Beobachten der Operationswunde und der Wundumgebung sowie der Zu- und Ableitungen auf Entzündungszeichen 2 × täglich
  - aseptische Versorgung der Punktionsstellen
  - Aufklären von Linas Eltern über Entzündungszeichen
  - Achten auf Nachblutungen und Wundsekret
  - aseptischer Verbandwechsel nach ärztlicher Anordnung ab dem 2.–4. postoperativen Tag (den ersten postoperativen Verbandwechsel führt immer der Chirurg innerhalb von 48 h durch)
- **Harnkontrolle:**
  - auf Spontanurin achten (Lina sollte 6–8 h nach der Operation Spontanurin ausscheiden)
- **Kontrolle der Atmung, Maßnahmen zur Atemerleichterung:**
  - Hautbeobachtung (Zyanose?) und SpO_2-Messung bei jedem Kontakt mit Lina
  - Auskultation der Lungen (Sekretbildung?)
  - Kontaktatmung mind. 2 × täglich im Rahmen der Pneumonieprophylaxe
  - 20–30° Hochschräglage mit Unterpolsterung des Thorax
  - mehrmals täglich Zimmer stoßlüften und Zugluft vermeiden, ggf. Luft befeuchten
- **Schleimhautpflege:**
  - Mundinspektion 2–4 × täglich
  - Mundpflege mit feuchten Watteträgern 2–4 × täglich
  - Stillen, Gabe von Muttermilch bzw. orale Flüssigkeitsaufnahme mindestens 5–6 × täglich oder bei Bedarf.

6 78-jähriger Pflegekunde im ambulanten Dienst mit Schlaganfall

Sie arbeiten bei einem ambulanten Pflegedienst in einer Kleinstadt. Wie jeden Werktag steht ein Besuch bei Herrn S.* an. Der ältere Herr wird von Ihnen seit 3 Jahren betreut, da er allein nicht mehr ausreichend gut zurechtkommt. Damals zog er sich bei einem Sturz einen Oberarm- und Oberschenkelhalsbruch zu. Seitdem muss er auch kurze Strecken am Rollator gehen und der Bewegungsradius seiner linken Schulter ist stark eingeschränkt. Das Waschen fällt ihm deshalb schwer. Zu akzeptieren, dass er auf fremde Hilfe angewiesen ist, ist ihm bis heute nicht gelungen. Er sagt oft: „75 Jahre lang bin ich aufrecht und selbstbestimmt durchs Leben gegangen und jetzt das!" Herr S. war erfolgreicher Architekt, weit über die Stadtgrenzen hinaus. „Mein eigenes Haus habe ich schon kurz nach dem Studium entworfen. Zwanzig Jahre später konnte ich mir endlich leisten, es zu bauen. Es ist das perfekte Haus für mich. Ich kann mir nicht vorstellen, hier jemals auszuziehen", erzählte er Ihnen vor einiger Zeit. Nach seinem Sturz hat er das Haus seniorengerecht umbauen lassen und bewohnt nur noch das Erdgeschoss. Dem Haus und der Einrichtung sieht man an, dass Herr S. nicht unvermögend ist. Die Nachbarn beschreiben ihn als eher unzugänglich und stets darauf bedacht, Haltung zu bewahren. Auch nach rund 30 Jahren Nachbarschaft hätten sie nur wenig Kontakt zu ihm. Familie hat er keine. Einmal in der Woche besucht ihn ein ehemaliger Kollege zum gemeinsamen Schachspiel.

Sie haben die Erfahrung gemacht, dass sich Herr S. nur widerwillig helfen lässt und am liebsten alles allein schaffen möchte. Sie erleben ihn als sehr willensstark und ungeduldig. Wenn Sie ihm Unterstützung anbieten bei Dingen, die er seiner Ansicht nach selbst tun kann, wird er schnell ungehalten.

An diesem Montagmorgen öffnet er auf Ihr Klingeln hin nicht die Tür. Sie läuten erneut. Als sich im Haus nichts regt, schließen Sie die Tür auf und gehen hinein. Sie finden Herrn S. schief auf seinem Sessel am Fenster sitzen. Sein linker Arm hängt schlaff herunter, mit der rechten Hand umklammert er die Armlehne. Auf dem Beistelltisch steht eine dampfende Tasse Kaffee. Aus dem linken Mundwinkel läuft Speichel, auf dem Hemd finden sich Kaffeeflecken. Herr S. versucht, Ihnen etwas zu sagen, doch Sie verstehen ihn kaum.

Fallbeispiel fiktiv, Namen frei erfunden

Aufgaben ?

Lesen Sie die Fallgeschichte sorgfältig durch, bevor Sie mit der Bearbeitung der folgenden Aufgaben beginnen. Berücksichtigen Sie dabei die geschilderte Situation.

Aufgabe 1

Identifizieren Sie in der Fallgeschichte die Symptome, die Herr S. zeigt, und benennen Sie sie mit dem Fachbegriff. Leiten Sie aus den Symptomen eine Verdachtsdiagnose ab. Nennen Sie 3 weitere Symptome, die bei Ihrer Verdachtsdiagnose auftreten können. **10 Punkte (Symptome 3 P, Fachbegriffe 3 P, Diagnose 1 P, weitere Symptome 3 P)**

Aufgabe 2

Beschreiben Sie Ihr Vorgehen, nachdem Sie Herrn S. in seinem Sessel aufgefunden haben. Berücksichtigen Sie dabei ein einfaches Assessment, mit dem Sie Ihre Verdachtsdiagnose abklären können, und erklären Sie dessen Durchführung. **14 Punkte (Vorgehen 4 P, Assessment 10 P)**

Aufgabe 3

Der Rettungsdienst bringt Herrn S. nach kurzer Untersuchung zügig in den Rettungswagen und transportiert ihn mit Sondersignal in die sog. Stroke Unit der nächstgelegenen Akutklinik. Begründen Sie, weshalb die schnelle und optimale Versorgung von Herrn S. so wichtig ist, und erklären Sie die Besonderheiten dieser speziellen Einrichtung. **6 Punkte**

Aufgabe 4

Als Sie bei Ihrer nächsten Teamsitzung von dem Vorfall berichten, erzählt die Kollegin, die Herrn S. am Wochenende zuvor betreut hatte: „Das habe ich kommen sehen. Am Sonntag sagte Herr S., er habe nur verschwommen gesehen und ein komisches Gefühl im linken Arm gehabt. Ich habe ihm gesagt, dass er unbedingt zum Arzt gehen müsse, und habe schon nach dem Telefon gegriffen, um alles in die Wege zu leiten. Da hat er mich angeherrscht, nun sei ja alles wieder gut und ich solle ihn bloß damit zufriedenlassen, er wolle auf keinen Fall zu irgendeinem Arzt. Ihr kennt ihn ja. Hätte ich doch bloß trotzdem den Arzt verständigt!"

a) Die Kollegin bringt die Symptome, über die Herr S. berichtete, in Zusammenhang mit seinem Schlaganfall am folgenden Tag. Nehmen Sie hierzu Stellung. **5 Punkte**
b) Ihre Kollegin hat keinen Arzt verständigt, obwohl sie wusste, dass es sinnvoll gewesen wäre. Beurteilen Sie ihr Handeln. **5 Punkte**

Aufgabe 5

Herr S. wurde von der Stroke Unit auf die neurologische Station verlegt. Die Pflegefachpersonen auf Station versorgen ihn nach dem Bobath-Konzept.

a) Formulieren Sie 2 Ziele der 90°-Seitenlagerung nach Bobath auf der mehr betroffenen Seite und 3 Grundsätze, die es bei dieser Positionierung zu beachten gibt. **8 Punkte (Ziele 2 P, Grundsätze 6 P)**
b) Nennen Sie 2 wesentliche Ziele der Mobilisation nach Bobath in der Akutphase und fassen Sie das Vorgehen bei dieser Art der Mobilisation kurz zusammen. Beschreiben Sie dann 3 Aspekte, die bei der Durchführung der Mobilisation wichtig sind. **9 Punkte (Ziele 2 P, Vorgehen 1 P, Aspekte 6 P)**
c) Skizzieren Sie das Vorgehen bei der Grundpflege nach Bobath. **3 Punkte**

Aufgabe 6

Der Schlaganfall von Herrn S. ist erst wenige Tage her. Vergleichen Sie die Raumgestaltung in dieser Frühphase mit der Raumgestaltung in der fortgeschrittenen Rehabilitationsphase. **5 Punkte**

Aufgabe 7

a) Nach seinem Schlaganfall hat Herr S. Schwierigkeiten zu sprechen. Zeigen Sie die Problematik auf, die sich daraus für Herrn S. zukünftiges Sozialleben ergibt. Berücksichtigen Sie dabei seine private Situation. **3 Punkte**
b) Benennen Sie 3 wichtige Regeln, die bei der Kommunikation mit Herrn S. wegen seiner Sprach- bzw. Sprechstörung beachtet werden müssen. **3 Punkte**
c) Arbeiten Sie die Unterschiede zwischen einer Sprach- und einer Sprechstörung heraus. **4 Punkte**

Aufgabe 8

Sie haben ohnehin in dem Krankenhaus zu tun, in dem Herr S. liegt, und schauen bei ihm vorbei. Er scheint sich ehrlich zu freuen. Sein Sprachvermögen hat sich bereits etwas gebessert und er fragt Sie mühsam, wie es nun langfristig mit ihm weitergehen solle. Zeigen Sie Herrn S. die Ihrer Ansicht nach beste Lösung auf. Berücksichtigen Sie dabei seine Ressourcen. **7 Punkte**

Aufgabe 9

An den Krankenhausaufenthalt von Herrn S. wird sich eine Rehabilitation anschließen. Definieren Sie „Rehabilitation" und stellen Sie die verschiedenen Arten und Möglichkeiten der Rehabilitation dar. Nennen Sie die Form der Rehabilitation, die für Herrn S. infrage kommt. **10 Punkte (Definition 2 P, Arten 6 P, Form für Herrn S. 2 P)**

Aufgabe 10

Wäre der Schlaganfall bei Herrn S. schwerwiegender ausgefallen, hätte er unter Umständen nicht mehr für sich selbst entscheiden können. Mit einer Patientenverfügung und einer Vorsorgevollmacht kann für einen solchen Fall vorgesorgt werden. Erklären Sie diese beiden Tools und nennen Sie deren wichtigste Merkmale. **8 Punkte**

Lösungshorizont

Aufgabe 1

Identifizieren Sie in der Fallgeschichte die Symptome, die Herr S. zeigt, und benennen Sie sie mit dem Fachbegriff. Leiten Sie aus den Symptomen eine Verdachtsdiagnose ab. Nennen Sie 3 weitere Symptome, die bei Ihrer Verdachtsdiagnose auftreten können.
KB I.3.a

Antwort

In der Fallgeschichte werden folgende Symptome erwähnt:
- **Hemiparese** oder **Hemiplegie:** schräge Sitzhaltung, herabhängender Arm, Aufstehen nicht möglich (Herr S. geht nicht zur Tür)
- **faziale Parese:** schiefer, nur teilweise geschlossener Mund
- **Dysarthrie** oder **Aphasie:** unverständliche Sprache (Sprech- oder Sprachstörung).

Die Symptome von Herrn S. deuten auf einen **akuten Schlaganfall** hin. Weitere Symptome können sein:
- Gleichgewichts- und Koordinationsstörungen (Steh- und Gehunsicherheit) und Schwindel
- Sehstörungen (Doppelbilder, verschwommenes Sehen, Gesichtsfeldeinschränkungen)
- Sensibilitätsstörungen (vor allem an den Extremitäten)
- Schluckstörungen
- akute starke Kopfschmerzen
- Bewusstseinsstörungen bis hin zum Bewusstseinsverlust.

Aufgabe 2

Beschreiben Sie Ihr Vorgehen, nachdem Sie Herrn S. in seinem Sessel aufgefunden haben. Berücksichtigen Sie dabei ein einfaches Assessment, mit dem Sie Ihre Verdachtsdiagnose abklären können, und erklären Sie dessen Durchführung.
KB I.4.a

Antwort

Ich handle folgendermaßen:
1. Ich setze einen Notruf ab (112).
2. Ich belasse Herrn S. zunächst im Sessel, da er stabil sitzt und Menschen mit Verdacht auf Schlaganfall mit erhöhtem Oberkörper gelagert werden sollen. Zudem vermeide ich so, dass sich Herr S. über eine von ihm möglicherweise nicht gewollte Umlagerung zusätzlich aufregt.
3. Ich platziere Herrn S. linken Arm auf der Sessellehne, nachdem ich Herrn S. diese Maßnahme angekündigt habe. So stelle ich eine bequemere Körperhaltung her und verhindere, dass der Arm anschwillt.
4. Ich prüfe die Vitalparameter (Puls, Blutdruck, Atmung).
5. Ich führe den BEFAST-Test (▶ **Abb. 6.1**) durch.
6. Ich kommuniziere engmaschig mit Herrn S., erkläre ihm die einzelnen Schritte und beruhigt ihn so gut wie möglich.

Abb. 6.1 BEFAST-Test.

B	**Balance** Gleichgewichtsstörung?	Bestehen bei Ihrem Pflegeempfänger Gleichgewichtsstörungen? Schwankt er beim Gehen oder neigt er sich immer zu einer Seite?
E	**Eyes** Sehstörungen? Doppelbilder?	Hat Ihr Pflegeempfänger Sehstörungen oder sieht er Doppelbilder?
F	**Face** Gesicht einseitig gelähmt?	Kann Ihr Pflegeempfänger lächeln? Wirkt sein Gesicht dabei verzogen oder hängt ein Mundwinkel nach unten?
A	**Arms** Armbewegungen eingeschränkt?	Kann Ihr Pflegeempfänger beide Arme nach vorne strecken und dabei die Handflächen nach oben drehen oder können die Arme nicht gleichzeitig angehoben werden? Wirken die Bewegungen unkoordiniert, drehen sich die Handflächen nach unten?
S	**Speech** Sprache verwaschen?	Kann Ihr Pflegeempfänger einen einfachen Satz nachsprechen (z.B. „Das Wetter ist schön.")? Falls ja: Klingt die Sprache verwaschen?
T	**Time** Keine Zeit verlieren!	Verlieren Sie bei auffälligen Warnsignalen nach den obigen 5 Tests keine Zeit! Bei einem Verdacht auf Schlaganfall zählt jede Minute! Rufen Sie unverzüglich den Notarzt über die 112 und berichten Sie von dem auffälligen BEFAST-Test.

Mit dem BEFAST-Test lässt sich schnell einschätzen, ob es sich um einen Schlaganfall handelt.

PRAXISTIPP

BEFAST oder FAST?

Zur raschen Feststellung, ob beim Pflegekunden möglicherweise ein Schlaganfall vorliegt, können sowohl Laien als auch Fachpersonen den FAST- oder den BEFAST-Test durchführen. Der FAST-Test verzichtet auf die beiden Parameter **B**alance (Gleichgewicht) und **E**yes (Augen) und ist deshalb in der Anwendung schneller und teilweise auch sicherer. Würde z. B. ein Laie Herrn S. zum Stehen oder Gehen „zwingen", um das Gleichgewicht zu testen, könnte ein Sturz die Folge sein. Als Pflegefachperson obliegt es Ihrer Entscheidung, ob Sie (je nach Situation) den BEFAST- oder den FAST-Test durchführen.

Aufgabe 3

Der Rettungsdienst bringt Herrn S. nach kurzer Untersuchung zügig in den Rettungswagen und transportiert ihn mit Sondersignal in die sog. Stroke Unit der nächstgelegenen Akutklinik. Begründen Sie, weshalb die schnelle und optimale Versorgung von Herrn S. so wichtig ist, und erklären Sie die Besonderheiten dieser speziellen Einrichtung.
KB I.3.a

Antwort

Dringlichkeit der Versorgung • Die Ursache eines Schlaganfalls ist eine **plötzlich auftretende Minderdurchblutung** des Gehirns. Sie ist in den meisten Fällen durch einen Verschluss einer Hirnarterie bedingt, kann aber auch nach Hirnblutung auftreten. Je länger diese Minderversorgung des Gehirns andauert, desto mehr Hirnzellen werden unwiederbringlich geschädigt und desto größer sind die Folgeschäden. Deshalb zählt nach einem Schlaganfall jede Minute: **„Time is brain"** („Zeit ist Gehirn.").

Stroke Unit • Diese speziellen Abteilungen in Krankenhäusern sind auf die Akutbehandlung von Menschen mit Schlaganfall spezialisiert. In dem **interdisziplinären Team** arbeiten Kardiologen, Neurologen, Gefäßchirurgen, spezialisierte Pflegefachkräfte und Case-Manager bzw. Mitarbeiter des Sozialdienstes eng zusammen mit dem Ziel, eine individuell auf den Patienten abgestimmte und bestmögliche Behandlung zu erreichen. Sie kümmern sich um die umfassende Versorgung und erstellen ein individuelles Behandlungskonzept. Dies stärkt die Chancen, einen Schlaganfall mit so wenig Spätfolgen wie möglich zu überleben.

Auf der Stroke Unit wird sofort mit der **Akuttherapie** begonnen. Auf pflegerischer Seite ist es wichtig, so rasch wie möglich mit Mobilisationsmaßnahmen, beispielsweise nach dem Bobath-Konzept, zu beginnen. Rehabilitative Maßnahmen wie Krankengymnastik, Logopädie und Ergotherapie sollten ebenfalls baldmöglichst eingeleitet werden.

Der Patient bleibt in der Regel 3–5 Tage auf der Stroke Unit. Ist sein Zustand stabilisiert, wird er auf eine andere Station verlegt oder direkt in eine Reha-Einrichtung überwiesen.

Aufgabe 4

Als Sie bei Ihrer nächsten Teamsitzung von dem Vorfall berichten, erzählt die Kollegin, die Herrn S. am Wochenende zuvor betreut hatte: „Das habe ich kommen sehen. Am Sonntag sagte Herr S., er habe nur verschwommen gesehen und ein komisches Gefühl im linken Arm gehabt. Ich habe ihm gesagt, dass er unbedingt zum Arzt gehen müsse, und habe schon nach dem Telefon gegriffen, um alles in die Wege zu leiten. Da hat er mich angeherrscht, nun sei ja alles wieder gut und ich solle ihn bloß damit zufriedenlassen, er wolle auf keinen Fall zu irgendeinem Arzt. Ihr kennt ihn ja. Hätte ich doch bloß trotzdem den Arzt verständigt!"

a) Die Kollegin bringt die Symptome, über die Herr S. berichtete, in Zusammenhang mit seinem Schlaganfall am folgenden Tag. Nehmen Sie hierzu Stellung.
b) Ihre Kollegin hat keinen Arzt verständigt, obwohl sie wusste, dass es sinnvoll gewesen wäre. Beurteilen Sie ihr Handeln.

KB I.4.a

Antwort a)

Es deutet einiges darauf hin, dass bei Herrn S. am Vorabend eine **TIA** aufgetreten ist. Die Abkürzung TIA steht für „Transitorische ischämische Attacke" und meint eine **vorübergehende Minderdurchblutung** im Gehirn. TIAs sind oft die Vorboten eines Schlaganfalls, die Symptomatik ist ähnlich. Der Unterschied zwischen TIA und Schlaganfall liegt in der Symptomdauer: Bei einer TIA verschwinden die Beschwerden nach spätestens 24 h wieder, bei einem Schlaganfall bleiben sie bestehen.

Der „Warnschuss" TIA sollte unbedingt ernst genommen und ärztlich abgeklärt werden. Bevor es zu einem echten Schlaganfall kommt, besteht die Chance, das Risiko zu senken (z. B. durch gerinnungshemmende Medikamente). Herr S. hätte sich am Vorabend seines Schlaganfalls sofort in Behandlung begeben sollen.

Die Kollegin lag mit ihrer Einschätzung deshalb richtig.

Antwort b)

Bei der Beurteilung des Handelns der Kollegin gilt es, zwei Dinge gegeneinander abzuwägen: Zum einen besteht eine **Fürsorgepflicht** der Pflegefachperson als Mitarbeiterin des ambulanten Dienstes, der Herrn S. betreut. Auf der anderen Seite hat Herr S. ein **Recht auf Selbstbestimmung**. Er hat klar geäußert, dass er zu keinem Arzt möchte, und die Kollegin angeherrscht, den Telefonhörer wieder aufzulegen. In dieser Situation befand sich die Pflegefachperson in einem **ethischen Dilemma**.

Wenn solche Rechte bzw. Pflichten miteinander in Konflikt stehen, gibt es in der Regel keine eindeutigen Antworten. Die jeweilige Person muss unter Berücksichtigung aller vorliegenden Fakten und nach bestem Wissen und Gewissen entscheiden. Wie ernst war die Lage von Herrn S.? Hat die Kollegin sich das klar gemacht? Aus der Fallgeschichte geht nicht hervor, ob sie Herrn S. die Gefahr einer TIA erklärt und versucht hat, ihn von einem Arztbesuch zu überzeugen, oder ob sie aus Furcht vor einem weiteren Konflikt mit Herrn S. darauf verzichtet hat. Ihr Handeln kann daher anhand der in der Fallgeschichte erwähnten Informationen **nicht abschließend beurteilt** werden. Sollte sie Herrn S. über die TIA und den evtl. drohenden Schlaganfall aufgeklärt haben, wäre ihr Verzicht auf den Telefonanruf als richtiges Handeln zu bewerten.

Aufgabe 5

Herr S. wurde von der Stroke Unit auf die neurologische Station verlegt. Die Pflegefachpersonen auf Station versorgen ihn nach dem Bobath-Konzept.

a) Formulieren Sie 2 Ziele der 90°-Seitenlagerung nach Bobath auf der mehr betroffenen Seite und 3 Grundsätze, die es bei dieser Positionierung zu beachten gibt.

b) Nennen Sie 2 wesentliche Ziele der Mobilisation nach Bobath in der Akutphase und fassen Sie das Vorgehen bei dieser Art der Mobilisation kurz zusammen. Beschreiben Sie dann 3 Aspekte, die bei der Durchführung der Mobilisation wichtig sind.

c) Skizzieren Sie das Vorgehen bei der Grundpflege nach Bobath.

KB I.3.a + d, II.3.b

Antwort a)

Prüfungstipp

Im folgenden Lösungshorizont sind mehr Ziele und Grundsätze genannt als in der Aufgabe gefordert werden. Sie können sich auf die geforderte Anzahl beschränken.

Ziele

- Herr S. nimmt seine linke, mehr betroffene Seite verstärkt wahr, da er die Unterlage großflächig spürt.
- Die große Unterstützungsfläche begrenzt bzw. normalisiert den (spastisch) erhöhten Muskeltonus seiner linken Seite.
- Die stabile Positionierung auf seiner stärker betroffenen Seite ermöglicht Herrn S. eine gute Interaktion mit seiner Umwelt (die weniger betroffene Seite liegt oben).
- Die Positionierung steuert einer eventuellen Unruhe von Herrn S. entgegen.

Grundsätze • Die Pflegefachperson lagert Herrn S. so, dass seine linke, mehr betroffene Körperseite Kontakt zur Matratze hat (▶ **Abb. 6.2**). Dabei beachtet sie Folgendes:

- **Große Unterstützungsfläche schaffen:** Damit eine möglichst große Unterstützungsfläche entsteht, müssen alle entstehenden **Hohlräume** zwischen Unterlage und Betroffenem (z. B. unter dem mehr betroffenen Arm, dem Bauch und dem oben liegenden Bein) **unterpolstert** werden.
- **Stabilität herstellen:** Die Position wird stabilisiert, indem Rücken und Becken mit Kissen, Decke oder einem gerollten Handtuch **gestützt** werden. Dies verhindert ein Zurückrollen auf den Rücken und gibt dem Patienten das Gefühl der Sicherheit.
- **Auflage auf Knochenpunkten vermeiden:** Wegen der Dekubitusgefahr sollte der Pflegeempfänger nicht direkt auf dem Trochanter major (knöcherner Vorsprung des Oberschenkelknochens im seitlichen Hüftbereich) liegen, sondern entweder **etwas mehr oder etwas weniger als 90°** gedreht werden.
- **Positionierung nicht zu lange belassen:**
  - Herr S. ist nach seinem Schlaganfall bewegungseingeschränkt und kann seine Position kaum selbst verändern.
  - Die große Unterstützungsfläche erhöht das Dekubitusrisiko.
  - Ein häufiges Bewegen und abwechslungsreiche Positionierungen unterstützen das Anbahnen eigener Bewegungen.

PRAXISTIPP

Selbstständige Grundpflege

In der 90°-Seitenlagerung auf der mehr betroffenen Seite ist bereits in einem sehr frühen Stadium eine eigenständige Grundpflege möglich (▶ **Abb. 6.3**).

Antwort b)

Ziele und Vorgehen • In der **Akutphase** stehen bei der Mobilisierung und der Grundpflege nach Bobath folgende Ziele im Vordergrund:

- das Körperschema wiederherzustellen
- eine bessere Kontrolle des Muskeltonus zu erreichen.

Abb. 6.2 Lagerung nach dem Bobath-Prinzip.

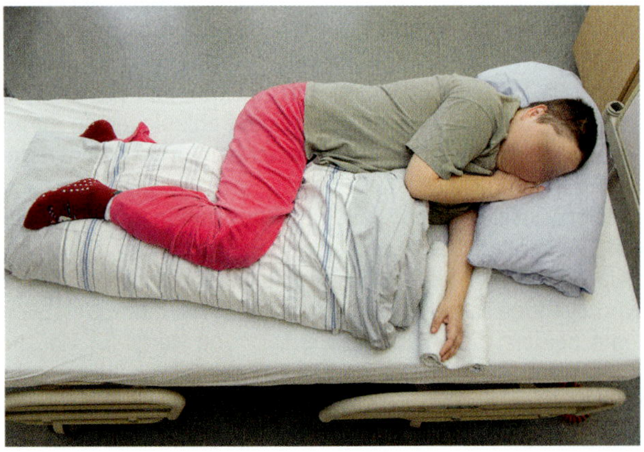

Eine zeitweise Lagerung auf der mehr betroffenen Seite verhilft der Pflegeempfängerin bzw. dem Pflegeempfänger zu einer verbesserten Wahrnehmung der beeinträchtigten Körperregion. Eine entsprechende Unterpolsterung ist Voraussetzung für eine entspannte und stabile Lage. *Quelle: Andreae S, von Hayek D, Weniger J: Gesundheits- und Krankheitslehre für die Altenpflege. 4. Auflage. Stuttgart: Thieme; 2015. Foto: © W. Krüper/Thieme. In Zusammenarbeit mit dem Klinikum Karlsbad-Langensteinbach.*

Abb. 6.3 Selbstständige Grundpflege in 90°-Seitenlagerung.

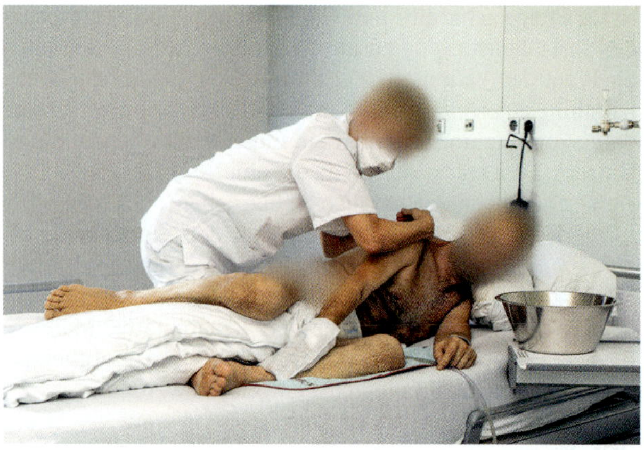

Die stabile Lagerung und die Unterstützung der Pflegefachperson ermöglichen diesem Patienten das selbstständige Waschen des Unterschenkels seiner mehr betroffenen Seite. *Quelle: Friedhoff M, Schieberle D: Praxis des Bobath-Konzepts. 4. Auflage. Stuttgart: Thieme; 2025. Foto: © K. Oborny/Thieme.*

Dafür werden mit dem Pflegeempfänger **Bewegungsabläufe** von Alltagshandlungen, die früher automatisiert abgelaufen sind, **neu eingeübt**. Der Pflegeempfänger soll lernen, einzelne Körperteile wieder in seine täglichen Aktivitäten einzubeziehen.

PRAXISTIPP

Konkrete Ziele motivieren

Das Bobath-Konzept ist auch wichtig für die Motivation der Betroffenen: Das Ziel des Übens ist immer klar und konkret, z. B. „Ich möchte mir wieder die Haare kämmen können." Dieses Ziel zu erreichen, ist ihnen oft eine große Anstrengung wert. Dagegen fällt die Motivation für abstrakte Übungen mit einer bestimmten Wiederholungszahl oft schwer, zumal dann, wenn nicht klar ist, was mit der Übung erreicht werden soll.

! Merke Konsequente Anwendung

Das Bobath-Konzept soll nicht nur während gezielter Therapiestunden zur Anwendung kommen, sondern fester Bestandteil der pflegerischen Routineversorgung sein.

Aspekte der Durchführung

- **Position und Anzahl der Pflegefachpersonen:** Wann immer sinnvoll möglich, steht die Pflegefachperson während der Positionierung an der **mehr betroffenen Seite** von Herrn S. Da eine solche Anleitung, Führung und Durchführung des Transfers meist aufwendig ist, ist es ratsam, die Handlung von **2 Pflegefachpersonen** durchführen zu lassen.
- **Bewegungstempo anpassen:** Herr S. gibt vor, wie schnell die Position hergestellt wird. Er muss die Chance haben, die Bewegung **selbst einzuleiten**, auch wenn die Pflegefachperson ihm bei der Bewegungsausführung behilflich ist.
- **Kenntnis des Bewegungsablaufs:** Die Pflegefachperson führt das betroffene Körperteil während der Bewegung (▸ **Abb. 6.4**). Damit ein physiologischer Bewegungsablauf gelingt, muss sich die Pflegefachperson im Vorfeld mit der Bewegung detailliert auseinandersetzen. Eine wiederholt falsch ausgeführte Bewegung kann beim Betroffenen zu Verspannungen und Gelenkschäden führen.
- **Aktive Mitarbeit einfordern:** Nur eine aktiv ausgeführte Bewegung trägt dazu bei, dass der Betroffene (im besten Fall) nach und nach die ausgefallenen Bewegungsfunktionen wiedererlangt. Der Patient darf sich also nicht nur passiv führen lassen, sondern er muss versuchen, die Bewegung selbst anzusteuern.
- **Blick auf den gesamten Körper:** Während der Bewegung achtet die Pflegefachperson auf den gesamten Körper des Betroffenen, damit sie Ausweichbewegungen oder ausgleichende Bewegungen wahrnimmt.
- **Stabilität vor Mobilität:** Der Rumpf des Betroffenen muss so positioniert und gestützt sein, dass er stabil ist. Nur dann kann der Betroffene beispielsweise seine Arme frei bewegen.

Abb. 6.4 Mobilisation nach Bobath.

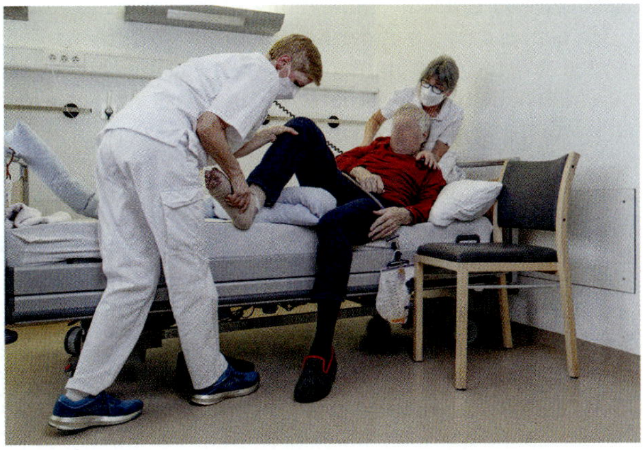

Bei der Mobilisation nach Bobath werden physiologische Bewegungsabläufe geübt. Dabei führen die Pflegefachpersonen das betroffene Körperteil so, wie es dem normalen Ablauf entspricht. Komplexe Bewegungen werden am besten durch zwei Pflegefachpersonen unterstützt. *Quelle: Friedhoff M, Schieberle D: Praxis des Bobath-Konzepts. 4. Auflage. Stuttgart: Thieme; 2025. Foto: © K. Oborny/Thieme.*

Antwort c)

Bei der Grundpflege nach Bobath ist es wichtig, die nicht wahrgenommene Seite **aktiv** in die Versorgung einzubeziehen:

- Die Pflegefachpersonen arbeiten mit angerauten Waschlappen und Handtüchern.
- Sie beginnen bei der Körperpflege an der weniger betroffenen Seite und arbeiten von dort zur mehr betroffenen Seite hin.
- Auf der mehr betroffenen Seite arbeiten sie mit mehr Druck und fördern so die Körperwahrnehmung des Patienten.

Aufgabe 6

Der Schlaganfall von Herrn S. ist erst wenige Tage her. Vergleichen Sie die Raumgestaltung in dieser Frühphase mit der Raumgestaltung in der fortgeschrittenen Rehabilitationsphase.

KB I.3.a

Antwort

Zur Aktivierung der mehr betroffenen Körperseite kann auch die Positionierung von Gegenständen oder des Bettes beitragen. Steht beispielsweise der **Nachttisch** an der **mehr betroffenen Seite**, greift der Pflegempfänger über diese hinweg, um z. B. ein Glas Wasser, seine Brille oder sein Buch zu erreichen. Dadurch wird die mehr betroffene Seite stimuliert. Auch das Bett wird möglichst so aufgestellt, dass die Zimmertür der mehr betroffenen Seite benachbart ist. Es muss aber sichergestellt sein, dass der Pflegeempfänger **körperlich** bereits **in der Lage** ist, mit dieser Raumgestaltung umzugehen. In den ersten Tagen nach einem Schlaganfall sind viele Betroffene damit **überfordert**. In der **Frühphase** nach einem Schlaganfall sollten sich deshalb alle benötigten Gegenstände, der Besucherstuhl und möglichst auch die Zimmertür auf der **„gesunden" Seite** des Betroffenen befinden.

! Merke Rufanlage immer erreichbar

Die Rufanlage sollte sich immer auf der weniger betroffenen Seite befinden, damit der Pflegeempfänger sie sicher erreichen kann.

Zusatzinfo Neglect

Eine bekannte Begleitsymptomatik beim Apoplex ist der sog. Neglect. Mit diesem Fachbegriff wird die halbseitige Vernachlässigung bzw. Nichtwahrnehmung des eigenen Körpers oder der direkten Umgebung bezeichnet. Der Neglect tritt in der Regel nach einer Schädigung der rechten Hirnhälfte auf. Der Betroffene nimmt seine linke Körperseite nicht wahr, es fühlt sich für ihn an, als wäre der Körper und/oder die Umgebung halbiert. Nur die nicht betroffene Seite wird wahrgenommen. Die Nichtwahrnehmung kann neben dem Spüren des eigenen Körpers u. a. auch das Sehen und das Hören betreffen. Bei schwerem Neglect wird die Raumgestaltung der Frühphase beibehalten.

Aufgabe 7

a) Nach seinem Schlaganfall hat Herr S. Schwierigkeiten zu sprechen. Zeigen Sie die Problematik auf, die sich daraus für Herrn S. zukünftiges Sozialleben ergibt. Berücksichtigen Sie dabei seine private Situation.
b) Benennen Sie 3 wichtige Regeln, die bei der Kommunikation mit Herrn S. wegen seiner Sprach- bzw. Sprechstörung beachtet werden müssen.
c) Arbeiten Sie die Unterschiede zwischen einer Sprach- und einer Sprechstörung heraus.

KB I.3.a, II.3.b

Antwort a)

Herr S. wohnt allein, Familie hat er keine. Nach Auskunft seiner Nachbarn lebt er eher zurückgezogen. Als einziger regelmäßiger Sozialkontakt wird das regelmäßige Schachspiel mit einem ehemaligen Kollegen genannt. Damit hat er keinen Menschen um sich, der seine Vorlieben und Abneigungen kennt und von selbst dementsprechend handelt. Herr S. ist deshalb gezwungen, seinen Betreuungspersonen gegenüber alle **Wünsche zu artikulieren**, was ihm derzeit nur schwer möglich ist und für ihn eine große Anstrengung bedeutet. Das Unvermögen, sich sicher zu verständigen, belastet ihn. Hinzu kommt, dass Herr S. ein ungeduldiger Mensch ist, der sich ohnehin nur ungern helfen lässt. Es ist wahrscheinlich, dass dies die schwierige Situation noch verschärft. Es besteht die Gefahr, dass er sich noch weiter **sozial zurückzieht** – auch, weil er sich anderen Leuten nicht in seinem Zustand präsentieren möchte. Letztlich droht ihm die **soziale Isolation**.

Antwort b)

- Die Pflegefachperson beendet nicht die Sätze für Herrn S. – auch nicht, wenn Sie ahnt, was er sagen möchte.
- Sie gibt ihm die Zeit, die er braucht, und ist geduldig.
- Sofern möglich stellt sie geschlossene Fragen (ja/nein), damit Herr S. ggf. auch nonverbal durch Nicken oder Kopfschütteln antworten kann. Die Pflegefachperson achtet dabei darauf, nicht zu viele Fragen hintereinander zu stellen.
- Die Pflegefachperson hält keine Monologe, sondern macht Pausen, in denen sie versucht, Herrn S. in das Gespräch einzubeziehen.
- Sie lobt auch kleine Erfolge auf authentische Art und Weise. Dies gilt auch für motorische und andere Fortschritte. Es erhöht die Motivation vieler Menschen, wenn sie bemerken, dass auch andere ihre Bemühungen und Fortschritte wahrnehmen.
- Wenn andere Personen Fragen an Herrn S. richten, antwortet die Pflegefachperson nicht für ihn.
- Die Pflegefachperson spricht nicht über Herrn S., wenn er anwesend ist.

Antwort c)

Die **Sprechstörung (Dysarthrie)** ist eine sprechmotorische Störung, d. h., dass die **Bewegungen**, die zum Sprechen notwendig sind, nicht oder nicht richtig ausgeführt werden können. Sie wird dadurch verursacht, dass die zum Sprechen benötigten **Muskeln** nicht angesteuert werden können, beispielsweise aufgrund einer Hirnschädigung oder einer neurologischen Erkrankung. Die **Sprachverarbeitung** im Gehirn ist bei der Dysarthrie **intakt**.

Bei der **Sprachstörung (Aphasie)** ist die **Sprachverarbeitung** (Sprachproduktion und/oder Sprachverständnis) im Gehirn **beeinträchtigt**, während die zum Sprechen benötigte **Muskulatur funktioniert**. Auch das Lesen und Schreiben sind betroffen. Ursache ist ein geschädigtes Sprachzentrum im Gehirn, z. B. aufgrund eines Schlaganfalls, eines Schädel-Hirn-Traumas oder einer Entzündung.

Aufgabe 8

Sie haben ohnehin in dem Krankenhaus zu tun, in dem Herr S. liegt, und schauen bei ihm vorbei. Er scheint sich ehrlich zu freuen. Sein Sprachvermögen hat sich bereits etwas gebessert und er fragt Sie mühsam, wie es nun langfristig mit ihm weitergehen solle. Zeigen Sie Herrn S. die Ihrer Ansicht nach beste Lösung auf. Berücksichtigen Sie dabei seine Ressourcen.

KB I.3.a + d, II.3.a + b

Antwort

Prüfungstipp

Unten ist eine mögliche Lösung für die langfristige Wohnsituation von Herrn S. skizziert. Sie können ihm auch etwas anderes empfehlen. Wichtig ist, dass Ihre Lösung die Ressourcen von Herrn S. berücksichtigt und in sich schlüssig ist.

Herr S. zeigte in der Vergangenheit einen starken Willen, die Dinge selbst zu erledigen, die ihm noch möglich waren. Dieser Wille, seine gute finanzielle Lage und seine seniorengerechte Wohnraumgestaltung sind im Moment seine wichtigsten Ressourcen. Eine Empfehlung an ihn könnte lauten:

„Ich denke, dass Sie in der Reha gute Fortschritte machen werden. Ich habe Sie immer als willensstark wahrgenommen und Willensstärke ist jetzt wichtig. Aber die Fähigkeiten wiederzuerlangen, die Sie vor Ihrem Schlaganfall hatten, wird länger dauern. Und meist bleibt doch eine dauerhafte Einschränkung zurück. Sie haben mir einmal erzählt, dass Sie sich nicht vorstellen können, aus Ihrem Haus auszuziehen. Mit dem Umbau vor einigen Jahren haben Sie gute Voraussetzungen geschaffen, dort auch wieder zu leben. Nur vermutlich nicht allein. Sie waren schon zuvor nicht mehr gut zu Fuß und durch die Einschränkungen nach dem Schlaganfall hat sich das Sturzrisiko noch erhöht. Das wäre für Sie gefährlich. Ich kenne Ihre finanzielle Situation nicht, aber Sie könnten prüfen, ob vielleicht ein 24-Stunden-Pflegedienst für Sie infrage kommt. Mit der pflegenden Person wäre immer jemand im Haus erreichbar, wenn Sie Hilfe benötigen. Gleichzeitig ist Ihr Haus groß genug, dass Sie räumlichen Abstand wahren können. Natürlich wäre eine weitere Person im Haus eine große Umstellung für Sie. Ich denke aber, es wäre eine Überlegung wert. Sie können ja noch einige Zeit darüber nachdenken. Ich empfehle Ihnen auch, den

Sozialdienst des Krankenhauses mit einzubeziehen. Die Casemanager dort sind Experten, die Sie ganz genau beraten und Ihnen auch finanzielle Hilfemöglichkeiten aufzeigen können. Sie können bei Anträgen helfen und Ihnen schon jetzt engmaschig zur Seite stehen, um alle nötigen Schritte in die Wege zu leiten. Sie brauchen sich keine Gedanken zu machen: Im Casemanagement wird nichts über den Kopf des Klienten hinweg entschieden. Sie sind der Taktgeber und entscheiden, was Sie möchten. Die Kollegen aus dem Sozialdienst beraten und unterstützen Sie. Soll ich den Kontakt herstellen?“

Aufgabe 9

An den Krankenhausaufenthalt von Herrn S. wird sich eine Rehabilitation anschließen. Definieren Sie „Rehabilitation“ und stellen Sie die verschiedenen Arten und Möglichkeiten der Rehabilitation dar. Nennen Sie die Form der Rehabilitation, die für Herrn S. infrage kommt.

KB I.3.a + d

Antwort

Definition **Rehabilitation**

Unter „Rehabilitation“ werden Maßnahmen zusammengefasst, die das Ziel haben, die körperlichen, geistigen und/oder sozialen Fähigkeiten eines Menschen nach Trauma, Krankheit oder Operation wiederherzustellen. Der Betroffene soll wieder in der Lage sein, ein möglichst selbstständiges Leben zu führen und am Berufs- und Gesellschaftsleben teilzunehmen.

Für den Betroffenen wird ein **individueller Reha-Plan** festgelegt. Dort werden realistisch erreichbare Ziele definiert und geeignete Maßnahmen zu deren Erreichung geplant.

Es gibt folgende Möglichkeiten der Rehabilitation (▶ Abb. 6.5):

- **Frührehabilitation:** während der akuten stationären Behandlungsphase
- **medizinische Rehabilitation:** stationär oder teilstationär in spezialisierter Rehabilitationseinrichtung
  - **Anschlussrehabilitation:** im Anschluss an den Krankenhausaufenthalt, Organisation wird vom Sozialdienst des Krankenhauses übernommen.

Abb. 6.5 Formen der Rehabilitation.

FRÜHREHABILITATION

Zeitpunkt: frühestmöglich, parallel zur Akutversorgung
Indikation: schwerst- und schwerkranke Patienten, meist mit schwerer Hirnschädigung (bewusstseinsgemindert, beatmet, desorientiert) und nicht oder kaum zur kooperativen Mitarbeit fähig
Ziele: u.a. Wiedererlangen elementarer alltäglicher Fähigkeiten (z.B. Schlaf-Wach-Rhythmus, Körperwahrnehmung, Ausdrücken eigener Bedürfnisse), Kontrakturprophylaxe, Vermeidung weiterer Komplikationen
Ort: stationär (Krankenhaus)
Dauer: patientenabhängig
Kostenträger: Krankenkassen

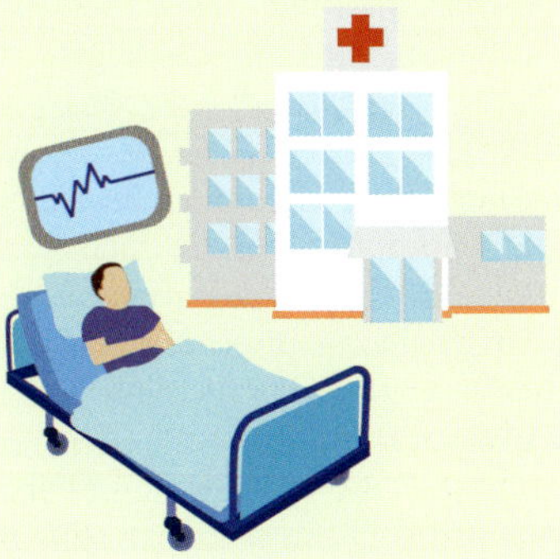

MEDIZINISCHE REHABILITATION

Ziele: Verbesserung des Gesundheitszustands, indem Funktionseinschränkungen bzw. deren Folgen verhindert, beseitigt oder abgemildert werden bzw. ihre Verschlimmerung abgewendet wird. Führen eines möglichst selbstbestimmten Lebens mit bestmöglicher sozialer Integration, Erhalt oder Wiedererlangen der Erwerbsfähigkeit
Kostenträger: Rentenversicherung bei Erwerbstätigen, Krankenkassen bei Nichterwerbstätigen, Unfallversicherung/Berufsgenossenschaft bei Berufskrankheiten oder Arbeitsunfällen

Anschlussrehabilitation (Anschlussheilbehandlung, AHB)

Zeitpunkt: im Anschluss an einen Krankenhausaufenthalt (Beginn bis zu 2 Wochen nach Entlassung)
Indikation: Zustand nach operativen Eingriffen, nach medizinischen Notfällen (Schlaganfall, Herzinfarkt), bei psychischen Erkrankungen oder bei Tumorerkrankungen
Ort: Reha-Einrichtung, stationär oder teilstationär (ganztägig ambulant mit Übernachtung zu Hause)
Dauer: in der Regel 3 Wochen

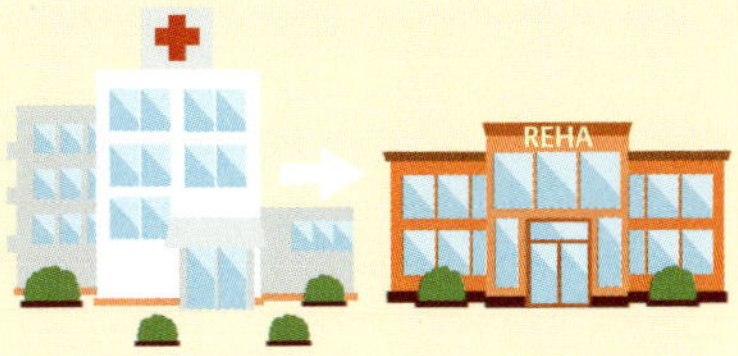

medizinische Rehabilitation ohne vorangehenden Krankenhausaufenthalt

Zeitpunkt: alle vier Jahre möglich (unabhängig von einem Krankenhausaufenthalt)
Indikation: verschiedene (meist chronische) organische oder psychische Erkrankungen, geriatrische Rehabilitation, Entwöhnungsbehandlungen für Suchtkranke, stufenweise Wiedereingliederung u.a.
Ort: stationär, teilstationär, ambulant in Reha-Einrichtung, mobile Reha im Wohnumfeld des Patienten
Dauer: stationär 3 Wochen, ambulant 20 Behandlungstage

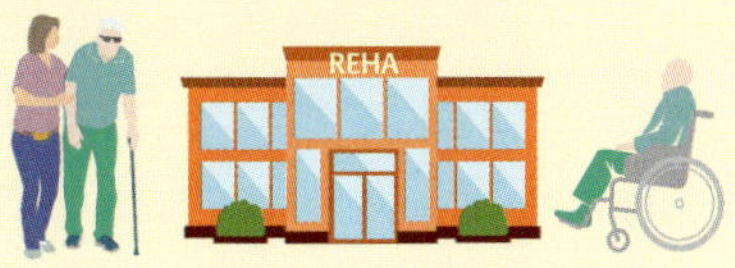

Es wird die Frührehabilitation von der medizinischen Rehabilitation unterschieden. Diese kann sich direkt an einen Krankenhausaufenthalt anschließen (Anschlussrehabilitation) oder unabhängig davon durchgeführt werden.

– **ohne vorangehenden Krankenhausaufenthalt:** auch ambulant (Pflegeempfänger wohnt währenddessen zu Hause) oder mobil (Reha-Fachkräfte kommen zum Pflegeempfänger nach Hause) möglich. Hierzu zählt auch die **geriatrische Rehabilitation:** Ältere Pflegekunden können lernen, mit ihren Einschränkungen zurechtzukommen und Alltagsverrichtungen zu trainieren.

Bei Herrn S. sollte während des stationären Aufenthalts im Krankenhaus bereits mit Maßnahmen der **Frührehabilitation** begonnen werden. Danach ist in jedem Fall eine **Anschlussrehabilitation** zu empfehlen. Aufgrund seiner massiven Einschränkungen sollte diese **stationär** in einer Rehabilitationseinrichtung stattfinden.

Aufgabe 10

Wäre der Schlaganfall bei Herrn S. schwerwiegender ausgefallen, hätte er unter Umständen nicht mehr für sich selbst entscheiden können. Mit einer Patientenverfügung und einer Vorsorgevollmacht kann für einen solchen Fall vorgesorgt werden. Erklären Sie diese beiden Tools und nennen Sie deren wichtigste Merkmale.
KB II.3.a + b

Antwort

Patientenverfügung • Hiermit regelt der Pflegekunde selbst, welche ärztlichen Maßnahmen er zu seiner medizinischen Versorgung wünscht und welche er ablehnt. Damit übt er vorab sein **Selbstbestimmungsrecht** für den Fall aus, dass er bei einer schweren Krankheit (wie z. B. einem gravierenden Schlaganfall) oder nach einem Unfall seinen Willen nicht mehr äußern kann.

Eine Patientenverfügung ist **verbindlich**: Sie muss von den behandelnden Ärzten umgesetzt werden, wenn die Situation eintritt, für die sie ausgestellt wurde. Damit eine Verfügung anerkannt wird, muss sie schriftlich vorliegen und sollte folgende Punkte enthalten:

- eine **Eingangsformel** mit Vor- und Familiennamen, Geburtsdatum und Anschrift der ausstellenden Person
- eine **genaue Beschreibung der Situation**, in der die Patientenverfügung gelten soll, z. B.: „Wenn ich mich im Endstadium einer unheilbaren, tödlich verlaufenden Krankheit befinde“.
- **präzise Vorgaben**, z. B. zu den Bereichen lebenserhaltende Maßnahmen, Schmerzbehandlung und künstliche Ernährung. Einfach formulierte Äußerungen wie „ich will nicht an Maschinen hängen“ reichen nicht aus!
- Wünsche in Bezug auf **Sterbeort** und Bereitschaft zur **Organspende**
- Hinweis auf **weitere Vorsorgeverfügungen**
- eine **Schlussformel** mit Datum und Unterschrift. Sinnvoll ist eine regelmäßige Aktualisierung (etwa alle 2 Jahre), ebenfalls mit Datum und Unterschrift.

Vorsorgevollmacht • Mit einer Vorsorgevollmacht beauftragt der Pflegekunde eine **Person seines Vertrauens**, stellvertretend für ihn zu handeln, zu entscheiden und Verträge abzuschließen. Dies kann entweder umfassend festgelegt werden oder nur für definierte Bereiche, z. B. die Gesundheit.

Empfehlenswert ist es, als Bevollmächtigten jemand auszuwählen, dem man vertraut: Jemand, der einen gut kennt, von dem man weiß, dass er sich gut informiert. Jemand der kooperativ und durchsetzungsfähig ist und der es schafft, eine Entscheidung im Sinne des Vollmachtgebers zu treffen und nicht im eigenen Sinne. Außerdem ist es wichtig, dass der Bevollmächtigte erreichbar und vor Ort ist.

! Merke Am besten beides

*Die Medizin und die Forschung entwickeln sich beständig weiter. Deshalb ist es kaum möglich, alles, was einmal sein könnte, genau in einer Patientenverfügung festzuhalten. Aus diesem Grund empfiehlt es sich, immer eine Patientenverfügung **und** eine Vorsorgevollmacht abzuschließen.*

Notizen

7 25-Jähriger mit irreversiblem Hirnfunktionsausfall

Moritz Z.* ist 25 Jahre alt, Medienexperte und lebt mit seiner Ehefrau, Ella Z., und seiner 6 Monate alten Tochter in München. Als er vor 4 Tagen in Düsseldorf an einer beruflichen Konferenz teilnahm, wurde er plötzlich bewusstlos. Zuvor hatte er mehrfach über starke Kopfschmerzen geklagt. Seine Kollegen informierten die Rettungsleitstelle. Der eintreffende Notarzt brachte Herrn Z. zügig unter Sauerstofftherapie in die Notaufnahme Ihres Krankenhauses.

Im Schockraum ergibt das initiale neurologische Assessment: Pupillen isokor und lichtreagibel, Augenöffnung auf Ansprache, Glasgow Coma Scale (GCS) 12.

Die zerebrale Computertomografie (cCT) zeigt ein rupturiertes Aneurysma der rechten Arteria cerebri media, das eine ausgeprägte Subarachnoidalblutung und eine intrazerebrale Blutung verursachte.

Kurz nach der cCT verschlechtert sich der neurologische Zustand von Moritz Z. Das GCS-Ergebnis sinkt auf 8. Moritz Z. wird sofort in den OP gebracht und notfallchirurgisch versorgt. Dabei wird das Aneurysma geclippt, die Blutung ausgeräumt und eine Ventrikeldrainage (EVD) angelegt. Eine Kontroll-cCT, die 6 Stunden postoperativ gemacht wird, zeigt eine deutliche zerebrale Schwellung.

Im weiteren Verlauf kommt es zu einem progredienten Anstieg des Hirndrucks. Dieser lässt sich weder durch Ablassen von Liquor noch durch medikamentöse Maßnahmen ausreichend kontrollieren. In Folge entwickelt Moritz Z. beidseits weite, lichtstarre Pupillen.

Nach einer weiteren cCT, die eine fulminante Blutung zeigt, wird Moritz Z. nochmals operiert. Es wird eine dekompressive Trepanation zur Druckentlastung durchgeführt. Da die Pupillen weiterhin maximal weit und lichtstarr bleiben, gehen die behandelnden Ärzte von einem irreversiblen Hirnschaden aus. Die anschließende Hirntoddiagnostik bestätigt den Verdacht.

Währenddessen führt das Behandlungsteam mit den Angehörigen ausführliche Gespräche zur kritischen Situation und einer möglichen Organspende. Ein schriftlicher Patientenwille liegt nicht vor. Die Ehefrau erzählt, dass sie sich mit ihrem Mann über kritische Lebensereignisse und auch über das Thema Organspende ausgetauscht hat. Ihrer Aussage nach befürwortete Moritz Z. prinzipiell Organspenden hirntoter Menschen. Sie selbst macht einen

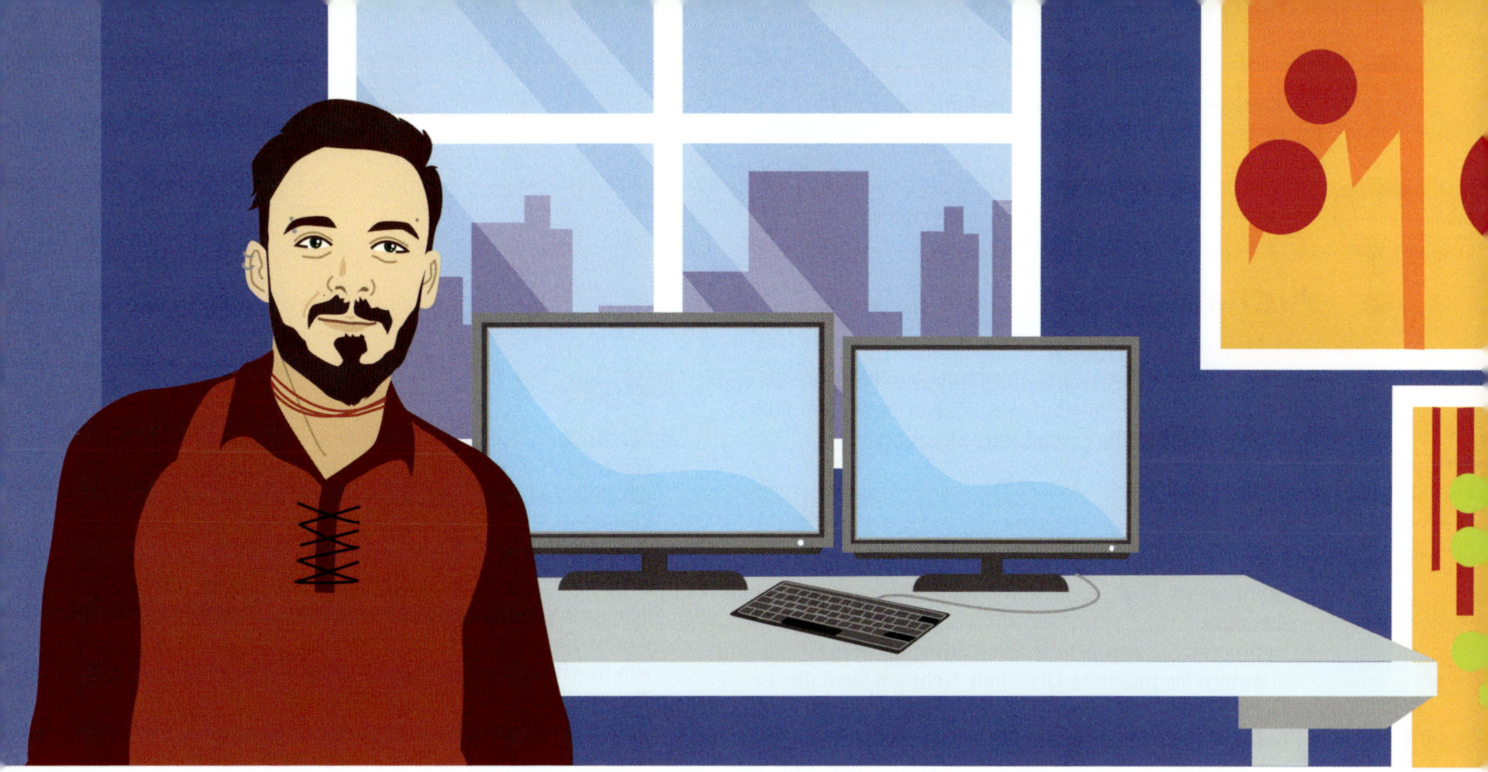

traumatisierten Eindruck auf das Behandlungsteam. Als sie die Nachricht vom Hirntod ihres Mannes erfährt, bricht sie in Tränen aus. Auch die inzwischen anwesenden Eltern von Moritz Z. erleben die Situation als Krise. Moritz ist ihr einziges Kind, sie sind außer sich vor Sorge. Sie verstehen nicht, dass ihr Sohn tot sein soll, wenn doch sein Herz noch schlägt. Unter diesen Umständen stimmen sie weder der Organspende noch den vorbereitenden organerhaltenden Maßnahmen zu. Auch die Ehefrau möchte das nicht – obwohl sie reflektiert, dass ihr Ehemann dies wohl befürwortet hätte.

** Fallbeispiel fiktiv, Namen frei erfunden*

Aufgaben

Lesen Sie die Fallgeschichte sorgfältig durch, bevor Sie mit der Bearbeitung der folgenden Aufgaben beginnen. Berücksichtigen Sie dabei die geschilderte Situation.

Aufgabe 1

a) Skizzieren Sie die Merkmale und Unterschiede zwischen „klinischem Tod", „Hirntod" und „biologischem Tod". **6 Punkte**

b) Definieren Sie den irreversiblen Hirnfunktionsausfall und erläutern Sie mögliche Ursachen. Nehmen Sie dabei Bezug zur Fallgeschichte und der Situation von Moritz Z. **7 Punkte (Definition 2 P, Ursachen 2 P, Situation Moritz Z. 3 P)**

c) Benennen Sie die medizinischen, rechtlichen und ethischen Gründe für die Durchführung einer Hirntoddiagnostik bei einem Patienten mit Verdacht auf irreversiblen Hirnfunktionsausfall. **3 Punkte**

d) Erläutern Sie 2 rechtliche Voraussetzungen für eine postmortale Organspende und stellen Sie dabei einen Bezug zum Fallbeispiel her. **4 Punkte**

Aufgabe 2

a) Leiten Sie aus der Fallgeschichte das zentrale ethische Problem ab, das für Sie als Pflegefachperson im Vordergrund steht. Stellen Sie dieses in Ihren eigenen Worten dar. **6 Punkte**

b) Analysieren Sie das ethische Problem mit Bezug zu den 4 medizinethischen Prinzipien nach Beauchamp und Childress. **14 Punkte**

c) Beschreiben Sie 2 konkrete Maßnahmen, die einen professionellen Umgang mit dem ethischen Problem verdeutlichen. **8 Punkte**

Aufgabe 3

a) Beschreiben Sie, was unter dem mutmaßlichen Willen verstanden wird. Gehen Sie dabei auf die Bedeutung für die Entscheidungsfindung bei nicht einwilligungsfähigen Menschen im medizinischen/pflegerischen Kontext ein. **4 Punkte**

b) Benennen Sie die Informationsquellen, die zur Ermittlung des mutmaßlichen Willens genutzt werden. Leiten Sie ab, woran Sie in der Fallgeschichte den mutmaßlichen Willen von Moritz Z. festmachen. **4 Punkte**

c) Beurteilen Sie die Entscheidung der Angehörigen, einer Organspende nicht zuzustimmen, obwohl die Ehefrau eine aufgeschlossene Haltung des Verstorbenen hinsichtlich dieser Thematik schildert. **8 Punkte**

d) Skizzieren Sie die Rolle der Pflegefachpersonen bei der Unterstützung der Angehörigen in der Bewältigung der Situation. **5 Punkte**

Aufgabe 4

a) Leiten Sie aus der Fallgeschichte 5 Handlungsanlässe ab, die für Sie als Pflegefachperson im Umgang mit Moritz Z. und seinen Angehörigen gegenwärtig relevant bzw. zu erwarten sind. **10 Punkte**

b) Nennen Sie zu jedem Anlass 2 konkrete Pflegemaßnahmen. Begründen Sie Ihre Auswahl. **15 Punkte**

c) Erläutern Sie 3 konkrete Maßnahmen, die zur Entlastung des Teams in dieser Situation beitragen können. **6 Punkte**

Lösungshorizont

Aufgabe 1

a) Skizzieren Sie die Merkmale und Unterschiede zwischen „klinischem Tod“, „Hirntod“ und „biologischem Tod“.
b) Definieren Sie den irreversiblen Hirnfunktionsausfall und erläutern Sie mögliche Ursachen. Nehmen Sie dabei Bezug zur Fallgeschichte und der Situation von Moritz Z.
c) Benennen Sie die medizinischen, rechtlichen und ethischen Gründe für die Durchführung einer Hirntoddiagnostik bei einem Patienten mit Verdacht auf irreversiblen Hirnfunktionsausfall.
d) Erläutern Sie 2 rechtliche Voraussetzungen für eine postmortale Organspende und stellen Sie dabei einen Bezug zum Fallbeispiel her.

KB III.2.c

Antwort a)

Der **klinische Tod** bezeichnet den Zustand des **Atem- und Kreislaufstillstands**, mit Auftreten der **unsicheren Todeszeichen**. Werden keine Reanimationsmaßnahmen eingeleitet oder sind diese nicht erfolgreich, kommt es in Folge des klinischen Tods zum **biologischen Tod**, der den **Ausfall der Organ- und Zellfunktionen** beschreibt und bei dem **sichere Todeszeichen** auftreten. Der biologische Tod ist im Gegensatz zum klinischen Tod **unumkehrbar**.

Beim **Hirntod** liegt ein **irreversibler Verlust aller Gehirnfunktionen** vor, einschließlich der lebenserhaltenden zentralen Regulation von Atmung und Kreislauf. Dabei kann durch eine maschinelle Beatmung und intensivmedizinische Maßnahmen der Körper des Menschen aber eine Zeit lang **am Leben gehalten** werden.

In aller Regel gilt der Atem- und Kreislaufstillstand beim klinischen Tod als **Todeszeitpunkt**, während beim Hirntod die Uhrzeit als Todeszeit gilt, zu der die Hirntoddiagnostik abgeschlossen ist.

Antwort b)

Definition Irreversibler Hirnfunktionsausfall

Der irreversible Hirnfunktionsausfall ist der endgültige Ausfall der Gesamtfunktion von Großhirn, Kleinhirn und Hirnstamm. Trotz vorhandener Herz-Kreislauf-Funktion durch intensivmedizinische Maßnahmen sind ***keine Hirnfunktionen*** *mehr vorhanden bzw. nachweisbar. Er gilt in Deutschland als sicheres Todeszeichen, im Sinne des Transplantationsgesetzes.*

Mögliche Ursachen • Der irreversible Hirnausfall kann verursacht werden durch:

- eine **primäre Hirnschädigung:** z. B. schweres Schädel-Hirn-Trauma, massive intrakranielle Blutung, ausgedehnte ischämische Hirninfarkte, Hirntumore
- eine **sekundäre Hirnschädigung:** z. B. zerebrale Hypoxie nach Herz-Kreislauf-Stillstand oder Hirndrucksteigerung mit nachfolgender Einklemmung des Hirnstamms.

Ursachen bei Herrn Z. • Die medizinische Ursache war im Fall von Herrn Z. eine **primäre Hirnschädigung** in Form einer fulminanten **Subarachnoidalblutung** sowie einer **intrazerebralen Blutung**, verursacht durch ein rupturiertes Aneurysma der Arteria cerebri media. Trotz operativer Maßnahmen kam es zu einem progredienten **Anstieg des intrakraniellen Drucks**, der nicht mehr beherrscht werden konnte.

Im weiteren Verlauf zeigten sich beidseits weite, lichtstarre Pupillen. Sie sind ein klinischer Hinweis auf eine schwere Schädigung des Hirnstamms, verursacht durch den anhaltend erhöhten Hirndruck. Dies stellt eine **sekundäre Hirnschädigung** dar, die durch die primäre Blutung und die daraus resultierende Hirnschwellung bedingt ist.

Die bildgebende Diagnostik bestätigte eine massive zerebrale Schwellung sowie eine erneute Blutung. Aufgrund dieser Befunde und der klinischen Zeichen wurde die Hirntoddiagnostik eingeleitet.

Antwort c)

Die Hirntoddiagnostik ist im Verdachtsfall aus verschiedenen Gründen notwendig:

- **medizinisch:** zur Bestätigung des irreversiblen Hirnfunktionsausfalls als Voraussetzung für die Feststellung des Todes und die Beendigung intensivmedizinischer Maßnahmen
- **rechtlich:** zur Feststellung des Todes nach medizinisch-wissenschaftlichen Standards gemäß Transplantationsgesetz (§ 3 TPG)
- **ethisch:** zur Schaffung von Klarheit für Angehörige und Behandlungsteam, insbesondere im Hinblick auf eine mögliche Organspende.

Antwort d)

Die rechtlichen Voraussetzungen für eine Organspende sind im **Transplantationsgesetz** (§ 3 TPG) geregelt. Zwei rechtliche Voraussetzungen der postmortalen Organspende sind:

- der **Nachweis des irreversiblen Hirnfunktionsausfalls** durch zwei unabhängige, qualifizierte Ärzte
- das **mündliche oder schriftliche Einverständnis des Betroffenen**, z. B. über einen Organspendeausweis (▶ **Abb. 7.1**) oder eine Patientenverfügung, bzw. der **bekannte oder mutmaßliche Wille**. Ist der mutmaßliche Wille nicht ermittelbar, erfolgt eine Entscheidung nach den **Wertvorstellungen der entscheidungsbefugten Person** (entscheidungsbefugte Person nach Transplantationsgesetz).

Abb. 7.1 Organspendeausweis.

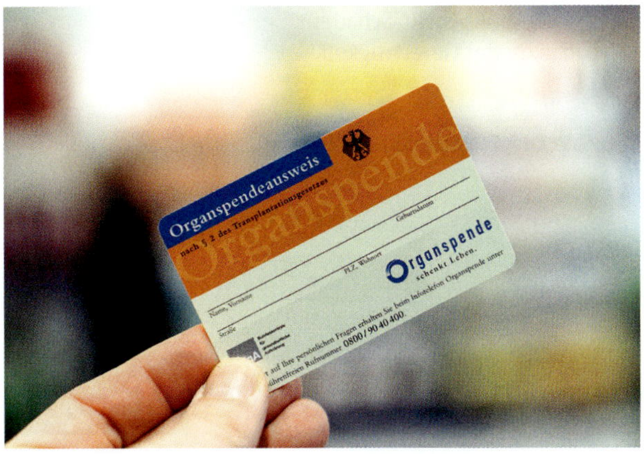

Mit einem Organspendeausweis gibt der Betroffene sein schriftliches Einverständnis zur Organspende. Quelle: © K. Oborny/Thieme.

Im Fall von Moritz Z. bestätigt sich durch die **Hirntoddiagnostik** der irreversible Hirnfunktionsausfall. Hinsichtlich der Zustimmung hat die Ehefrau glaubhaft geschildert, dass ihr Mann eine positive Einstellung zur Organspende hatte. Es kann daher angenommen werden, dass der **mutmaßliche Wille** des Betroffenen für eine Organspende spricht. Dennoch lehnen die Ehefrau und die Eltern aufgrund emotionaler Überforderung eine Organspende ab. Auch wenn der mutmaßliche Wille in dieser Situation rechtlich leitend ist, wird in der Praxis bei fehlender Zustimmung der Angehörigen – insbesondere aus Rücksicht auf deren emotionale Belastung und aufgrund der ethischen Spannungsfelder – in der Regel auf eine Organspende verzichtet.

Aufgabe 2

a) Leiten Sie aus der Fallgeschichte das zentrale ethische Problem ab, das für Sie als Pflegefachperson im Vordergrund steht. Stellen Sie dieses in Ihren eigenen Worten dar.
b) Analysieren Sie das ethische Problem mit Bezug zu den 4 medizinethischen Prinzipien nach Beauchamp und Childress.
c) Beschreiben Sie 2 konkrete Maßnahmen, die einen professionellen Umgang mit dem ethischen Problem verdeutlichen.

KB II.3.a

Antwort a)

Die Situation ist ethisch komplex, es ergeben sich mehrere Spannungsfelder. Im Zentrum steht das ethische Problem der **Organspendeentscheidung**, insbesondere im Spannungsfeld zwischen dem **mutmaßlichen Willen** des Verstorbenen und der **Ablehnung** durch die Angehörigen. Herr Z. hat sich zu Lebzeiten offen und positiv zur Organspende geäußert, wie seine Ehefrau berichtet. Diese Aussage deutet auf eine grundsätzliche Bereitschaft zur Organspende hin. In der derzeitigen Situation lehnen jedoch sowohl die Ehefrau als auch die Eltern eine Organspende ab – möglicherweise aus emotionaler Überforderung, Unsicherheit oder Trauer. Dabei stellt sich die Frage, ob es angemessen ist, vor diesem Hintergrund den Wunsch von Herrn Z. zu übergehen.

Antwort b)

Die Prinzipienethik nach Beauchamp und Childress umfasst 4 moralische Prinzipien (▶ **Abb. 7.2**):

- das Prinzip der Autonomie
- das Prinzip der Fürsorge
- das Prinzip des Nicht-Schadens
- das Prinzip der Gerechtigkeit.

Abb. 7.2 Die 4 Prinzipien der Prinzipienethik.

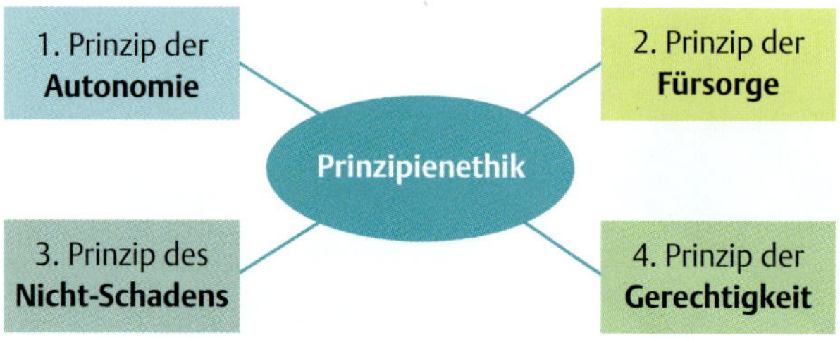

Die Pflege orientiert sich an 4 Prinzipien, die bei moralischen Entscheidungen Orientierung geben. *Quelle: Urban M: Die Prinzipienethik. In: Andreae S, Anton W, Schön J, von Hayek D et al.: I care – Altenpflege Langzeitpflege. 1. Auflage. Stuttgart: Thieme; 2023.*

Prinzip der Autonomie • Es betont das Recht jedes Menschen, **selbstbestimmt** über seinen Körper zu entscheiden – auch über den Tod hinaus. Die positive Haltung von Herrn Z. zur Organspende spricht für einen mutmaßlichen Willen zur Spende. Ethisch wäre es daher zunächst geboten, diesen **Willen** zu **respektieren**. Gleichzeitig lehnen seine Ehefrau und seine Eltern die Organspende in der aktuellen, krisenhaften Situation ab. Ethisch gesehen steht somit die mutmaßliche Befürwortung einer Organspende durch den Patienten der Ablehnung der Angehörigen gegenüber. Es muss daher geprüft werden, ob der mutmaßliche Wille des Patienten mit ausreichender Sicherheit festgestellt werden kann oder die Entscheidung der Angehörigen – sofern sich diese nicht ändert – berücksichtigt werden muss. Daraus ergibt sich die weiterführende Frage, wie stark der Wille der Angehörigen gegenüber dem des Verstorbenen zu gewichten ist.

Prinzip der Fürsorge • Es fordert, **zum Wohle anderer** zu handeln. Eine Organspende kann mehreren schwer kranken Menschen das Leben retten oder ihre Lebensqualität erheblich verbessern. In diesem Sinne wäre die Spende ein **Akt der Mitmenschlichkeit** und **Solidarität**. Gleichzeitig besteht auch eine **Fürsorgepflicht gegenüber den Angehörigen**, die sich in einer Ausnahmesituation befinden. Sie benötigen Zeit, Raum und empathische psychosoziale Begleitung beim Abschiednehmen. Die Pflegefachperson steht hier in der Verantwortung, sensibel zu begleiten, zu informieren und beraten, ohne Druck auszuüben.

Prinzip des Nicht-Schadens • Es verlangt, **Schaden zu vermeiden**. Eine Organspende darf weder dem Verstorbenen (z. B. durch Missachtung seines Willens) noch den Angehörigen (z. B. durch psychischen Druck oder Schuldgefühle) schaden. Eine respektvolle, einfühlsame Kommunikation ist daher entscheidend, um **emotionale Belastungen zu minimieren**. Wird der Wille des Verstorbenen ignoriert, kann dies ebenfalls als ethischer Schaden gewertet werden. Gleichzeitig sind auch die für eine Organspende notwendigen organerhaltenden Maßnahmen vor dem Hintergrund des Prinzips der Schadensvermeidung zu beleuchten. Denn: Sollte keine Organspende möglich sein, wären auch weitergehende Maßnahmen problematisch. Der Leib des hirntoten Patienten darf nicht ohne Rechtfertigung weiterführenden Eingriffen oder Maßnahmen unterworfen werden.

Prinzip der Gerechtigkeit • Es bezieht sich auf **die faire Verteilung von Ressourcen** – in diesem Fall lebenswichtiger Organe. Eine Entscheidung gegen die Spende bedeutet, dass anderen Menschen eine faire Chance auf Leben oder Gesundheit verwehrt bleibt. Auch hier entsteht ein Spannungsfeld zwischen der Gerechtigkeit gegenüber potenziellen Empfängern und dem Wunsch der Angehörigen, die Spende abzulehnen – obwohl der Verstorbene sie möglicherweise gewollt hätte.

Analyse • Das vordergründige ethische Problem verortet sich im Spannungsfeld aller 4 medizinethischer Prinzipien. Im Kern steht die Frage nach dem **mutmaßlichen Patientenwillen** zur Organspende und der **Entscheidung der Angehörigen**. Fraglich ist daher auch, ob bereits weitergehende organerhaltende Maßnahmen eingeleitet werden können, obwohl die Angehörigen dem angesichts der akuten Krise (womöglich noch) nicht zugestimmt haben.

Antwort c)

Ein professioneller Umgang mit dem ethischen Problem der Organspende im Fall von Herrn Z. erfordert sowohl strukturelle als auch kommunikative Maßnahmen.

Eine erste wichtige Maßnahme ist die Durchführung einer **strukturierten ethischen Fallbesprechung im interprofessionellen Team**. Diese bietet Raum, die Situation gemeinsam mit allen beteiligten Berufsgruppen – Pflege, Medizin, Seelsorge und gegebenenfalls einer klinischen Ethikberatung – zu reflektieren. Ziel ist es, eine ethisch begründete und gemeinsam getragene Entscheidung zu treffen, die sowohl dem mutmaßlichen Willen des Patienten als auch der emotionalen Lage der Angehörigen gerecht wird. In einer solchen Besprechung werden zentrale Fragen geklärt:

- Was ist der mutmaßliche Wille des Patienten?
- Welche Werte und Bedürfnisse bringen die Angehörigen ein?
- Welche medizinischen, rechtlichen und ethischen Rahmenbedingungen sind zu beachten?
- Welche Handlungsoptionen sind unter diesen Umständen vertretbar?

Die strukturierte Reflexion ermöglicht es, die ethische Komplexität der Situation transparent zu machen und gemeinsam tragfähige Lösungen zu entwickeln.

Eine zweite zentrale Maßnahme ist die **empathische und strukturierte Angehörigenbegleitung** durch Pflegefachpersonen. Sie übernehmen in dieser Ausnahmesituation eine Schlüsselrolle in der psychosozialen und kommunikativen Begleitung der Angehörigen. Dazu gehören einfühlsame Gespräche über den Zustand des Patienten und die Bedeutung des Hirntods, über Fragen zum Ablauf und der Bedeutung einer möglichen Organspende sowie das Schaffen von Raum für Trauer und Abschied – etwa durch Rituale oder stille Zeit am Bett. Ebenso wichtig ist die Unterstützung bei der Entscheidungsfindung, gegebenenfalls durch das Hinzuziehen von Seelsorge oder Ethikberatung. Ziel dieser Maßnahme ist es, die Angehörigen in ihrer emotionalen Ausnahmesituation zu stabilisieren und sie in der Situation mitzunehmen und in die Entscheidungsfindung einzubeziehen – ohne Druck, aber mit Klarheit und Respekt.

Aufgabe 3

a) Beschreiben Sie, was unter dem mutmaßlichen Willen verstanden wird. Gehen Sie dabei auf die Bedeutung für die Entscheidungsfindung bei nicht einwilligungsfähigen Menschen im medizinischen/pflegerischen Kontext ein.
b) Benennen Sie die Informationsquellen, die zur Ermittlung des mutmaßlichen Willens genutzt werden. Leiten Sie ab, woran Sie in der Fallgeschichte den mutmaßlichen Willen von Moritz Z. festmachen.
c) Beurteilen Sie die Entscheidung der Angehörigen, einer Organspende nicht zuzustimmen, obwohl die Ehefrau eine aufgeschlossene Haltung des Verstorbenen hinsichtlich dieser Thematik schildert.
d) Skizzieren Sie die Rolle der Pflegefachpersonen bei der Unterstützung der Angehörigen in der Bewältigung der Situation.

KB II.3.c

Antwort a)

In Situationen, in denen Menschen nicht einwilligungsfähig sind (z. B. aufgrund von Bewusstlosigkeit), ist der mutmaßliche, also der **angenommene Wille** für die an der Versorgung Beteiligten handlungsleitend. Er ist sowohl **rechtlich** als auch **ethisch bindend**. Das heißt, dass medizinische und pflegerische Maßnahmen nur dann durchgeführt werden dürfen, wenn sie dem entsprechen, was der Pflegebedürftige in dieser Situation mutmaßlich gewollt hätte.

Antwort b)

Der mutmaßliche Wille wird aus früheren Äußerungen, Wertvorstellungen, religiösen Überzeugungen oder Lebensgewohnheiten abgeleitet und muss sorgfältig ermittelt und dokumentiert werden.

Im geschilderten Fall könnten die **Aussagen der Angehörigen** über **frühere Gespräche** mit Moritz Z. über das Thema Organspende herangezogen werden, sowie **persönliche Werte** und **Einstellungen** in Bezug auf das Lebensende. Ein möglicher Hinweis ist, dass die Ehefrau berichtet, dass Moritz Z. sich geäußert habe, einer Organspende offen und positiv gegenüberzustehen. Es gab außerdem bereits Gespräche zwischen dem Ehepaar über kritische Lebensereignisse.

Antwort c)

Die Entscheidung der Angehörigen, einer Organspende nicht zuzustimmen, obwohl die Ehefrau eine positive Haltung des Verstorbenen zur Organspende schildert, ist aus rechtlicher, emotionaler und ethischer Sicht zu bewerten.

Nach deutschem Transplantationsgesetz gilt die sog. **Zustimmungslösung**. Das bedeutet, dass eine Organspende nur dann zulässig ist, wenn der Verstorbene zu Lebzeiten ausdrücklich eingewilligt hat, oder – falls kein schriftlicher Wille vorliegt – die nächsten Angehörigen im Sinne des mutmaßlichen Willens entscheiden. In diesem Fall liegt keine schriftliche Erklärung des Verstorbenen vor, jedoch berichtet die Ehefrau glaubhaft, dass ihr Mann sich grundsätzlich für eine Organspende ausgesprochen habe. Als Ehepartnerin ist sie rechtlich befugt, diese Entscheidung entsprechend dem mutmaßlichen Willen von Moritz Z. zu treffen. Aus **rechtlicher Sicht** wäre eine Zustimmung zur Organspende daher möglich und zulässig.

Gleichzeitig muss die **emotionale Ausnahmesituation** der Angehörigen berücksichtigt werden. Sie erleben den plötzlichen Verlust ihres Ehemannes, des Familienvaters und einzigen Kindes als traumatisches Ereignis. Der Hirntod ist für viele Menschen schwer zu begreifen, insbesondere wenn der Körper durch intensivmedizinische Maßnahmen weiterhin Lebenszeichen wie einen Herzschlag zeigt. Die Ablehnung der Organspende durch die Angehörigen ist daher **nicht** als bewusste Missachtung des mutmaßlichen Willens ihres Ehemannes bzw. Sohnes zu verstehen, sondern vielmehr als Ausdruck ihrer Überforderung und tiefen Trauer.

Aus **pflegeethischer Sicht** ist es wichtig, sowohl den mutmaßlichen Willen des Verstorbenen zu respektieren als auch die Angehörigen in ihrer Trauer ernst zu nehmen und empathisch zu begleiten.

Antwort d)

Pflegefachpersonen nehmen in diesem Prozess eine **zentrale Rolle** ein, da sie kontinuierlich mit den Angehörigen in Kontakt stehen. Sie können emotionale Reaktionen frühzeitig erkennen, empathisch begleiten und zur Klärung beitragen. Ihre Aufgabe ist es:

- neutral zu informieren
- Sicherheit zu vermitteln

- ggf. weitere Unterstützungsangebote (z.B. Seelsorge, Ethikberatung, soziale Dienste) zu initiieren.

Diese Rolle ist **ethisch anspruchsvoll** und erfordert **hohe kommunikative Kompetenz**. Ziel sollte es sein, eine Entscheidung im Einklang mit dem Willen des Verstorbenen und unter Berücksichtigung der emotionalen und psychischen Belastung der Angehörigen zu ermöglichen.

Aufgabe 4

a) Leiten Sie aus der Fallgeschichte 5 Handlungsanlässe ab, die für Sie als Pflegefachperson im Umgang mit Moritz Z. und seinen Angehörigen gegenwärtig relevant bzw. zu erwarten sind.
b) Nennen Sie zu jedem Anlass 2 konkrete Pflegemaßnahmen. Begründen Sie Ihre Auswahl.
c) Erläutern Sie 3 konkrete Maßnahmen, die zur Entlastung des Teams in dieser Situation beitragen können.

KB I.3.e

Antwort a)

Prüfungstipp

In den folgenden Lösungshorizonten werden beispielhafte Handlungsanlässe und Maßnahmen aufgeführt. Sie können auch andere wählen, sofern sie zu der Situation passen, die in der Fallgeschichte dargestellt ist, und Sie Ihre Wahl – sofern gefordert – schlüssig begründen.

In der Fallsituation ergeben sich für die Pflegefachperson mehrere zentrale Handlungsanlässe, die gegenwärtig bzw. zukünftig relevant sind und sowohl Moritz Z. als auch seine Angehörigen betreffen:

- **Hämodynamische Stabilisierung:** Eine adäquate Organdurchblutung ist unerlässlich, damit die Organe funktionsfähig erhalten bleiben, sollte schlussendlich doch die Entscheidung für eine Organspende fallen. Aufgrund der zerebralen Schädigung besteht bei Moritz Z. die Gefahr einer hämodynamischen Entgleisung. Ziel ist daher eine hämodynamische Stabilisierung.
- **Überwachung der Ausscheidung:** Bei zentraler Schädigung ist sehr häufig die Ausschüttung des antidiuretischen Hormons (ADH) gehemmt. In Folge können die Nieren den Harn nicht ausreichend konzentrieren und es kommt zur übermäßigen Harnausscheidung und einem Volumenmangel. Ziel ist es, den Flüssigkeitshaushalt ausgeglichen zu halten, um eine Dehydratation und in Folge eine Minderdurchblutung der Organe zu vermeiden.
- **Interdisziplinäre Zusammenarbeit stärken:** In einer solchen Situation ist die interdisziplinäre Zusammenarbeit von großer Bedeutung. Sie verhilft dazu, ein gemeinsames Verständnis für die Situation zu entwickeln, einen gemeinsamen Umgang zu fördern, das gesamte Team zu entlasten und eine ganzheitliche Versorgung auf einem hohen professionellen Niveau zu sichern.
- **Psychosoziale Begleitung und Unterstützung der Angehörigen:** Durch den plötzlichen Verlust eines nahestehenden Menschen befinden sich die Ehefrau und die Eltern von Moritz Z. in einer akuten Ausnahmesituation. Besonders herausfordernd ist in diesem Fall, dass der Tod für die Angehörigen schwer begreifbar ist, da der Körper des Verstorbenen noch lebendig wirkt. Die Pflegefachperson hat die Aufgabe, die Angehörigen empathisch in deren Krise zu begleiten und psychische Folgebelastungen zu minimieren.
- **Gestaltung der Verabschiedung:** Der Hirntod gilt medizinisch und rechtlich als sicheres Todeszeichen. Sowohl bei einer Entscheidung für eine Organspende als auch bei der Entscheidung dagegen, werden zu einem bestimmten Zeitpunkt sämtliche medizinische Maßnahmen beendet und die Maschinen, die die Körperfunktionen aufrechterhalten, abgestellt. Ein bewusster und individuell gestalteter Abschied ist für viele Angehörige ein wichtiger Schritt im Trauerprozess. Ebenso kann dieser Moment auch für das Behandlungsteam wichtig sein, um innezuhalten und die belastende Situation gemeinsam zu verarbeiten.

Antwort b)

▶ Tab. 7.1.

Tab. 7.1 Pflegemaßnahmen für spezifische Handlungsanlässe im Fall von Moritz Z. (Beispiele).

Handlungsanlass	Maßnahmen (Beispiele)	Begründung bzw. Bemerkungen
hämodynamische Stabilisierung	konsequentes Monitoring	• Hämodynamische Abweichungen bzw. eine Dekompensation müssen für eine rechtzeitige Intervention frühzeitig erfasst werden. • Angepasste Alarmgrenzen unterstützen die engmaschige Überwachung.
	Steuerung der medikamentösen Therapie	• Eine stetige Anpassung der Therapie an Veränderungen der Kreislaufsituation von Moritz Z. (nach Arztanordnung) fängt hämodynamische Abweichungen ab und verhindert eine Dekompensation.
Überwachung der Ausscheidung	Bilanzierung	• Eine fortlaufende Überwachung des Flüssigkeitshaushalts ermöglicht eine rechtzeitige Intervention.
	Volumenersatztherapie	• Sie wirkt (nach ärztlicher Anordnung) einer Dehydratation entgegen und erhält die Organperfusion und -funktion (insbesondere im Hinblick auf eine mögliche Organspende).
interdisziplinäre Zusammenarbeit stärken	regelmäßige, interdisziplinäre Fallbesprechungen mit allen an der Versorgung beteiligten Professionen	• Sie unterstützen darin, in dieser emotional aufgeladenen, komplexen und vielschichtigen Situation als Versorgungsteam ein umfassendes Verständnis von der Situation zu entwickeln. • Dieses Verständnis ist die Grundlage dafür, gemeinsam getragene Entscheidungen zu treffen. Nur dann kann beispielsweise mit den Angehörigen einheitlich kommuniziert werden.

Tab. 7.1 Fortsetzung.

Handlungsanlass	Maßnahmen (Beispiele)	Begründung bzw. Bemerkungen
	andere Berufsgruppen einbeziehen	• Das Hinzuziehen weiterer Berufsgruppen (z. B. Psychologinnen, Seelsorgerinnen, Trauerbegleiterinnen) kann darin unterstützen, die Angehörigen in dieser Situation möglichst ganzheitlich zu begleiten und auf die individuellen Bedürfnisse einzugehen.
psychosoziale Begleitung und Unterstützung der Angehörigen	Gesprächsbereitschaft signalisieren und aktiv anbieten	• Eine offene, zugewandte Haltung und das Angebot, jederzeit für Fragen oder Gespräche zur Verfügung zu stehen, vermitteln den Angehörigen Sicherheit. • Dies schafft Vertrauen und senkt die Hemmschwelle, sich mitzuteilen.
	aktives Zuhören und emotionale Reaktionen spiegeln	• Durch Techniken des aktiven Zuhörens (z. B. Nicken, verbale Rückmeldungen, Zusammenfassen) fühlen sich Angehörige ernst genommen. • Das Spiegeln von Gefühlen (z. B. „Ich sehe, wie schwer das gerade für Sie ist") hilft, Emotionen zu benennen und zu verarbeiten.
Gestaltung der Verabschiedung	würdevolle Versorgung des Verstorbenen	• Handlungen (z. B. Körperpflege, Verstorbenen namentlich ansprechen, Ankleiden des Verstorbenen, Entfernen medizinischer Materialien), die den Respekt gegenüber dem Verstorbenen zeigen, verdeutlichen den Angehörigen, dass die ihnen nahestehende Person würdevoll behandelt wird – auch nach dem Tod. • Dies kann den Trauerprozess positiv beeinflussen und als wichtiges Ritual (z. B. Angehörige unterstützen beim Waschen und Ankleiden der verstorbenen Person) in der Trauerarbeit fungieren – sowohl für Angehörige als auch für Mitarbeitende.
	Privatsphäre ermöglichen	• Dies ist wichtig, damit sich die Angehörigen in einem geschützten Raum, ohne Zeitdruck und äußere Störungen, individuell und in ihrem Tempo von der verstorbenen Person verabschieden können.

Antwort c)

Der plötzliche Hirntod eines jungen Patienten ist auch für das Behandlungsteam eine hoch belastende Situation. Hier ist es besonders wichtig, Maßnahmen zu ergreifen, die das Behandlungsteam emotional und organisatorisch entlasten.

- **regelmäßige Teamabsprachen und Fallbesprechungen:** Durch strukturierte Übergaben und gemeinsame Reflexionen wird sichergestellt, dass alle Teammitglieder über den aktuellen Stand informiert sind, Verantwortung geteilt wird und Entscheidungen gemeinsam getragen werden. Dies fördert nicht nur die fachliche Qualität der Versorgung, sondern stärkt auch das Gefühl von Sicherheit, Entlastung und Zusammenhalt im Team.
- **Nutzung von Supervision:** Der Umgang mit dramatischen und emotional belastenden Fällen, wie der Fall von Moritz Z., kann die an der Versorgung Beteiligten stark belasten und zu innerer Anspannung und Ohnmachtsgefühlen führen. Supervision bietet einen geschützten Raum, um Erlebtes zu reflektieren, emotionale Belastungen auszusprechen und zu verarbeiten und neue Perspektiven zu gewinnen. Dies trägt wesentlich zur psychischen Gesundheit der Einzelnen und des Teams bei und kann so langfristig die Arbeitsfähigkeit des Teams fördern.
- **Aufgabenteilung und Priorisierung im Team:** In akuten Krisensituationen hilft es, Zuständigkeiten bewusst zu verteilen – beispielsweise wer die medizinisch-pflegerische Versorgung des Patienten übernimmt und wer sich um die psychosoziale Begleitung der Angehörigen kümmert. Eine solche Struktur verhindert Überforderung, ermöglicht gezielten Ressourceneinsatz und schafft Transparenz im Arbeitsablauf. Gleichzeitig wird dadurch die individuelle Belastung reduziert und das Team in seiner Handlungsfähigkeit gestärkt.

8 59-Jähriger mit Fieber

Seit Tagen leidet der 59-jährige Finanzbuchhalter Herr G.* unter einer starken Erkältung. Er hat Halsschmerzen und rezidivierendes hohes Fieber, das teilweise von Schüttelfrost begleitet wird. Er fühlt sich abgeschlagen und matt. Wenn er schläft, ist er sehr unruhig, fantasiert und hat Albträume – sodass er schon abends mit Ängsten zu Bett geht. Seine Frau ist besorgt. Weil er auch von Kreislaufproblemen berichtet, traut Frau G. sich nicht, ihren Mann in die Praxis ihres Hausarztes zu bringen. Sie bittet diesen deshalb um einen Hausbesuch. Am Telefon berichtet Frau G. der Medizinischen Fachangestellten:

„Am Anfang hat mein Mann fürchterlich gefroren. Wenn er von der Arbeit kam, hat er manchmal am ganzen Körper gezittert, einmal hat er sogar mit den Zähnen geklappert. Er war ganz blass, um die Nase und den Mund richtig blau. Wir haben immer wieder gedacht, dass es besser geht. Doch dann ging wieder alles von vorne los. Am Mittwoch fühlte er sich so erschöpft und kraftlos, dass er sich mittags krankgemeldet hat und nach Hause kam. Jetzt sind seine Halsschmerzen zwar besser, dafür hat er seit gestern Kopf- und Gliederschmerzen."

Die Medizinische Fachangestellte fragt nach der bisherigen Medikation. Frau G. gibt an: „Ich habe ihm immer wieder Paracetamol-Tabletten aus meiner Hausapotheke gegeben. Das hat ihm ein bisschen geholfen, aber danach schwitzt mein Mann immer stark. Der Schlafanzug und das Bett sind dann immer ganz nass, ständig muss ich es frisch beziehen."

Auf die Frage nach weiteren Symptomen nennt sie trockene Lippen und einen trockenen Mund. Außerdem habe Herr G. ständig Durst, trinke viel und müsse trotzdem pro Tag nur ein- oder zweimal zur Toilette. Appetit habe er kaum und seit gestern sei ihm unterschwellig übel. Die MFA sichert den Hausbesuch zu.

Als der Hausarzt am Nachmittag eintrifft, liegt Herr G. mit einer tympanal gemessenen Temperatur von 39,5 °C, rotem Gesicht und eingerissenen Mundwinkeln schläfrig auf dem Sofa. Er zeigt Erkältungssymptome, wirkt bei einer Atemfrequenz von 32 Atemzügen/min kurzatmig, hustet trocken und verzieht dabei sein Gesicht. Der Hausarzt vermutet eine Lungenentzündung. Er weist Herrn G. zur Abklärung und zur Akutversorgung ins Krankenhaus ein.

Hier liegt Herr G. nun auf Normalstation in einem Zweibettzimmer. Für die labordiagnostischen Untersuchungen mit Differenzialblutbild und Bestimmung des C-reaktiven Proteins (CRP) und des Prokalzitonins wurde ihm bereits Blut abgenommen. Auch eine Blutkultur wurde angelegt. Eine konventionelle Röntgenaufnahme des Thorax in 2 Ebenen bestätigt den Verdacht auf Pneumonie. Über eine periphere Venenverweilkanüle (18 Gauge) in der linken V. cephalica erhält Herr G. die angeordnete kalkulierte antibakterielle Therapie: Amoxicillin/Clavulansäure (2,2 g; 3 × täglich) und das Makrolid Azithromycin (500 mg; 1 × täglich).

Obwohl Sie ihm zur Fiebersenkung Wadenwickel machen, ist ihm immer noch heiß. Er klagt, dass seine Zunge klebrig und die Lippen trocken seien. Wegen seiner fiebrig glänzenden Augen und dem hochroten Kopf messen Sie seine Temperatur: 39,9 °C. Seine Haut ist trocken, Herr G. wirkt insgesamt unruhig. Wunschgemäß legen Sie ihm einen feuchten Waschlappen auf die heiße Stirn und informieren die Ärztin. Sie ordnet 600 mg Ibuprofen oral als Bedarfsmedikation an, die Sie Herrn G. verabreichen.

Als Herr G. 30 min später klingelt, sehen Sie, dass er stark schwitzt. Er zittert und berichtet von Herzrasen. Sie ermitteln eine Pulsfrequenz von 112 Schlägen/min.

*Fallbeispiel fiktiv, Namen frei erfunden

? Aufgaben

Lesen Sie die Fallgeschichte sorgfältig durch, bevor Sie mit der Bearbeitung der folgenden Aufgaben beginnen. Berücksichtigen Sie dabei die geschilderte Situation.

Aufgabe 1

Herr G. hat seit mehreren Tagen Fieber.

a) Erläutern Sie die Grundlagen der Thermoregulation. **5 Punkte**

b) Definieren Sie Fieber. Erklären Sie dessen Pathophysiologie und Bedeutung für den Körper. **6 Punkte (Definition 1 P, Pathophysiologie 2 P, Bedeutung 3 P)**

c) Führen Sie 3 mögliche Fieberursachen auf. Stellen Sie dabei die häufigste Ursache heraus. **3 Punkte**

Aufgabe 2

a) Nennen Sie 4 typische Symptome, die bei einem fiebernden Patienten auftreten. Unterscheiden Sie dabei zwischen subjektiven und objektiven Fieberzeichen. **4 Punkte**

b) Stellen Sie den typischen Fieberverlauf mit den unterschiedlichen Fieberphasen dar und erklären sie die jeweils typischen Symptome. **8 Punkte (Verlauf 4 P, Symptome 4 P)**

Aufgabe 3

Leiten Sie aus den Angaben in der Fallgeschichte die Fieberphase ab, in der sich Herr G. vor dem Besuch des Hausarztes befand, und diejenige, die er vor der Ibuprofen-Gabe im Krankenhaus durchläuft. Begründen Sie jeweils Ihre Zuordnung. **6 Punkte**

Aufgabe 4

Vor seiner Einlieferung in die Klinik friert Herr G. und leidet an Schüttelfrost. Benennen Sie 3 allgemein unterstützende Maßnahmen, die Herrn G. in dieser Fieberphase zu mehr Wohlbefinden verhelfen. Begründen Sie Ihre Wahl. **6 Punkte (Maßnahmen 3 P, Begründung 3 P)**

Aufgabe 5

Als das Fieber von Herrn G. zu sinken beginnt, schwitzt er stark und hat ein ständiges Durstgefühl. Er fühlt sich kraftlos, möchte zwar ein wenig essen, berichtet aber gleichzeitig über Appetitlosigkeit. Erläutern Sie je 3 Maßnahmen, mit denen Sie Herrn G. im Hinblick auf Ernährung bzw. Flüssigkeitszufuhr unterstützen können. **6 Punkte**

Aufgabe 6

Entwickeln Sie 3 problembezogene Prophylaxen, die bei der Pflege von fiebernden Patienten wie Herrn G. berücksichtigt werden sollten. Begründen Sie Ihre Wahl. **6 Punkte**

Aufgabe 7

Eine halbe Stunde nach der Einnahme von Ibuprofen stellen Sie bei Herrn G. einen beschleunigten Puls (112/min) und starkes Schwitzen fest.

a) Analysieren Sie die Ursache der Beschwerden von Herrn G. Bewerten Sie seine Situation hinsichtlich einer vitalen Bedrohung. **5 Punkte**

b) Beschreiben Sie 3 pflegerische Maßnahmen, die Sie in dieser Situation durchführen müssen. **6 Punkte**

Aufgabe 8

Bei Herrn G. wurde wegen des Verdachts auf Pneumonie Blut für eine labordiagnostische Untersuchung sowie für eine Blutkultur abgenommen.

a) Bewerten Sie die Auffälligkeiten, die bei der Blutuntersuchung von Herrn G. im Labor zu erwarten sind. Berücksichtigen Sie dabei das Differenzialblutbild, das C-reaktive Protein (CRP) und Prokalzitonin. **7 Punkte**

b) Definieren Sie das Ziel einer Blutkultur und nennen Sie 3 Indikationen für das Anlegen einer Blutkultur. **5 Punkte (Definition 2 P, Nennung 3 P)**

c) Skizzieren Sie das korrekte Vorgehen bei Abnahmen einer Blutkultur. Gehen Sie dabei auf die wichtigsten Aspekte betreffend Entnahmezeitpunkt und -ort, Punktion und Beimpfen der Blutkulturflaschen genauer ein. **12 Punkte**

Aufgabe 9

Zur Fiebersenkung werden bei Herrn G. Wadenwickel und Medikamente eingesetzt.

a) Beschreiben Sie die Wirkweise und das Anlegen von Wadenwickeln. Listen Sie 2 weitere physikalische Methoden zur Fiebersenkung auf. Benennen Sie die Fieberphasen, in denen die physikalischen Methoden sinnvoll eingesetzt werden. **5 Punkte (Beschreibung 2 P, weitere Methoden 2 P, Fieberphase 1 P)**

b) Formulieren Sie die Vorteile einer Antipyretikum-Gabe für den Patienten. Analysieren Sie anschließend einen Nachteil, der sich aus diagnostischer oder therapeutischer Sicht aus einer medikamentösen Fiebersenkung ergibt. **3 Punkte (Vorteile 2 P, Nachteil 1 P)**

Aufgabe 10

Herr G. leidet an einer Pneumonie, die er außerhalb des Krankenhauses (ambulant) erworben hat. Er erhält deshalb eine kalkulierte Antibiose mit Amoxicillin/Clavulansäure und dem Makrolid Azithromycin i. v.

a) Nennen Sie die wichtigsten Erreger, die für seine Pneumonie in Betracht kommen. Erläutern Sie den Hintergrund der Antibiotikaauswahl. **4 Punkte**

b) Stellen Sie 3 Aspekte heraus, auf die bei der Herstellung der antibiotischen Verdünnungslösung zu achten ist. **3 Punkte**

Lösungshorizont

Aufgabe 1

Herr G. hat seit mehreren Tagen Fieber.
a) Erläutern Sie die Grundlagen der Thermoregulation.
b) Definieren Sie Fieber. Erklären Sie dessen Pathophysiologie und Bedeutung für den Körper.
c) Führen Sie 3 mögliche Fieberursachen auf. Stellen Sie dabei die häufigste Ursache heraus.

KB III.2.c

Antwort a)

Die **Körperkerntemperatur** des Menschen liegt physiologisch **konstant bei 36–37,5 °C**. Die konstante Körperkerntemperatur ist Voraussetzung dafür, dass die am Stoffwechsel beteiligten Enzyme optimal arbeiten können. Bei Temperaturen < 35 °C und > 42 °C ist dies nicht mehr gewährleistet.

Im Tagesverlauf treten geringe Schwankungen von 0,5–1 ° C auf. Auch Alter, Geschlecht und hormonelle Situation haben einen gewissen Einfluss auf die Körpertemperatur, so steigt z. B. bei Frauen die Körperkerntemperatur in der 2. Zyklushälfte um ca. 0,4 °C an.

Es besteht ein physiologisches Gleichgewicht zwischen **Wärmeproduktion**, **Wärmeabgabe** und **Wärmeaufnahme**. Im Ruhezustand wird die Wärme überwiegend von den inneren Organen produziert, bei körperlicher Aktivität von der Muskulatur.

Die Körperkerntemperatur wird vom **Hypothalamus** im Gehirn gesteuert. Thermorezeptoren in der Haut und im Hypothalamus registrieren Abweichungen von der angestrebten Körpertemperatur und melden diesen **Ist-Wert** dem Hypothalamus. Dieser vergleicht diesen Wert mit dem **Soll-Wert** von im Normalfall ca. 37 °C. Bei Abweichungen hat der Körper verschiedene Möglichkeiten zu reagieren (▶ **Abb. 8.1**):

- **Anstieg des Ist-Werts:** Der Körper **steigert** die **Wärmeabgabe** über
  - vermehrte Hautdurchblutung (Weitstellen der Hautgefäße)
  - Schweißbildung (Verdunstungskälte)
- **Abfall des Ist-Werts:** Der Körper **reduziert** den **Wärmeverlust** über
  - verminderte Hautdurchblutung (Engstellen der Hautgefäße)
  - vermehrte Wärmeproduktion (Erhöhung der Stoffwechselleistung), bei sehr niedriger Umgebungstemperatur auch Muskelzittern (Kältezittern).

Antwort b)

Prüfungstipp

Die Körperkerntemperatur bei Fieber ist in der Literatur nicht einheitlich definiert. Im Lösungshorizont wird ein häufig genannter Wert verwendet.

Definition Fieber

Von Fieber spricht man üblicherweise bei einer Erhöhung der Körperkerntemperatur auf ***> 38 °C*** *(rektal gemessen). Im Gegensatz zur Hyperthermie wird Fieber von einer* ***Verstellung des Soll-Werts*** *für die Körperkerntemperatur im Hypothalamus ausgelöst.*

Pathophysiologie • Der **Anstieg des Soll-Werts** für die Körpertemperatur im Hypothalamus wird in der Regel durch sog. Pyrogene (fieberauslösende Stoffe) vermittelt:

- **exogene Pyrogene:** Bestandteile von Bakterien oder Viren sind die häufigste Fieberursache. Sie regen körpereigene Zellen zur Bildung und Freisetzung endogener Pyrogene an.
- **endogene Pyrogene:** Zu dieser Gruppe gehören v. a. Interleukine und Prostaglandine. Sie werden von Immunzellen freigesetzt.

Abb. 8.1 Grundlagen der Thermoregulation.

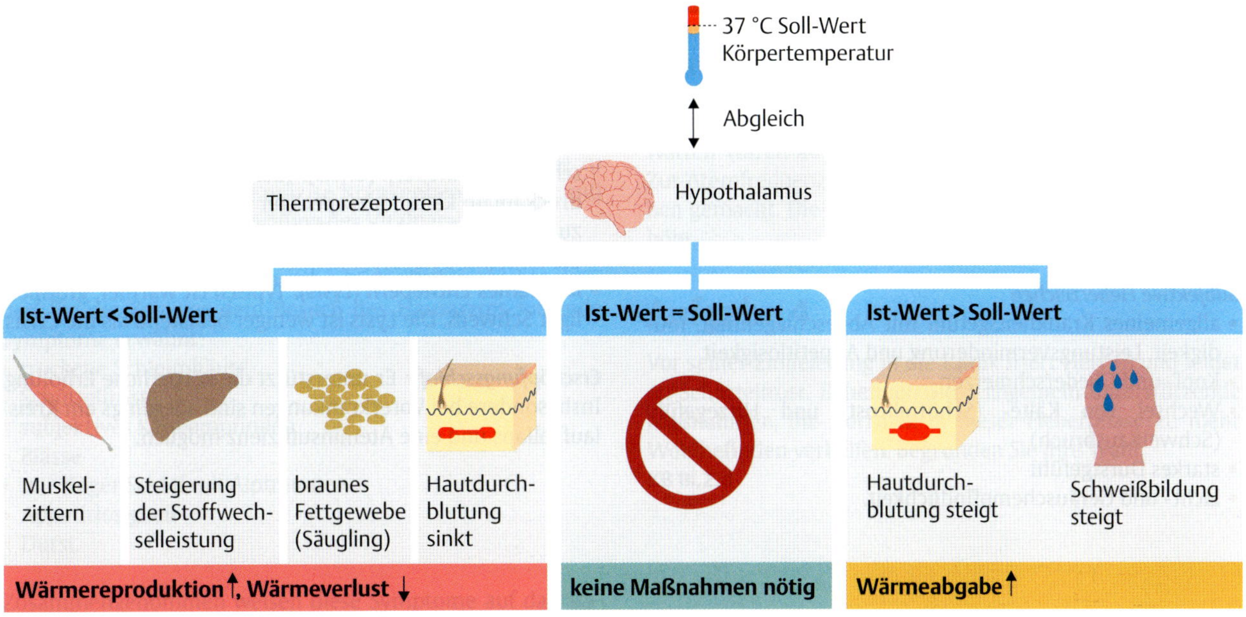

Der Hypothalamus vergleicht den Ist-Wert der Körperkerntemperatur mit dem Soll-Wert. Bei Abweichung veranlasst er Maßnahmen, die entweder die Wärmeproduktion oder die Wärmeabgabe steigern. *Quelle: I care Anatomie Physiologie. 3. Auflage. Stuttgart: Thieme; 2025.*

Antwort

Prüfungstipp

Der Lösungshorizont greift beispielhaft einige geeignete Maßnahmen heraus. Sie können auch andere Maßnahmen nennen, solange Ihre Begründung schlüssig ist und die Maßnahmen zum Fieberstadium passen.

Im Stadium des **Temperaturanstiegs** stehen als pflegerische Maßnahmen der **Erhalt** und die **Zufuhr von Wärme** im Vordergrund. Eine aktive oder passive Wärmeanwendung entlastet den Körper, indem sie

- die Herz- und die Atemfrequenz sowie den Blutdruck senkt,
- die Durchblutung verbessert und dadurch den Gewebestoffwechsel steigert und
- die Muskulatur entspannt (schmerzlindernde Wirkung).

Pflegefachpersonen können deshalb in dieser Phase insbesondere mit folgenden **Maßnahmen** zu einer Steigerung des Wohlbefindens fiebernder Patienten beitragen:

- Patientenzimmer angenehm temperieren (> 21 °C)
- Fenster geschlossen halten, Zugluft vermeiden (Erkältungsgefahr)
- Patienten zur Bettruhe anhalten
- zusätzliche leichte Decken und angemessene warme Bekleidung anbieten (z. B. Bademantel, Socken, Halstuch aus atmungsaktivem Material wie Baumwolle, Seide oder Leinen), ggf. in mehreren Schichten
- warme Getränke anbieten (z. B. Tee)
- feuchte Kleidung des Patienten wechseln (Verdunstungskälte kann zu Unterkühlung führen)
- bei trockenem Mund und Durstgefühl ggf. Mundpflege anbieten
- externe passive Wärmezufuhr anbieten (z. B. Wärmflasche, Heizdecke, Körnerkissen, spezielle Luftwärmedecke oder Wärmehemd/-anzug).

Mit Erreichen der Fieberhöhe werden in Rücksprache mit dem Patienten die Materialien zur Wärmezufuhr bzw. zum Wärmeerhalt entfernt bzw. reduziert.

ACHTUNG

Bei externer Wärmezufuhr über eine Wärmflasche o. ä. muss das Risiko einer Verbrennung oder Verbrühung beachtet werden. Insbesondere Patienten mit Empfindungs- oder Durchblutungsstörungen sind hierfür gefährdet.

Aufgabe 5

Als das Fieber von Herrn G. zu sinken beginnt, schwitzt er stark und hat ein ständiges Durstgefühl. Er fühlt sich kraftlos, möchte zwar ein wenig essen, berichtet aber gleichzeitig über Appetitlosigkeit. Erläutern Sie je 3 Maßnahmen, mit denen Sie Herrn G. im Hinblick auf Ernährung bzw. Flüssigkeitszufuhr unterstützen können.
KB III.2.c

Antwort

Bei Fieber produziert der Körper Wärme, indem er den Stoffwechsel aktiviert. Deshalb benötigt er mehr Flüssigkeit und Kalorien als üblich. Für den Betroffenen müssen Ernährungs- und Flüssigkeitsangebote daher **gut erreichbar** und in **ausreichender Menge** vorhanden sein.

Ernährung bei Fieber • Es gibt folgende Möglichkeiten, Herrn G. bei der Ernährung zu unterstützen:

- **leichte Kost:** Sie sollte fettarm, aber eiweiß- und kohlenhydratreich sein. Leichte Kost (z. B. Joghurt, Obst, Brühe) reduziert die Verdauungsarbeit, wodurch der Körper Energie spart.
- **elektrolytreiche Kost:** Salzige bzw. elektrolytreiche Kost berücksichtigt den erhöhten Bedarf (Elektrolytverlust über den Schweiß).
- **kleine Portionen und Wunschkost:** Mehrere kleine Portionen sind für den Körper leichter zu bewältigen. Wegen des verminderten Appetits sollten nach Möglichkeit vom Patienten bevorzugte Speisen gewählt werden. Eventuell kann die Ehefrau bevorzugte Nahrungsmittel bei ihren Besuchen mitbringen, sofern sie geeignet sind.
- **angemessene Temperatur:** Eine angepasste Temperatur der Speisen reduziert den Energieaufwand des Körpers und entlastet so den Organismus. In der Phase des Fieberabfalls können z. B. kühle Quarkspeisen oder Fruchtbreie unterstützend wirken. In der Phase des Fieberanstiegs kann warme Kost zur passiven Wärmezufuhr genutzt werden.

Flüssigkeitszufuhr bei Fieber • Es gibt folgende Möglichkeiten, Herrn G. bei der Flüssigkeitszufuhr zu unterstützen:

- **erhöhte Flüssigkeitszufuhr:** mind. 2,5–3 l/d zum Ausgleich des Flüssigkeitsdefizits (nach ärztlicher Anordnung)
- **häufige Trinkangebote:** Bei jedem Betreten des Zimmers sollte die Pflegefachperson Herrn G. Getränke anbieten. Sie sollte die Getränke gut erreichbar am Bett platzieren und evtl. einen Trinkhalm oder Trinkaufsatz zur Verfügung stellen.
- **Abwechslung:** Ein vielseitiges Getränkeangebot fördert die Lust am Trinken. Der Ausgleich des Flüssigkeitsdefizits und die Wärmeregulation können so unterstützt werden:
  - unterschiedlich temperierte Getränke: kühle (nicht kalte), körperwarme oder warme Getränke
  - unterschiedlicher Geschmack: Mineralwasser (evtl. natriumreich zum Ausgleich des Elektrolytverlusts über den Schweiß), Tees (evtl. gezuckert für eine schnelle Energiezufuhr), verdünnte Frucht-/Gemüsesäfte
  - spezielle Heilpflanzentees: z. B. Lindenblütentee.

ACHTUNG

Bei Patienten mit Nieren- oder Herzinsuffizienz ist wegen der Gefahr der Überwässerung eine ärztliche Rücksprache und eine Bilanzierung notwendig.

Aufgabe 6

Entwickeln Sie 3 problembezogene Prophylaxen, die bei der Pflege von fiebernden Patienten wie Herrn G. berücksichtigt werden sollten. Begründen Sie Ihre Wahl.
KB III.2.c

Antwort

Potentielle Probleme ergeben sich bei fiebernden Patienten in erster Linie aus:

- dem Bewegungsmangel (Schwäche, wenig Muskeltätigkeit, Bettruhe)
- dem Flüssigkeitsverlust bzw. -mangel (Schweiß, Atmung)
- der flachen und beschleunigten Atmung
- der verminderten Speichelproduktion (wenig Kautätigkeit) und ggf. einer vermehrten Mundatmung
- dem Nährstoffmangel (Appetitlosigkeit, geringere Nahrungszufuhr).

Tab. 8.1 Prophylaxen bei der Pflege eines fiebernden Patienten.

Prophylaxe	Begründung
Thrombose-prophylaxe	• Viskosität des Blutes steigt wegen des Flüssigkeitsverlustes • allgemeine Immobilität (Schwäche und Bettruhe)
Pneumonie-prophylaxe	• flache Atmung und zäher Schleim (aufgrund des Flüssigkeitsmangels) • Immobilität
Obstipations-prophylaxe	• eingedickter Stuhl infolge der Immobilität sowie des Flüssigkeits- und Ernährungs-mangels
Intertrigo-prophylaxe	• Wundsein der Haut durch starkes Schwitzen und Reibung
Soorprophylaxe	• Austrocknen der Schleimhäute aufgrund des Flüssigkeitsverlustes und der Mundatmung • ggf. Antibiotikabehandlung
Dekubitus-prophylaxe	• Flüssigkeitsverlust • verminderte Hautdurchblutung • Immobilität
Parotitis-prophylaxe	• Austrocknen der Schleimhäute aufgrund des Flüssigkeitsverlustes und der Mundatmung • verminderte Kautätigkeit
Sturzprophylaxe	• starke Unruhe mit Gefahr, aus dem Bett zu fallen

In diesem Zusammenhang müssen bei der Pflege- und Maßnahmenplanung für fiebernde Patienten verschiedene Prophylaxen beachtet werden (▶ **Tab. 8.1**).

PRAXISTIPP

Förderung des Schlafs bei fiebernden Patienten

Vielen fiebernden Patienten ergeht es ähnlich wie Herrn G.: Sie schlafen unruhig, schrecken oft hoch und träumen schlecht. Sie haben dann oft, trotz ausgeprägter Müdigkeit, Angst vor dem Einschlafen. Pflegefachpersonen können die Betroffenen mit einfachen Maßnahmen psychisch unterstützen und ihnen so zu einem besseren Schlaf verhelfen:

- das Befinden bedarfsgerecht erfragen, Ängste ernst nehmen und Gesprächsbereitschaft signalisieren
- die Glocke in Reichweite positionieren
- für eine vertrautere Umgebung sorgen, indem sie Angehörige zu Besuchen ermuntern und sie bitten, das eigene Kissen des Erkrankten mitzubringen
- bei starker Unruhe in Rücksprache mit dem Patienten evtl. das Bett an eine Wand stellen oder Bettgitter anbieten.

Zusatzinfo Fieberträume

Herr G. hat Albträume, die durch das Fieber verursacht werden. Fieber erhöht den Energiebedarf des Körpers und aktiviert die Schlafzentren im Gehirn. Dies hat zur Folge, dass der Anteil der REM-Phasen während des Schlafes steigt. Damit nimmt die Aktivität des Gehirns zu, was wiederum bedeutet, dass bei Fieber besonders intensiv und realitätsnah geträumt wird.

Aufgabe 7

Eine halbe Stunde nach der Einnahme von Ibuprofen stellen Sie bei Herrn G. einen beschleunigten Puls (112/min) und starkes Schwitzen fest.

a) Analysieren Sie die Ursache der Beschwerden von Herrn G. Bewerten Sie seine Situation hinsichtlich einer vitalen Bedrohung.

b) Beschreiben Sie 3 pflegerische Maßnahmen, die Sie in dieser Situation durchführen müssen.

KB I.4.a

Antwort a)

Die Beschwerden von Herrn G. sind wahrscheinlich auf den **raschen Fieberabfall (Crisis)** zurückzuführen, der durch die **Gabe von Ibuprofen** ausgelöst wurde.

Hohes Fieber, wie es bei Herrn G. mit 39,9 °C vorlag, belastet den Körper stark. Wegen des gesteigerten Stoffwechsels sind der Grundumsatz (Kalorienbedarf) und der Sauerstoffbedarf erhöht. Die Herzfrequenz nimmt je 1 °C Temperaturanstieg um 8–10 Schläge zu. Auch die Atmung ist beschleunigt.

Diese Situation verschärft sich bei einem schnellen Fieberabfall: Die Hautgefäße werden weit gestellt, starkes Schwitzen setzt ein. Dadurch steigen Wasser- und Elektrolytverlust weiter an. Die Dehydratation führt gemeinsam mit der gesteigerten peripheren Durchblutung zu einem Volumenmangel (**Hypovolämie**). Daraus ergibt sich das **Risiko eines Kreislaufkollapses** bis hin zum **Schock**. Anzeichen hierfür sind:

- ansteigende Herzfrequenz (Tachykardie)
- ansteigende Atemfrequenz (Tachypnoe)
- starker Blutdruck- und Temperaturabfall
- kalter, kleinperliger Schweiß
- evtl. Blässe oder Zyanose.

Herr G. befindet sich damit in einer **kritischen Situation**. Diese ist für ihn nicht direkt lebensgefährlich. Es besteht aber ein dringender pflegerisch-medizinischer Beobachtungs- und Unterstützungsbedarf, ggf. mit Anpassung der Maßnahmen. Die **kontinuierliche pflegerische Überwachung** dient der Sicherung der Pflegequalität als Kernbestandteil der Vorbehaltsaufgaben.

Antwort b)

Kontrolle der Vitalparameter • Es besteht die Notwendigkeit einer engmaschigen Kreislaufüberwachung mit Kontrolle

- der Herzfrequenz,
- des Blutdruckes,
- der Atmung und
- der Körpertemperatur.

Beobachtung des Schweißes • Ein wichtiger Anhaltspunkt zur Einschätzung der Situation ist die Beschaffenheit des Schweißes: **Kalter Schweiß** ist ein typisches Zeichen für einen sich anbahnenden Kreislaufschock. Auf die Art des Schweißes wird in der Fallgeschichte nicht konkret eingegangen. Anzunehmen ist jedoch, dass der Schweiß – durch die schnelle medikamentöse Fiebersenkung mit Ibuprofen – kalt ist. Die ansteigende Herzfrequenz spricht ebenfalls dafür.

PRAXISTIPP

Schwitzen – Wahrnehmen und Beobachten

Die Beurteilung der Schweißsekretion ist eine wichtige Aufgabe der Pflegefachkraft – nicht nur im Zusammenhang mit Fieber. Die Beschaffenheit des Schweißes lässt Rückschlüsse auf die Herz-Kreislauf-Situation, bestimmte Erkrankungen (z. B. Schilddrüsenüberfunktion) und die persönlichen Hygienegewohnheiten des Pflegeempfängers zu. Die Pflegefachperson beurteilt den Schweiß visuell, olfaktorisch, durch Berührung und Befragung des Betroffenen. Beurteilungsaspekte sind:

- Schweißart (warm oder kalt, groß- oder kleinperlig)
- Schweißmenge
- Schweißgeruch
- Schweißlokalisation (gesamte Körperoberfläche, an mehreren Stellen, lokal begrenzt).

Schweißbildung an den Handflächen ist nicht immer offensichtlich, kann jedoch bei der Körperpflege oder bei der Begrüßung mit Handschlag wahrgenommen werden. Ist die Schweißbildung hier verstärkt, kann das eine physiologische Ursache (z. B. Aufregung, Angst), aber auch eine dermatologische oder endokrine Ursache haben.

Notfallmaßnahmen • Zeigen sich Anzeichen eines Kreislaufkollapses, muss die Pflegefachperson per **Alarmknopf** Unterstützung anfordern und einen Arzt verständigen. Bei plötzlich eintretender Blässe, Kaltschweißigkeit, Tachykardie, Schwindel, Übelkeit, fadenförmigem Puls und kühlen Extremitäten (sog. Prä-Schock-Zustand) sollte er in **Schocklage** gebracht werden.

Wenn Atemnot besteht, sind ggf. weitergehende **lebensrettende Maßnahmen** angezeigt (bis hin zur Reanimation). Welche Maßnahmen genau zu ergreifen sind, ist situationsabhängig (z. B. Oberkörperhochlagerung bei Dyspnoe und klarem Bewusstsein). Patienten, die bei Bewusstsein sind, müssen beruhigt und psychisch begleitet werden. Bei Bewusstseinsverlust mit stabiler Atmung muss der Betroffene in die stabile Seitenlage gebracht werden.

Flüssigkeitszufuhr • Bei hohem Fieber ist es wichtig, einem Wasser- und Elektrolytdefizit vorzubeugen bzw. einen Mangel auszugleichen. Die Flüssigkeit kann abhängig von der Situation in Form von **Getränken** oder (nach ärztlicher Anordnung) einer **Infusion** zugeführt werden. Zum Überprüfen einer positiven bzw. ausgeglichenen Bilanz ist eine **Einfuhr-Ausfuhr-Bilanzierung** hilfreich.

Bei **Herrn G.** wäre wegen seines stark reduzierten Allgemeinzustands mit eingeschränkter Vigilanz, Tachykardie und Hyperhidrosis eine **kontinuierliche i. v.-Applikation** einer kristalloiden Lösung (z. B. Ringer-Lösung, NaCl 0,9 %) nach **ärztlicher Anweisung** indiziert. Zusätzlich sollte ein **fortlaufendes Trinkangebot** (ggf. schluckweise) gemacht und durch Mund-/Lippenpflege ergänzt werden.

Aufgabe 8

Bei Herrn G. wurde wegen des Verdachts auf Pneumonie Blut für eine labordiagnostische Untersuchung sowie für eine Blutkultur abgenommen.

a) Bewerten Sie die Auffälligkeiten, die bei der Blutuntersuchung von Herrn G. im Labor zu erwarten sind. Berücksichtigen Sie dabei das Differenzialblutbild, das C-reaktive Protein (CRP) und Prokalzitonin.
b) Definieren Sie das Ziel einer Blutkultur und nennen Sie 3 Indikationen für das Anlegen einer Blutkultur.
c) Skizzieren Sie das korrekte Vorgehen bei Abnahmen einer Blutkultur. Gehen Sie dabei auf die wichtigsten Aspekte betreffend Entnahmezeitpunkt und -ort, Punktion und Beimpfen der Blutkulturflaschen genauer ein.

KB III.2.a, b, d

Antwort a)

Infektionen und Entzündungen rufen bestimmte Veränderungen der Blutzusammensetzung hervor, die im Labor ersichtlich werden. Da die meisten Pneumonien von bakteriellen Erregern verursacht werden (bei Erwachsenen v. a. Pneumokokken), ist eine **bakterielle Ursache** auch bei Herrn G. wahrscheinlich. In diesem Fall kommt es zu folgenden typischen Befunden:

Differenzialblutbild • Im Falle einer Lungenentzündung wäre im Differenzialblutbild von Herrn G. eine **Leukozytose** (erhöhte Zahl weißer Blutkörperchen) zu erwarten. Die Aufgabe der Leukozyten ist die Abwehr von Erregern wie **Bakterien, Viren und Pilzen.** Zu den Leukozyten gehören:

- Lymphozyten
- Monozyten
- Granulozyten (neutrophil, basophil, eosinophil).

Während bei der Abwehr von Viren v. a. die Lymphozyten eine Rolle spielen, stehen bei der Abwehr von **Bakterien** die **neutrophilen Granulozyten** im Vordergrund. Normalerweise sind im Blut überwiegend ältere Granulozyten mit gelapptem Kern (segmentkernige Granulozyten) und nur wenige jüngere (stabkernige Granulozyten) vorhanden. Metamyelozyten (Vorstufe mit einem plumpen und größeren Zellkern) kommen nur sehr vereinzelt vor. Bei bakteriellen Infektionen beschleunigt das Knochenmark seine Zellproduktion und entlässt auch **unreife Vorstufen** in den Blutkreislauf. Dies wird als **reaktive Linksverschiebung** bezeichnet (▶ Abb. 8.3).

C-reaktives Protein • Beim CRP handelt es sich um ein **unspezifisches Akute-Phase-Protein**, das in der Leber gebildet wird und eine Antikörper-ähnliche Funktion hat. Seine Blutkonzentration steigt bei akut entzündlichen Prozessen an. Es reagiert mit einer Latenz von nur ca. 12–24 h auf die Krankheitsaktivität. Ein **starker CRP-Anstieg** mit einem Absolutwert von **mind. 40 mg/l** weist auf eine bakterielle Infektion hin. Im Falle einer Pneumonie wäre bei Herrn G. mit einem solchen **Anstieg** des CRP zu rechnen.

Prokalzitonin • Typisch für eine bakteriell bedingte Entzündung ist außerdem eine **Erhöhung** des Prokalzitonins. Seine Bestimmung wird zur Unterscheidung von bakteriellen und nicht bakteriellen Infektionen genutzt und dient der Verlaufsbeurteilung einer Infektion oder Sepsis bzw. deren Therapie. Prokalzitonin reagiert schneller auf die Krankheitsaktivität als das CRP. Auch beim Prokalzitonin wäre bei Herrn G. ein **Anstieg** zu erwarten.

Abb. 8.3 Reaktive Linksverschiebung.

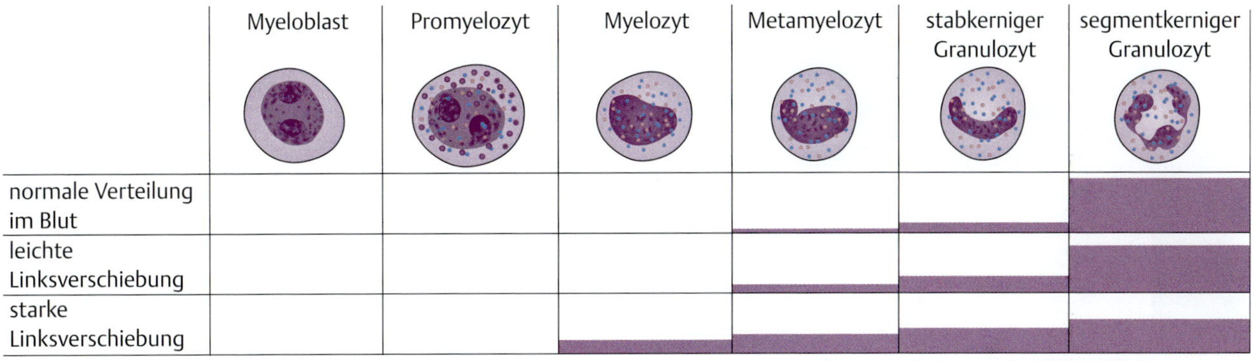

Die Form ihres Zellkerns lässt auf das Alter der Granulozyten schließen. Je älter der Granulozyt ist, desto stärker ist sein Kern segmentiert. Werden zur Infektionsabwehr mehr Granulozyten benötigt, entlässt das Knochenmark auch jüngere Zellstadien. *Quelle: Schwegler J, Lucius R. Monoblasten. In: Schwegler J, Lucius R: Der Mensch – Anatomie und Physiologie. 7. Auflage. Stuttgart: Thieme; 2021.*

Zusatzinfo Blutsenkungsgeschwindigkeit (BSG)

Die BSG ist ein labordiagnostisches Verfahren zum Nachweis v. a. von Entzündungen. Es wird gemessen, in welcher Zeit sich die roten Blutkörperchen in einer Blutprobe absetzen. Liegt eine Entzündung im Körper vor, ist dieser Vorgang beschleunigt: Bestimmte, bei einer Entzündung vorhandene Proteine führen zu einer Verklumpung der Erythrozyten, sodass diese schneller sinken. Die BSG ist ein relativ unspezifisches Verfahren. Sie dient oft als erster diagnostischer Hinweis auf eine Entzündung, kann aber auch beim Gesunden erhöht sein. Die BSG wird deshalb in der Regel mit anderen Methoden kombiniert, wie z. B. der Bestimmung des CRP. Ihr Vorteil ist v. a. ihre einfache Durchführung und ihre geringen Kosten.

Antwort b)

Definition Blutkultur

*Eine Blutkultur ist ein wichtiges mikrobiologisches Untersuchungsverfahren. Sie dient dem **Nachweis** und der **Differenzierung** von Bakterien im Blut (**Bakteriämie**) und ermöglicht so eine **gezielte antibiotische Therapie**. Auch Pilzinfektionen können mittels Blutkultur nachgewiesen werden.*

! *Merke* Blutkultur bei Pneumonie

Eine Blutkultur ist immer dann indiziert, wenn der Verdacht besteht, dass infektiöse Erreger (v. a. Bakterien oder Pilze) in die Blutbahn gelangt sind. Sie gehört bei einer Pneumonie unbedingt zur diagnostischen Abklärung, damit eine Bakteriämie ausgeschlossen bzw. der Erreger bestimmt werden kann.

Bei Patienten, die – wie Herr G. – wegen einer **Pneumonie** stationär aufgenommen werden, werden routinemäßig mind. 2 Blutkultursets in zeitlichem Abstand abgenommen.

Weitere **Indikationen** für das Anlegen einer Blutkultur sind insbesondere:

- Sepsis
- Endokarditis
- Fieber unklarer Genese, insbesondere bei gefährdeten Personengruppen (Neugeborene, Säuglinge, immunsupprimierte und intensivpflichtige Patienten, alte Menschen)
- weitere Infektionskrankheiten mit systemischer Beteiligung (z. B. Meningitis, Osteomyelitis)
- Verdacht auf eine katheterassoziierte Infektion
- spezielle Infektionserkrankungen (z. B. Typhus oder Brucellose), systemische Pilzinfektionen.

Antwort c)

Prüfungstipp

Abhängig vom jeweiligen Hausstandard werden zum Anlegen von Blutkulturen unterschiedliche Systeme genutzt. Der folgende Lösungshorizont berücksichtigt sowohl die Abnahme mit Spritze und Kanüle als auch mit Butterfly-Vakuum-Systemen. Für Ihre Antwort ist die Beschreibung einer Methode ausreichend.

Voraussetzung • Alle Mitarbeiter, die Blut für Blutkulturen abnehmen und die Kulturflaschen beimpfen, müssen ausreichend **geschult** sein.

Erforderliche Materialien • Es müssen vorbereitet werden:

- Blutkulturset (auf Verfallsdatum, Beschädigungen und Kontamination kontrolliert), bestehend aus 2 Flaschen (einer für den Nachweis **aerober** und einer für den Nachweis **anaerober Erreger**; ▶ Abb. 8.4)
- Begleitschein und Beschriftungsmaterial
- Händedesinfektionsmittel, Hautantiseptikum, Einmalhandschuhe
- Stauschlauch
- 20-ml-Spritzen und 2 Kanülen bzw. Butterfly-Kanülen und Vakuumsystem, Spitzabfallabwurf
- sterile Kompressen, steriler Pflasterverband.

Beschriftung und Begleitschein • Jede Blutkulturflasche muss **korrekt beschriftet** sein:

- Patientendaten
- Datum und Zeitpunkt der Abnahme(n)
- Entnahmestelle (Vene).

Pro Blutkulturpaar (aerob und anaerob) muss ein **Begleitschein** ausgefüllt werden. Auf ihm werden Patientendaten, Verdachtsdiagnose, Entnahmezeitpunkt und -stelle sowie ggf. eine begonnene Antibiotika-Therapie dokumentiert.

Entnahmezeitpunkte und -orte • Innerhalb von **24 h** werden in der Regel **2–4 Blutkultursets** abgenommen (bei Verdacht auf eine Endokarditis 4–6). Ein einziges Blutkulturset ist nicht ausreichend, da

- ein einzelnes negatives Ergebnis keinen Infektionsausschluss zulässt und
- ein einmaliger Nachweis fakultativ pathogener Erreger keine sichere Unterscheidung zwischen Kontamination und Infektion ermöglicht.

Abb. 8.4 Blutkulturset.

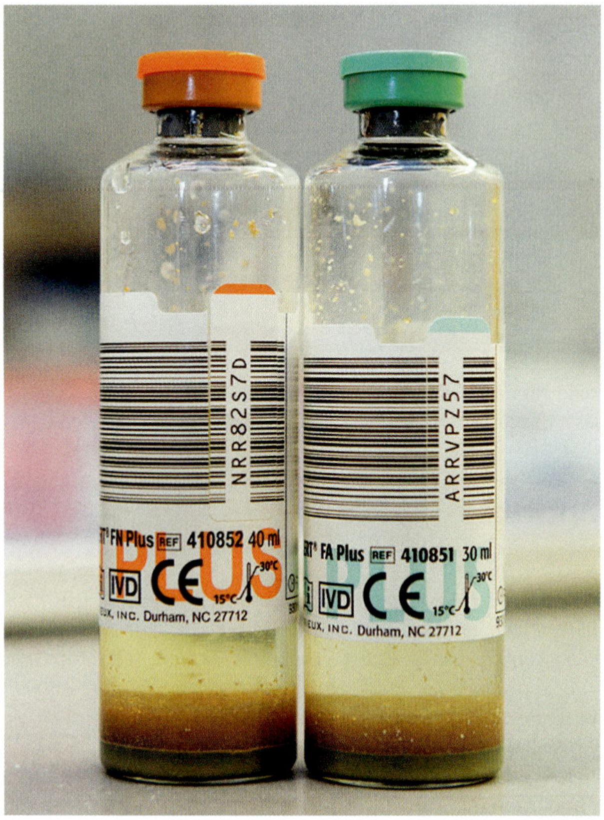

Beispiel für ein Blutkulturset. Die rechte Flasche ist zur Bebrütung aerober Erreger vorgesehen, die linke zur Bebrütung anaerober Erreger. Beim Befüllen der anaeroben Flasche darf keine Luft eindringen. Quelle: © K. Oborny/Thieme.

In der Regel werden **periphere Venen** punktiert. Dabei muss für jede Blutentnahme eine **andere Punktionsstelle** gewählt werden.

Nur in zeitkritischen Situationen, z. B. bei Sepsis, werden 2 Sets in einem kürzeren Abstand (meist ca. 10–15 min) aus derselben Punktionsstelle befüllt.

! Merke Blutkulturen und Antibiotika-Therapie

Blutkulturen werden möglichst ***vor*** *Beginn einer antimikrobiellen Therapie entnommen. Falls eine Entnahme vor Therapiebeginn mit Antibiotika nicht möglich ist, sollte die Entnahme am Ende des Dosierungsintervalls durchgeführt bzw. die Antibiotika-Therapie pausiert werden (sofern vertretbar).*

Die Abnahme einer Blutkultur kann mit dem Legen eines Venenverweilkatheters kombiniert werden. Wegen der Gefahr der Kontamination sollte das Blut jedoch **nicht** aus bereits liegenden peripheren Venenverweilkanülen gewonnen werden. Eine Ausnahme bilden frisch gelegte Zugänge bei Patienten mit schwierigen Punktionsverhältnissen, sofern bei Anlage streng aseptisch gearbeitet wurde. Die ersten Milliliter Blut sollten in diesem Fall verworfen werden.

Zusatzinfo Erregernachweis bei ZVK-assoziierter Infektion

Bei Verdacht auf eine ZVK-assoziierte Blutstrominfektion werden 2 Blutkultursets beimpft: eines mit Blut aus dem ZVK und das andere mit periphervenösem Blut.

Punktion • Ein korrektes steriles Vorgehen ist entscheidend für ein auswertbares Ergebnis:

1. hygienische Händedesinfektion
2. Einmalhandschuhe anziehen
3. Hautdesinfektion an der Entnahmestelle (2-malige Wischdesinfektion, Einwirkzeit beachten und vollständiges Auftrocknen abwarten)
4. periphere Vene **ohne** erneute Venenpalpation mit großlumiger Kanüle punktieren (andernfalls Kontaminationsgefahr!)
5. Stauschlauch lösen, Kanüle entfernen
6. Punktionsstelle kurz komprimieren und mit Pflasterverband versorgen.

ACHTUNG

Wegen der Gefahr der Kontamination mit Hautkeimen muss streng ***aseptisch*** *gearbeitet werden. Nur eine kontaminationsfreie Blutkultur ist klinisch aussagekräftig!*

Erforderliche Mengen • Die Mindestblutmenge hängt vom Alter und Gewicht des Patienten und vom verwendeten System ab. Bei Erwachsenen beträgt die Mindestblutmenge in der Regel **20 ml** (10 ml pro Flasche). Bei Kleinkindern sind kleinere Blutmengen ausreichend.

Beimpfen der Blutkultur • Die Blutkulturflaschen müssen beim Beimpfen Raumtemperatur haben. Vor dem Beimpfen müssen die **Einstichgummis** der Blutkulturflaschen mit Hautdesinfektionsmittel **desinfiziert** werden. Dabei muss die Einwirkzeit beachtet und das vollständige Auftrocknen abgewartet werden.

Das Vorgehen unterscheidet sich je nach verwendetem System:

- Abnahme mittels Kanüle und Spritze:
  - Die Flaschen werden mit **derselben** Nadel beimpft, die zur Punktion verwendet wurde.
  - Die **anaerobe** Flasche wird **zuerst** befüllt, danach die aerobe Flasche.
  - Die Kanüle darf beim Herausziehen aus dem Einstichgummi der anaeroben Flasche **nicht** von der Spritze getrennt werden. Andernfalls besteht die Gefahr, dass Luft durch die Kanüle in die Flasche gelangt.
- Abnahme mittels Butterfly-Kanüle mit Vakuumsystem (geschlossenes System):
  - Die Flaschen werden direkt während der Punktion befüllt.
  - Die **aerobe** Flasche wird **zuerst** befüllt, danach die anaerobe. Diese Reihenfolge verhindert, dass Luft aus dem Schlauch in die anaerobe Flasche gelangt.

Die Flaschen müssen bis zur **Markierung** aufgefüllt und kurz **geschwenkt** werden. Ob die aerobe Flasche belüftet werden muss, hängt vom verwendeten System ab.

Transport der Blutkultur • Bis zum Transport ins Labor werden die Flaschen bei **Raumtemperatur** aufbewahrt. Die Proben sollten zeitnah transportiert werden (möglichst innerhalb von **max. 12–16 h**).

Aufgabe 9

Zur Fiebersenkung werden bei Herrn G. Wadenwickel und Medikamente eingesetzt.

a) Beschreiben Sie die Wirkweise und das Anlegen von Wadenwickeln. Listen Sie 2 weitere physikalische Methoden zur Fiebersenkung auf. Benennen Sie die Fieberphasen, in denen die physikalischen Methoden sinnvoll eingesetzt werden.

b) Formulieren Sie die Vorteile einer Antipyretikum-Gabe für den Patienten. Analysieren Sie anschließend einen Nachteil, der sich aus diagnostischer oder therapeutischer Sicht aus einer medikamentösen Fiebersenkung ergibt.

KB III.2.b

Antwort a)

Physikalische Methoden, zu denen auch die Wadenwickel gehören, machen sich den Effekt der **Verdunstungskälte** zu Nutze. Sie kühlen die Haut und **steigern** dadurch die **Wärmeabgabe** des Körpers. Die Pflegefachperson wendet die Wadenwickel wie folgt an:

- Nässeschutz und Badetuch unter den Beinen des Patienten platzieren
- 2 Baumwolltücher in eine Schüssel mit lauwarmem Wasser (ca. 10 °C unter der Körperkerntemperatur des Patienten, evtl. Zitrone oder Pfefferminztee als Zusatz) tauchen und auswringen
- Tücher für ca. 10 min faltenfrei um die Waden des Patienten legen (▸ **Abb. 8.5**)
- ggf. 2- bis 3-mal wiederholen.

ACHTUNG

Wadenwickel dürfen nicht bei Patienten mit Durchblutungsstörungen angewendet werden.

Zu den physikalischen Methoden zählen beispielsweise auch:

- kühlende Stirnauflagen: Sie funktionieren nach demselben Prinzip wie Wadenwickel.
- Kühlmatten: Sie werden zwischen Betttuch und Matratze positioniert. Wegen der großflächigen Kühlung besteht die Gefahr eines zu raschen Temperaturabfalls.
- Waschungen, ggf. mit Pfefferminztee oder Zitronensaft: Bei Waschungen entsteht ebenfalls Verdunstungskälte. Pfefferminze und Zitronensaft haben einen zusätzlichen kühlenden Effekt.
- verschiedene Tees: z. B. Lindenblüten-, Salbei- oder Pfefferminztee.

Abb. 8.5 Wadenwickel.

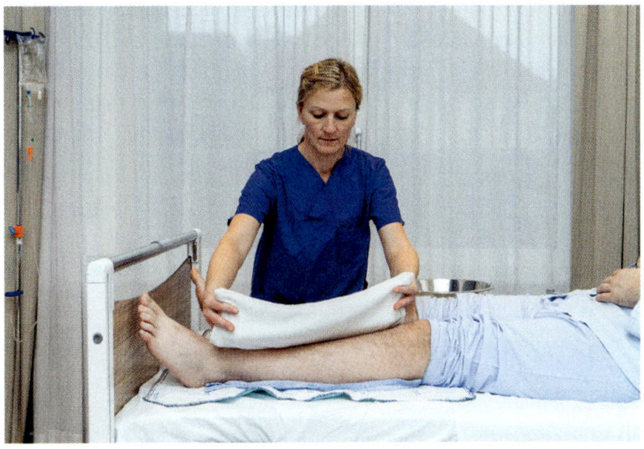

Wadenwickel sind eine wirksame physikalische Methode zum Senken des Fiebers. Es wird lauwarmes Wasser eingesetzt.

PRAXISTIPP

Pfefferminztee-Waschung

Sie wird folgendermaßen durchgeführt:

- Pfefferminze wird mit 1 l gekochtem, nicht mehr sprudelndem Wasser aufgegossen (bei zu hoher Temperatur verflüchtigen sich die ätherischen Öle). Verwendet werden können:
  - 30 g getrocknete Pfefferminze,
  - 75 g frische Pfefferminze oder
  - 2 Tropfen reines ätherisches Öl plus 1 EL Milch zur Emulgation.
- Ansatz 10 min ziehen lassen, dann abgießen
- Ansatz in einer Waschschüssel mit 4 l Wasser verdünnen (Temperatur der fertigen Pfefferminzwaschlösung sollte dabei 10 °C unterhalb der gemessenen Körpertemperatur liegen)
- aktivierende Wäsche mit mäßig feuchtem Wachlappen durchführen
- im Anschluss nicht abtrocknen (allenfalls leicht abtupfen) und leicht zudecken.

Nicht angewendet werden sollte die Pfefferminztee-Waschung bei Kältegefühl oder Frieren des Patienten, bei sehr kalter Haut und bei einer Allergie gegen Pfefferminzöl.

Im Nachgang sollte die Pflegefachperson den Patienten hinsichtlich Mimik, Gestik, Gesamtbild (inkl. Haut und Schleimhäute), Bewusstseinslage und Vitalzeichen beobachten.

! Merke Nicht beim Fieberanstieg

Kühlende Maßnahmen dürfen nur im Fastigium und im Stadium decrementi durchgeführt werden. In der Phase des Fieberanstiegs würden sie eine weitere Erhöhung des Soll-Werts im Hypothalamus und damit einen weiteren bzw. erneuten Fieberanstieg bewirken.

Während der kühlenden Maßnahmen muss der Patient genau beobachtet werden. Friert er, muss die Maßnahme beendet werden.

Zusatzinfo Kausale Therapie bei Fieber

*Die oben genannten physikalischen und medikamentösen Maßnahmen sind rein symptomatisch. Die Gabe von **Antibiotika** im Rahmen bakterieller Infektionen ist dagegen eine **kausale** Maßnahme zur Fiebersenkung. Die antibiotischen Wirkstoffe bekämpfen gezielt die Krankheitsursache. Infolgedessen sinkt auch das Fieber.*

Antwort b)

Vorteile • Fieber tritt meist als Begleiterscheinung einer selbstlimitierenden Infektion auf. Die Applikation fiebersenkender Medikamente (Antipyretika) kann das **Krankheitsgefühl verringern** und den **Körper entlasten**.

Nachteile • Beim Einsatz von Antipyretika muss bei der **Beurteilung des Krankheitsverlaufs** Folgendes berücksichtigt werden:

- Die sinkende Temperatur kann **nicht** mehr als Zeichen einer erfolgreichen Antibiotika-Therapie interpretiert werden. Ohne antipyretische Behandlung gilt ein Temperaturabfall als Zeichen der Wirksamkeit.
- Einige Erkrankungen zeigen einen **typischen Fieberverlauf**, der diagnostisch hinweisend ist (z. B. Malaria). Bei antipyretischer Behandlung fällt dieses Diagnosekriterium weg.

Zusatzinfo Einsatz antipyretischer Medikamente

Die Körperkerntemperatur, bei deren Erreichen die Indikation zur Verabreichung antipyretischer Medikamente besteht (Cut-off-Punkt, Schwellenwert), wird von ärztlicher Seite individuell festgelegt und dokumentiert. Sollte die in der Dokumentation vorgesehene Maßnahme nicht die gewünschte Wirkung zeigen, muss der Arzt informiert werden. Ohne einen definierten Cut-off-Punkt und ohne relevante Grunderkrankung bleiben Fieberverläufe bis 38,5° C in der Regel unbehandelt.

Zusatzinfo Wirkprinzip der Antipyretika

*Antipyretika lösen am Hypothalamus ein Absenken des Soll-Werts aus, indem sie die Produktion von Prostaglandinen hemmen. Das Prostaglandin PGE_2 ist der Botenstoff, der den Anstieg des Soll-Werts bewirkt. Antipyretika wirken damit **rein symptomatisch** und bekämpfen nicht die eigentliche Erkrankung. Häufig zur Fiebersenkung eingesetzt werden Hemmstoffe des Enzyms Cyclooxygenase, das an der Bildung von PGE_2 beteiligt ist (sog. **COX-Hemmer**):*

- ***Paracetamol** (Einzeldosis für Erwachsene: 500–1000 mg): stark fiebersenkend (antipyretisch), schmerzlindernd (analgetisch)*
- ***Ibuprofen** (Einzeldosis für Erwachsene: 400–800 mg): antipyretisch, analgetisch, antientzündlich (antiphlogistisch)*
- ***Acetylsalicylsäure** (ASS; Einzeldosis für Erwachsene: 300–600 mg): antipyretisch, analgetisch*
- ***Metamizol** (Einzeldosis für Erwachsene 500–1000 mg): antipyretisch, stark analgetisch, krampflösend (spasmolytisch).*

Die Dosierung ist abhängig von Alter und Gewicht des Patienten.

ACHTUNG

- *ASS darf nicht bei Kindern unter 12 Jahren (< 40 kg KG) eingesetzt werden (Risiko eines Reye-Syndroms).*
- *ASS und Ibuprofen dürfen nicht im letzten Schwangerschaftsdrittel eingenommen werden.*
- *Bei Paracetamol besteht bei Überdosierung die Gefahr schwerer Leberschäden.*

Aufgabe 10

Herr G. leidet an einer Pneumonie, die er außerhalb des Krankenhauses (ambulant) erworben hat. Er erhält deshalb eine kalkulierte Antibiose mit Amoxicillin/Clavulansäure und dem Makrolid Azithromycin i. v.

a) Nennen Sie die wichtigsten Erreger, die für seine Pneumonie in Betracht kommen. Erläutern Sie den Hintergrund der Antibiotikaauswahl.

b) Stellen Sie 3 Aspekte heraus, auf die bei der Herstellung der antibiotischen Verdünnungslösung zu achten ist.

KB III.2.a + b

Antwort a)

Prüfungstipp

Sie müssen in Ihrer Antwort die atypischen Erreger nicht im Einzelnen aufzählen, da sie selten vorkommen. Allerdings sollten Sie diese Gruppe zumindest erwähnen, da sie bei der Gestaltung der initialen kalkulierten Antibiotika-Therapie eine Rolle spielt.

Erreger • Herr G. hat eine ambulant erworbene mittelschwere Pneumonie (Community-Acquired Pneumonia, CAP). Diese wird am häufigsten durch **Pneumokokken** (Streptococcus pneumoniae) hervorgerufen. Eine weitere häufige Ursache ist eine Infektion mit **Haemophilus influenza**.

Als **atypische Erreger** kommen insbesondere infrage:

- Mycoplasma pneumoniae
- Staphylococcus aureus
- Enterobakterien
- Pseudomonas aeruginosa
- Legionellen
- Chlamydien.

Pneumonien können auch **viral** bedingt sein (u. a. Influenzaviren, RSV).

Auswahl der Antibiotika • Bis die Ergebnisse der Blutkultur vorliegen, erhält Herr G. eine sog. **kalkulierte Antibiotika-Therapie**. Dies bedeutet, dass bei ihm Antibiotika eingesetzt werden, die gegen die wichtigsten bakteriellen Erreger leichter und mittelschwerer ambulant erworbener Pneumonien wirksam sind. Dabei werden auch individuelle Risikofaktoren der Erkrankten, Begleiterkrankungen und Wechselwirkungen mit anderen Medikamenten berücksichtigt. Hierzu werden in der Fallgeschichte keine Aussagen gemacht.

Bei mittelschweren ambulant erworbenen Pneumonien empfiehlt die S 3-Leitlinie „Behandlung von erwachsenen Patienten mit ambulant erworbener Pneumonie“ eine Kombination aus einem **Aminopenicillin** und einem **β-Laktamase-Hemmer**. Um auch atypische Erreger zu erfassen, wird in vielen Fällen für 3 Tage ergänzend ein gegen diese Erregergruppe wirksames **Makrolidantibiotikum** gegeben.

! *Merke* Kalkulierte AB-Therapie bei Pneumonie

Die Auswahl der antibiotischen Wirkstoffe und deren Applikationsweg hängt von der Art der Pneumonie (außerhalb oder im Krankenhaus erworben), der Schwere der Pneumonie, den individuellen Risikofaktoren des Patienten, seinen Begleiterkrankungen und deren bestehender Medikation ab.

Zusatzinfo Penicillinallergie-Delabeling

Im stationären Bereich geben bis zu 20 % der Patienten an, allergisch auf Penicillin zu reagieren. Diese Patienten erhalten dann in der Regel ein Antibiotikum 2. Wahl, das häufiger schlechter anschlägt. Dies führt zu einer längeren Erkrankungsdauer und längeren Liegezeiten der Patienten in den Krankenhäusern und verschlechtert die Resistenzsituation bei Reserveantibiotika. Es ist deshalb sinnvoll, wenn das betreuende Team genauer nachfragt. In vielen Fällen liegen die allergischen Reaktionen schon lange zurück oder waren in Wirklichkeit gar nicht allergisch bedingt und wurden fehlinterpretiert. Nach genauer Quantifizierung des Risikos für eine Penicillin-Allergie kann bei vielen Patienten unter engmaschiger Beobachtung eine Penicillin-Gabe versucht werden. Stellt sich ein vermeintlich allergischer Patient dabei als nicht allergisch heraus, sollte dies unbedingt in den Patientenunterlagen notiert und bei Entlassung auch dem Hausarzt mitgeteilt werden. Diesen Prozess des „Enttarnens“ falscher oder veralteter Diagnosen und dessen Dokumentation bezeichnet man als Delabeling. Bestätigt sich dagegen die Penicillin-Allergie, sollte dies in einem Allergiepass festgehalten werden.

PRAXISTIPP

Nebenwirkungen erkennen

Pflegefachpersonen müssen bei der Patientenbeobachtung besonderes Augenmerk auf das frühzeitige Erkennen von Nebenwirkungen (unerwünschten Arzneimittelwirkungen) der Antibiotika legen. Hierfür sollten sie insbesondere Haut und Schleimhäute inspizieren, die Kreislaufsituation prüfen und die Patienten regelmäßig nach deren Befinden fragen (z. B. nach Schmerzen, Juckreiz, Schlaf, Übelkeit, Wärmegefühl, Verdauungsstörungen). Eine häufige Nebenwirkung der Antibiotika sind gastrointestinale Beschwerden, da viele der Wirkstoffe auch die Bakterien der Darmflora beeinträchtigen. Sollten schwerwiegende Nebenwirkungen auftreten, muss die Pflegefachperson die **Gabe stoppen** und einen **Arzt verständigen**. Die aufgetretenen Nebenwirkungen müssen **dokumentiert** werden.

Antwort b)

Prüfungstipp

Die nachfolgende Aufzählung ist nicht vollständig. Sie können in Ihrer Antwort auch andere Aspekte nennen, sofern sie relevant sind.

- Wie bei allen hergestellten Lösungen muss die Trockensubstanz unter **aseptischen Bedingungen** aufgelöst bzw. die Lösung verdünnt werden.
- Bei der Herstellung einer intravenösen Antibiotikalösung müssen die **Herstellerangaben** berücksichtigt werden. Dies bezieht sich auch auf die Auswahl und die Menge der Trägerlösung bzw. des Lösungsmittels.
- Ein **leichtes Klopfen** löst die Trockensubstanz von der Ampullenwand, was das Auflösen vereinfacht.
- Das Volumen des Lösungsmittels muss **mind. 20 ml** betragen. Es kann bis zur gewünschten Menge (max. bis auf 150 ml) weiter verdünnt werden.
- Die Trockensubstanz sollte sich innerhalb des optimalen Zeitfensters **komplett auflösen**, ggf. kann mit gleichmäßigem Schwenken nachgeholfen werden.
- Damit die Lösung homogen bleibt und sich keine Blasen bilden, darf sie **nicht geschüttelt** oder mit der Kanüle gerührt werden.
- Die hergestellte Lösung darf nur verwendet werden, wenn sie **klar** und **frei von Partikeln** ist.
- Das Arzneimittel sollte nach Anbruch **sofort verwendet** werden.
- Nicht verwendete Lösungen sind zu verwerfen und **vorschriftsmäßig** zu **entsorgen**.

9 22-Jähriger mit Abhängigkeitserkrankung

Justin M.* ist 22 Jahre alt. Er wird vom Rettungsdienst unter Polizeibegleitung in die Notaufnahme des Krankenhauses gebracht. Anwohner haben über Notruf eine hilflose Person gemeldet und bis zum Eintreffen des Rettungswagens Erste Hilfe geleistet.

Im Krankenhaus wird der stark alkoholisierte Justin M. zunächst stabilisiert. Als er am nächsten Tag Symptome eines beginnenden Delirs zeigt, wird er auf die Intensivstation verlegt. Während des Intensivaufenthaltes zeigt er fremdverletzendes Verhalten. Er schlägt nach den Pflegenden und versucht, sie zu beißen. Einer Überweisung auf die psychiatrische Station steht er ablehnend gegenüber. Deshalb wird eine Anordnung zur vorläufigen Unterbringung nach Unterbringungsgesetz erwirkt und Justin M. nach der Ersttherapie in eine geschlossene psychiatrische Einrichtung verlegt. Dort wird die Diagnose „Abhängigkeitssyndrom" gestellt und die weitere Entzugstherapie geplant.

Justin M. wirkt sehr offen und scheint gewillt, einen Entzug durchzuführen. Er macht nun den Eindruck, froh darüber zu sein, psychiatrisch behandelt zu werden. Bei einem Mittagessen nimmt sich Pflegefachmann Klaus Zeit für ein Gespräch mit Justin M. Er erfährt, dass Justin noch bei seinen Eltern gemeldet ist, aber wenig Kontakt zu ihnen hat. Er zog sich schon früh von seiner Familie zurück und war lieber mit Kumpels auf der Straße unterwegs, von denen viele tranken und kifften. Das fand er cooler als etwas mit seinen bisherigen Freunden zu unternehmen. Er brach den Kontakt zu diesen größtenteils ab. Mit 13 Jahren fing er an, selbst Alkohol zu trinken – erst nur manchmal, aber schon nach kurzer Zeit regelmäßig. Morgens füllte er sich Alkohol in eine Wasserflasche, um den Schulalltag durchzustehen. Wegen häufiger Fehlzeiten und aufsässigen Verhaltens musste er mehrmals die Schule wechseln. Andere Freunde fand er in dieser Zeit nicht, sodass er weiter mit den Kumpels von der Straße rumhing. Er fing an, Cannabis zu konsumieren, und mit 18 nahm er zum ersten Mal Amphetamine (Speed). Die Hauptschule brach er schließlich ab, eine Lehrstelle bekam er nicht. Schon seit längerem verbringt er die meiste Zeit auf der Straße.

Während seines stationären Aufenthaltes zeigt Justin M. häufig schweißige, zittrige Hände und entwickelt Schlafstörungen. Im Tagesverlauf beobachtet Klaus, dass Justin sich etwa alle zwei Minuten umdreht. Justin begründet dieses Verhalten mit dem Gefühl, es stünde jemand hinter ihm und wolle ihn umbringen. In der fünften Nacht zeigt er sich hochgradig

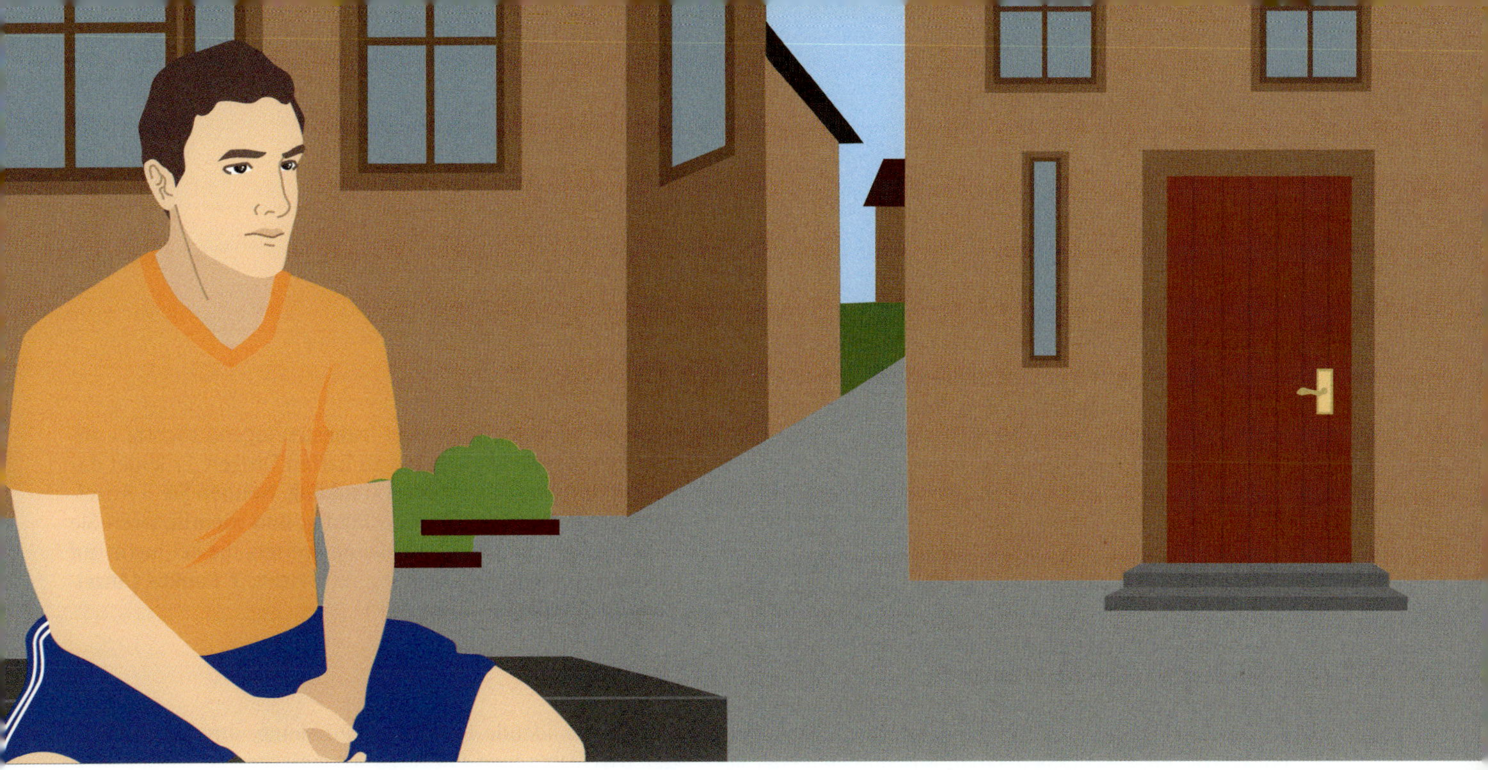

erregt und bedroht die Pflegekräfte körperlich. Daraufhin wird Justin M. mit Gurten am Bett fixiert. Die Ärzte äußern den Verdacht auf eine drogeninduzierte Psychose.

Pflegefachmann Klaus wird für die nächsten Wochen die Auszubildende Sandra zur Seite gestellt, für deren Anleitung er zuständig ist. Sandra hat große Vorbehalte gegenüber den Patienten in der Psychiatrie. Sie hat Angst, dass – wie sie sagt – „die Bekloppten ihr etwas tun würden". Wenn es nach ihr ginge, sollten alle Drogenabhängige eingesperrt werden, weil sie ja selbst schuld an ihrer Situation seien. Sie „müssten ja keine Drogen nehmen". Im Krankenhaus fühle sie sich wohler, da würde wenigstens „richtig gepflegt".

Damit die Auszubildende mehr über die komplexen Probleme suchtkranker Menschen erfährt und ihre Einstellung reflektieren kann, wird sie während ihres Stationseinsatzes zu unterschiedlichen Therapieformen mitgenommen. Außerdem nimmt sie an den Sitzungen des therapeutischen Teams teil. Sie begleitet dabei hauptsächlich Justin M. Nach zwei Wochen wird sie von ihrer Kursleitung im Rahmen der gesetzlich vorgeschriebenen Praxisbegleitung in der Einrichtung besucht.

** Fallbeispiel fiktiv, Namen frei erfunden*

Aufgaben

Lesen Sie die Fallgeschichte sorgfältig durch, bevor Sie mit der Bearbeitung der folgenden Aufgaben beginnen. Berücksichtigen Sie dabei die geschilderte Situation.

Aufgabe 1

Nachdem die Anwohner den reglosen Justin M. gefunden haben, leisten sie bis zum Eintreffen des Rettungsdienstes Erste Hilfe.

a) Erläutern Sie die rechtliche Situation beim Auffinden einer hilfebedürftigen Person. **2 Punkte**

b) Stellen Sie das Vorgehen beim Auffinden einer reglosen Person dar. Listen Sie hierfür zunächst den Ablauf stichpunktartig auf. Beschreiben Sie im Anschluss eine der genannten Maßnahmen. **8 Punkte (Ablauf 4 P, Maßnahme 4 P)**

Aufgabe 2

Einen Tag nach Einlieferung wird wegen eines beginnenden Delirs eine intensivmedizinische Überwachung von Justin M. notwendig.

a) Erklären Sie der Auszubildenden Sandra, was unter einem Delir zu verstehen ist. Gehen Sie dabei ausführlich auf die Ursache ein, die im Fall von Justin M. am wahrscheinlichsten ist. **12 Punkte (Definition 2 P, Formen 2 P, mögliche Ursachen 4 P, Ursache bei Justin 4 P)**

b) Zur Verhinderung eines entzugsbedingten Delirs können Medikamente verabreicht werden, u. a. Clomethiazol. Nennen Sie die beiden wichtigsten Nebenwirkungen und leiten Sie daraus die Maßnahmen ab, die eine Pflegefachperson vor und nach der Verabreichung von Clomethiazol durchführen muss. **4 Punkte (Nebenwirkungen 2 P, Maßnahmen 2 P)**

c) Leiten Sie aus der Fallgeschichte 3 Pflegeprobleme für Justin ab und ordnen Sie jeder eine passende Pflegeintervention zu. Berücksichtigen Sie dabei sowohl den somatischen als auch den psychiatrischen Bereich. Formulieren Sie außerdem ein kurzfristiges und ein mittelfristiges Pflegeziel. **8 Punkte (Pflegeprobleme und Interventionen 6 P, Pflegeziele 2 P)**

Aufgabe 3

Der Praxisanleiter bittet Sandra, sich für die Anleitung „Bei der prozessorientierten Pflege von Menschen mit einer Alkoholsucht mitwirken“ vorzubereiten. Sie soll sich mit dem Thema der akuten Alkoholintoxikation und den Folgen eines chronischen Alkoholkonsums beschäftigen, da Alkohol Justins Einstiegsdroge war. Formulieren Sie die Informationen, die Sandra nach ihrer Vorbereitung auf das Thema ihrem Praxisanleiter geben kann. **21 Punkte (Wirkung 2 P, Aufnahme und Abbau 3 P, akute Alkoholintoxikation 8 P, chronischer Alkoholkonsum 8 P)**

Aufgabe 4

Justin M. ist schon seit seiner frühesten Jugend süchtig – angefangen bei Alkohol bis hin zu harten Drogen. Er leidet damit an einer Abhängigkeitserkrankung. Nennen Sie 3 Anzeichen einer Abhängigkeitserkrankung und identifizieren Sie in der Fallgeschichte die Verhaltensweisen, die bei Justin auf eine Abhängigkeitserkrankung hinweisen. **7 Punkte (Anzeichen 3 P, Verhaltensweisen 4 P)**

Aufgabe 5

Die Auszubildende Sandra hat Probleme, ihre Situation in der psychiatrischen Pflege zu akzeptieren. Sie ist der Meinung, dass die Menschen mit einer Abhängigkeitserkrankung die Schuld an ihrer Erkrankung tragen, und dass in psychiatrischen Einrichtungen nicht „richtig gepflegt“ werde. Beschreiben Sie die berufsethischen Werte, die Sandra im Umgang mit psychisch kranken Menschen nicht ausreichend verinnerlicht hat. Geben Sie an, wo diese berufsethische Wertehaltung niedergeschrieben ist. **5 Punkte (Werte 4 P, Quelle 1 P)**

Aufgabe 6

Die Pflegeinterventionen in der psychiatrischen Pflege unterscheiden sich häufig von denen in der somatischen Pflege. Beschreiben Sie die Grundzüge der psychiatrischen Pflege. Beziehen Sie sich dabei auf 3 spezifische pflegerische Aufgabenfelder. **6 Punkte (pro Aufgabenfeld 2 P)**

Aufgabe 7

a) Erläutern Sie mögliche Ursachen für ein aggressives Verhalten psychiatrischer Patienten. **3 Punkte**

b) Benennen Sie 3 Maßnahmen, mit denen eine Pflegefachperson einem aggressiven Verhalten begegnen kann. **3 Punkte**

c) Beschreiben Sie die rechtlichen Voraussetzungen und die Indikation für eine öffentlich-rechtliche Unterbringung. Nehmen Sie zur öffentlich-rechtlichen Unterbringung von Justin M. Stellung. **6 Punkte (Voraussetzungen 4 P, Stellungnahme 2 P)**

Aufgabe 8

a) Definieren Sie die Begriffe „freiheitsentziehende Maßnahme“ und nennen Sie 3 Möglichkeiten der Fixierung. Erläutern Sie die rechtlichen Voraussetzungen für freiheitsentziehende Maßnahmen. **9 Punkte (Definition 2 P, Möglichkeiten 3 P, rechtliche Voraussetzungen 4 P)**

b) Beschreiben Sie die fachlich richtige Durchführung einer Fixierung und die pflegerischen Maßnahmen, die während einer Fixierung ergriffen werden müssen. **6 Punkte**

Lösungshorizont

Aufgabe 1

Nachdem die Anwohner den reglosen Justin M. gefunden haben, leisten sie bis zum Eintreffen des Rettungsdienstes Erste Hilfe.

a) Erläutern Sie die rechtliche Situation beim Auffinden einer hilfebedürftigen Person.

b) Stellen Sie das Vorgehen beim Auffinden einer reglosen Person dar. Listen Sie hierfür zunächst den Ablauf stichpunktartig auf. Beschreiben Sie im Anschluss jede der genannten Maßnahmen.

KB I.4.a + b

Antwort a)

Nach § 323 StGB ist **jeder verpflichtet**, einem in Not geratenen Menschen Erste Hilfe zu leisten – allerdings nur, sofern er sich dabei nicht selbst in Gefahr bringt.

Antwort b)

1. Gefahreneinschätzung (ggf. Notruf absetzen)
2. Ansprache
3. Atemkontrolle
4. Notruf absetzen
5. je nach Situation: bis zum Eintreffen des Rettungsdienstes Betreuung des Betroffenen, Verbringen in die stabile Seitenlage oder kardiopulmonale Reanimation.

Gefahreneinschätzung • Zunächst muss die Situation hinsichtlich einer etwaigen **Selbstgefährdung** geprüft werden. Gleichzeitig kann die **Zahl der hilfsbedürftigen Personen** eingeschätzt werden. Verkehrsunfälle sind mit einem Warndreieck abzusichern (Abstand zur Unfallstelle innerorts 50 m, Landstraße 100 m, Autobahn mind. 150 m). Erst wenn es **gefahrlos** möglich ist, wird mit den Erste-Hilfe-Maßnahmen begonnen. Ist **keine** gefahrlose Annäherung an die hilfsbedürftige Person möglich, muss jetzt der **Notruf** abgesetzt werden.

PRAXISTIPP

Aufgaben verteilen

Es sollte versucht werden, **weitere Personen** in die Erste-Hilfe-Maßnahmen **einzubeziehen**, indem man sie direkt anspricht und ihnen konkrete Aufgaben zuweist (Warndreieck aufstellen, Notruf absetzen, Schaulustige fernhalten, bei der Reanimation mitwirken etc.).

! *Merke* Ausgangssituation

Liegt eine hilfsbedürftige Person reglos am Boden, kann sie

1. ***ansprechbar** sein,*
2. ***bewusstlos** sein, aber über einen suffizienten Kreislauf und eine suffiziente Atmung verfügen, oder*
3. *einen **Herz-Kreislauf-Stillstand** erlitten haben.*

*Sobald über Ansprache und Atemkontrolle geklärt wurde, welche dieser Situationen vorliegt, wird der **Notruf** (112) abgesetzt. Die Auffindesituation bestimmt die weiteren Maßnahmen.*

Ansprache • Der Ersthelfer kniet sich neben die hilfsbedürftige Person, spricht sie an und rüttelt ggf. leicht an deren Schulter. Öffnet die Person die Augen, antwortet sie oder zeigt andere Reaktionen (z. B. Bewegungen), ist sie bei Bewusstsein.

Betroffene, die bei Bewusstsein sind, sollten **betreut** und nicht allein gelassen werden. Ihnen sollte eine **bequeme Lagerung** ermöglicht werden. Bei entsprechender Witterung ist es gut, eine Decke oder Jacke zu reichen und so einer Auskühlung entgegenzuwirken.

Atemkontrolle • Reagiert der Betroffene nicht auf die Ansprache, muss seine Atmung kontrolliert werden. In der Laienversorgung hat es sich durchgesetzt, die Kreislaufsituation an einer suffizienten Atmung festzumachen, da bei der Kontrolle des Pulses zu viele Fehler auftreten. Die Atemkontrolle wird folgendermaßen durchgeführt (▸ **Abb. 9.1**):

1. Den **Kopf** der aufgefundenen Person **leicht überstrecken**. Dadurch wird der Atemweg frei und eine sichere Atemkontrolle erst möglich.
2. Neben dem Betroffenen knien und die eigene Wange über dessen Nase und Mund senken. Dabei in Richtung der Füße der hilflosen Person schauen. So können etwaige **Atemzüge gehört**, als **Luftzug** an der Wange **wahrgenommen** und gleichzeitig die **Thoraxbewegungen** des Betroffenen **beobachtet** werden.
3. Die Atmung auf diese Weise für **10 s** überprüfen.

Stabile Seitenlage • Verfügt der Betroffene über eine suffiziente Atmung, wird er in die **stabile Seitenlage** gebracht (▸ **Abb. 9.2**). Der schlaffe Muskeltonus und die fehlenden Schutzreflexe bei Bewusstlosigkeit bergen die Gefahren der **Verlegung der Atemwege** und der **Aspiration von Erbrochenem**. Die stabile Seitenlage beugt beidem vor: Die Überstreckung des Kopfes hält die Atemwege frei. Die tiefe Positionierung des Kopfes bewirkt, dass Erbrochenes durch den Mund abfließt. Die Anordnung der Gliedmaßen verhindert ein Zurückrollen des Betroffenen in Rückenlage. Die stabile Seitenlage bietet aber **keinen sicheren Schutz**!

Abb. 9.1 Atemkontrolle bei bewusstloser Person.

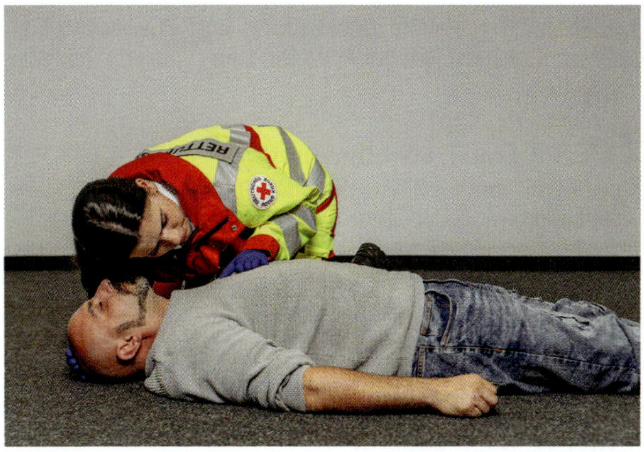

Der Kopf des Bewusstlosen ist leicht überstreckt. Der Blick des Helfers geht in Richtung der Füße des Bewusstlosen. So kann der Helfer gleichzeitig die Atemzüge an der Wange wahrnehmen und die Bewegungen des Brustkorbs beobachten. *Quelle: Kraus N. Symptome des Herz-Kreislauf-Stillstands. In: retten – Notfallsanitäter. 1. Auflage. Stuttgart: Thieme; 2023.*

Abb. 9.2 Stabile Seitenlage.

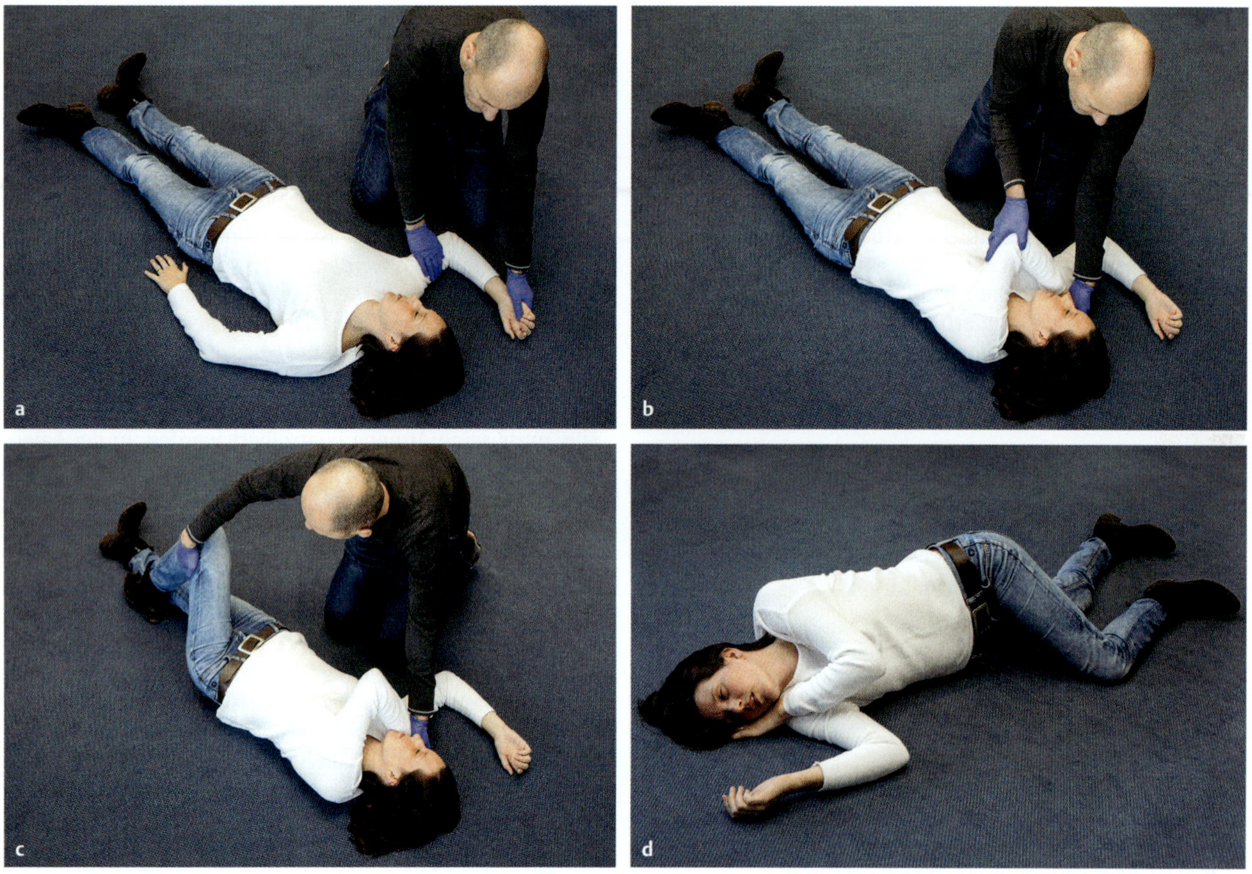

Die stabile Seitenlage wird bei bewusstlosen und bewusstseinsgetrübten Patienten angewendet, deren Atemwege noch nicht gesichert wurden.

a Der Ersthelfer legt den ihm zugewandten Arm des Betroffenen im rechten Winkel nach oben, sodass die Handinnenfläche nach oben zeigt.

b Der andere Arm wird vor der Brust gekreuzt. Der Handrücken liegt an der Wange des Bewusstlosen. Die Hand wird dabei festgehalten, da ihre Position wegen des fehlenden Muskeltonus nicht stabil ist.

c Mit der freien Hand greift der Helfer das von ihm entfernte Bein knapp oberhalb des Knies und stellt es auf. Der Fuß bleibt auf dem Boden stehen. Er zieht den Bewusstlosen am Bein zu sich herüber. Dann richtet er das oben liegende Bein so aus, dass Oberschenkel und Hüfte einen rechten Winkel bilden.

d Der Kopf des Bewusstlosen wird überstreckt, damit die Atemwege frei bleiben. Die Hand des Betroffenen wird unter dessen Wange gelagert und der Mund leicht geöffnet, sodass Flüssigkeiten (z. B. Erbrochenes) abfließen können.

Quelle: Koszik A, Kaiserauer E. Lagerungsarten. In: retten – Rettungssanitäter. 2. Auflage. Stuttgart: Thieme; 2024. Foto: © K. Oborny/Thieme.

Während sich der Betroffene in der stabilen Seitenlage befindet, müssen regelmäßig Atmung und Puls kontrolliert werden. Ein Zudecken des Bewusstlosen reduziert den Wärmeverlust.

! Merke Stabil, aber bewusstlos

Jeder Bewusstlose mit einer suffizienten Atmung und einem ausreichend stabilen Kreislauf wird in die stabile Seitenlage gebracht!

Kardiopulmonale Reanimation • Wird bei der Atemkontrolle festgestellt, dass der Bewusstlose nicht oder nur unzureichend atmet, muss **sofort** mit der Herz-Lungen-Wiederbelebung begonnen werden.

! Merke Nicht zögern!

Ein zeitnahes Absetzen des Notrufs und eine sofortige Durchführung der Basismaßnahmen zur Wiederbelebung (Basic Life Support) erhöhen die Überlebenschance des Betroffenen und minimieren mögliche Folgeschäden.

Bei der Reanimation durch Laien wird folgendermaßen vorgegangen:

1. Den Betroffenen auf dem Rücken auf **hartem Untergrund** lagern, z. B. auf dem Boden. Den Oberkörper des Betroffenen frei machen, ggf. mithilfe einer Schere.
2. Seitlich neben den Betroffenen knien und den **Druckpunkt** für die Kardiokompression im **unteren Drittel** des Brustbeins ermitteln (▸ **Abb. 9.3a**).
3. Die eine Hand offen so auflegen, dass der **Handballen** auf dem Druckpunkt zu liegen kommt (▸ **Abb. 9.3a**). Den Handballen der anderen Hand auf den Handrücken der ersten Hand legen. Die Finger beider Hände so ineinander verschränken, dass sie leicht nach oben gezogen werden (▸ **Abb. 9.3b**).
4. Die Arme **durchstrecken** und den Oberkörper über dem des Patienten positionieren. Die Schultern befinden sich **senkrecht** über dessen Brustbein (▸ **Abb. 9.3c**).
5. Die Kompression mit gestreckten Armen durchführen (▸ **Abb. 9.3a**): Kompressionstiefe **5–6 cm**, Frequenz **100–120 Kompressionen/min**.

Abb. 9.3 Aufsuchen des Druckpunktes und Körperhaltung.

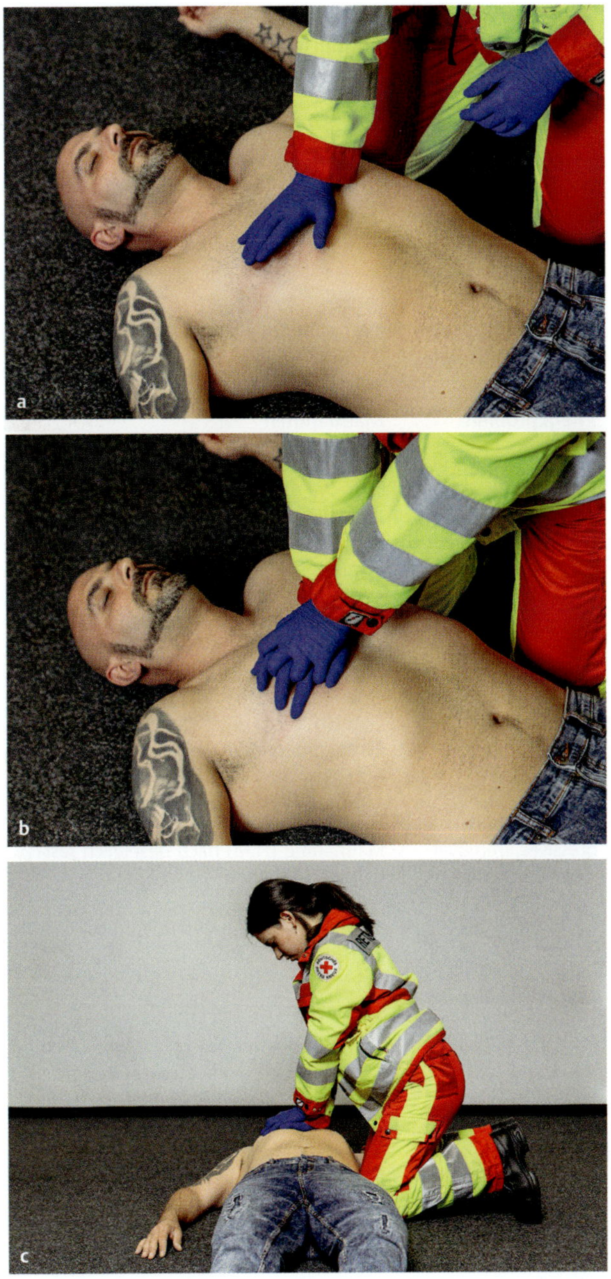

a Der Druckpunkt bei der Thoraxkompression befindet sich auf dem unteren Brustbein („mitten auf der Brust"). Dort wird zunächst der Handballen der 1. Hand aufgelegt.

b Die 2. Hand legt sich darüber. Die Finger werden ineinander verschränkt.

c Die Arme werden durchgestreckt und der Druckpunkt senkrecht mit dem Gewicht des Oberkörpers belastet.

Quelle: Kraus N. Thoraxkompressionen. In: retten – Notfallsanitäter. 1. Auflage. Stuttgart: Thieme; 2023.

Da die Reanimation für den Durchführenden sehr anstrengend ist, sollte der Helfer nach einigen Minuten abgelöst werden. Andernfalls ist die Reanimation weniger effektiv.

Aufgabe 2

Einen Tag nach Einlieferung wird wegen eines beginnenden Delirs eine intensivmedizinische Überwachung von Justin M. notwendig.

a) Erklären Sie der Auszubildenden Sandra, was unter einem Delir zu verstehen ist. Gehen Sie dabei ausführlich auf die Ursache ein, die im Fall von Justin M. am wahrscheinlichsten ist.

b) Zur Verhinderung eines entzugsbedingten Delirs können Medikamente verabreicht werden, u. a. Clomethiazol. Nennen Sie die beiden wichtigsten Nebenwirkungen und leiten Sie daraus die Maßnahmen ab, die eine Pflegefachperson vor und nach der Verabreichung von Clomethiazol durchführen muss.

c) Leiten Sie aus der Fallgeschichte 3 Pflegeprobleme für Justin ab und ordnen Sie jeder eine passende Pflegeintervention zu. Berücksichtigen Sie dabei sowohl den somatischen als auch den psychiatrischen Bereich. Formulieren Sie außerdem ein kurzfristiges und ein mittelfristiges Pflegeziel.

KB I.3.a, III.2.b

Antwort a)

„Ein Delir ist ein **akuter Verwirrtheitszustand**. Die Ursache ist in der Regel organisch, deshalb spricht man auch von einer **akuten organischen Psychose** (▶ **Abb. 9.4**). Wenn die Ursache behoben ist, bildet sich die Verwirrtheit in den allermeisten Fällen zurück. Delirante Menschen können Zusammenhänge nicht mehr erkennen; man nennt das auch inkohärentes Denken. Ein Delir kann in zwei unterschiedlichen Formen auftreten: Beim **hypoaktiven Delir** wirkt der Betroffene apathisch und schläfrig. Beim **hyperaktiven Delir** verhalten sich die Betroffenen unruhig, in vielen Fällen auch unkooperativ oder aggressiv. So ist es bei Justin. Häufig treten aber auch Mischformen auf.

Für ein Delir gibt es zahlreiche Ursachen, v. a. Erkrankungen, eine Exsikkose, Vergiftungen und ein Substanzentzug, längere Narkosen oder Arzneiunverträglichkeiten (▶ **Abb. 9.5**).

Bei Justin gehen wir davon aus, dass dem Delir der **Substanzentzug** zugrunde liegt. Er konnte, seit er hier bei uns ist, keinen Alkohol oder andere Drogen mehr konsumieren. Das **Alkoholentzugsdelir** tritt in den meisten Fällen ungefähr zwei Tage nach Alkoholabstinenz auf. Es zeigt sich klassisch in einem **grobschlägigen Tremor**. Zudem sind die Betroffenen **reizbar**, unruhig und zeigen Schweißausbrüche. Auch ein aggressives Verhalten ist möglich. Sie laufen oft unruhig über die Station. Das alles können wir bei Justin beobachten. Viele nesteln auch, wenn sie sitzen, rastlos an Gegenständen. Einige Patienten zeigen **Halluzinationen**, die sich häufig darin äußern, dass sie kleine Tiere (weiße Mäuse, Spinnen etc.) oder herumfliegende Flocken sehen. Die Betroffenen sind in diesem ersten Stadium des Delirs sehr beeinflussbar und erledigen auf Aufforderung die unterschiedlichsten sinnlosen Dinge, die ihnen eingeredet werden. So drehen Patienten auf Aufforderung hin so lange an z. B. einem Knopf oder öffnen und schließen eine Schnalle, bis ihnen gesagt wird, sie können damit aufhören (**Stadium der Suggestibilität**)."

! Merke Delir? Intensivstation!

Ein Delir im vollen Ausmaß ist ein lebensbedrohlicher Zustand. Menschen, bei denen ein Delir vermutet wird, müssen intensivmedizinisch überwacht werden.

Antwort b)

Clomethiazol wirkt u. a. **blutdrucksenkend** und steigert die **bronchiale Sekretion**. Vor der Gabe von Clomethiazol muss die Pflegefachperson deshalb den **Blutdruck** des Patienten messen. Bei einem **niedrigem Ausgangswert** muss sie die Gabe mit dem Arzt abklären, da es wegen der blutdrucksenkenden Wirkung zu einer **hypotonen Entgleisung** kommen kann. Die verstärkte Verschleimung der Bronchien kann die Atmung erschweren. Deshalb muss die Pflegefachperson nach der Gabe die **Atmung** und die **Sauerstoffsättigung** der Patienten überwachen.

Abb. 9.4 Symptomkomplex bei Delir.

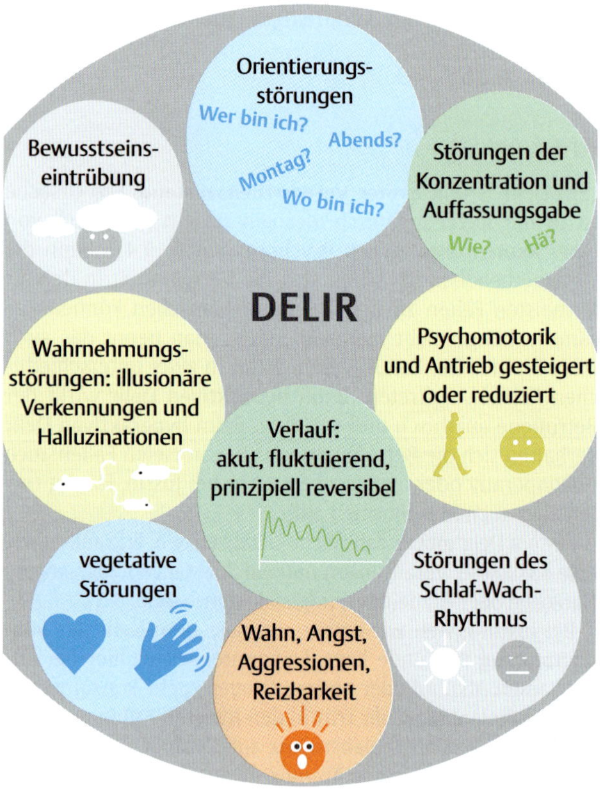

Typisch für ein Delir ist eine Bewusstseinstrübung, die sich innerhalb weniger Stunden bis Tage entwickelt. *Quelle: Thomas M, Thiel C, Koch S. Symptome und Differenzialdiagnosen. In: retten – Notfallsanitäter. 1. Auflage. Stuttgart: Thieme; 2023.*

Antwort c)

Pflegeziele

- kurzfristiges Ziel: Verhindern von Komplikationen
- mittelfristiges Ziel: Suchtbewältigung nach dem Intensivaufenthalt.

Pflegeprobleme und Maßnahmen • ▸ Tab. 9.1.

Tab. 9.1 Pflegeprobleme für Justin M. und mögliche Maßnahmen (Beispiele).

Pflegeproblem	Maßnahmen
somatischer Bereich	
Patient ist gefährdet für Komplikationen.	Patient kontinuierlich beobachten: • Kontrolle von Puls, Blutdruck und Atmung (ggf. Monitoring) • Kontrolle des Blutzuckers • Kontrolle der Körpertemperatur • Flüssigkeitsbilanzierung • Überprüfung der Bewusstseinslage
Patient zeigt einen Tremor der Hände.	Unterstützung des Patienten bei der Essenszubereitung und der Körperpflege, ggf. einschließlich des Ankleidens
Patient zeigt stark aggressives, fremdverletzendes Verhalten.	Einleiten einer freiheitsentziehenden Maßnahme (FEM) nach gesetzlich festgelegten Kriterien
Patient ist sturzgefährdet.	Begleitung des Patienten beim Aufstehen
psychiatrischer Bereich	
Patient ist verunsichert und schlecht orientiert.	Dem Betroffenen Sicherheit und Orientierung geben: Ruhe ausstrahlen und unmissverständlich in kurzen, einfachen Sätzen kommunizieren
Patient ist ängstlich und unruhig.	Bezugspflege; Schaffen einer ruhigen, ggf. reizarmen Umgebung und eines geregelten Tagesablaufs

Abb. 9.5 Mögliche Ursachen eines Delirs.

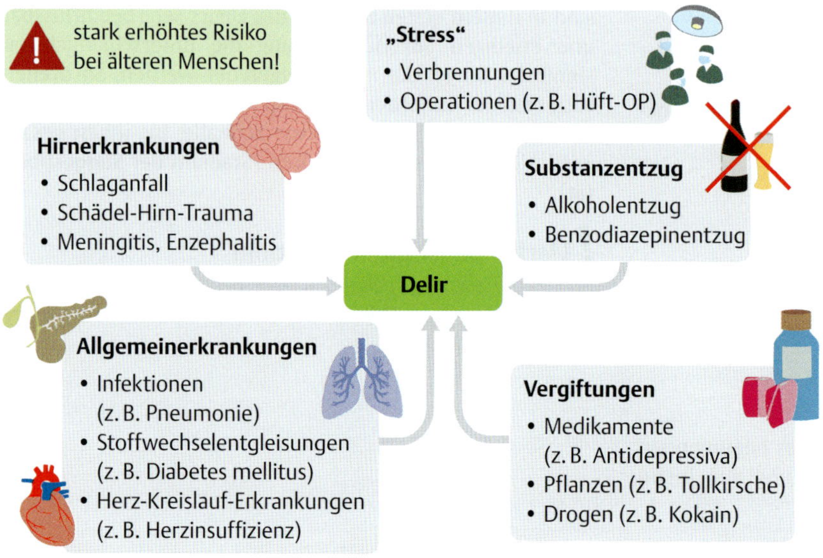

Ein Delir kann Folge organischer Erkrankungen oder äußerer Einflüsse sein. Neben den hier dargestellten sind noch weitere Ursachen möglich. *Quelle: I care Krankheitslehre. 3. Auflage. Stuttgart: Thieme; 2025.*

Aufgabe 3

Der Praxisanleiter bittet Sandra, sich für die Anleitung „Bei der prozessorientierten Pflege von Menschen mit einer Alkoholsucht mitwirken" vorzubereiten. Sie soll sich mit dem Thema der akuten Alkoholintoxikation und den Folgen eines chronischen Alkoholkonsums beschäftigen, da Alkohol Justins Einstiegsdroge war. Formulieren Sie die Informationen, die Sandra nach ihrer Vorbereitung auf das Thema ihrem Praxisanleiter geben kann.
KB I.3.a

Antwort

Wirkung von Alkohol • Chemisch gesehen handelt es sich beim Trinkalkohol um Ethylalkohol (**Ethanol**). Ethanol ist ein **Zellgift** mit **Suchtpotenzial**, das bei regelmäßigem Konsum und/oder bei Aufnahme größerer Mengen zu körperlichen, teils irreparablen Schäden führt.

ACHTUNG
Auch wenn Alkohol ab einer bestimmten Altersgrenze frei erworben werden darf und sein Konsum gesellschaftlich weitestgehend akzeptiert ist („legale Droge"), darf seine schädliche Wirkung nicht verharmlost werden.

In geringer Dosis wirkt Alkohol **anregend**. Die Hemmschwelle sinkt, man ist kontaktfreudiger und entspannter. Bei höheren Dosierungen zeigt sich eine **eintrübende** Wirkung, die sich zu einem narkoseähnlichen Zustand entwickeln kann (▸ **Abb. 9.6**).

Aufnahme und Abbau • Nach oraler Aufnahme wird der Alkohol hauptsächlich über die Dünndarmschleimhaut aufgenommen, verteilt sich in der Blutbahn und erreicht so alle Organe einschließlich des Gehirns. Indem er dort unterschiedliche Neurotransmitter (insbesondere Dopamin und GABA) beeinflusst, hat er einen **zentral dämpfenden** Effekt. Individuell etwas unterschiedlich wird die höchste Blutalkoholkonzentration etwa 60 min nach der Aufnahme erreicht.

Alkohol wird hauptsächlich in der Leber abgebaut. Das Enzym **Alkoholdehydrogenase** wandelt ihn in das Zellgift **Acetaldehyd** um, das für die schädliche Wirkung verantwortlich ist. Acetaldehyd wird zu Essigsäure abgebaut, die in Kohlendioxid und Wasser aufgespalten wird. Die Endprodukte werden über die Nieren, den Schweiß und die Atmung ausgeschieden.

Akute Alkoholintoxikation • Sie ist die Folge einer kurzfristig **übertriebenen Alkoholaufnahme** und wird abhängig von den auftretenden Symptomen in vier Stadien eingeteilt:

1. **Exzitation (Euphorie):** Enthemmungserscheinungen, leichte Gangunsicherheiten, undeutliche Sprache und verlängerte Reaktionszeit
2. **Hypnose (Rauschstadium):** Sprach- und Koordinationsstörungen, Sehstörungen, Muskelerschlaffung, Übelkeit, gelegentlich aggressives Verhalten
3. **Narkose:** Schock und Bewusstlosigkeit
4. **Asphyxie:** Koma, Atemdepression bis hin zum Atemstillstand und Kreislaufversagen.

Chronischer Alkoholkonsum • Von den Folgen des chronischen Alkoholkonsums ist in erster Linie die Leber betroffen, es werden aber auch andere Organe geschädigt (▸ **Abb. 9.7**). Häufige Folgeerkrankungen sind u. a.:

- **Fettleber:** Auf die toxische Wirkung des Acetaldehyds an den Leberzellen reagiert die Leber mit einer gesteigerten Bildung von Fettzellen. Es entsteht die sog. Fettleber (Steatosis hepatis). Wird der Alkoholkonsum in diesem Stadium eingestellt, kann sich das Lebergewebe wieder erholen. Wird weiterhin Alkohol konsumiert, kann sich eine Hepatitis und nachfolgend eine Leberzirrhose entwickeln.
- **Leberzirrhose:** Bei der Leberzirrhose kommt es durch andauernden Einfluss von schädlichen Faktoren zu einem Umbau des Lebergewebes in fibrotisches, nicht funktionstüchtiges Gewebe. Durch die entstandene Funktionseinschränkung kann die Leber ihre Aufgaben (Entgiftung, Bildung von Gerinnungsfaktoren, Abbau von Hormonen, Farbstoffen etc.) nicht mehr erfüllen. Die nachfolgenden Komplikationen sind Folge dieser Leberfunktionsstörung (Leberinsuffizienz):
  - gesteigerte Blutungsneigung wegen eingeschränkter oder fehlender Herstellung von Gerinnungsfaktoren
  - Ikterus (Gelbsucht) durch unzureichenden Abbau von Bilirubin, einem Abbauprodukt von Hämoglobin
  - hormonelle Störungen
- **Leberkoma oder hepatische Enzephalopathie:** Bei Fortschreiten der Erkrankung kann es durch den steigenden

Abb. 9.6 Auswirkungen des Alkoholkonsums.

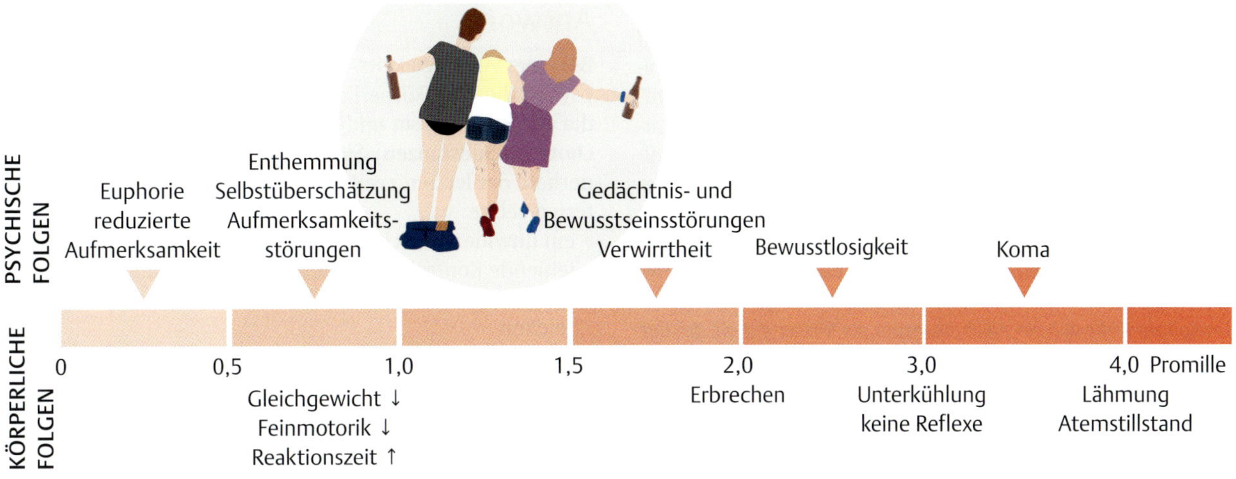

Das Ausmaß eines Alkoholrausches hängt von der getrunkenen Alkoholmenge und damit vom Blutalkoholgehalt ab. Allerdings variiert die Reaktion des Körpers auf Alkohol von Mensch zu Mensch. *Quelle: I care Krankheitslehre. 3. Auflage. Stuttgart: Thieme; 2025.*

Abb. 9.7 Körperliche Folgen der Alkoholabhängigkeit.

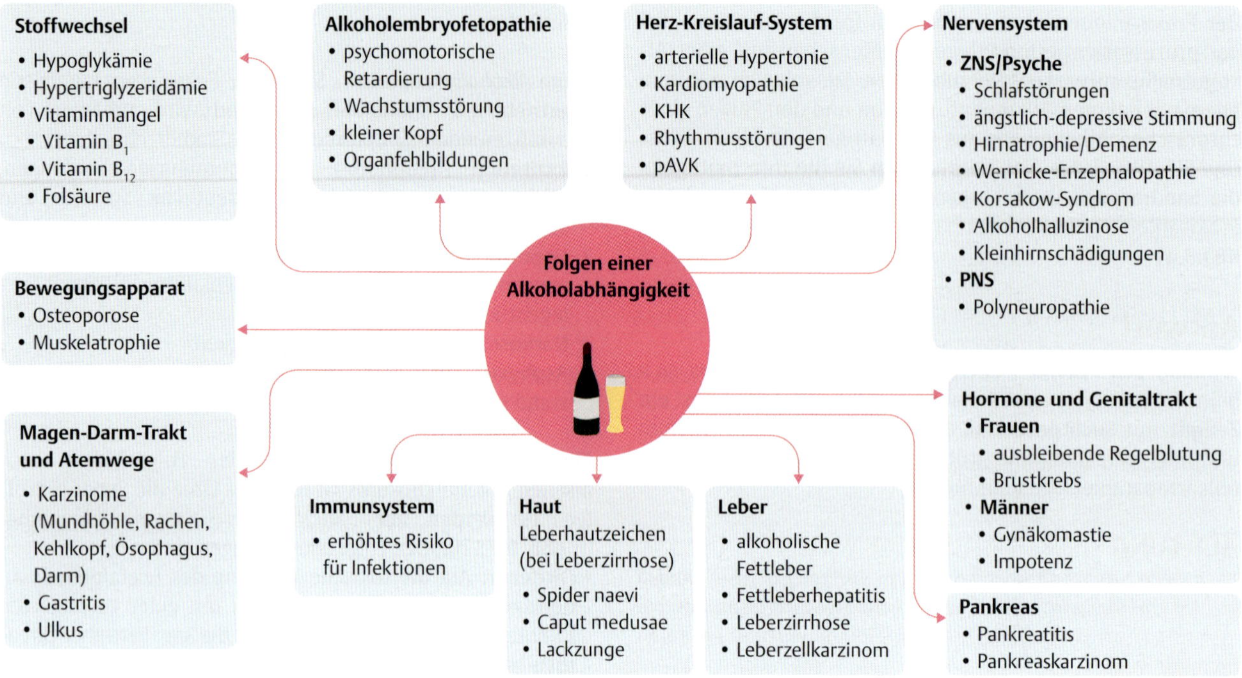

Alkohol schädigt in erster Linie die Leber, aber auch andere Organe. *Quelle: I care Krankheitslehre. 3. Auflage. Stuttgart: Thieme; 2025.*

Ammoniakspiegel zu psychiatrischen Symptomen bis hin zum Koma kommen. Ammoniak entsteht beim Abbau der Proteine und wird in der Leber verstoffwechselt.

- **Ösophagusvarizen:** Durch den Umbau der Leberzellen in Bindegewebe ist der Blutdurchfluss durch die Leber erschwert. Es entsteht ein Bluthochdruck vor der Leber, insbesondere in der Pfortader (V. porta). Das gestaute Blut sucht sich Umgehungskreisläufe, deren Gefäße sich erweitern. Sind hiervon die Gefäße der Speiseröhre und des Magenfundus betroffen, entstehen Ösophagus- bzw. Fundusvarizen.
- **Aszites:** Durch Stauung des Blutes in den Gefäßen des Bauchraums steigt der hydrostatische Druck. Flüssigkeit tritt in die Bauchhöhle über und sammelt sich dort an („Bauchwassersucht").

Häufiger Alkoholkonsum mündet oft in eine **Abhängigkeitserkrankung** (Sucht).

Zusatzinfo Fetales Alkoholsyndrom

Das fetale Alkoholsyndrom ist ein weiteres wichtiges Krankheitsbild im Zusammenhang mit Alkoholkonsum. Es entsteht durch Alkoholkonsum während der Schwangerschaft. Dabei führt nicht nur chronischer Alkoholgenuss zu einer Schädigung des Ungeborenen, sondern auch gelegentliches oder seltenes, aber exzessives Trinken. Alkohol gelangt ungehindert über die Plazenta in den Blutkreislauf des Kindes und schädigt dessen Gewebe. Je früher im Schwangerschaftsverlauf getrunken wird und je mehr Alkohol konsumiert wird, desto stärker ist das fetale Alkoholsyndrom ausgeprägt. In der Embryonalphase können Organmissbildungen die Folge sein, in der Fetalphase wirkt sich ein Alkoholkonsum der Mutter auf die geistige und körperliche Entwicklung des Kindes aus.

Betroffene Kinder zeigen oft ein vermindertes Geburtsgewicht und typische Auffälligkeiten im Gesicht, wie z. B. eine kurze Lidspalte. Später werden je nach Ausprägung oft eine verminderte Intelligenz mit Lernschwierigkeiten, ein Konzentrationsmangel, eine emotionale Instabilität und psychomotorische Einschränkungen offenbar. Mögliche körperliche Folgen sind u. a. Herzfehler, Lippen-Kiefer-Gaumenspalte, Krampfanfälle oder Sprachstörungen. Diese Folgen des mütterlichen Alkoholkonsums begleiten die Betroffenen ihr ganzes Leben lang.

! Merke Alkohol ist in der Schwangerschaft tabu!

Während der Schwangerschaft ist eine absolute Alkoholabstinenz der einzig richtige Weg! Es gibt keinen risikofreien Grenzwert für den Konsum von Alkohol in der Schwangerschaft!

Aufgabe 4

Justin M. ist schon seit seiner frühesten Jugend süchtig – angefangen bei Alkohol bis hin zu harten Drogen. Er leidet damit an einer Abhängigkeitserkrankung. Nennen Sie 3 Anzeichen einer Abhängigkeitserkrankung und identifizieren Sie in der Fallgeschichte die Verhaltensweisen, die bei Justin auf eine Abhängigkeitserkrankung hinweisen.
KB. I.3.a

Antwort

Bei einer Abhängigkeits- bzw. Suchterkrankung besteht eine psychische und körperliche Abhängigkeit von Substanzen, die das Bewusstsein und/oder die Psyche beeinflussen (**psychotrope Substanzen**). Sie liegt vor, wenn der Betroffene innerhalb der letzten zwölf Monate mind. 3 der folgenden Kriterien zeigte:

- ein unwiderstehliches Verlangen nach dem Suchtmittel
- fehlende Kontrolle über den Substanzgebrauch
- Steigerung der Dosis, um die erhoffte Suchtwirkung zu erreichen
- Vernachlässigung des sozialen Lebens und/oder der täglichen Aufgaben
- körperliche Entzugserscheinungen
- ein Beibehalten des Suchtverhaltens trotz negativer sozialer und/oder körperlicher Folgen.

Bei der Abhängigkeit von Drogen (z. B. Alkohol) spricht man von einer **stoffgebundenen Abhängigkeit**. Nicht stoffgebundene Süchte zeigen sich im Zusammenhang mit Tätigkeiten, wie z. B. bei der Spielsucht.

Hinweise auf eine Abhängigkeitserkrankung bei **Jugendlichen** sind:
- nachlassende Schul- bzw. Ausbildungsleistungen
- Rückzug aus der Familie und dem gewohnten Freundeskreis, neue Bezugspersonen (insbesondere Anschluss an Gruppen, die einen Substanzmissbrauch betreiben), verändertes Freizeitverhalten.
- instabiles, impulsives Verhalten mit Zeichen von Aggressivität (**Affektlabilität**), erhöhte Reizbarkeit
- Zeichen des Substanzgebrauchs in der häuslichen Umgebung, psychopathologische Symptome (z. B. Reizbarkeit, depressive Verstimmung, Antriebslosigkeit, Lügen, Heimlichtuerei, Angstzustände) oder körperliche Folgen (u. a. Leistungsabfall, Müdigkeit, Zittern, gerötete Augen). Erste Hinweise werden meist von den Eltern beobachtet.

Auch in Justins Vorgeschichte finden sich solche Hinweise. Er erwähnt sie im Gespräch mit dem Pflegefachmann Klaus:
- Justin hat sich früh von den Eltern zurückgezogen und im Verlauf auch den Kontakt zu seinen Freunden abgebrochen.
- Als Ersatz fand er eine Clique anderer Jugendlicher, die Alkohol tranken.
- Selbst die kurze Zeit des Schulunterrichts konnte er nicht ohne das Suchmittel aushalten.
- Die schulischen Leistungen wurden schlechter, sodass er die Schule abbrach.

Aufgabe 5

Die Auszubildende Sandra hat Probleme, ihre Situation in der psychiatrischen Pflege zu akzeptieren. Sie ist der Meinung, dass die Menschen mit einer Abhängigkeitserkrankung die Schuld an ihrer Erkrankung tragen, und dass in psychiatrischen Einrichtungen nicht „richtig gepflegt" werde. Beschreiben Sie die berufsethischen Werte, die Sandra im Umgang mit psychisch kranken Menschen nicht ausreichend verinnerlicht hat. Geben Sie an, wo diese berufsethische Wertehaltung niedergeschrieben ist.
KB II.3.a + b

Antwort

Prüfungstipp

Der ICN-Ethikkodex bietet eine gute Grundlage, sich bereits während der Ausbildung mit ethischem Handeln auseinanderzusetzen. Sie sollten sich mit ihm inhaltlich beschäftigt haben, müssen ihn aber nicht auswendig lernen. Sie können in dieser Aufgabe auch die volle Punktzahl erreichen, wenn Sie die im Lösungshorizont wörtlich zitierten Abschnitte sinngemäß wiedergeben.

Sandra zeigt in ihrer Haltung gegenüber Menschen mit einer psychischen Erkrankung Überzeugungen, die einer professionellen Pflege im Weg stehen. Sie ist beim Umgang mit Justin M. und den anderen Patienten nicht bereit oder in der Lage, einige grundlegende ethische Prinzipien ausreichend in ihre pflegerische Tätigkeit einzubeziehen. Leitlinien ethischen Handelns finden sich u. a. im **ICN-Ethikkodex für Pflegefachpersonen** (ICN: International Council of Nurses). Unter **Punkt 1.8** wird dort festgehalten:

„Pflegefachpersonen zeigen professionelle Werte wie Respekt, Gerechtigkeit, Verlässlichkeit, Fürsorge, Mitgefühl, Empathie, Vertrauenswürdigkeit und Integrität. Sie unterstützen und respektieren die Würde und die universellen Rechte aller Menschen, einschließlich Patientinnen, Kolleginnen und Familien."

Die Wahrung der dort erwähnten **Würde** ist eine generelle ethische Verpflichtung. Sie ist im **Grundgesetz** der Bundesrepublik Deutschland (Artikel 1) niedergeschrieben: „Die Würde des Menschen ist unantastbar."

Pflegende wahren die Würde ihrer Patienten u. a., indem sie
- jeden einzelnen als Individuum mit eigener Geschichte betrachten und ihn nicht auf seine Krankheit reduzieren
- von ihm nicht als Objekt oder Nummer denken, sondern ihn auch in Gesprächen mit ihm oder über ihn mit Namen ansprechen bzw. nennen.

Die **Gerechtigkeit** ist eines der 4 Prinzipien der **Prinzipienethik nach Beauchamp und Childress**. Es verpflichtet dazu, alle Menschen gleich zu behandeln, unabhängig von ihrer Herkunft, ihrem Geschlecht, ihrem Alter, ihrer Religion oder ihrem sozialen Status. Diese Chancengerechtigkeit findet sich auch im **ICN-Ethikkodex** unter **Punkt 1.7**:

„Pflegefachpersonen setzen sich für Chancengleichheit und soziale Gerechtigkeit bei der Ressourcenzuteilung, dem Zugang zu Gesundheitsversorgung und anderen sozialen und wirtschaftlichen Dienstleistungen ein."

Daraus folgt, dass niemand wegen einer Krankheit diskriminiert werden darf. Sandra darf den Patienten gegenüber **keine Schuldzuschreibungen** treffen und muss ihre diesbezüglichen Werthaltungen überprüfen.

Neben dem ICN-Ethikkodex gibt es weitere Ethikkodizes der internationalen und nationalen Pflegeverbände. Ethische Prinzipien finden sich in der Regel auch in den Leitbildern der einzelnen Einrichtungen im sozialen Bereich.

Aufgabe 6

Die Pflegeinterventionen in der psychiatrischen Pflege unterscheiden sich häufig von denen in der somatischen Pflege. Beschreiben Sie die Grundzüge der psychiatrischen Pflege. Beziehen Sie sich dabei auf 3 spezifische pflegerische Aufgabenfelder.
KB I.3.a

Antwort

Prüfungstipp

Wichtig bei der Beantwortung dieser Aufgabe ist, dass Sie Aufgabenfelder wählen, die für die psychiatrische Pflege typisch oder von besonderer Wichtigkeit sind. Für die Beschreibung von Aufgaben beispielsweise der somatischen Pflege würden Sie keine Punkte erhalten. Im folgenden sind 5 Aufgabenfelder der psychiatrischen Pflege beispielhaft herausgegriffen. Sie können auch andere wählen. Die Beschreibung von 3 Aufgabenfeldern reicht für die volle Punktzahl aus.

Beziehungsaufbau • In psychiatrischen Einrichtungen entsteht oft eine lange und intensive Pflegebeziehung, in der die Pflegenden zu **wichtigen Bezugspersonen** für den Patienten werden. Die Pflegenden müssen bereit sein, sich auf diese Beziehung einzulassen und den Patienten lebensweltorientiert zu begleiten. Nur dann kann der Patient das **Vertrauen** fassen, das für die Bewältigung der Krankheit nötig ist. Viele Menschen mit psychischen Erkrankungen haben Schwierigkeiten damit, stabile Beziehungen aufzubauen und

aufrechtzuerhalten. Die Pflegenden können die Patienten beim Beziehungsaufbau unterstützen, indem sie
- dem Patienten vorurteilsfrei und emphatisch begegnen,
- wertschätzend und gewaltfrei kommunizieren und
- konsequent bleiben.

Dies stellt vor dem Hintergrund eines oft herausfordernden Verhaltens der Patienten große Anforderungen an die Pflegenden. Eine wichtige Kompetenz für Pflegende ist daher die **Fähigkeit zur Reflexion** ihrer Einstellung und ihres Verhaltens – sich selbst, aber auch anderen gegenüber. Die Pflegenden bewegen sich zudem im Spannungsfeld zwischen der nötigen Fürsorge für den Patienten und der Pflicht, das für die Therapie notwendige **konsequente Verhalten** zu zeigen. Konflikte mit den Patienten, die durch dieses Verhalten entstehen, müssen von den Pflegenden professionell gelöst werden.

Das Modell der **Bezugspflege**, das mittlerweile flächendeckend etabliert wurde, fördert die Beziehungsgestaltung zwischen Pflegendem und Patienten.

Gewährleistung der Sicherheit • Die Sicherheit ist ein Grundbedürfnis sowohl der Patienten als auch der Pflegenden in der Psychiatrie. Einige psychische Erkrankungen bergen die Gefahr eines fremd- und/oder selbstverletzenden Verhaltens. Die Pflegefachpersonen haben hier eindeutig eine **Aufsichts-** und **Kontrollfunktion**, deren Intensität von der jeweiligen Institution abhängt. So ist sie auf geschlossenen Stationen deutlicher ausgeprägt als bei einer ambulanten Therapie.

Die Pflegefachperson muss zum Schutz des Patienten auf alles achten, was für sie selbst, den Patienten oder das Umfeld zur Gefahr werden kann. Dazu gehört, dass sie den Patienten und dessen Umgebung auch hinsichtlich **gefährlicher Gegenstände** aufmerksam beobachtet.

Im Rahmen der Rückfallvermeidung muss die Pflegefachperson darauf achten, dass der Patient **nicht** in den Besitz von Suchtmitteln gelangt.

Aggressives Verhalten des Patienten muss die Pflegefachperson frühzeitig erkennen und sofort deeskalierend reagieren.

! *Merke* Keine Absicht

Das Verhalten psychisch Erkrankter wird von deren Erkrankung beeinflusst. Viele Patienten sind nicht in der Lage, ihr Verhalten zu steuern. Pflegende müssen den Patienten deshalb auch in Extremsituationen professionell begegnen und deren Würde achten.

Körperhygiene • Einige Patienten mit psychischen Erkrankungen verlieren die Einsicht zur täglichen Hygiene und zur Ordnung. Diese Themen sollten bei dem Betroffenen **sehr sensibel** angesprochen werden. Der Lösungsansatz sollte zwar die **Bedürfnisse des Patienten** berücksichtigen, gleichzeitig muss aber mit der nötigen Empathie auf die Auswirkungen hingewiesen werden, die eine fehlende Körperhygiene auf ein **entspanntes Miteinander** hat.

Tagesgestaltung • Eine geregelte Tagesstruktur ermöglicht dem Patienten, zur Ruhe zu kommen und sich sicher und „normal" zu fühlen. Der Tagesplan berücksichtig die Interessen und die anstehenden Termine des Patienten und sollte ihn weder über- noch unterfordern. Die Aktivitäten sollten dem Patienten ein ausgewogenes Verhältnis von geistiger und körperlicher Auslastung bieten.

Schulung lebenspraktischer Fähigkeiten • Auf längere Sicht muss der Patient in die Lage versetzt werden, seinen Alltag wieder allein zu bewältigen. Daher ist es sinnvoll, ihn frühestmöglich an die dafür nötigen Fähigkeiten heranzuführen. Hierzu können z. B. Trainings zur Nahrungszubereitung, zum Einkauf benötigter Produkte, zur Körperpflege, zur Zusammenstellung angemessener Kleidung, zum Umgang mit Geld oder zur persönlichen Freizeitgestaltung durchgeführt werden. Diese Schulungen können als **Gruppen-** oder **Einzelschulung** angeboten werden, wobei für sehr persönliche oder sensible Themen (Umgang mit Geld oder Hygiene) Einzelschulungen meist besser geeignet sind. Während dieser Phase begleiten Pflegende den Patienten mit einem unterschiedlichen Grad an Unterstützung, angefangen bei der Motivation des Patienten bis hin zur Durchführung der Schulung.

Aufgabe 7

a) Erläutern Sie mögliche Ursachen für ein aggressives Verhalten psychiatrischer Patienten.
b) Benennen Sie 3 Maßnahmen, mit denen eine Pflegefachperson einem aggressiven Verhalten begegnen kann.
c) Beschreiben Sie die rechtlichen Voraussetzungen und die Indikation für eine öffentlich-rechtliche Unterbringung. Nehmen Sie zur öffentlich-rechtlichen Unterbringung von Justin M. Stellung.

KB I.4.a, III.2.b

Antwort a)

Besonders in der Psychiatrie kann es zu Situationen kommen, in denen sich die Patienten anderen Patienten oder auch dem therapeutischen Team gegenüber aggressiv verhalten. Ein solches Verhalten entsteht hauptsächlich durch:
- **krankheitsbedingte Faktoren:** Aggressives Verhalten kann als Symptom bei verschiedenen psychiatrischen Erkrankungen auftreten. Zu diesen gehören u. a. Alkohol- oder Drogenintoxikationen. Auch bei affektiven Störungen (Manie) oder Erkrankungen, die mit Wahnvorstellungen einhergehen (Psychosen), kann es zu aggressivem Verhalten kommen, genauso beim Delir. Die Gefühle, die der Aggression zugrunde liegen, sind meist Angst und Unsicherheit.
- **strukturelle Faktoren:** Der Klinikaufenthalt als solcher konfrontiert den Patienten mit Einschränkungen und Zwängen, die ein aggressives Verhalten auslösen können. Unter Umständen kann aggressives Verhalten auch durch den Wunsch bedingt sein, wahrgenommen zu werden und Aufmerksamkeit zu bekommen.

Antwort b)

Erkennen die Pflegenden erste Anzeichen einer Aggression bei einem Patienten, wirken sie sofort **deeskalierend** auf ihn ein. Idealerweise sollte sich in einer solchen Situation die **Bezugspflegekraft** um den Patienten kümmern.
- Die Pflegefachperson darf den Patienten nicht bedrängen, vielmehr sollte sie ihm eine ablenkende Tätigkeit anbieten.
- Sie muss ruhig bleiben, souverän auftreten und Abstand halten. Sie darf sich nicht auf Diskussionen mit dem Patienten einlassen.
- Sie sollte ggf. Mitpatienten beruhigen und aus dem Umfeld entfernen.
- Sie sollte Hilfe anfordern (Pflegepersonal, Arzt, Polizei).

- Konfrontationen mit dem Patienten müssen vermieden werden.

Auch wenn nachvollziehbar ist, weshalb sich der Patient aggressiv verhält, darf ein aggressives Verhalten nicht geduldet werden. Das therapeutische Team muss klare, transparente und eindeutige Grenzen aufzeigen.

PRAXISTIPP

Talking-down

Besonders bei aggressivem Verhalten wegen Drogenkonsums hat sich die Methode des Talking-down bewährt. Dazu bringt die Bezugspflegekraft den Patienten in eine möglichst reizarme Umgebung. Sie bleibt bei dem Patienten und baut eine beruhigende Kommunikation auf. Wichtig dabei ist, dass sie den Patienten in seinen Angstzuständen ernst nimmt. Sie kann ihn z. B. fragen, was er sieht oder wovor er sich fürchtet. Sie darf nicht versuchen, dem Patienten seine Ängste auszureden. Manchen Patienten hilft es auch, sich in eine Decke zu wickeln oder ohne Schuhe den Boden zu spüren.

Wenn das Verhalten durch deeskalierende Maßnahmen nicht zu steuern ist, kann die Pflegekraft **freiheitsentziehende Maßnahmen** in Erwägung ziehen. Diese Maßnahmen können bei einer Selbst- oder Fremdgefährdung bis hin zu einer Fixierung (FEM), einer Isolation oder auch einer Zwangsmedikation reichen (S. 113).

! *Merke* Gefahr der Selbst- oder Fremdverletzung

Stark aggressives Verhalten mit Selbst- oder Fremdverletzungstendenzen ist als psychiatrischer Notfall zu betrachten, der ein sofortiges Handeln des therapeutischen Teams nach sich ziehen muss.

Antwort c)

Öffentlich-rechtliche Unterbringung • Eine Unterbringung in einer geschlossenen Einrichtung oder Station gegen den Willen des Betroffenen zum **Schutz der öffentlichen Ordnung** (öffentlich-rechtliche Unterbringung, umgangssprachlich „Zwangsunterbringung“) ist ein bedeutender Eingriff in dessen Rechte. Sie bedarf deswegen einer **rechtlichen Grundlage**. Diese bilden die **Unterbringungsgesetze** der Bundesländer, die sich zwar namentlich (z. B. Psychisch-Kranken-Gesetz oder Psychisch-Kranken-Hilfe-Gesetz) unterscheiden, inhaltlich aber nahezu identisch sind. Sie legen folgendes Vorgehen fest (▶ **Abb. 9.8**):

1. In der **Akutsituation** (Vorliegen einer akuten Bedrohung) können im Gesetz genannte **berechtigte Personen** (u. a. Polizeibeamte, fachliche Leiter betreffender Einrichtungen, Psychiater oder Notärzte) eine **sofortige vorläufige** Unterbringung anordnen. Diese berechtigt zur Unterbringung des Patienten bis zum Folgetag. Zeitnah muss ein **schriftlicher Antrag auf öffentlich-rechtliche Unterbringung** beim zuständigen Betreuungsgericht gestellt werden.
2. Im Rahmen einer **richterlichen Anhörung** wird spätestens am nächsten Tag entschieden, ob und wie lange der Betroffene untergebracht werden darf. Eine **richterliche Anordnung** ist Voraussetzung für die weitere Unterbringung des Patienten gegen dessen Willen (**gerichtliche Unterbringung**).

Abb. 9.8 Ablauf einer öffentlich-rechtlichen Unterbringung.

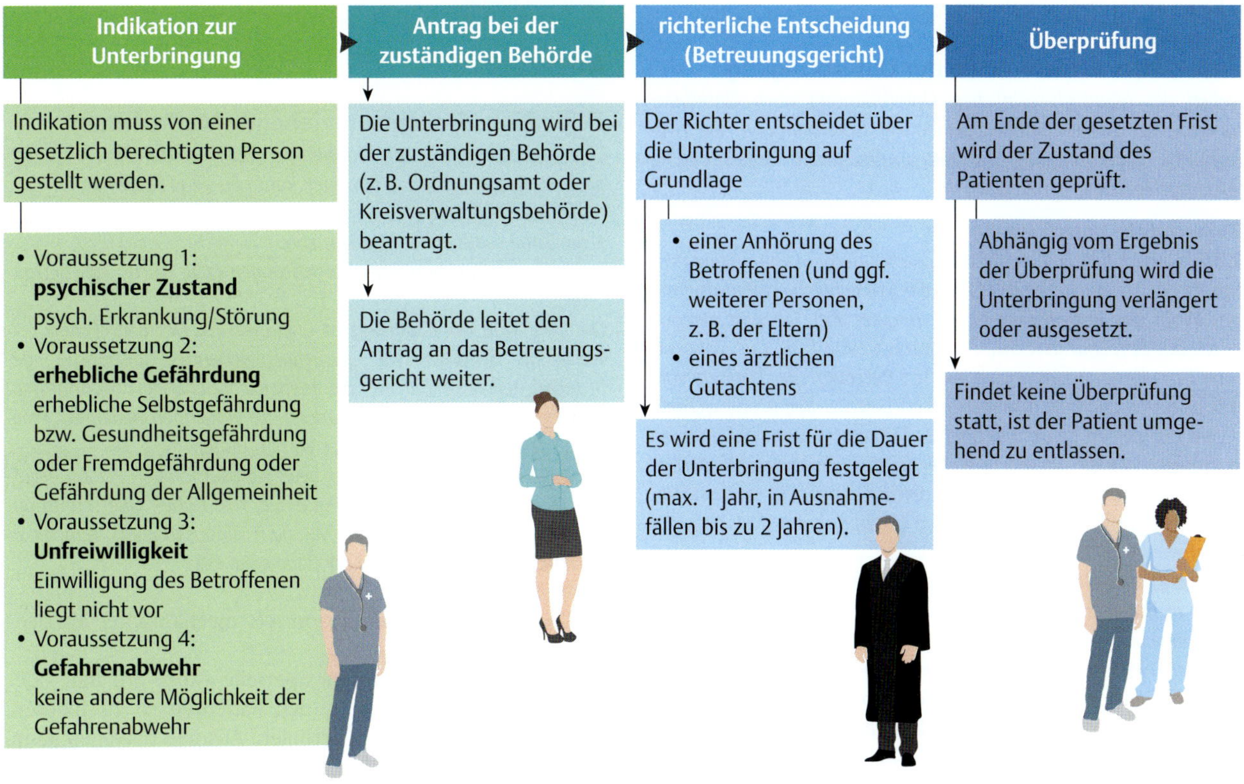

Die Unterbringung eines psychisch Erkrankten in einer geschlossenen Einrichtung oder Station gegen dessen Willen unterliegt strengen, gesetzlich geregelten Abläufen und darf nur bei klarer Indikation angeordnet werden.

! Merke „24-Stunden-Regel"

Eine zwangsweise Unterbringung über das Ende des Folgetages hinaus stellt ohne richterliche Anordnung einen Verstoß gegen verschiedene Gesetze dar (Art 2 GG Freiheit der Person, § 239 StGB Freiheitsberaubung).

Genauso wie das Vorgehen sind auch die **Voraussetzungen** für eine Unterbringung (Indikation) streng geregelt (▶ **Abb. 9.8**):

- Voraussetzung 1: Es muss eine **psychische Erkrankung** oder **psychische Störung** (z. B. infolge einer Suchterkrankung) vorliegen.
- Voraussetzung 2: Es muss eine **Fremdgefährdung** (erhebliche Gefährdung der öffentlichen Sicherheit oder Ordnung) oder **Selbstgefährdung** gegeben sein.
- Voraussetzung 3: Der Betroffene willigt **nicht** in die Unterbringung ein.
- Voraussetzung 4: Die Gefährdung kann **nicht** durch andere Maßnahmen abgewendet werden.

Unterbringung von Justin M. • Bei Justin M. konnte die Indikation für eine Unterbringung nach Unterbringungsgesetz gestellt werden, da er zu diesem Zeitpunkt die Voraussetzungen dafür erfüllt:

- Voraussetzung 1: Justin M. entwickelte ein **Delir**. Zwar ist ein Delir eine organisch bedingte Erkrankung, allerdings mit starken Auswirkungen auf Verhalten und Psyche. Insofern ist Voraussetzung 1 erfüllt. Die Alkoholabhängigkeit wurde erst nach Anordnung der einstweiligen Unterbringung diagnostiziert, insofern spielte sie dabei keine Rolle.
- Voraussetzung 2: Justin M. zeigte sich **körperlich aggressiv** gegenüber der Pflegefachkraft. Damit ist die Voraussetzung der Fremdgefährdung erfüllt.
- Voraussetzung 3: Justin M. stimmte der Unterbringung **nicht** zu.
- Voraussetzung 4: Die Notwendigkeit einer Therapie lässt **keine** anderen Maßnahmen zu.

***Zusatzinfo* Andere Arten der Unterbringung**

Neben der öffentlich-rechtlichen Unterbringung nach Unterbringungsgesetz gibt es weitere Formen der Unterbringung: die zivilrechtliche Unterbringung und die strafrechtliche Unterbringung (Maßregelvollzug).

Zivilrechtliche Unterbringung

*Während die öffentlich-rechtliche Unterbringung in erster Linie dem Schutz der Allgemeinheit dient, hat die zivilrechtliche Unterbringung das **Wohl des Betroffenen** als vorrangiges Ziel. Sie wird geregelt durch das **Betreuungsrecht**, u. a. durch § 1906 BGB. Die zivilrechtliche Unterbringung kann durch einen **Betreuer** (per Vorsorgevollmacht bevollmächtigt oder gerichtlich bestellt) beantragt werden, sofern sich dessen Befugnisse auch auf Unterbringungsmaßnahmen erstrecken. Wie die öffentlich-rechtliche muss die zivilrechtliche Unterbringung von einem Betreuungsgericht genehmigt werden. Voraussetzungen für eine zivilrechtliche Unterbringung sind, dass der Betroffene*

- ***keine Krankheitseinsicht** zeigt oder zeigen kann und seine Situation nicht einschätzen kann, z. B. aufgrund einer fortgeschrittenen Demenz oder einer psychischen Erkrankung, **und***
- *wegen einer psychischen Erkrankung oder geistigen oder seelischen Behinderung die Gefahr der **Selbsttötung** oder einer erheblichen gesundheitlichen **Selbstschädigung** besteht **oder***
- *eine **Untersuchung** oder **Therapie** mit stationärem Aufenthalt notwendig ist, um einen erheblichen gesundheitlichen Schaden zu verhindern.*

*Ist der Betroffene hinsichtlich seiner Erkrankung und deren möglichen Folgen orientiert und erfasst er die Situation, verweigert aber dennoch eine Unterbringung, kann er – sofern er keine Gefahr für die Allgemeinheit darstellt – **nicht** gegen seinen Willen zivilrechtlich untergebracht werden („Recht auf Krankheit").*

Unterbringung im Maßregelvollzug

*In der Regel wird die Entscheidung, eine Straftat zu begehen, vom Täter bewusst gefällt. Er ist sich darüber im Klaren, dass er mit seiner Tat gegen das Gesetz verstoßen wird, entscheidet sich aber dennoch willentlich für deren Durchführung. Bei einigen Straftätern ist diese **Willensfreiheit eingeschränkt** oder nicht vorhanden. Gründe dafür können u. a. eine psychische Krankheit, eine geistige Beeinträchtigung oder eine Suchterkrankung sein. Diese Täter gelten als **vermindert** oder **nicht schuldfähig** und werden nicht im normalen Strafvollzug, sondern im sog. Maßregelvollzug untergebracht. Der Maßregelvollzug verfolgt zwei Ziele:*

- *Er schützt die Gesellschaft vor weiteren Straftaten, da der Täter untergebracht ist.*
- *Er verhilft dem Täter zu einer Therapie, sodass dieser (bei Erfolg) im Anschluss an den Vollzug wieder in die Gesellschaft eingegliedert werden kann.*

*Über die Schuldfähigkeit des Täters entscheidet das Gericht auf Grundlage eines psychiatrischen **Gutachtens**. Als Rechtsgrundlagen dienen das **Strafgesetzbuch** (StGB) und die **Strafprozessordnung** (StPO). Der Maßregelvollzug wird in speziell gesicherten Einrichtungen (**Maßregelvollzugskrankenhäusern**) durchgeführt.*

Aufgabe 8

a) Definieren Sie die Begriffe „freiheitsentziehende Maßnahme" und nennen Sie 3 Möglichkeiten der Fixierung. Erläutern Sie die rechtlichen Voraussetzungen für freiheitsentziehende Maßnahmen.

b) Beschreiben Sie die fachlich richtige Durchführung einer Fixierung und die pflegerischen Maßnahmen, die während einer Fixierung ergriffen werden müssen.

KB I.4.a, III.2.b

Antwort a)

***Definition* Freiheitsentziehende Maßnahmen**

*Eine freiheitsentziehende Maßnahme (**FEM**) verhindert, dass sich die betroffene Person frei bewegen kann. Zu den FEM zählen:*

- *die Unterbringung*
- *die Gabe sedierender Medikamente*
- *der Einsatz mechanischer Vorrichtungen (z. B. Gurte oder Bettgitter).*

*Die Definition der **Fixierung** ist uneinheitlich. Der Begriff wird teilweise als Synonym für „freiheitsentziehende Maßnahme" gebraucht, teilweise nur für die freiheitsentziehenden Maßnahmen mittels mechanischer Vorrichtungen. Im Folgenden bedeutet „Fixierung" den Einsatz mechanischer Vorrichtungen.*

*Wird die FEM zum Schutz einer bewegungsunfähigen Person ergriffen (z. B. Anschnallen eines Patienten mit hoher Querschnittlähmung im Rollstuhl als Schutz vor dem Hinausstürzen), handelt es sich **nicht** um eine Fixierung im Sinne einer FEM.*

Maßnahmen der **Fixierung** mittels mechanischer Vorrichtungen können z. B. sein:

- **Anlegen von Fixiergurten:** Spezielle Gurte am Bett oder Rollstuhl ermöglichen es, den Patienten so zu fixieren, dass er sich nur noch in geringem Ausmaß bewegen kann. Möglich sind z. B.:
  - Diagonalfixierung eines Hand- und eines Fußgelenks (▶ **Abb. 9.9a**)

Abb. 9.9 Fixierung mittels Gurtsystem.

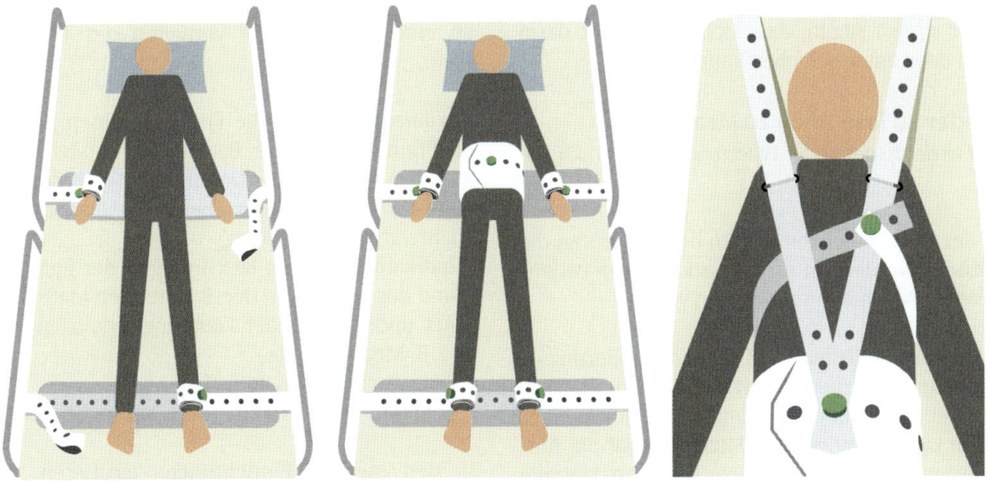

a b c

a Diagonal-Fixierung von Hand und Fuß.
b 5-Punkt-Fixierung mit Bauchgurt und Fixierung beider Hand- und beider Fußgelenke.
c Oberkörperfixierung.

Quelle: Kirschnick O: Pflegetechniken von A bis Z. 6. Auflage. Stuttgart: Thieme; 2024.

- 5-Punkt-Fixierung (beide Hand- und beide Fußgelenke plus Bauchgurt; ▶ **Abb. 9.9b**)
- Oberkörperfixierung (▶ **Abb. 9.9c**)
- 7-Punkt-Fixierung (Oberkörperfixierung plus Hand- und Fußgelenkgurte)

- **Anbringen von Bettgittern:** Sie verhindern, dass der Patient das Bett verlässt bzw. aus dem Bett fällt.
- **Anbringen eines Tischbretts:** Es verhindert das Aufstehen des Patienten aus einem Stuhl.

In der Fallgeschichte wird Justin mittels Gurtsystem fixiert und damit einer freiheitsentziehenden Maßnahme unterzogen.

Die **rechtlichen Voraussetzungen** für freiheitsentziehende Maßnahmen entsprechen im Allgemeinen denen einer Unterbringung (s. o.). Es muss eine gegenwärtige und erhebliche **Fremd-** oder **Selbstgefährdung** vorliegen, die nicht durch andere Maßnahmen abgewendet werden kann. Die Maßnahmen müssen dem **Wohl des Patienten** dienen. Sie dürfen nur bei strenger Indikationsstellung von einem **Arzt** schriftlich angeordnet werden, bedürfen der Einwilligung eines Betreuers und müssen anschließend von einem **Richter** (Betreuungsgericht) genehmigt werden.

! Merke Zeitlich begrenzt

Jede Fixierung in der Psychiatrie, die länger als eine halbe Stunde anhält oder regelmäßig angewendet wird, muss richterlich angeordnet werden. Dies gilt auch für Maßnahmen wie beispielsweise das Wegnehmen von Rollatoren und Gehstützen, das Abstellen eines Menschen im Rollstuhl mit Anziehen der Bremsen (sofern der Betroffene die Bremsen nicht selbst bedienen oder Kontakt aufnehmen kann) und das Einschließen eines Patienten in seinem Zimmer, sofern er nicht in diese Maßnahme eingewilligt hat bzw. einwilligen kann.

Die Notwendigkeit einer Fixierung wird oft zunächst von den **Pflegekräften** eingeschätzt. Kann die Pflegekraft in der Akutsituation vor der Fixierungsmaßnahme keine Anordnung eines Arztes einholen (sog. **Notstandsfixierung**, § 34 StGB), muss sie dies nach Anlegen der Fixierung sofort nachholen! Der Arzt muss die Anordnung zur Fixation **schriftlich** festhalten.

Antwort b)

Personalsituation • Vor der eigentlichen Fixierung sollten die Pflegenden sich versichern, dass genügend Pflegekräfte vorhanden sind, um die Fixierung durchzuführen und gleichzeitig den **Stationsbetrieb aufrechtzuerhalten**. Die Anzahl der Pflegekräfte, die für die Fixierung benötigt wird, hängt vom jeweiligen Patienten ab. Wenn nicht genügend Personal vorhanden ist, sollten andere Stationen um Unterstützung gebeten werden. Zur Sicherheit sollten weitere Patienten in ihre Zimmer geschickt werden und Besucher sollten die Station verlassen.

Vorbereitung

- Der Patient wird in einem **Einzelzimmer** untergebracht und ein **Bett mit Fixiergurten** nach Herstellerangaben vorbereitet (sofern es nicht bereits zur Verfügung steht).
- Falls für den Patienten sedierende **Medikamente** angeordnet sind, werden diese gerichtet.
- Fenster und Türen des Raums werden geschlossen.
- Die Pflegenden müssen sich einen Überblick darüber verschaffen, ob der Betroffene Zugriff auf **gefährliche Gegenstände** oder **Wurfgeschosse** hat (Messer, Gabeln, andere spitze Gegenstände, Flaschen etc.).
- Im Rahmen der persönlichen Unfallverhütung müssen die Pflegenden darauf achten, dass sie **keinen Schmuck** oder **Uhren** tragen. Auch die Haare sollten ggf. hochgebunden werden.

Durchführung • Der Patient muss über die Maßnahme **informiert** werden und ihm muss die Gelegenheit gegeben werden, das Zimmer selbstständig aufzusuchen. Tut er dies nicht, wird er von mehreren Pflegenden in das Zimmer geführt. Hier bekommt er die Chance, sich freiwillig in das Bett zu legen. Bei Verweigerung legen ihn die Pflegenden in das Bett. Dies sollte von mind. 4 **in dieser Tätigkeit geschulten** Pflegefachpersonen bewerkstelligt werden.

Danach wird der Patient **mit Gurten fixiert**, wobei auf den **korrekten Sitz** zu achten ist. Der Bauchgurt sollte sich auf Höhe der Taille befinden. Er darf die Atmung nicht behindern, muss aber so fest sitzen, dass sich der Patient darin nicht nach oben oder unten schieben kann.

! Merke Weder zu lose noch zu stramm

Die Gurte dürfen weder Spielraum für Verletzungen bieten noch einschnüren.

Aus Gründen der Bequemlichkeit sollten dem Patienten die **Schuhe ausgezogen** werden. Im Anschluss kann dem Patienten eine sedierende Medikation angeboten werden.

Betreuung des fixierten Patienten • Während der Fixierung ist eine **1:1-Betreuung** (oder eine ständige optische und akustische Überwachung) notwendig, da der Patient sich in einer **absolut hilflosen Lage** befindet. Eine **Sitzwache** hat die Aufgabe, den Fixierten vor Verletzungen zu schützen, Notfälle rechtzeitig zu erkennen und ihn in seinen Grundbedürfnissen zu unterstützen. Die Anwesenheit der Pflegefachperson soll den Patienten beruhigen, damit die Fixierung möglichst schnell wieder gelöst werden kann. Die Pflegefachperson muss die **Vitalzeichen** und den **Sitz der Fixierung** regelmäßig kontrollieren und dokumentieren. Zeigt sich der Patient offen für ein Gespräch, kann sie mit ihm besprechen, wie es zur Fixierung gekommen ist. Ist der Patient nicht gesprächsbereit, sollte sie dies akzeptieren.

Nach Rücksprache mit dem Arzt wird die Fixierung **schnellstmöglich** beendet. Beim Lösen der Fixiergurte müssen die Pflegenden auf den **Eigenschutz** achten, da es erneut zu einem aggressiven Verhalten des Patienten kommen kann.

Dokumentation • Da die Fixierung einen groben Eingriff in die Freiheitsrechte des Betroffenen darstellt, ist eine lückenlose und rechtssichere Dokumentation besonders wichtig:

- administrative Daten (beteiligte Personen, Datum und Uhrzeit der Anordnung)
- Indikation (Grund, Beschreibung der konkreten Situation und der vorherigen deeskalierenden Maßnahmen)
- Art und Umfang der Fixierung, ergänzende Maßnahmen (z. B. Medikamente)
- Überwachung des Betroffenen
- Beendigung der Maßnahme (Datum, Uhrzeit, Grund).

In den meisten Einrichtungen existieren standardisierte Protokolle, deren Verwendung verpflichtend ist.

PRAXISTIPP

Erlebtes verarbeiten

Da eine Fixierung gegen den Willen des Patienten auch für die Pflegenden – und besonders für Auszubildende – ein belastendes Erlebnis sein kann, sollte die Maßnahme nach ihrer Durchführung im Team reflektiert werden.

Notizen

10 45-jährige Mutter mit Krebs im Endstadium

Frau C.* ist 45 Jahre alt. Die ersten 43 Jahre ihres Lebens verliefen nach ihrer eigenen Aussage „einfach wunderbar“. Sie schloss erfolgreich die Schule ab und startete anschließend beruflich als Verwaltungsfachangestellte durch. Ihre Chefin war so zufrieden mit ihr, dass sie Frau C. zum berufsbegleitenden Studium ermutigte. Nachdem Frau C. das Studium mit Anfang 30 abgeschlossen hatte, machte sie in einer Behörde Karriere. Auch privat war sie mit ihrem Leben zufrieden: Im Studium lernte sie ihren späteren Ehemann kennen, mit 35 und 39 Jahren bekam Frau C. ihre beiden Wunschkinder.

Vor gut 2 Jahren wurde bei ihr wegen unspezifischer Beschwerden eine Sonografie des Bauch- und Beckenraums durchgeführt. Es wurden Veränderungen des rechten Eierstocks festgestellt und kurz darauf bekam Frau C. die Diagnose „Ovarial-Karzinom im fortgeschrittenen Stadium“. Nach anfänglichem Schock entschied sie sich, gegen den Krebs zu kämpfen. Die Eierstöcke und weitere, bereits befallene Strukturen wurden operativ entfernt. Den Chirurgen gelang es aber nicht, das gesamte entartete Gewebe zu entfernen, sodass ein Tumorrest blieb. Im Anschluss an die Operation unterzog sich Frau C. mehreren Chemotherapien. Leider ohne Erfolg: Im letzten Jahr stellte sich heraus, dass sich in mehreren Organen Metastasen gebildet hatten. Weitere Chemotherapien verbesserten die Situation nicht und der Krebs breitete sich immer weiter aus.

Vor 2 Monaten teilten die Ärzte Frau C. mit, dass sie aus schulmedizinischer Sicht austherapiert sei. „Ich kann doch jetzt nicht sterben! Meine Kinder sind noch so klein, was soll aus ihnen werden? Es kann doch nicht sein, dass ich sie nicht aufwachsen sehen werde“, war damals ihre erste Reaktion. Mittlerweile überlegt Frau C. zwar manchmal noch, ob sie bei den Ärzten nicht doch auf eine weitere Chemotherapie drängen soll, aber gleichzeitig setzt sie sich immer mehr mit dem Tod auseinander – auch weil sie merkt, dass sie täglich schwächer wird. Bei vielen Dingen, die sie sieht oder tut, denkt sie: „Das ist vielleicht das letzte Mal …“

Die zeitweise Unentschiedenheit seiner Frau belastet den Ehemann sehr. Er vertraut der Hausärztin an: „Das hat doch alles keinen Sinn mehr. Ich glaube, es geht mit ihr zu Ende. Wenn jetzt wieder eine Behandlung angefangen wird, haben doch auch die Kinder wieder Hoffnung. Kann man sie nicht einfach beim Sterben begleiten?“

In dem kleinen Reihenhaus, das die Familie bewohnt, liegt die einzige Toilette im 1. Stock. Frau C. kann sie schwächebedingt nicht immer rechtzeitig erreichen. Oft stöhnt sie auch vor Schmerzen, obwohl sie Infusionen mit Schmerzmitteln bekommt. Dies alles möchte sie ihren Kindern ersparen und zog deshalb vor 2 Wochen auf eigenen Wunsch in eine Pflegeeinrichtung. Eins ist Frau C. klar: Zum Sterben möchte sie auf keinen Fall ins Krankenhaus, zurück nach Hause aber auch nicht. Sie möchte in der Einrichtung bleiben, in der sie sich gut aufgehoben fühlt. Eine palliative Station besitzt die Pflegeeinrichtung nicht.

Die Pflegefachfrau Tanja, die Frau C. dort von Anfang an gepflegt hat, kommt mit der Situation nur schwer zurecht. Sie ist in einem ähnlichen Alter wie Frau C. und identifiziert sich sehr mit derem Schicksal. Auch Tanja hat zwei kleine Kinder und meint: „Es gibt doch bestimmt noch etwas, das therapeutisch unternommen werden kann. Vielleicht wurde in der bisherigen Behandlung etwas übersehen?“ Nachts kann Tanja nicht mehr schlafen, weil sie dauernd über weitere Maßnahmen oder Interventionsmöglichkeiten grübelt. Sie schlägt eine ethische Fallbesprechung vor.

** Fallbeispiel fiktiv, Namen frei erfunden*

Aufgaben

Lesen Sie die Fallgeschichte sorgfältig durch, bevor Sie mit der Bearbeitung der folgenden Aufgaben beginnen. Berücksichtigen Sie dabei die geschilderte Situation.

Aufgabe 1

a) Vor 2 Monaten erfuhr Frau C., dass es aus medizinischer Sicht keine Hoffnung auf Besserung mehr gibt. Sie weiß, dass sie bald sterben wird. Nennen und beschreiben Sie die 5 Sterbephasen nach Elisabeth Kübler-Ross. **15 Punkte**

b) Identifizieren Sie die Phase, in der sich Frau C. befindet. Begründen Sie Ihre Einordnung. **3 Punkte**

Aufgabe 2

a) Definieren Sie den Begriff „Palliativversorgung". **2 Punkte**

b) Formulieren Sie die wesentlichen Merkmale der Palliativversorgung. **3 Punkte**

c) Nennen Sie 3 pflegerische Aufgaben, die speziell in der Palliativpflege von großer Bedeutung sind. **3 Punkte**

Aufgabe 3

Pflegefachfrau Tanja bittet um eine ethische Fallbesprechung.

a) Skizzieren Sie das Ziel und den grundsätzlichen Ablauf einer ethischen Fallbesprechung. **5 Punkte**

b) Leiten Sie aus der Fallgeschichte die Fragestellung ab, die im Fall von Frau C. beantwortet werden soll. **2 Punkte**

c) Formulieren Sie 3 Fragen, deren Klärung zur Beantwortung dieser Fragestellung beitragen kann. **3 Punkte**

d) Wägen Sie ab, ob eine Teilnahme von Frau C. und deren Mann an der Fallbesprechung ratsam ist. **8 Punkte**

Aufgabe 4

Schwerkranke und Sterbende im Sinne einer Palliativversorgung zu begleiten, stellt bestimmte Ansprüche an die Pflegefachperson. Stellen Sie 3 Charaktereigenschaften oder Kompetenzen heraus, die eine Pflegefachperson für eine Palliativversorgung und Sterbebegleitung mitbringen sollte. **6 Punkte**

Aufgabe 5

Für Frau C. kommt ein weiterer Krankenhausaufenthalt nicht infrage. Sie beschließt, in der Pflegeeinrichtung zu sterben, in der sie sich gut aufgehoben fühlt, in der es aber keine Palliativstation gibt.

a) Stellen Sie die Versorgungangebote zusammen, die Frau C. auch bei palliativem Pflegebedarf einen Verbleib in der Pflegeeinrichtung ermöglichen. **6 Punkte**

b) Frau C. traf ihre Entscheidung, in der Pflegeeinrichtung zu bleiben, bevor eine palliative Versorgung überhaupt zur Sprache kam. Verschlechtert sich ihr Zustand, könnte es sein, dass Frau C. diese Lösung als nicht mehr passend empfindet. Beschreiben Sie 2 Möglichkeiten für die weitere palliative Versorgung von Frau C. **4 Punkte**

Aufgabe 6

Im weiteren Verlauf der Erkrankung werden bei Frau C. höchstwahrscheinlich kritische Situationen auftreten. Beschreiben Sie ein Instrument der palliativen Versorgung, das eine Pflegefachperson in der ambulanten oder stationären Langzeitpflege dabei unterstützt, in einer Notfallsituation fachlich sicher zu handeln. **5 Punkte**

Aufgabe 7

Bei der Planung einer palliativen Versorgung ist es sinnvoll, sich an den Kernbedürfnissen eines sterbenden Menschen zu orientieren. Listen Sie 3 dieser Kernbedürfnisse auf und ergänzen Sie für jedes Kernbedürfnis 2 geeignete pflegerische Maßnahmen. **9 Punkte**

Aufgabe 8

Frau C. unterzog sich im Verlauf ihrer Erkrankung mehreren Chemotherapien.

a) Definieren Sie „Zytostatikum" und „CMR-Medikament". **2 Punkte**

b) Stellen Sie 3 Besonderheiten heraus, die bei der intravenösen Applikation von Zytostatika beachtet werden müssen. **3 Punkte**

c) Listen Sie 3 häufige chemotherapiebedingte Pflegeprobleme auf. **3 Punkte**

Aufgabe 9

a) Erklären Sie kurz den Hintergrund der „Charta zur Betreuung schwerstkranker und sterbender Menschen in Deutschland". Berücksichtigen Sie dabei den Grund ihrer Entstehung, die zentralen Fragen und das Ziel, das erreicht werden soll. **4 Punkte**

b) Geben Sie die Rechte der Betroffenen, die in der Charta genannt werden, in eigenen Worten wieder. **5 Punkte**

Aufgabe 10

In der palliativen Pflege ist der Umgang mit Verstorbenen ein wichtiger Teil der pflegerischen Tätigkeit. Skizzieren Sie stichpunktartig die Aufgaben der Pflegefachperson nach dem Versterben des Pflegeempfängers. Berücksichtigen Sie dabei die Aufgabenfelder „Feststellen des Todes", „letzte pflegerische Versorgung", „Herrichten der Umgebung" und „Umgang mit den Angehörigen". **9 Punkte**

Lösungshorizont

Aufgabe 1

a) Vor 2 Monaten erfuhr Frau C., dass es aus medizinischer Sicht keine Hoffnung auf Besserung mehr gibt. Sie weiß, dass sie bald sterben wird. Nennen und beschreiben Sie die 5 Sterbephasen nach Elisabeth Kübler-Ross.

b) Identifizieren Sie die Phase, in der sich Frau C. befindet. Begründen Sie Ihre Einordnung.

KB I.3.a + e

Antwort a)

Die amerikanische Wissenschaftlerin Elisabeth Kübler-Ross, eine der Pionierinnen der Palliativversorgung, identifizierte in vielen Gesprächen mit Sterbenden 5 Phasen des Sterbeprozesses (▶ **Abb. 10.1**):

1. Nicht-wahrhaben-Wollen
2. Zorn
3. Verhandeln
4. Depression
5. Akzeptanz.

Phase 1: Nicht-wahrhaben-Wollen • Der Betroffene kann die Nachricht über seine schwere oder unheilbare Erkrankung innerlich **noch nicht anerkennen**. Die Reaktionen können unterschiedlich sein: Die einen fordern neue Untersuchungen, glauben an Verwechslungen oder beschuldigen die behandelnden Ärztinnen und Pflegefachpersonen der Unfähigkeit. Andere **verdrängen** die Nachricht und verhalten sich so, als sei sie nicht ausgesprochen worden. Die Verleugnung

Abb. 10.1 Die 5 Sterbephasen nach Kübler-Ross.

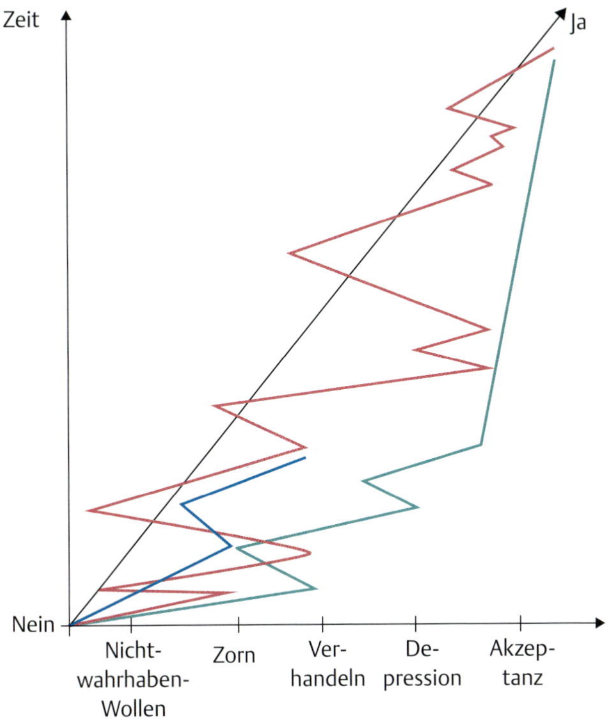

Die Phasen müssen nicht der Reihe nach auftreten. Es können auch mehrere Phasen gleichzeitig durchlebt oder Phasen wiederholt durchlaufen werden. Nicht jeder Mensch erreicht vor seinem Tod die Phase der Akzeptanz. *Quelle: Lexa N: Sterbephasen nach Kübler-Ross. In: I care Pflege. 3. Auflage. Stuttgart: Thieme; 2025.*

mildert den Schock. So gewinnt der Erkranke Zeit, Kraft zu sammeln, um die Wahrheit bewältigen zu können.

Phase 2: Zorn • Hat der Betroffene seine Situation anerkannt, wachsen Zorn und Neid auf diejenigen, denen es gut geht. **„Warum muss es mich treffen?“** ist eine der Fragen, die gestellt werden. Die **negativen Gefühle** äußern sich oft in Kleinigkeiten, z. B. einer Unzufriedenheit mit dem Essen, dem Zimmer, den anderen Pflegeempfängern, in Sonderwünschen, aber auch in heftigen Streitigkeiten mit der Familie und aggressiven Beschuldigungen, auch des Pflegepersonals.

Phase 3: Verhandeln • In dieser Phase versucht der Betroffene, seine verbleibende **Lebenszeit zu verlängern**, indem er **Wenn-dann-Bedingungen** erfüllt, z. B. „Wenn ich ab heute mehr auf meine Ernährung achte, dann lebe ich vielleicht doch noch bis Weihnachten.“ Diese Bedingungen kann er mit sich selbst **verhandeln**, aber auch mit dem Schicksal, Gott oder anderen höheren Instanzen. Seltener sind Ärzte die „Verhandlungspartner“. Dem Inhalt solcher Verhandlungen liegen oft Schuldgefühle zugrunde. Durch seine Bereitwilligkeit, einen Einsatz zu bringen, wird der Betroffene manchmal umgänglicher.

Phase 4: Depression • Der Betroffene **gibt die Hoffnung** auf Heilung und Lebensverlängerung **endgültig auf**. Ihn überwältigt das Gefühl eines entsetzlichen **Verlustes**. Er bereut zurückliegende Versäumnisse und **trauert** um all das, was er verlieren oder nie mehr erleben wird: Partner, Kinder und Freunde, das Meer oder die Berge, Spaziergänge mit dem Hund, Feiertage und Familienfeste. Probleme, die er nicht mehr lösen kann, erwecken Kummer.

In dieser Phase ist es dem Betroffenen möglich, sich umfassend mit der Realität auseinanderzusetzen. Er verfasst zum Beispiel sein Testament. Möglicherweise ändert sich seine persönliche Lebenseinstellung. Die Depression kann in eine Phase vorbereitender Trauer münden, mit der sich der Betroffene auf den eigenen Tod vorbereitet. Er wird stiller und zieht sich zurück.

Phase 5: Akzeptanz • Die letzte Phase ist gekennzeichnet von **Zustimmung** und **ruhiger Erwartung** des Endes. Der Pflegeempfänger hat seinen Frieden mit der Welt gefunden. Er akzeptiert den nahenden Tod, auch wenn oft noch eine schwache Hoffnung auf ein Wunder aufrechterhalten wird. Der Pflegeempfänger ist müde und schwach und schläft viel. Er verständigt sich oft nur mit Gesten oder wenigen Worten. Viele möchten nicht mehr gestört werden oder Besuch empfangen.

! *Merke* Jeder Mensch stirbt seinen eigenen Tod

Die Phasenbeschreibung nach Kübler-Ross bietet eine gute Orientierung für die Begleitung palliativer Pflegempfänger. Sie können aber nicht immer eindeutig zugeordnet werden. Die Grenzen zwischen den Phasen sind fließend. Die Reihenfolge muss nicht eingehalten werden. Manche Pflegeempfänger überspringen einzelne Phasen oder durchleben sie mehrfach.

Antwort b)

Prüfungstipp

Wie oben gesagt, ist die Zuordnung der Sterbephase nicht immer eindeutig zu treffen. In dieser Lösung wird der emotionale Zustand von Frau C. als Phase 4 interpretiert. Je nach Gewichtung ihrer Situation, ihrer Handlungen und Aussagen wäre auch eine Zuordnung zu Phase 5 möglich. Wichtig ist, dass Sie Ihre Zuordnung mit Informationen aus der Fallgeschichte schlüssig begründen.

Der emotionale Zustand von Frau C. ist am ehesten der **Phase 4** zuzuordnen. Indem sie denkt „Das ist vielleicht das letzte Mal ...“ beginnt sie **Abschied** zu nehmen. Sie macht sich Gedanken über ihren Tod und zieht auf eigenen Wunsch in eine Pflegeeinrichtung, weil sie dort besser gepflegt werden kann. Dort kann sie sich bei Bedarf auch leichter zurückziehen als in der kleinen Wohnung. Zudem beginnt sie darüber nachzudenken, wo sie sterben möchte. Damit **regelt** sie selbst **das Notwendige** und übernimmt die Verantwortung für ihre nur noch begrenzte Lebenszeit.

PRAXISTIPP

Letzte Wünsche

Manche Schwerkranke haben letzte Wünsche, möchten z. B. noch einmal das Meer sehen oder den Ort ihres Heiratsantrags besuchen. Angehörige können dies in vielen Fällen nicht möglich machen, weil sie mit der Organisation überfordert sind, die medizinische Betreuung nicht leisten können oder die finanziellen Mittel fehlen. Die Pflegefachperson kann hier unterstützen, indem sie die Angehörigen auf entsprechende Vereine und deren Angebote aufmerksam macht. Dort versuchen engagierte und geschulte Haupt- und Ehrenamtliche, letzte Wünsche zu verwirklichen – oft auch innerhalb kürzester Zeit. Beispiele für solche Angebote sind:

- ASB-Wünschewagen (www.wuenschewagen.de)
- Malteser-Herzenswunsch-Krankenwagen (www.malteser.de/herzenswunsch-krankenwagen)
- Herzenswünsche e. V. für Kinder und Jugendliche (www.herzenswuensche.de).

Daneben gibt es weitere, v. a. auch regional tätige Anbieter.

Aufgabe 2

a) Definieren Sie den Begriff „Palliativversorgung“.
b) Formulieren Sie die wesentlichen Merkmale der Palliativversorgung.
c) Nennen Sie 3 pflegerische Aufgaben, die speziell in der Palliativpflege von großer Bedeutung sind.

KB I.3.e

Antwort a)

Prüfungstipp

Die folgende Lösung verwendet die Definition der Weltgesundheitsorganisation (WHO). Sie können bei der Bearbeitung der Aufgabe eigene Worte wählen. Wichtig ist, dass die zentralen Aspekte der Definition vorhanden sind.

Definition Palliativversorgung

*Definition der Weltgesundheitsorganisation (WHO): „Palliativversorgung ist ein Ansatz, der die **Lebensqualität** von Patienten und deren Familien **verbessert**, die mit den Problemen im Zusammenhang einer lebensbedrohenden Erkrankung konfrontiert sind, dies mittels **Prävention** und **Linderung von Leiden** durch frühzeitiges Erkennen und umfassende Erfassung sowie durch die Behandlung von Schmerz und anderen Problemen auf körperlichen, psychosozialen und spirituellen Ebenen.“*

Antwort b)

Die Bezeichnung „Palliativversorgung“ leitet sich vom lateinischen Wort „pallium“ ab, übersetzt „Mantel“: Der Pflegeempfänger soll so versorgt werden, dass er sich wie in einem warmen Mantel geborgen fühlt. Dies gelingt, wenn nicht nur Schmerzen, sondern auch andere körperliche sowie seelische, soziale und spirituelle Probleme frühzeitig erkannt und richtig einschätzt und behandelt werden (s. o.). Die palliative Versorgung folgt daher einem **ganzheitlichen Ansatz**, der alle Lebensbereiche abdeckt. Ihr zentrales Ziel ist nicht die Lebensverlängerung ist, sondern die **Verbesserung der Lebensqualität**. Entscheidend ist, was vom Betroffenen subjektiv als entlastend und sinnvoll erlebt wird. Die Kuration tritt dem gegenüber in den Hintergrund.

! Merke Kernfrage der Palliativversorgung

*Die Kernfrage, die hinter der palliativen Pflege steht, lautet: „Welche **Wünsche** und **Bedürfnisse** haben der Pflegeempfänger und seine Angehörigen?“ Allein diese Wünsche und Bedürfnisse bestimmen die pflegerischen Handlungen.*

Die palliative Versorgung eines Sterbenden stellt hohe Ansprüche an die fachlichen und menschlichen Qualifikationen derjenigen Menschen, die an der Versorgung beteiligt sind. Sie kann als ganzheitliche Betreuung nur in einem **interdisziplinären Team** gut gelingen. Diesem Team können neben den Pflegefachpersonen und den behandelnden Ärzten beispielweise Ergotherapeuten, Alltagsbegleiter, Seelsorger, Psychologen oder Ehrenamtliche angehören. Auch An- und Zugehörige können Teil des Teams sein.

Antwort c)

▶ Abb. 10.2.

Aufgabe 3

Pflegefachfrau Tanja bittet um eine ethische Fallbesprechung.

a) Skizzieren Sie das Ziel und den grundsätzlichen Ablauf einer ethischen Fallbesprechung.
b) Leiten Sie aus der Fallgeschichte die Fragestellung ab, die im Fall von Frau C. beantwortet werden soll.
c) Formulieren Sie 3 Fragen, deren Klärung zur Beantwortung dieser Fragestellung beitragen kann.
d) Wägen Sie ab, ob eine Teilnahme von Frau C. und deren Mann an der Fallbesprechung ratsam ist.

KB II.3.c

Antwort a)

Ziel • Die ethische Fallbesprechung ist eine Methode, in einem **interdisziplinären Team** die bestmögliche **Lösung** für eine fordernde Fragestellung zu finden.

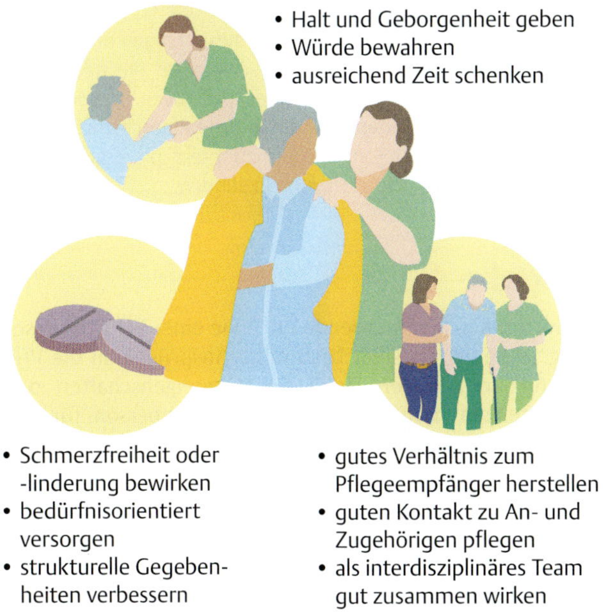

Abb. 10.2 Pflegerische Aufgaben in der palliativen Versorgung.

Die palliative Versorgung umfasst ganzheitlich alle Bereiche des Lebens. Sie bezieht auch die An- und Zugehörigen mit ein.

Ablauf • Er folgt einer **festgelegten Struktur** (▶ Abb. 10.3). Die Fallbesprechung wird von einer dafür geschulten Person (**Moderator**) geleitet. Dieser ist auch verantwortlich für die Auswahl des **Modells**, das genutzt werden soll (z. B. Nimwegener Methode oder Modell nach Thomson und Thomson).

Antwort b)

Prüfungstipp

Die Fragen, die in ethischen Fallbesprechungen zur Klärung beitragen, sind nicht festgelegt. Sie ergeben sich aus der jeweiligen Fallsituation. Der Lösungshorizont nennt beispielhafte Fragen, deren Klärung für die weitere Versorgung von Frau C., aber auch für die Situation ihrer Familie von Bedeutung sind. Sie können in Ihrer Lösung auch andere Fragen formulieren, sofern sie zur Lösungsfindung beitragen. Es ist ausreichend, wenn Sie sich auf 3 Fragen beschränken.

Aus der Fallgeschichte geht hervor, dass die **Pflegefachfrau Tanja** noch Hoffnung in eine weitere kurative Behandlung setzt. Der **Ehemann** von Frau C. dagegen hat diese Hoffnung nicht. Er sieht seine Frau am Ende ihres Lebenswegs. **Frau C.** selbst durchlebt Phasen, in denen sie über eine weitere Chemotherapie nachdenkt. Gleichzeitig setzt sie sich bereits aktiv mit ihrem Sterben auseinander.

Die Fragestellung, die sich daraus ergibt, lautet: Ist der **Zeitpunkt** für eine **Palliativversorgung** von Frau C. gekommen und wie könnte diese aussehen?

Antwort c)

Um sich Klarheit über die weitere Versorgung von Frau C. zu verschaffen, sollten sich die Beteiligten im Rahmen der ethischen Fallbesprechung gemeinsam u. a. folgende Fragen stellen:

- Um wen geht es in der Besprechung hauptsächlich? Die Klärung dieser Frage ist sinnvoll, wenn der Wille des Pflegeempfängers und der seines nächsten Angehörigen auseinandergehen.
- Wer ist berechtigt, eine Entscheidung zu treffen?
- Wo befinden sich alle Beteiligten gerade, was den Kenntnisstand und die emotionale Situation angeht?
- Was wäre im Rahmen einer palliativen Versorgung für alle Beteiligten das übergeordnete Ziel?
- Stimmt dieses Ziel mit dem verkündeten oder mutmaßlichen Willen des Pflegeempfängers überein?
- Ist dieses Ziel realistisch erreichbar?
- Wie kann das gewünschte Ziel erreicht werden?
- Was wollen die Beteiligten im nächsten Schritt erreichen?
- Was sind die nächsten konkreten Schritte im Anschluss an die ethische Fallbesprechung?

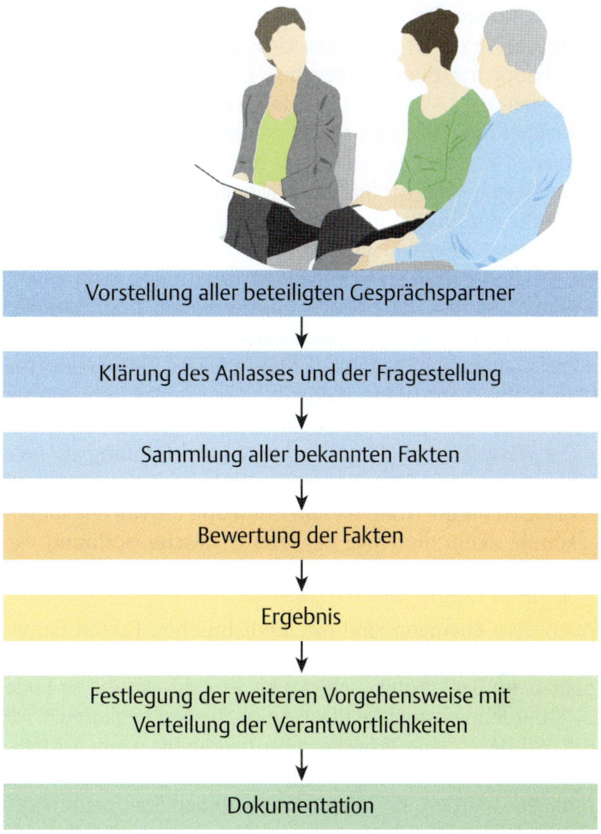

Abb. 10.3 Struktur einer ethischen Fallbesprechung.

Die Leitung der Fallbesprechung übernimmt ein Moderator, der eigens dafür geschult ist. Die Teilnehmer sind Mitglieder des interdisziplinären Teams, das den Betroffenen betreut. Auch der Betroffene selbst, dessen Vertreter oder dessen Angehörige können zu der Fallbesprechung eingeladen werden. Bei der Faktensammlung werden medizinische, pflegerische, psychosoziale und organisatorische Informationen berücksichtigt.

Antwort d)

Nimmt der Betroffene selbst an der ethischen Fallbesprechung teil, birgt das u. a. folgende Gefahren:

- Die Beteiligten sprechen aus Rücksicht auf den Betroffenen **nicht** mehr **offen** und halten Informationen zurück. Ein echter und, wenn nötig, auch kontroverser Austausch ist dann nicht möglich.
- Die Fakten, die zusammengetragen werden, **überfordern** den Betroffenen oder dessen Angehörige emotional.

In der Fallgeschichte sind der Betroffenen **Frau C.** die Fakten bereits bekannt. Die Ärzte haben ihr ihre Sicht der Dinge schon vor einiger Zeit klar mitgeteilt. Insofern kämen diese Informationen für Frau C. nicht unerwartet. Die Einschätzung der Ärzte ist auch der Grund, weshalb sich Frau C. überhaupt mit dem Sterben auseinandersetzt. Auffällig ist hier aber, dass sie zwar über das Sterben nachdenkt, nicht aber über den Weg, den sie bis dahin noch gehen wird. Eine palliative Versorgung scheint sie bisher nicht in Betracht zu ziehen, vielleicht ist ihr diese Möglichkeit nicht bekannt. Wird ihr nun im Rahmen der Fallbesprechung die palliative Versorgung vorgeschlagen, ist sie vermutlich nicht vorbereitet. Es könnte deshalb zu folgenden Situationen kommen:

- Frau C. ist von den neuen, unerwarteten Informationen zur Palliativversorgung **überfordert**.
- Es ist anzunehmen, dass die Mehrheit der Teilnehmer (u. a. auch ihr Mann) eine palliative Versorgung befürwortet. Dadurch könnte sich Frau C. **unter Druck gesetzt** fühlen.
- Die Pflegefachfrau Tanja wird evtl. ihre Hoffnung auf weitere kurative Behandlungsmöglichkeiten thematisieren. Auch wenn die Ärzte hierauf eindeutig antworten sollten, könnte allein die Frage bei Frau C. **falsche Hoffnung** wecken.

Auch dem **Ehemann** sind die medizinischen Fakten bereits bekannt. Er fragt ausdrücklich nach den Möglichkeiten einer palliativen Begleitung: „Ich glaube, es geht mit ihr zu Ende. … Kann man sie nicht einfach beim Sterben begleiten?“ Für ihn würde es eine **Erleichterung** bedeuten, wenn Dritte – und nicht er – seiner Frau eine palliative Versorgung vorschlagen würden. Er müsste dann seiner Frau seine Hoffnungslosigkeit nicht eingestehen. Um das zu erreichen, ist allerdings die Teilnahme von Frau und Herrn C. an der Fallbesprechung nicht unbedingt notwendig. Der Vorschlag kann auch nach der Besprechung an Frau C. herangetragen werden.

Insgesamt spricht damit mehr gegen eine direkte Teilnahme der Betroffenen und ihres Mannes als dafür. Die beiden sollten zwar im Vorfeld über die geplante Fallbesprechung offen informiert werden, aber **nicht persönlich dabei** sein. Wichtig ist, ihnen nach Abschluss der Fallbesprechung zeitnah eine Rückmeldung zu geben. Hierfür sollte **ausreichend Zeit** eingeplant werden, damit Frau C. und ihr Mann Raum für Nachfragen und Gedankenaustausch haben.

PRAXISTIPP

Zeitpunkt für palliative Versorgung erkennen

Der Zeitpunkt, ab dem eine palliative Versorgung sinnvoll ist, hängt vom Betroffenen ab. Es ist nicht immer einfach, genau den Punkt zu finden, an dem sich alle Beteiligten einig sind: „Ja, der Pflegeempfänger macht sich nun auf seinen letzten Weg.“ Das Beantworten von Leitfragen kann helfen, diesen Moment zu erkennen:

- Befindet sich der Betroffene im fortgeschrittenen Stadium einer unheilbaren Krankheit?
- Sind eine oder mehrere lebensbedrohliche Komplikationen aufgetreten?
- Ist der Betroffene bettlägerig und stark geschwächt?
- Sinkt sein Interesse an Essen und Trinken?
- Nimmt sein Interesse an seiner Umgebung und seinem Leben insgesamt ab?
- Sind die Menschen, die ihn gut kennen (z. B. Angehörige, das Pflegepersonal, der Arzt), der Ansicht, dass er sich am Lebensende befindet?

Wenn die Pflegefachperson einige dieser Fragen oder auch alle mit „ja“ beantworten kann, sollte sie die nächsten Schritte hin zu einer individuellen palliativen Versorgung einleiten. Diese Fragen könnten in der Fallgeschichte auch der Pflegefachfrau Tanja helfen, zu ihrem professionellen Umgang mit der Situation zurückzufinden.

Aufgabe 4

Schwerkranke und Sterbende im Sinne einer Palliativversorgung zu begleiten, stellt bestimmte Ansprüche an die Pflegefachperson. Stellen Sie 3 Charaktereigenschaften oder Kompetenzen heraus, die eine Pflegefachperson für eine Palliativversorgung und Sterbebegleitung mitbringen sollte. **KB I.3.e**

Antwort

Prüfungstipp

Die palliative Versorgung und Betreuung ist eine anspruchsvolle pflegerische Aufgabe. Sie stellt hohe Anforderungen an die Pflegefachkraft – nicht nur die im Folgenden genannten. Sie können in Ihrer Antwort auch andere Charaktereigenschaften oder Kompetenzen herausstellen. Wichtig ist, dass Sie den palliativpflegerischen Kontext in die Antwort einfließen lassen.

Für die Begleitung Sterbender sind u. a. wichtig:

- **Akzeptanz:** Die Pflegefachperson muss akzeptieren, dass der Pflegeempfänger der Spezialist für seine Situation ist. Ein Beispiel: Der Pflegeempfänger hat seine individuelle Wohlfühlposition gefunden und möchte nicht mehr anders gelagert werden. Dies widerspricht dem pflegerischen Fachwissen. Eine Pflegefachperson in der palliativen Versorgung sollte in der Lage sein, einen solchen Widerspruch auszuhalten und die Wünsche des Betroffenen zu akzeptieren (▶ Abb. 10.4).

Abb. 10.4 Akzeptanz und Empathie in der palliativen Versorgung.

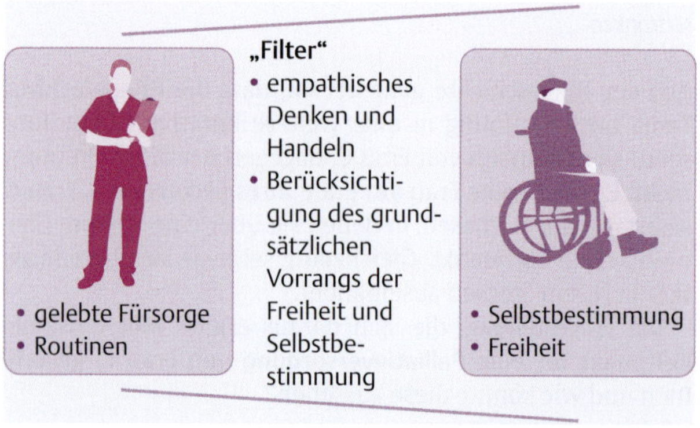

Die Selbstbestimmung des Betroffenen hat Vorrang vor pflegerischen Routinen und pflegespezifischem Fachwissen. Die Pflegefachperson sollte ggf. ihr gewohntes Handeln hinterfragen und an die Bedürfnisse des Betroffenen anpassen. Dies gelingt nur, wenn sich die Pflegefachperson in die Gefühls- und Gedankenwelt ihres Pflegeempfängers hineinversetzen kann. *Quelle: Hell W, Konopka T. Grundgedanken der Pflegeethik. In: Hell W, Konopka T: Alles Wissenswerte über Staat, Bürger, Recht. 9. Auflage. Stuttgart: Thieme; 2024.*

- **Empathie:** Die Pflegefachperson sollte ehrlich mit dem Pflegeempfänger und seinen Bezugspersonen mitfühlen können, ohne sich selbst in deren Schicksal zu verlieren. Dies erfordert gerade in der palliativen Versorgung viel Kraft, da die Emotionen der Betroffenen innerhalb kurzer Zeit zwischen Hoffnung und Resignation schwanken können. Ein gutes Einfühlungsvermögen hilft dabei, in jeder Situation angemessen zu reagieren (▶ **Abb. 10.4**).
- **Ethische Handlungskompetenz:** Wichtig ist, dass die Pflegefachperson zu Beginn hinterfragt, ob sie für die palliative Begleitung geeignet ist. Dazu sollte sie sich bewusst mit dem eigenen inneren Kompass, ihren Werten und Normen, auseinandersetzen. Dafür kann sie sich beispielsweise folgende Fragen stellen: Die moderne Medizin kann oft das Leben verlängern, aber ist das auch die Lösung, die sich der Pflegeempfänger wünscht? Falls nein, kann ich das akzeptieren? Was ist die eigene Einstellung zu Tötung auf Verlangen, assistiertem Suizid und ähnlichen Themen?
- **Sensibilität:** Gerade bei Pflegeempfängern, die sich in der palliativen Begleitung nicht mehr selbst äußern können, ist es wichtig zu spüren, was sich der Betroffene wünscht und was er braucht. Dasselbe gilt für Pflegeempfänger, die sich äußern könnten, aber ihre Wünsche und Bedürfnisse nicht aussprechen. Die Pflegefachperson sollte die Mimik, die Gestik und alle anderen nonverbalen Äußerungen ihres Gegenübers aufmerksam beobachten und auch auf das eigene Bauchgefühl hören.
- **Dialog- und Teamfähigkeit:** Eine einzelne Pflegefachperson kann eine palliative Versorgung weder körperlich noch mental allein leisten. Ein Gelingen ist nur im Team möglich. Dazu muss sie in der Lage sein, mit den anderen Teammitgliedern in den Austausch zu gehen, andere Meinungen gelten zu lassen und Argumenten gegenüber offen zu sein. Eine gute Dialog- und Teamfähigkeit dient auch dem Selbstschutz: Erkennt sie, dass die Situation ihre Kräfte übersteigt, kann sie damit offen im Team umgehen.

PRAXISTIPP

Echte Teamarbeit

Die Pflegefachfrau Tanja kann die palliative Versorgung von Frau C. nicht gut leisten? Das darf in einem guten Team kein Problem sein. Ein ehrlicher Austausch unter allen Kolleginnen kann helfen, eine sinnvolle Aufgabenverteilung festzulegen: Wer kann und möchte direkt in der palliativen Versorgung mitwirken? Wer hält sich eher im Hintergrund und übernimmt dafür andere Aufgaben? Gerade eine Pflegefachperson in der palliativen Versorgung sollte sich auch nicht scheuen, Coaching-Angebote oder Supervisionen in Anspruch zu nehmen.

Aufgabe 5

Für Frau C. kommt ein weiterer Krankenhausaufenthalt nicht infrage. Sie beschließt, in der Pflegeeinrichtung zu sterben, in der sie sich gut aufgehoben fühlt, in der es aber keine Palliativstation gibt.

a) Stellen Sie die Versorgungangebote zusammen, die Frau C. auch bei palliativem Pflegebedarf einen Verbleib in der Pflegeeinrichtung ermöglichen.

b) Frau C. traf ihre Entscheidung, in der Pflegeeinrichtung zu bleiben, bevor eine palliative Versorgung überhaupt zur Sprache kam. Verschlechtert sich ihr Zustand, könnte es sein, dass Frau C. diese Lösung als nicht mehr passend empfindet. Beschreiben Sie 2 Möglichkeiten für die weitere palliative Versorgung von Frau C.

KB I.3.f

Antwort a)

Für eine palliative Versorgung gibt es verschiedene Angebote – ambulante genauso wie stationäre. Welches Angebot für den jeweiligen Pflegekunden das passende ist, richtet sich nach dessen **Pflegebedarf** und der **Belastbarkeit** und den Möglichkeiten der An- und Zugehörigen (▶ **Abb. 10.5**).

In der Fallgeschichte wird für Frau C. bis zu diesem Zeitpunkt kein spezifischer palliativer Pflegebedarf beschrieben. Die grundpflegerische Betreuung kann – zumindest im Moment – vom Pflegeteam der Einrichtung weitergeführt werden. Für spezielle Maßnahmen der palliativen Versorgung können ergänzend Leistungen eines **palliativen Konsildienstes** in Anspruch genommen werden. Da in der Fallgeschichte keine Komplikationen erwähnt werden, scheint momentan eine **allgemeine ambulante Palliativversorgung (AAPV)** ausreichend zu sein. Sinnvoll ist es, diese Maßnahme von einem **ambulanten Hospizdienst** koordinieren zu lassen. Die speziell für Fragen der palliativen Versorgung geschulten haupt- oder ehrenamtlichen Mitarbeiter stehen nicht nur dem Betroffenen, sondern auch den **Angehörigen** zur Seite und begleiten die Hinterbliebenen über den Tod des Betroffenen hinaus. Dies ist im Fall von Frau C. besonders wichtig, da auch Kinder zu den Hinterbliebenen zählen.

Aufgrund der Tumorerkrankung von Frau C. ist davon auszugehen, dass der palliative Versorgungsbedarf im Verlauf steigen wird. Deshalb kann es nötig werden, dass anstelle des AAPV zu gegebener Zeit eine **spezialisierte ambulante Palliativversorgung (SAPV)** die Begleitung übernimmt.

Antwort b)

Als Alternative zu ihrer Pflegeeinrichtung bieten sich für Frau C. insbesondere folgende Möglichkeiten an:

- **stationäres Hospiz:** Die meist kleineren Häuser mit wenigen Plätzen begleiten den Betroffenen und dessen Angehörige mit speziell geschultem Personal in familiärer Atmosphäre (teilweise in Kombination mit einem SAPV).
- **Palliativstation eines Krankenhauses:** Sie ist zwar an ein Krankenhaus angeschlossen, unterscheidet sich aber von den kurativen Stationen sowohl in der Raumgestaltung als auch im Personalschlüssel. Auf diesen Stationen wird speziell geschultes Personal aus verschiedenen Professionen und Fachrichtungen eingesetzt. Eventuell verbindet Frau C. „Krankenhaus" ausschließlich mit der onkologischen Station und ist über das Angebot der Palliativstation noch nicht informiert.

Aufgabe 6

Im weiteren Verlauf der Erkrankung werden bei Frau C. höchstwahrscheinlich kritische Situationen auftreten. Beschreiben Sie ein Instrument der palliativen Versorgung, das eine Pflegefachperson in der ambulanten oder stationären Langzeitpflege dabei unterstützt, in einer Notfallsituation fachlich sicher zu handeln.

KB I.3.a + c, III.2.b

Abb. 10.5 Versorgungsformen anhand von Patientengruppen.

Behandlungs-/Betreuungskomplexität

unheilbare, lebensbedrohliche oder chronisch fortschreitende Erkrankung

Patientengruppen		Versorgungsformen
Gruppe 2 • instabiler Krankheitsverlauf und/oder • hoher palliativer Versorgungsbedarf mit komplexer Behandlung und/oder • Überschreitung der Belastungsgrenze bei An- und Zugehörigen oder Versorgern der Grundversorgung	spezialisierte Versorgung	stationär • Palliativstation • Palliativdienst im Krankenhaus
		vollstationäre Pflege • SAPV* in Einrichtungen der Altenpflege und Behindertenhilfe • stationäres Hospiz
		teilstationäre Pflege • Tageshospiz
		ambulant • SAPV* • Palliativambulanz
Gruppe 1 • stabiler Krankheitsverlauf und/oder • durchschnittlicher palliativer Versorgungsbedarf	Grundversorgung	stationär • allgemeine Krankenhausstation
		vollstationäre Pflege • Einrichtungen der Altenpflege und Behindertenhilfe
		ambulant • Basisversorgung - Haus- und Facharzt - Pflegedienst
		• AAPV** - Haus- und Facharzt und QPA*** - (spezialisierter) Pflegedienst

ambulanter Hospizdienst

Anzahl versorgter Menschen

*SAPV (spezialisierte ambulante Palliativversorgung), **AAPV (allgemeine ambulante Palliativversorgung), ***QPA (qualifizierter Palliativarzt)

Es gibt verschiedene Möglichkeiten der palliativen Versorgung. Welche davon für welchen Betroffenen geeignet ist, hängt von verschiedenen Faktoren ab. *Quelle: Kern M, Gunzelmann F: Organisationsformen von Palliative Care. In: Kern M, Gaspar M, Hach M (Hrsg.): Palliative Care – Kernkompetenzen für die Pflegepraxis. 1. Auflage. Stuttgart: Thieme; 2023.*

Antwort

Ein wichtiges Instrument ist der **Kriseninterventionsplan**, der zu Beginn der palliativen Versorgung von der Pflegefachperson und dem Haus- oder Palliativarzt erstellt wird. Darin wird z. B. festgehalten:

- welche **Medikamente** in welcher Dosierung bei welchen Symptomen verabreicht werden können (▶ **Abb. 10.6**),
- ob zusätzlich **Flüssigkeit** substituiert werden und
- wann der **Arzt** auf jeden Fall verständigt werden soll.

Eine vorausschauende Kriseninterventionsplanung verhilft zu einer besseren Symptomkontrolle. **Krankenhauseinweisung** am Lebensende, die auf Unsicherheit und Überforderung von Pflegefachpersonen zurückzuführen sind, werden damit stark reduziert oder sogar **vermieden**.

Aufgabe 7

Bei der Planung einer palliativen Versorgung ist es sinnvoll, sich an den Kernbedürfnissen eines sterbenden Menschen zu orientieren. Listen Sie 3 dieser Kernbedürfnisse auf und ergänzen Sie für jedes Kernbedürfnis 2 geeignete pflegerische Maßnahmen.

KB I.3.d + e

Antwort

Prüfungstipp

Die Kernbedürfnisse des sterbenden Menschen sind nicht einheitlich definiert. Einige Autoren zählen beispielsweise die intellektuellen Bedürfnisse nicht dazu, andere fassen die psychischen und die sozialen Bedürfnisse als psychosoziale Bedürfnisse zusammen. Ihre Antwort kann in diesen Punkten also vom folgenden Lösungshorizont abweichen und dennoch richtig sein. In der Aufgabenstellung werden nur 3 Kernbedürfnisse gefordert.

Die Kernbedürfnisse sterbender Menschen sind:

1. **körperliche** Bedürfnisse, z. B. „Ich möchte ohne Schmerzen sterben."
2. **soziale** Bedürfnisse, z. B. „Ich möchte nicht allein sterben."
3. **psychische** Bedürfnisse, z. B. „Ich möchte Dinge noch zu Ende bringen dürfen."
4. **religiöse** oder **spirituelle** Bedürfnisse, z. B. „Ich stelle gerade alles infrage und brauche Gespräche mit Menschen, die das aushalten."
5. **intellektuelle** Bedürfnisse, z. B. „Ich möchte noch immer erfahren, was es Neues gibt."

Die Kernbedürfnisse betreffen damit alle Lebensbereiche des sterbenden Menschen. Daher sind sie gut dazu geeignet, die Pflegemaßnahmen an ihnen zu orientieren (▶ **Tab. 10.1**).

Abb. 10.6 Beispiel für einen Kriseninterventionsplan im Rahmen der palliativen Versorgung.

Kriseninterventionsplan für die palliative Versorgung

Name des Pflegeempfängers: ....

Hausarzt, Datum, Unterschrift: ....

....

Krankenhauseinweisung ☐ ja ☐ nein

zusätzliche Flüssigkeitsgabe NaCl s.c. ☐ ja ☐ nein

Wenn ja, bei Trinkmenge <

mögliche Komplikationen	Medikament	Darreichungsform	Dosierung	Häufigkeit in 24 h
Schmerzen	☐ Novalgin® ☐ Dolantin® ☐ Doxepin® ☐ Morphin®			
Übelkeit, Erbrechen	☐ MCP® ☐ Vomex® ☐ Haldol®			
Obstipation	☐ Laxoberal® ☐ Mikroklist®			
Diarrhö	☐ Loperamid®			
Atemnot	☐ Lasix® ☐ Torasemid®			
Unruhe, Angst	☐ Tavor® ☐ Atosil®			
Schlaflosigkeit	☐ Tavor® ☐ Zopiclon®			
Entzündung	☐ Gentamycin® ☐ Axomicillin® ☐ Cotrim® ☐ Cefuroxim®			
Krampfanfall	☐ Diazepam®			

Hausarzt oder Notarzt immer (!) verständigen bei: ....

Ein Kriseninterventionsplan gibt sowohl stationär als auch ambulant in der Langzeitpflege tätigen Pflegefachpersonen Sicherheit in Notfallsituationen.

PRAXISTIPP

Jeder Pflegeempfänger braucht eine individuelle Pflege

Die Pflegefachperson sollte bei der Planung ihrer Maßnahmen immer bedenken, dass der sterbende Mensch seinen Weg selbst bestimmen darf. Eine Maßnahme, die bei dem einen Pflegekunden sehr gut ankam, kann von einem anderen abgelehnt werden. Eine gute Beobachtung während der palliativen Begleitung hilft herauszufinden, welche Maßnahmen sich für einen bestimmten Pflegeempfänger eignen und welche nicht. Wichtig ist, dass die Pflegefachperson über ein ausreichend großes Repertoire verfügt, damit sie jedem geeignete Maßnahmen anbieten kann.

Aufgabe 8

Frau C. unterzog sich im Verlauf ihrer Erkrankung mehreren Chemotherapien.

a) Definieren Sie „Zytostatikum“ und „CMR-Medikament“.

b) Stellen Sie 3 Besonderheiten heraus, die bei der intravenösen Applikation von Zytostatika beachtet werden müssen.

c) Listen Sie 3 häufige chemotherapiebedingte Pflegeprobleme auf.

KB I.3.a

Antwort a)

Definition Zytostatikum und CMR-Medikament

*Ein **Zytostatikum** ist eine Substanz, die das Zellwachstum hemmt. Zytostatika zählen zu den **CMR-Medikamenten** und damit zu den Gefahrenstoffen. CMR steht für:*

- ***C**arcinogen (kanzerogen, krebserregend)*
- ***M**utagen (erbgutschädigend)*
- ***R**eproduktionstoxisch (die Fortpflanzungsfähigkeit schädigend).*

Tab. 10.1 Beispiele für Pflegemaßnahmen, orientiert an den Kernbedürfnissen eines sterbenden Menschen.

Bedürfnis	Pflegemaßnahmen (Beispiele)
körperlich	• ausreichende Schmerztherapie • medikamentöse Therapie begleitender Symptome und Komplikationen, ggf. unter Nutzung des Kriseninterventionsplans • nicht medikamentöse Maßnahmen, z. B.: – Wärme- oder Kälteanwendungen bei Schmerzen – atmungserleichternde Lagerungen oder Einreibungen bei Atemproblemen – Basale Stimulation bei Unruhe oder Angstzuständen • ausreichenden Schlaf und Ruhephasen sicherstellen • Nahrung und Getränke immer verfügbar halten
sozial	• aufmerksame Beobachtung: – Braucht der Pflegeempfänger jemanden, der bei ihm am Bett sitzt? – Hat er Angst, allein zu sein? – Möchte er lieber seine Ruhe haben? – Ist er ruhig und entspannt, wenn niemand bei ihm ist? • intensive Biografiearbeit: – War der Pflegeempfänger in der Vergangenheit ein eher zurückhaltender oder ein geselliger Typ? – Welche Interessen hat oder hatte er? • entsprechende Maßnahmenplanung, z. B. bei Wunsch nach Gesellschaft einen „Sitzwachenplan" koordinieren: Welche Bezugsperson kann welche Zeiträume übernehmen? Welche Pflegekraft oder welcher Mitarbeiter aus dem Team der Ehrenamtlichen kann die Lücken schließen? • sensibel auf Zeichen von Gesprächsbereitschaft achten, zum richtigen Zeitpunkt Angebote für Gespräche über das Lebensende, die Gefühle und die Situation des Pflegeempfängers machen • sich ausreichend Zeit für den Pflegeempfänger nehmen
psychisch	• Angebot zur Hilfe bei der Regelung unerledigter Probleme: Ist der Pflegeempfänger beispielsweise mit einem Verwandten zerstritten und möchte dies noch bereinigen? Die Pflegekraft stellt den Kontakt her, wenn der Betroffene es wünscht. • lassen sich frühere Konflikte oder Versäumnisse nicht mehr klären oder auflösen, z. B. Maßnahmen der Basalen Stimulation anbieten (Snoezelen, beruhigende Waschungen, verschiedene Massagetechniken, Nutzung von Lichtquellen oder akustischen Reizen, z. B. beruhigender Musik)
religiös oder spirituell	• entsprechende Gespräche anbieten (sofern die Pflegefachperson dies leisten kann) • auf Wunsch den Kontakt zu einem Seelsorger herstellen • auf Wunsch mit Düften und Ölen aus der Aromatherapie arbeiten
intellektuell	• die gewohnten Medien zur Verfügung stellen, z. B. Tageszeitung, Fernseher, Bücher • ggf. Vorlesen • mit dem Sterbenden Gespräche über das Tagesgeschehen und seine bisherigen Hobbies und Interessen führen

Antwort b)

Prüfungstipp

Die Hausstandards für die Vorbereitung und intravenöse (und orale) Applikation von Zytostatika können voneinander abweichen. Orientieren Sie sich bei der Beantwortung der Aufgabe an den bei Ihnen im Haus gültigen Vorschriften. Der Lösungshorizont enthält mehr Besonderheiten, als in der Aufgabe verlangt werden.

- Die i. v.-Applikation setzt eine **spezielle Schulung** der Pflegefachperson voraus, die regelmäßig aufgefrischt werden muss.
- Minderjährigen, Stillenden und Schwangeren ist der Umgang **untersagt**.
- Die Infusionsbeutel dürfen nur **getrennt** von anderen Medikamenten in **bruchsicheren** und **flüssigkeitsdichten Behältern** transportiert werden, die entsprechend gekennzeichnet sind.
- Beim Umgang mit den Infusionsbeuteln müssen **Handschuhe** getragen werden, die für den Umgang mit Zytostatika **geeignet** sind.
- Die Infusion sollte auf einer **saugfähigen, wasserdichten Unterlage** vorbereitet werden (Infusionsbeutel liegend, Flaschen stehend anstechen).
- Das Anlegen bzw. das Prüfen des Zugangs erfordert eine **besondere Sorgfalt**, damit Paravasat vermieden wird (einige Zytostatika sind stark gewebsreizend mit Gefahr der Nekrose). Am sichersten sind **zentrale Venenkatheter** oder **Portsysteme**.
- Sowohl der Patient als auch die Einstichstelle müssen während der Infusion **engmaschig beobachtet** werden.
- Die **Dichtigkeit** der Verbindungen sollte **wiederholt kontrolliert** werden.
- Die **Infusionsschläuche** sollten **fixiert** werden.
- Nach Infusionsende darf der Beutel **nicht** vom Infusionsbesteck **getrennt** werden. Das Besteck wird mit einem Stopfen verschlossen und zusammen mit dem Beutel in einem **speziellen Behälter** für Zytostatikaabfälle entsorgt.

Antwort c)

Die häufigsten Pflegeprobleme, die als Folge einer Chemotherapie auftreten, sind:

- Übelkeit und Erbrechen
- Hautveränderungen
- Verstopfung oder Durchfall
- erhöhte Blutungs- und Infektionsneigung
- Fatigue (krankhafte körperliche und seelische Erschöpfung).

Aufgabe 9

a) Erklären Sie kurz den Hintergrund der „Charta zur Betreuung schwerstkranker und sterbender Menschen in

Deutschland". Berücksichtigen Sie dabei den Grund ihrer Entstehung, die zentralen Fragen und das Ziel, das erreicht werden soll.

b) Geben Sie die Rechte der Betroffenen, die in der Charta genannt werden, in eigenen Worten wieder.

KB I.3.d, II.3.a

Antwort a)

Durch den demografischen Wandel nimmt die Zahl pflegebedürftiger und schwerstkranker Menschen zu. Gleichzeitig ändern sich die familiären und gesellschaftlichen Strukturen, sodass immer weniger dieser Menschen zu Hause versorgt werden. Diese Entwicklung stellt die Gesellschaft, das Gesundheitssystem und die Politik nicht nur in Deutschland vor große Herausforderungen. Vor diesem Hintergrund entstanden auf eine internationale Initiative der European Association for Palliative Care (EAPC) im Jahr 2007 hin in zahlreichen europäischen Ländern Arbeitsgruppen, die sich mit folgenden Fragen beschäftigten:

- **Ist-Zustand:** Wie ist die derzeitige Situation bei der Versorgung und Betreuung schwerstkranker und sterbender Menschen?
- **Ziel:** Wie sollte sich deren Situation zukünftig gestalten?
- **Weg:** Was muss politisch und strategisch getan werden, damit dieses Ziel erreicht wird?

Als Ergebnis daraus wurde im Jahr 2010 die „Charta zur Betreuung schwerstkranker und sterbender Menschen in Deutschland" veröffenlicht. Sie stellt die **Betroffenen in den Mittelpunkt**, indem sie ihre Ziele als Rechte der Schwerstkranken und Sterbenden formuliert. Aus diesen Rechten leitet sie den Handlungsbedarf ab: Aus-, Fort- und Weiterbildung der versorgenden und betreuenden Personen, Forschung im Bereich der Palliativversorgung, politische Maßnahmen, Qualitätsmanagement u. a.

Die in der Charta formulierten Maßnahmen sollen bewirken, dass

- Sterben, Tod und Trauer **in der Gesellschaft** als Teil des Lebens **sichtbarer** werden.
- **allen** Schwerstkranken und Sterbenden ein **würdevolles, individuell gestaltetes Lebensende** möglich ist.

Die Charta bildet die Grundlage einer **Nationalen Strategie**, mit der die in der Charta formulierten Ziele bundesweit auf allen Ebenen umgesetzt werden sollen.

Zusatzinfo Nationale Strategie

Nationale Strategien sind von der Bundesregierung in Auftrag gegebene Konzepte zur Bewältigung bestimmter gesamtgesellschaftlicher Herausforderungen. Sie identifizieren die langfristigen Ziele und geben einen Rahmen vor, wie diese Ziele erreicht werden sollen. Dafür werden die Beteiligten (politische Ressorts, Fachverbände, Forschungseinrichtungen, zivilgesellschaftliche Einrichtungen und andere Ressourcen) benannt und die Koordination der Maßnahmen geregelt. Die Umsetzung der Strategie wird regelmäßig auf ihren Erfolg hin überprüft.

Antwort b)

Prüfungstipp

Aus den in der Charta formulierten Rechten leiten sich Maßnahmen ab, die ebenfalls in der Charta aufgeführt werden. Diese werden in der Aufgabe nicht erfragt. Es ist ausreichend, wenn Sie die dort festgehaltenen Rechte der schwerstkranken und sterbenden Menschen wiedergeben.

Die 5 Leitsätze der Charta sagen aus, dass

1. jeder Mensch ein Recht darauf hat, unter **würdigen Bedingungen** zu sterben.
2. Sterbende und Schwerstkranke ein Recht auf eine Betreuung und Begleitung haben, die **individuell** gestaltet ist und die alle ihre Kernbedürfnisse abdeckt. Diese Begleitung erstreckt sich auch auf seine **An-** und **Zugehörigen.**
3. Sterbende und Schwerstkranke ein Recht auf eine Betreuung und Begleitung haben, die **fachlich kompetent** und (multi)**professionell** ist.
4. Sterbende und Schwerstkranke ein Recht auf eine Betreuung und Begleitung haben, die nach dem in dem Moment **anerkannten Stand wissenschaftlicher Erkenntnisse** geplant und durchgeführt wird.
5. Sterbende und Schwerstkranke ein Recht auf eine Betreuung und Begleitung haben, die **anerkannten internationalen Standards** und Empfehlungen der Palliativversorgung folgt.

Aufgabe 10

In der palliativen Pflege ist der Umgang mit Verstorbenen ein wichtiger Teil der pflegerischen Tätigkeit. Skizzieren Sie stichpunktartig die Aufgaben der Pflegefachperson nach dem Versterben des Pflegeempfängers. Berücksichtigen Sie dabei die Aufgabenfelder „Feststellen des Todes", „letzte pflegerische Versorgung", „Herrichten der Umgebung" und „Umgang mit den Angehörigen".

KB I.3.e

Antwort

Prüfungstipp

Auch für die Begleitung eines Verstorbenen gelten unterschiedliche Hausstandards, sodass der Lösungshorizont nicht in allen Details allgemeingültig ist. Er geht in seiner Ausführlichkeit über die Aufgabenstellung hinaus, in der nur eine stichpunktartige Ausgestaltung der Antwort gefordert wird.

Feststellen des Todes • In Kliniken, Pflegeeinrichtungen, Palliativstationen oder Hospizen ist es oft die Pflegefachperson, die den Pflegeempfänger leblos auffindet oder die von anwesenden Angehörigen als erste verständigt wird. In einem solchen Fall

- prüft sie die **Vitalfunktionen** (erste Feststellung des Todes),
- verständigt den zuständigen Arzt wegen der offiziellen Feststellung des Todes (**Leichenschau**) und der Ausstellung des Totenscheins und
- legt die Papiere des Verstorbenen bereit.

Letzte pflegerische Versorgung • Nach der Leichenschau richtet sie den Verstorbenen her, indem sie

- alle medizinischen Gerätschaften (z. B. Katheter, Sonden, Infusionen etc.), Schmuck und Wertgegenstände entfernt und die persönlichen Gegenstände für die Angehörigen aufbewahrt,
- den Verstorbenen wäscht, Blut, Verkrustungen und Ausscheidungen möglichst entfernt und Verletzungen abdeckt,
- ihn kleidet (ggf. mit zuvor ausgesuchten Kleidungsstücken) und seine Haare ordnet,
- ggf. seine Zahnprothese einsetzt, seinen Mund schließt und mit geeigneten Maßnahmen (z. B. einem zusammengerollten Handtuch) den Unterkiefer stützt, damit der Mund nicht weit aufklappt, und seine Augen schließt,

- seine Hände über dem Körper übereinanderlegt oder die Arme seitlich neben den Körper legt,
- alle Lagerungsmaterialien aus dem Bett entfernt und den Oberkörper leicht hochlagert,
- für den Fall, dass noch Urin oder Stuhl austritt, frisches Inkontinenzmaterial auslegt und
- den Verstorbenen mit einem Laken bis zum Hals zudeckt.

! Merke Würdevoller Umgang

Zu jedem Zeitpunkt – unabhängig davon, ob Angehörige anwesend sind oder nicht – ist ein würdevoller und bedachter Umgang mit dem Verstorbenen selbstverständlich. Dazu gehört auch, nach Möglichkeit auf religiöse Rituale Rücksicht zu nehmen.

Herrichten der Umgebung • Die Pflegefachperson richtet die unmittelbare Umgebung des Verstorbenen her, indem sie

- Pflegeartikel und Hilfsmittel vom Beistelltisch und aus dem Zimmer entfernt,
- den Beistelltisch würdig gestaltet (z. B. mit einer Kerze oder einem kleinen Blumenschmuck),
- ein Stuhl neben dem Bett bereitstellt und
- die Zimmertür schließt.

Hier kann auch kleinen Ritualen Raum gegeben werden. Zum Beispiel wird in christlichen Häusern oft ein ewiges Licht vor dem Zimmer aufgestellt. Viele Pflegefachpersonen öffnen nach dem Versterben das Fenster, damit die Seele des Verstorbenen aufsteigen kann.

Einige Häuser verfügen auch über einen Abschiedsraum, in den der Verstorbene gebracht werden kann.

Umgang mit Angehörigen • Nicht weniger wichtig als der Umgang mit dem Verstorbenen ist der Umgang mit den Hinterbliebenen. Sind sie zum Todeszeitpunkt anwesend, sollte der weitere Ablauf mit ihnen und auf sie abgestimmt werden:

- Sind An- oder Zugehörige während des Sterbens dabei, sollte ihnen bereits vor der Leichenschau etwas Zeit für einen ersten Abschied gegeben werden.
- Es wird ihnen freigestellt, bei der Leichenschau anwesend zu sein, sie haben aber nicht die Pflicht dazu.
- Die Pflegefachperson bietet ihnen an, an der letzten pflegerischen Versorgung mitzuwirken. Dabei sollte sie die Abläufe beschreiben, damit die Angehörigen wissen, was sie erwartet.
- Möchten die Angehörigen nicht dabei sein, nennt ihnen die Pflegefachperson einen Zeitpunkt, zu dem sie das Zimmer wieder betreten können. Sie fragt, ob spezielle Wünsche bestehen, was z. B. die Kleidung oder die Frisur des Verstorbenen betrifft.

Sind die Angehörigen nicht anwesend, werden sie zeitnah informiert. Bei Ankunft in der Einrichtung betreut sie die Pflegefachperson und begleitet sie ins Zimmer. Abhängig von der Situation bleibt sie dabei oder zieht sich zurück. Wichtig ist, dass sie sich Zeit für etwaige Fragen der Angehörigen nimmt. Häufige Fragen sind u. a. „Ging es schnell?“, „Hat sie nach mir gefragt?“, „Hat er noch etwas gesagt?“ oder „Hatte sie Schmerzen?“. Oft machen sich die Angehörigen auch Vorwürfe, im Sterbemoment nicht da gewesen zu sein. Auch darauf sollte die Pflegefachperson empathisch eingehen können.

Wenn die Angehörigen gehen,

- händigt die Pflegefachperson die persönlichen Gegenstände des Verstorbenen aus und
- informiert die Angehörigen, dass sie sich mit einem Bestattungsinstitut in Verbindung setzen sollen, und dass dieses auch bei vielen bürokratischen Aufgaben unterstützt.

Weitere Aufgaben • Die Information über das Versterben des Pflegeempfängers wird von der Pflegefachperson über die festgelegten Wege an die Verwaltung weitergegeben. Sie informiert darüber hinaus das Pflegeteam und andere Kollegen, die an der Betreuung beteiligt waren. Sie sollten – genauso wie ggf. andere Pflegeempfänger – ebenfalls die Gelegenheit zum Abschiednehmen haben.

Zusatzinfo Gesetzliche Betreuung nach einem Todesfall

Eine gesetzliche Betreuung erlischt mit dem Zeitpunkt des Todes. Konkret bedeutet das im Alltag, dass sich die Pflegefachperson zur Abklärung des weiteren Vorgehens oder der Abholung persönlicher Gegenstände / dem Räumen des Zimmers nicht mit einem gesetzlichen Berufsbetreuer in Verbindung zu setzen braucht. Dieser ist schlicht nicht (mehr) zuständig.

Sobald ein Berufsbetreuer über das Versterben eines seiner Klienten informiert wird, leitet er diese Information weiter. Im Anschluss wird ein Nachlasspfleger vom Gericht bestimmt, der sich um alle weiteren Abwicklungen kümmert.

Notizen

11 84-jährige Heimbewohnerin mit akuter Atemnot

Frau S.* ist 84 Jahre alt und wohnt in der stationären Pflegeeinrichtung „Haus Sonnenschein“. Sie hat bis jetzt folgende medizinische Diagnosen: kompensierte Herzinsuffizienz, Diabetes mellitus Typ 2, Adipositas und Zustand nach Schlaganfall vor einigen Jahren mit bestehender Hemiparese des linken Arms und des linken Beins. Bis zum 80. Lebensjahr war sie starke Raucherin, als (wahrscheinliche) Folge davon hat sie hin und wieder mit einer Bronchitis zu kämpfen.

Zum Glück lernte sie nach ihrem Schlaganfall wieder sprechen, sodass die Kommunikation auf verbaler Ebene uneingeschränkt möglich ist. Auch nonverbal kann sie sich mit den Ressourcen ihrer rechten Körperhälfte und einer lebhaften Mimik gut ausdrücken. Frau S. hört und sieht altersgerecht und benötigt keine Hilfsmittel. Sie ist in allen Bereichen orientiert, kommunikativ und ein offener, freundlicher Mensch.

In ihrer Mobilität ist Frau S. eingeschränkt: Wegen ihres Übergewichts (ihr Body-Mass-Index liegt bei einer Körpergröße von 163 cm und einem Gewicht von 97,8 kg bei 36,81) und den Folgen des Schlaganfalls kann sie weder allein aufstehen, noch gehen oder sich im Bett selbst drehen oder lagern. Sie braucht bei der Mobilisation die Hilfe von 2 Pflegekräften und einen Lifter als Hilfsmittel. Ihr rechtes Bein kann sie zwar bewegen, es ist aber nicht so kräftig, als dass sie darauf sicher stehen könnte. Sie ist auf den Rollstuhl angewiesen. Zur Dekubitus-Prophylaxe liegt sie auf einer Wechseldruckmatratze und wird regelmäßig umgelagert und/oder von den Pflegekräften mobilisiert. Im Moment erhält Frau S. folgende Medikation:

- Metoprolol: 47,5 mg 1–0–0–0 zur Entlastung des Herzens
- Torasemid: 10 mg 0–1–0–0, weil sie immer wieder unter Ödemen in den Beinen leidet
- Pantozol: 20 mg 1–0–0–0 als Magenschutz
- Metformin: 500 mg 1–0–1–0 zur Behandlung des Diabetes.

Die Medikamente werden von den Pflegefachpersonen gerichtet und ihr täglich gereicht. Frau S. nimmt die Medikamente eigenständig ein.

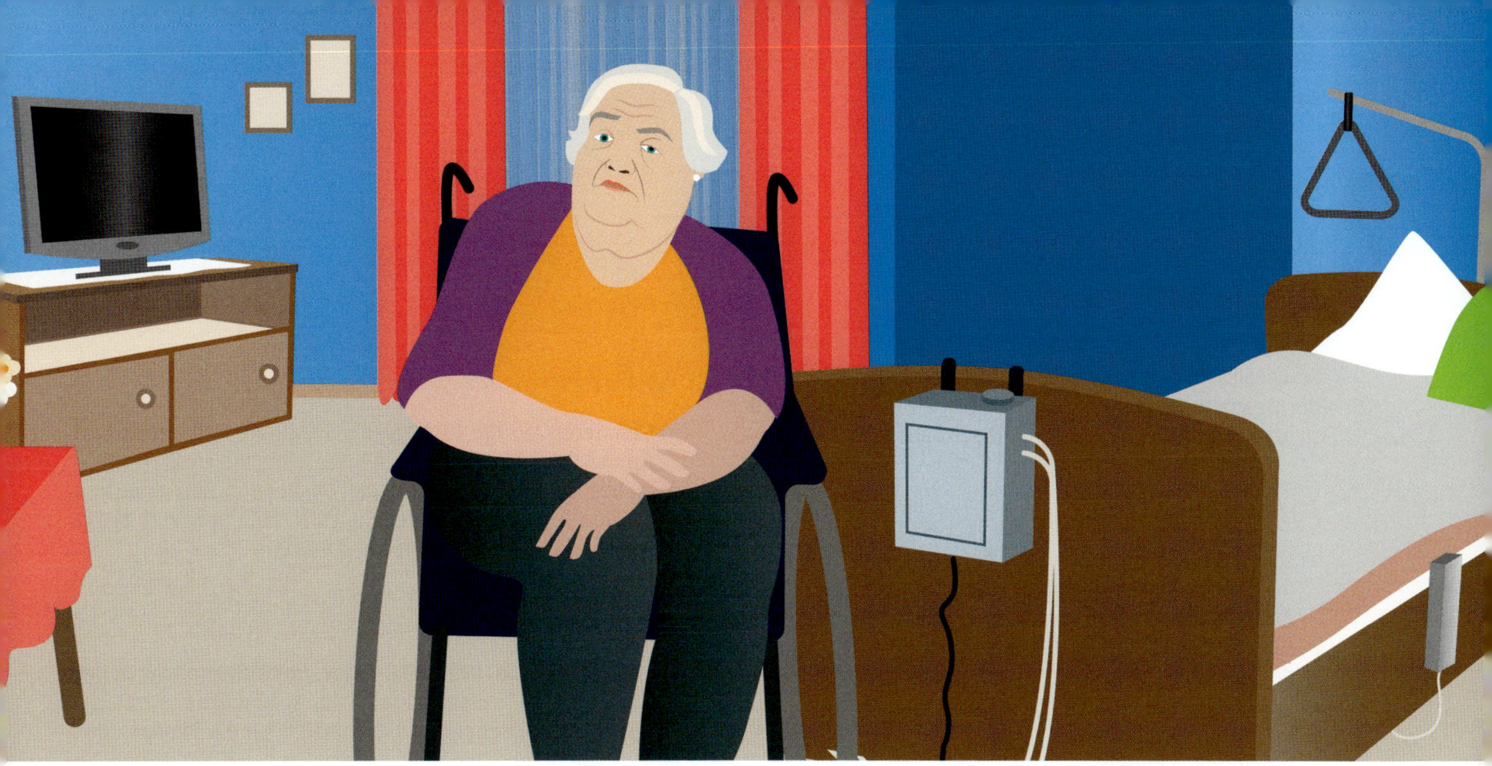

Der Hausarzt hat als Maßnahmen der Behandlungspflege Folgendes verordnet:

- Gewichtskontrolle einmal pro Monat
- Blutdruck- und Pulskontrolle einmal pro Woche
- Kontrolle des Blutzuckers ebenfalls nur einmal pro Woche, da die Werte unter der aktuellen Medikation in Ordnung sind.

Frau S. kann mit der rechten Hand allein essen und trinken. Beides macht sie gerne und ausgiebig, sie braucht keine Erinnerung seitens der Pflegenden. Die Mahlzeiten und die Getränkeflaschen müssen ihr lediglich mundgerecht vorbereitet werden.

Grundpflegerisch wird ihr Oberkörper am Waschbecken versorgt. Dazu wird sie in den Rollstuhl mobilisiert, die Pflegefachpersonen übernehmen das Waschen des Rückens und der rechten Oberkörperseite. Den Rest, wie das Waschen von Gesicht und linker Oberkörperseite, die Mund- und Zahnpflege und das Kämmen, kann Frau S. selbst übernehmen, wenn ihr zuvor die Utensilien bereitgelegt bzw. gerichtet werden. Bei diesen Verrichtungen kommt sie immer etwas ins Schnaufen. Die Versorgung des Unterkörpers wird im Bett komplett von den Pflegekräften übernommen. Frau S. ist harn- und stuhlinkontinent. Auch hier wird sie komplett von den Pflegekräften versorgt.

Am Dienstag um 8.30 Uhr leuchtet das Notruflicht an der Zimmertür von Frau S. auf. „Nanu, was könnte sie denn wohl brauchen?“, fragt sich die Pflegefachfrau Sabine. Sie sagt zum Auszubildenden Holger: „Ich habe sie eben grundpflegerisch versorgt und wollte gerade ihr Frühstück machen. Erst danach wollte sie mobilisiert werden – schau bitte nach ihr, vielleicht hat sie es sich jetzt anders überlegt?“

Als Holger das Zimmer betritt, merkt er gleich, dass etwas nicht stimmt und informiert sofort Sabine. Den beiden bietet sich folgendes Bild: Frau S. atmet sehr schwer und hat einen panischen Gesichtsausdruck. „... keine Luft! ...“, hören sie die Bewohnerin sagen. Darüberhinaus kann Frau S. nicht kommunizieren. Sie hat deutlich hörbare rasselnde Atemgeräusche, ist kaltschweißig und hat bläulich verfärbte Lippen.

** Fallbeispiel fiktiv, Namen frei erfunden*

? Aufgaben

Lesen Sie die Fallgeschichte sorgfältig durch, bevor Sie mit der Bearbeitung der folgenden Aufgaben beginnen. Berücksichtigen Sie dabei die geschilderte Situation.

Aufgabe 1

a) Nennen und begründen Sie 3 Sofortmaßnahmen, mit denen die Pflegefachperson das Befinden von Frau S. in der Akutsituation verbessern kann. **6 Punkte**
b) Nennen Sie 3 Kriterien der objektiven Beobachtung, die in der beschriebenen Situation relevant sind. **3 Punkte**
c) Entscheiden Sie, ob Pflegefachfrau Sabine einen Notarzt hinzuziehen sollte oder nicht. Begründen Sie Ihre Entscheidung. **3 Punkte**

Aufgabe 2

Bei Patienten mit Atemproblemen kann bei bestimmten Indikationen auf den Kutschersitz oder die Torwartstellung zurückgegriffen werden. Erläutern Sie diese beiden Maßnahmen und stellen Sie dar, wie Sie dazu anleiten würden. **8 Punkte**

Aufgabe 3

Bei Frau S. wurde u. a. die Diagnose „Herzinsuffizienz" gestellt.
a) Definieren Sie dieses Krankheitsbild und nennen Sie die häufigsten Ursachen. **5 Punkte (Definition 2 P, Ursachen 3 P)**
b) Erläutern Sie die unterschiedlichen Formen, die Pathogenese und die Symptome. Berücksichtigen Sie dabei den Zusammenhang zwischen einer Herzinsuffizienz und einer Atemnot, wie sie nun bei Frau S. aufgetreten ist. **15 Punkte (Formen 5 P, Pathogenese 7 P, Symptome 3 P)**

Aufgabe 4

Führen Sie 5 weitere mögliche Ursachen einer Atemnot auf. Begründen Sie, ob diese Ursachen für die Symptomatik von Frau S. verantwortlich sein können. **10 Punkte**

Aufgabe 5

a) Definieren Sie die Fachbegriffe Dyspnoe, Orthopnoe und Apnoe. **6 Punkte**
b) Stellen Sie die Ausprägung der Dyspnoe in den einzelnen Stadien der Herzinsuffizienz nach NYHA (New York Heart Association) übersichtlich dar. **4 Punkte**

Aufgabe 6

Frau S. zeigt eine deutliche Dyspnoe. Identifizieren Sie in der beschriebenen Akutsituation 5 diesbezügliche Beobachtungskriterien. Ordnen Sie diesen Kriterien die Beobachtungen zu, die in der Fallgeschichte erwähnt werden. Leiten Sie daraus eine Beurteilung der Dyspnoe von Frau S. ab (Schwere, Form). **12 Punkte (Kriterien 5 P, Zuordnung 5 P, Beurteilung 2 P)**

Aufgabe 7

Als es Frau S. wieder besser geht, überprüfen Sie Ihre Informationssammlung/SIS® und die dazugehörige Maßnahmenplanung. Sie stellen fest, dass die eingeschränkte Atmung von Frau S. dort bisher nicht berücksichtigt wurde. Sie planen, diese Informationen zeitnah zu ergänzen.
a) Nennen Sie die passende Kategorie der ABEDLs der Informationssammlung und das passende Themenfeld der SIS®. **2 Punkte**
b) Formulieren Sie einen Muster-Eintrag zur Beschreibung der aktuellen Einschränkung von Frau S. **3 Punkte**
c) Nennen Sie 5 spezifische Pflegemaßnahmen, die sich ab sofort für die Versorgung von Frau S. anbieten. **5 Punkte**

Aufgabe 8

Als ehemalige Raucherin und aufgrund ihres fortgeschrittenen Alters zählt Frau S. zur Risikogruppe für das Krankheitsbild „COPD".
a) Definieren Sie „COPD". Beschreiben Sie die Ursache, den Pathomechanismus und 3 typische Symptome dieser Erkrankung. **12 Punkte (Definition 3 P, Ursache 1 P, Pathomechanismus 5 P, Symptome 3 P)**
b) Leiten Sie aus Antwort a) 3 pflegerische Maßnahmen für dieses Krankheitsbild ab. **6 Punkte**

Lösungshorizont

Aufgabe 1

a) Nennen und begründen Sie 3 Sofortmaßnahmen, mit denen die Pflegefachperson das Befinden von Frau S. in der Akutsituation verbessern kann.
b) Nennen Sie 3 Kriterien der objektiven Beobachtung, die in der beschriebenen Situation relevant sind.
c) Entscheiden Sie, ob Pflegefachfrau Sabine einen Notarzt hinzuziehen sollte oder nicht. Begründen Sie Ihre Entscheidung.

KB I.4.c

Antwort a)

Prüfungstipp

Antwort a) unb b) nennen mehr Maßnahmen bzw. Kriterien der objektiven Beobachtung, als in der Aufgabenstellung gefordert werden. Es ist ausreichend, wenn Sie sich auf jeweils 3 beschränken.

- **Frau S. beruhigen:** Die Pflegefachperson darf in einer solchen Situation nicht selbst in Hektik oder Panik verfallen. Frau S. darf nicht allein gelassen werden. Wichtig ist, ihr ein **Gefühl der Sicherheit** zu vermitteln. Angst verschlechtert den Zustand, was wiederum noch mehr Angst auslöst. Auf viele Heimbewohner wirken sich **körperliche Berührungen** mit den Händen beruhigend aus.
- **spürbare Frischluftzufuhr:** Fenster öffnen oder ggf. einen Ventilator einschalten. Frischluftzufuhr erleichtert vielen Betroffenen die Atmung.
- **einengende Kleidung lockern:** Diese Maßnahme schwächt das Engegefühl ab, das Frau S. empfindet.
- **atemerleichternde Positionierung:** Eine Oberkörperhochlagerung (▶ **Abb. 11.1**) oder Herzbettlagerung entlastet das Herz. Da bei Frau S. eine Herzinsuffizienz besteht und Rasselgeräusche hörbar sind, könnte die Ursache für die Atembeschwerden von Frau S. ein Lungenödem sein.
- **Sauerstoffgabe:** 2–10 l/min über eine Nasensonde sollen eine ausreichende Sauerstoffaufnahme trotz der hochgradigen Atemstörung sicherstellen.
- **Atemunterstützung:** Die Pflegefachperson am Bett gibt Frau S. den Atemrhythmus vor und leitet sie an, durch die Nase einzuatmen und mit der Lippenbremse auszuatmen (▶ **Abb. 11.2**). Diese Atemtechnik erhöht den exspiratorischen Widerstand und stabilisiert so die Bronchien. Außerdem erleichtert sie das Abatmen von Schleim. Sie wäre sinnvoll, wenn als Ursache der Atemproblematik von Frau S. eine COPD angenommen wird.

Abb. 11.1 Oberkörperhochlagerung.

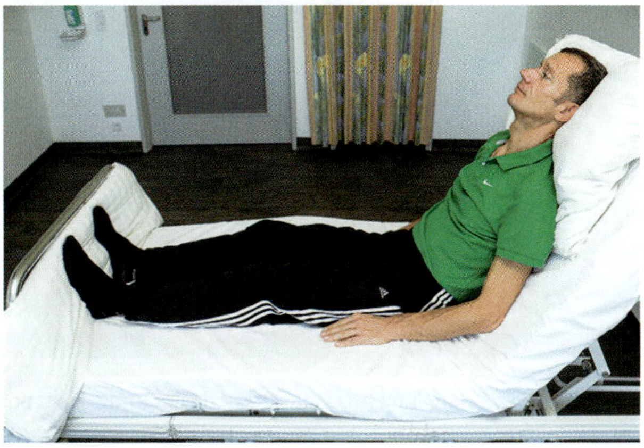

Die Hochlagerung des Oberkörpers entlastet das Herz und erleichtert die Atmung. *Quelle: Schön J. Lagerung. In: Köther I (Hrsg.): Altenpflege. 4. Auflage. Stuttgart: Thieme; 2016. Foto: © A. Fischer/Thieme.*

Antwort b)

- Blutzucker
- Blutdruck
- Pulsfrequenz
- Atemfrequenz
- Hautkolorit.

Antwort c)

Die Symptome von Frau S. (hochgradige Dyspnoe, hörbare Rasselgeräusche, Kaltschweißigkeit und Zyanose) in Verbindung mit der bestehenden Herzinsuffizienz lassen als Ursache der Zustandsverschlechterung ein **Lungenödem** vermuten, das durch eine akute Verschlechterung (**Dekompensation**) der Herzinsuffizienz eintrat. Dieses ist immer als **medizinischer Notfall** zu klassifizieren und erfordert in der Regel eine intensivmedizinische Betreuung. Ein Notarzt sollte deshalb **auf jeden Fall** informiert werden.

Aufgabe 2

Bei Patienten mit Atemproblemen kann bei bestimmten Indikationen auf den Kutschersitz oder die Torwartstellung zurückgegriffen werden. Erläutern Sie diese beiden Maßnahmen und stellen Sie dar, wie Sie dazu anleiten würden.

KB I.4.a

Antwort

Bei beiden Maßnahmen handelt es sich um **atemerleichternde Haltungen**. Sie werden v. a. bei Asthmaanfällen und bei COPD zur Erleichterung der Atemarbeit eingesetzt. Mitunter nehmen die Patienten instinktiv von selbst eine solche Haltung ein.

Abb. 11.2 Pflegemaßnahme „Lippenbremse".

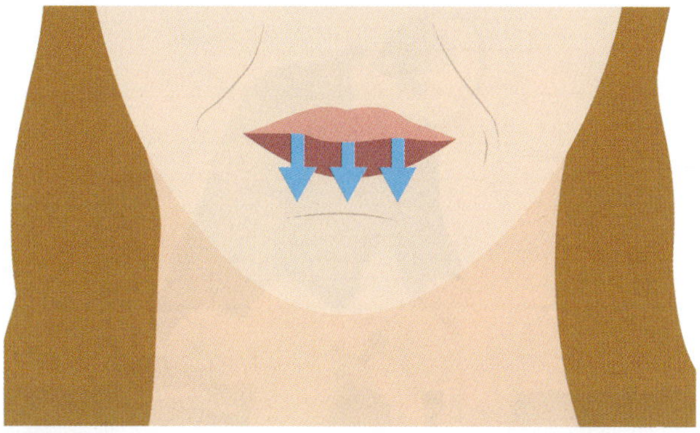

Bei der Lippenbremse wird bei normaler Atmung gegen die locker aufeinanderliegenden Lippen ausgeatmet. Der dadurch erhöhte Widerstand bei der Ausatmung erhöht den Luftdruck in den Bronchien, was einen Kollaps der Atemwege verhindert. Die Maßnahme kommt vor allem bei Asthma bronchiale und der chronisch obstruktiven Lungenerkrankung (COPD) zum Einsatz. *Quelle: I care Krankheitslehre. 2. Auflage. Stuttgart: Thieme; 2020.*

Kutschersitz • Er ermöglicht dem Brustkorb, sich inspiratorisch optimal zu weiten und unterstützt so die tiefe Einatmung.

Die Pflegefachperson ermuntert den sitzenden Pflegeempfänger, seine **Unterarme** auf seinen Oberschenkeln **aufzustützen**, wodurch das Gewicht des Oberkörpers auf den Armen ruht. Die **Beine** sollen **geöffnet** sein, die Fußspitzen leicht nach außen zeigen. Die **Hände hängen herab**, der **Rücken** ist entspannt **gerundet** (▶ Abb. 11.3). Diese Position entlastet die Atemhilfsmuskulatur bei der Stabilisierung des Rumpfes, sodass sie das Zwerchfell bei der Einatmung unterstützen kann.

Torwartstellung • Auch sie zielt auf einen optimalen Einsatz der Atemhilfsmuskulatur bei gleichzeitiger Weitung des Brustkorbs ab.

Für die Torwartstellung ist kein Sitzplatz nötig. Die Pflegefachperson leitet den Betroffenen an, mit leicht **gespreizten Beinen** und **gebeugten Knien** zu stehen. Der **Oberkörper** ist dabei **nach vorn** geneigt. Der Betroffene stützt sich mit den Händen kurz oberhalb der Knie **auf den Oberschenkeln** ab, wobei die Finger nach innen und die Ellenbogen nach außen zeigen (▶ Abb. 11.4).

PRAXISTIPP

Torwartstellung

Rufen Sie sich für die Anleitung des Pflegekunden die typische Körperhaltung eines Torwarts in Erinnerung und versuchen Sie, Ihrem Pflegekunden dieses Bild zu vermitteln. Der Oberkörper entspannt sich in dieser Haltung, was die Atmung erleichtert.

Aufgabe 3

Bei Frau S. wurde u. a. die Diagnose „Herzinsuffizienz“ gestellt.

a) Definieren Sie dieses Krankheitsbild und nennen Sie die häufigsten Ursachen.

b) Erläutern Sie die unterschiedlichen Formen, die Pathogenese und die Symptome. Berücksichtigen Sie dabei den Zusammenhang zwischen einer Herzinsuffizienz und einer Atemnot, wie sie nun bei Frau S. aufgetreten ist.

KB I.3.a

Antwort a)

Definition **Herzinsuffizienz**

Bei einer Herzinsuffizienz (Herzschwäche) ist das Herz nicht mehr in der Lage, das vom Körper benötigte Herzzeitvolumen zu liefern. Es kommt zu einem Missverhältnis zwischen Sauerstoffbedarf und Sauerstoffangebot. Die Organe können nicht mehr ausreichend mit Sauerstoff versorgt werden.

Ursachen • Einer Herzinsuffizienz gehen in vielen Fällen eine Koronare Herzkrankheit (**KHK**), ein **Myokardinfarkt** oder/und eine **arterielle Hypertonie** voraus.

Antwort b)

Formen • Man unterscheidet u. a.:

- nach zeitlichem Verlauf: Die **chronische Herzinsuffizienz** entwickelt sich über einen längeren Zeitraum. Die **akute Herzinsuffizienz** entwickelt sich plötzlich (als Dekompensation einer chronischen Herzinsuffizienz oder ohne vorbestehende Herzinsuffizienz).
- nach betroffenem Ventrikel: **Linksherzinsuffizienz**, **Rechtsherzinsuffizienz** oder **Globalinsuffizienz** (beide Ventrikel betroffen).

Pathogenese • Der geschwächte Herzmuskel pumpt eine geringere Blutmenge, sodass das Schlagvolumen und nachfolgend der arterielle Druck sinken und die Organe und peripheren Gewebe schlechter durchblutet werden (sog. **Vorwärtsversagen**). Am Ende der Systole bleibt eine größere Blutmenge im Ventrikel zurück, weshalb während der Diastole weniger Blut nachströmen kann. Das Blut staut sich vor dem Ventrikel (sog. **Rückwärtsversagen**). Bei einem Rückwärtsversagen des linken Ventrikels staut sich das Blut im Lungenkreislauf und die Nachlast (Widerstand, gegen den der Ventrikel anpumpen muss) des rechten Ventrikels steigt (▶ Abb. 11.5). Diese Mehrbelastung schädigt langfristig den rechten Ventrikel, eine Globalinsuffizienz entsteht.

Abb. 11.3 Kutschersitz.

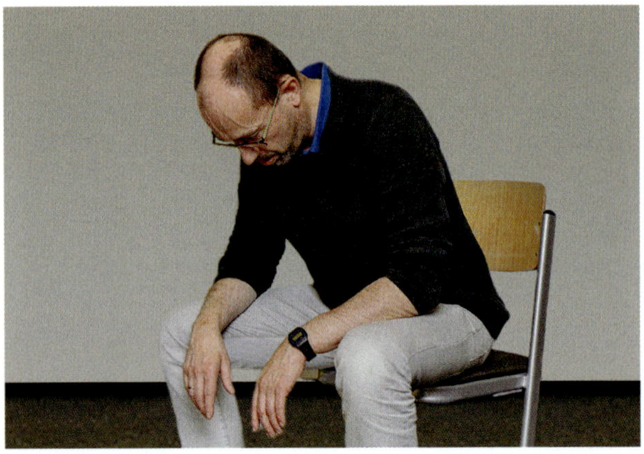

Der Kutschersitz erleichtert dem Betroffenen die Atmung, da in dieser Haltung die Atemhilfsmuskulatur gut eingesetzt werden kann. *Quelle: Koch S, Burmann L. Atemerleichternde Haltungen. In: retten – Notfallsanitäter. 1. Auflage. Stuttgart: Thieme; 2023. Foto: © K. Oborny/Thieme.*

Abb. 11.4 Torwartstellung.

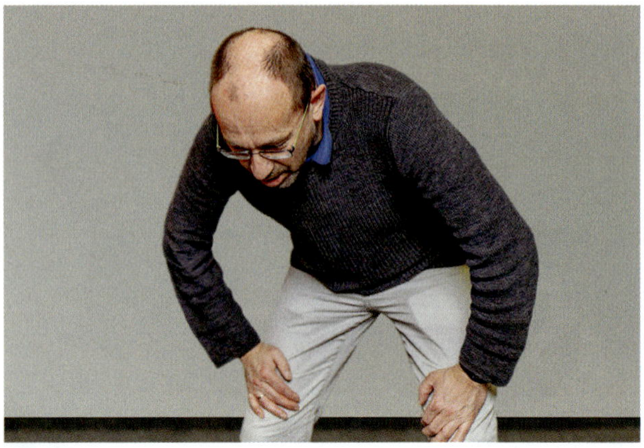

Auch die Torwartstellung ist eine atemerleichternde Haltung. Sie kann angewendet werden, wenn keine Sitzgelegenheit vorhanden ist oder wenn der Betroffene sich stehend wohler fühlt. *Quelle: Koch S, Burmann L. Atemerleichternde Haltungen. In: retten – Notfallsanitäter. 1. Auflage. Stuttgart: Thieme; 2023. Foto: © K. Oborny/Thieme.*

Abb. 11.5 Pathophysiologischer Prozess der Herzinsuffizienz.

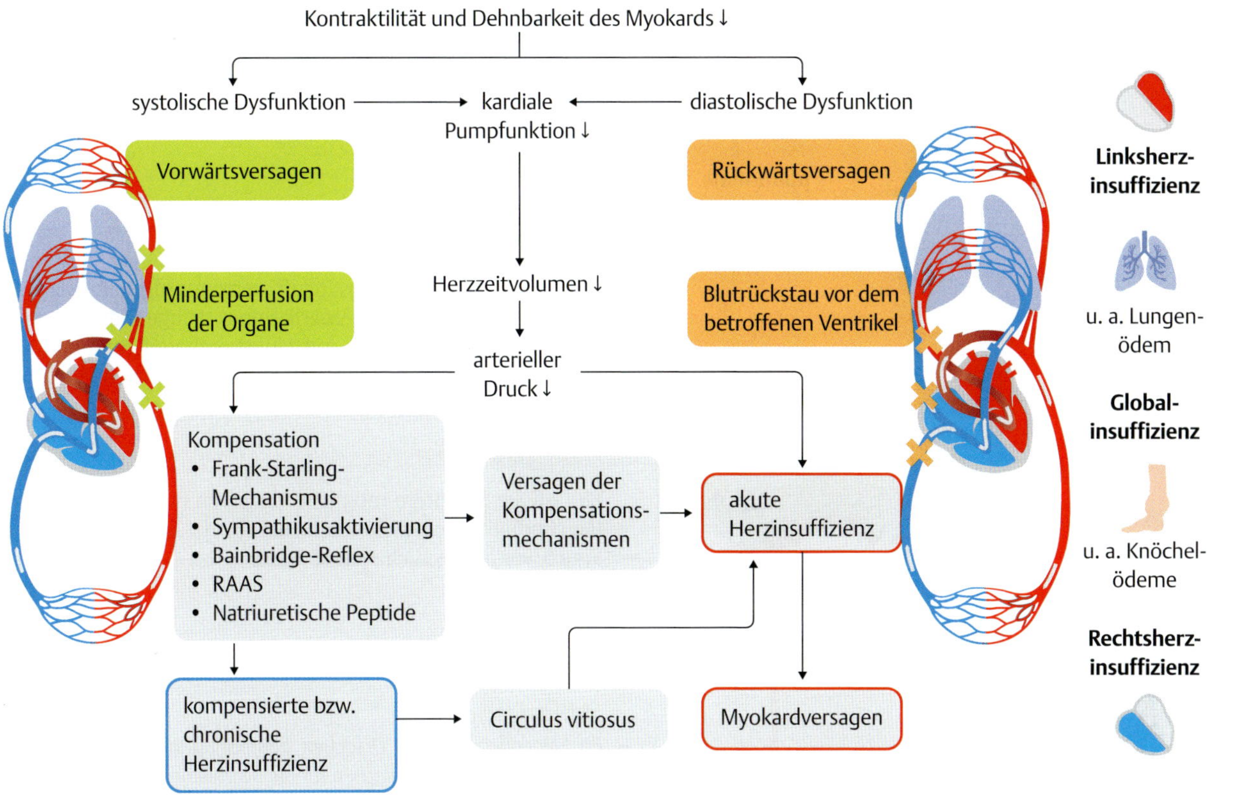

Eine systolische und diastolische Funktionsstörung reduziert die Pumpfunktion des Herzens mit nachfolgendem Vorwärts- und Rückwärtsversagen. Kompensationsmechanismen setzen ein, in vielen Fällen entwickelt sich eine chronische Herzinsuffizienz. Versagen die Kompensationsmechanismen sofort oder im Verlauf, entwickelt sich eine akute Herzinsuffizienz. *Quelle: Binting B. Herzinsuffizienz. In: retten – Notfallsanitäter. 1. Auflage. Stuttgart: Thieme; 2023. Illustration Herz-Kreislauf-System: Schünke M, Schulte E, Schumacher U. Prometheus. LernAtlas der Anatomie – Allgemeine Anatomie und Bewegungssystem. Illustrationen von M. Voll und K. Wesker. 6. Auflage. Stuttgart: Thieme; 2022.*

Der Körper versucht zunächst, über verschiedene Kompensationsmechanismen, das Herzzeitvolumen und den systemischen Blutdruck zu steigern. Hierzu zählen u. a.:

- **Frank-Starling-Mechanismus:** Erhöht sich kurzfristig die Vor- bzw. Nachlast, steigen Herzzeitvolumen und Schlagkraft, da sich die Herzmuskelzellen stärker kontrahieren.
- **Sympathikus:** Seine Aktivierung erhöht über eine Noradrenalin-Ausschüttung die Kontraktionskraft, die Herzfrequenz und den Blutdruck.
- **Renin-Angiotensin-Aldosteron-System:** Die Aktivierung des RAAS steigert die Wasserretention in der Niere. Das erhöhte Flüssigkeitsvolumen führt zu einem Blutdruckanstieg und damit indirekt einem Anstieg der Herzleistung (Schlagkraft und Herzzeitvolumen). Das RAAS stimuliert außerdem den Sympathikus.

Bei einer chronischen **kompensierten Herzinsuffizienz** kann über diese Mechanismen das Herzzeitvolumen so weit gesteigert werden, dass zumindest in Ruhe keine Symptome auftreten. Allerdings reagiert der Herzmuskel mit der Zeit weniger empfindlich auf die Sympathikusaktivierung, der Blutdruckeffekt bleibt aber erhalten. Der wieder schwächer werdende Ventrikel muss nun gegen einen erhöhten peripheren Widerstand anpumpen (sog. Circulus vitiosus). Wegen des erhöhten Flüssigkeitsvolumens füllt sich der Ventrikel nach wie vor verstärkt und weitet sich. Das Schlagvolumen sinkt wieder. Letztlich kann die kompensierte Herzinsuffizienz dekompensieren, d. h., dass die Herzleistung nicht mehr genügt, um das Blut ausreichend durch den Körper zu pumpen. Symptome treten dann bereits in Ruhe auf.

Die chronische Herzinsuffizienz kann bei Verschlechterung in eine **akute Herzinsuffizienz** übergehen. Diese kann auch sofort auftreten, wenn die Kompensationsmechanismen von vornherein nicht ausreichen.

Symptome • Eine solche „Pumpschwäche" des Herzmuskels **mindert** v. a. die körperliche, aber auch die geistige **Leistungsfähigkeit**. Als weitere Folge können sich **Ödeme** bilden. Sie sind zum einen durch den Rückstau des Blutes vor dem betroffenen Ventrikel bedingt, zum anderen durch die kompensatorische Volumensteigerung, die über die RAAS-vermittelte vermehrte Wasserretention in der Niere erreicht wird. Prinzipiell können alle Organe ödematös verändert sein. Bei Rechtsherzinsuffizienz bilden sich Ödeme v. a. in den Beinen, wie es auch bei Frau S. in der Vergangenheit immer wieder der Fall war. Bei Linksherzinsuffizienz staut sich das Blut im Lungenkreislauf, wodurch im Lungengewebe Ödeme entstehen können (sog. kardiales Lungenödem; ▶ **Abb. 11.6**).

Definition Kardiales Lungenödem

*Als „kardiales Lungenödem" wird eine **Flüssigkeitsansammlung im Lungengewebe** und/oder in den Lungenbläschen bezeichnet, die durch eine Herzerkrankung (in der Regel eine **Linksherzinsuffizienz**) verursacht wird.*

Abb. 11.6 Entstehung eines kardialen Lungenödems.

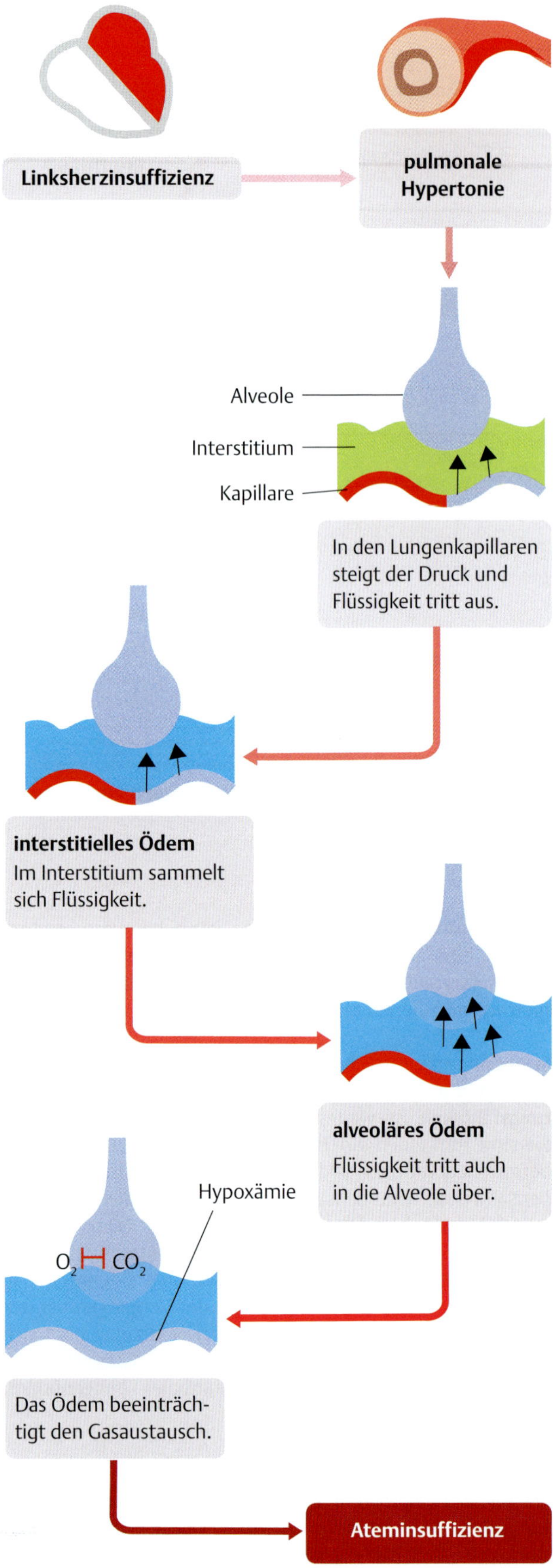

Ursache des kardialen Lungenödems ist in der Regel eine Linksherzinsuffizienz. Es kann aber auch Folge eines Myokardinfarkts oder einer Herzklappenerkrankung sein. *Quelle: Frieß C. Kardiales Lungenödem. In: retten – Notfallsanitäter. 1. Auflage. Stuttgart: Thieme; 2023.*

Diese Flüssigkeitsansammlung in der Lunge macht sich insbesondere im Liegen als **Atemnot (Dyspnoe)** bemerkbar. Weitere typische Symptome sind:

- rasselndes Atemgeräusch
- Kaltschweißigkeit
- tachykarder Puls
- schaumiger Auswurf.

Die Beinödeme von Frau S. lassen vermuten, dass ihre diagnostizierte Herzinsuffizienz bisher v. a. rechtsseitig betont war. Da sie in Ruhe keine Symptome zeigte, ist von einer kompensierten Rechtsherzinsuffizienz auszugehen. Die nun aufgetretene Akutsymptomatik eines Lungenödems weist auf eine Dekompensation mit Linksherzbeteiligung und damit auf die Ausbildung einer Globalherzinsuffizienz hin.

Aufgabe 4

Führen Sie 5 weitere mögliche Ursachen einer Atemnot auf. Begründen Sie, ob diese Ursachen für die Symptomatik von Frau S. verantwortlich sein können.
KB I.3.a

Antwort

Prüfungstipp

Im Folgenden sind 10 Ursachen beispielhaft herausgegriffen. Sie können auch andere Ursachen für die Bearbeitung der Aufgabe auswählen.

- **Lungenembolie:** Diese Ursache ist bei Frau S. in Betracht zu ziehen. Das plötzliche Auftreten der Atemnot spricht dafür, auch ist Frau S. aufgrund ihrer Immobilität thrombosegefährdet. Zwar fehlt der typische Brustschmerz, allerdings sind die Symptome einer Lungenembolie v. a. in leichteren Fällen nicht eindeutig.
- **akuter Myokardinfarkt:** Auch diese Ursache ist denkbar, da Frau S. u. a. mit ihrem Übergewicht und ihren Rauchgewohnheiten in der Vergangenheit zur Risikogruppe zählt und ihr Herz bereits vorgeschädigt ist. Außerdem erlebte sie mit dem Schlaganfall bereits ein thromboembolisches Geschehen.
- **Asthma-Anfall:** Da bei Frau S. keine Asthma-Erkrankung bekannt ist, ist diese Ursache weniger wahrscheinlich – wenn auch nicht auszuschließen. Es ist möglich, dass Frau S. eine Asthma-Erkrankung entwickelt hat.
- **COPD-Exazerbation:** Eine Exazerbation setzt eine vorbestehende, mittel- oder hochgradige COPD voraus. Eine solche Vorgeschichte ist bei Frau S. nicht bekannt, obwohl sie als ehemals langjährige Raucherin zur Risikogruppe für diese Erkrankung zählt. Die Exazerbation ist daher als Ursache eher unwahrscheinlich.
- **Pneumonie:** Da Frau S. kurz zuvor noch keine Atembeschwerden hatte, ist bei ihr eine Pneumonie als Ursache für die plötzliche Atemnot nicht wahrscheinlich.
- **Spannungs- oder Pneumothorax:** Bei vorgeschädigter Lunge, wie sie bei Frau S. wegen ihrer langjährigen Rauchgewohnheiten durchaus vorliegen könnte, kann gerade bei älteren Menschen durch das Reißen emphysematös veränderter Lungenbläschen ein sekundärer Pneumothorax entstehen. Als seltene, aber lebensbedrohliche Komplikation tritt infolgedessen ein Spannungspneumothorax auf. Diese Ursache der Atemnot ist bei Frau S. prinzipiell denkbar.
- **Stoffwechselentgleisungen:** Hierzu zählt z. B. die diabetische Ketoazidose infolge einer Hyperglykämie. Sie geht mit dem Gefühl der Atemnot einher, betrifft allerdings in

erster Linie Typ-1-Diabetiker. Da Frau S. Typ-2-Diabetikerin ist und keine weiteren Symptome der diabetischen Ketoazidose zeigt (z. B. gesteigerte Urinausscheidung, Bewusstseinseintrübungen) ist diese Ursache eher unwahrscheinlich.
- **Vergiftung:** Intoxikationen sind selten, aber nie ganz auszuschließen.
- **emotionaler Stress:** Frau S. machte bei der morgendlichen Versorgung keinen gestressten Eindruck, sondern benahm sich wie gewohnt.
- **Aspiration:** Frau S. isst gern. Es ist nicht auszuschließen, dass sie sich einen kleinen Happen für vor dem Frühstück aufgehoben hat. Ihre liegende Position erhöht das Risiko des Verschluckens. Das plötzliche Auftreten der Atemnot und das Unvermögen zu sprechen würden zu einer Aspiration passen.

ACHTUNG

Bei einem kognitiv eingeschränkten Pflegeempfänger sollte an die Möglichkeit einer Fremdkörperaspiration gedacht werden.

! Merke Ursachen für Atemnot

Die Hauptursachen einer Atemnot liegen entweder im Bereich des Herzens oder der Lunge:
- *Ursachen aus dem Bereich des Herzens werden als* ***kardiale Ursachen*** *bezeichnet.*
- *Ursachen aus dem Bereich der Lunge werden als* ***pulmonale Ursache*** *bezeichnet.*

Aufgabe 5

a) Definieren Sie die Fachbegriffe Dyspnoe, Orthopnoe und Apnoe.
b) Stellen Sie die Ausprägung der Dyspnoe in den einzelnen Stadien der Herzinsuffizienz nach NYHA (New York Heart Association) übersichtlich dar.

KB I.3.a

Antwort a)

- **Dyspnoe:** Subjektiv empfundene erschwerte Atmung mit Kurzatmigkeit (Atemnot)
  - Belastungsdyspnoe: Atemnot bei körperlicher Anstrengung
  - Ruhedyspnoe: Atemnot im Ruhezustand
- **Orthopnoe:** Dyspnoe, die sich im Liegen verstärkt, höchste Stufe der Atemnot. Die Atemnot kann lediglich in aufrechter Körperhaltung und unter Zuhilfenahme der Atemhilfsmuskulatur ertragen werden.
- **Apnoe:** Atemstillstand.

Antwort b)

Die Herzinsuffizienz wird nach NYHA in 4 Stadien eingeteilt (▶ Tab. 11.1), die sich nach den **subjektiven Beschwerden** richten. Neben der Dyspnoe werden dabei allgemeine Schwäche und Müdigkeit, Zyanose, Angina-pectoris-Beschwerden, nächtliches Wasserlassen, Kälte der Extremitäten und Ödeme berücksichtigt.

Tab. 11.1 Auftreten von Dyspnoe in den verschiedenen Stadien der Herzinsuffizienz (nach NYHA).

Stadium	subjektiv empfundene Ausprägung der Dyspnoe
I	Beschwerdefreiheit auch unter Belastung bei diagnostizierter Herzinsuffizienz
II	Dyspnoe tritt bei stärkerer körperlicher Beanspruchung auf, z. B. beim Treppensteigen oder Tragen schwerer Lasten
III	Dyspnoe tritt bei geringer Belastung auf, z. B. beim An- und Auskleiden. Beim Gehen auf ebener Fläche muss der Bewohner ca. alle 100 m eine Pause machen.
IV	Dyspnoe tritt bereits in Ruhe auf, z. B. beim Fernsehen oder im Liegen. Der Bewohner ist zu kurzatmig, um sein Zimmer zu verlassen. Selbst Tätigkeiten wie Reden führen bei ihm zur Luftnot.

Aufgabe 6

Frau S. zeigt eine deutliche Dyspnoe. Identifizieren Sie in der beschriebenen Akutsituation 5 diesbezügliche Beobachtungskriterien. Ordnen Sie diesen Kriterien die Beobachtungen zu, die in der Fallgeschichte erwähnt werden. Leiten Sie daraus eine Beurteilung der Dyspnoe von Frau S. ab (Schwere, Form).

KB I.3.a

Tab. 11.2 Beobachtungskriterien bei Dyspnoe im Fall von Frau S.

Kriterium	Beobachtung
Atemfrequenz und -tiefe	Frau S. zeigt eine erhöhte Atemfrequenz mit Luftnot, den genauen Wert erfasst die Pflegefachperson im Rahmen ihrer Sofortmaßnahmen.
Atemgeräusche	Es sind bereits mit bloßem Ohr atemsynchrone Rasselgeräusche wahrnehmbar.
Hautfarbe	Die bläuliche Verfärbung der Lippen (Zyanose) weist auf eine verminderte Sauerstoffsättigung des Blutes hin, die Kaltschweißigkeit auf eine beginnende Kreislaufzentralisation.
Bewusstseinslage	Frau S. ist bewusstseinsklar.
Gesamteindruck (Angst, Stress) und Gesichtsausdruck	Frau S. wirkt panisch, ihr Gesichtsausdruck lässt auf große Angst schließen.

Antwort

▶ Tab. 11.2.

Die gemachten Beobachtungen weisen auf eine hochgradige, akute Dyspnoe (Ruhedyspnoe) hin.

Aufgabe 7

Als es Frau S. wieder besser geht, überprüfen Sie Ihre Informationssammlung/SIS® und die dazugehörige Maßnahmenplanung. Sie stellen fest, dass die eingeschränkte Atmung von Frau S. dort bisher nicht berücksichtigt wurde. Sie planen, diese Informationen zeitnah zu ergänzen.

a) Nennen Sie die passende Kategorie der ABEDLs der Informationssammlung und das passende Themenfeld der SIS®.

b) Formulieren Sie einen Muster-Eintrag zur Beschreibung der aktuellen Einschränkung von Frau S.
c) Nennen Sie 5 spezifische Pflegemaßnahmen, die sich ab sofort für die Versorgung von Frau S. anbieten.

KB I.3.a

Antwort a)

- ABEDL I.3: vitale Funktionen aufrechterhalten können
- Themenfeld 3 der SIS®: Krankheitsbezogene Anforderungen und Belastungen.

Zusatzinfo Themenfelder der SIS®

1. *Kognition und Kommunikation*
2. *Mobilität und Bewegung*
3. *Krankheitsbezogene Anforderungen und Belastungen*
4. *Selbstversorgung*
5. *Leben in sozialen Beziehungen*
6. *Haushaltsführung.*

Antwort b)

Zustand nach jahrzehntelangem Nikotinabusus mit rezidivierender Bronchitis; Zustand nach akuter Atemnot unklarer Genese; seitdem ist Frau S. (wahrscheinlich auch aufgrund ihrer bestehenden Herzinsuffizienz) verstärkt kurzatmig und benötigt bei den Aktivitäten des täglichen Lebens häufiger Pausen.

Antwort c)

Prüfungstipp

Die folgende Aufzählung nennt beispielhaft Pflegemaßnahmen, die für Frau S. vor dem Hintergrund ihrer Dyspnoe infrage kommen. Sie können in Ihrer Antwort auch andere nennen, solange sie spezifisch für die Versorgung von Frau S. sind.

- Pneumonieprophylaxe
- atemerleichternde Positionierung, z. B. nach der VATI-Methode
- Beobachten der Atmung
- tägliche Gewichtskontrolle zum frühzeitigen Erkennen von Ödemen (Wasseransammlungen)
- Überwachung der Flüssigkeitszufuhr
- Überwachen der medikamentösen Therapie
- Beratung und Unterstützung bei der Selbsthilfe, z. B. Anleitung zu Lippenbremse, Torwarthaltung oder Kutschersitz
- Beratung zu gesunder Ernährung, ggf. auch zur Gewichtsreduktion.

Aufgabe 8

Als ehemalige Raucherin und aufgrund ihres fortgeschrittenen Alters zählt Frau S. zur Risikogruppe für das Krankheitsbild „COPD".

a) Definieren Sie „COPD". Beschreiben Sie die Ursache, den Pathomechanismus und 3 typische Symptome dieser Erkrankung.
b) Leiten Sie aus Antwort a) 3 pflegerische Maßnahmen für dieses Krankheitsbild ab.

KB I.3.a

Antwort a)

Definition Chronisch-obstruktive Atemwegserkrankung (COPD)

*Die COPD (Chronic Obstructive Pulmonary Disease) umfasst die **chronischen Lungenerkrankungen**, die durch eine **fortschreitende Atemwegsobstruktion** gekennzeichnet sind. Die Obstruktion kann auch durch die Gabe von Medikamenten (Glukokortikoide, Bronchodilatatoren) nicht völlig aufgehoben werden und ist damit **irreversibel**.*

Ursache • Die COPD entwickelt sich in der Regel aus einer **chronischen Bronchitis.**

Pathomechanismus • Bei Schleimhautreizung geben die Schleimhautdrüsen der unteren Atemwege einen schützenden Schleim ab. Besteht die Reizung fort, vermehren und vergrößern sich die Schleimhautdrüsen und die **Dicke** der Schleimhaut **nimmt zu.** Dies führt zusammen mit einer Vergrößerung der Glattmuskelzellen der Bronchiolenwände zu einer **Verengung** insbesondere der kleineren **Bronchiolen.** Die permanent entzündete Schleimhaut wird überempfindlich gegenüber auch kleineren Reizen, wodurch es häufiger zu **Bronchospasmen** kommt. Die Flimmerhärchen sind irgendwann so in Mitleidenschaft gezogen, dass sie das Sekret nicht mehr richtig abtransportieren können. Die fortlaufende Schädigung führt dazu, dass sich die Schleimhaut der Lunge **bindegewebig umbaut** und verdickt. In der Folge sind die Atemwege dauerhaft verengt – man spricht nun von einer COPD.

Im fortgeschrittenen Erkrankungsstadium sinkt die Stabilität der Wände der Bronchien und Bronchiolen, sodass diese bei verstärkter Ausatmung kollabieren. Dies erhöht den exspiratorischen Atemwegswiderstand, sodass der Druck in der Lunge während der Ausatmung ansteigt. Dadurch werden die Alveolen überdehnt. Letztlich entsteht ein **Lungenemphysem** (▶ Abb. 11.7).

Symptome

- **massiver Auswurf:** Schleimige Konsistenz, weiß bis gelblich. Insbesondere am Morgen nach dem Aufwachen kommt es zu vermehrtem Abhusten des zähen Schleims.
- **Husten:** chronischer Husten
- **Atemnot:** anfangs lediglich bei Belastung, bei ausgeprägtem Krankheitsbild auch in Ruhe
- **auffällige Atemgeräusche:** typisches Pfeifen und Giemen, insbesondere bei der Ausatmung
- **häufige Infekte:** Wegen der vorgeschädigten Schleimhaut können sich Viren und Bakterien leichter ansiedeln.

Zusatzinfo Chronische Bronchitis

*Eine Bronchitis wird dann chronisch, wenn Symptome wie Husten und Auswurf über wenigstens 3 Monate in mind. 2 aufeinanderfolgenden Jahren auftreten – so die WHO-Definition. Bei einem chronischen Verlauf sind die Bronchien über längere Zeit oder immer wieder entzündet. Der häufigste Auslöser einer chronischen Bronchitis ist **Rauchen**.*

Abb. 11.7 Entstehung der COPD.

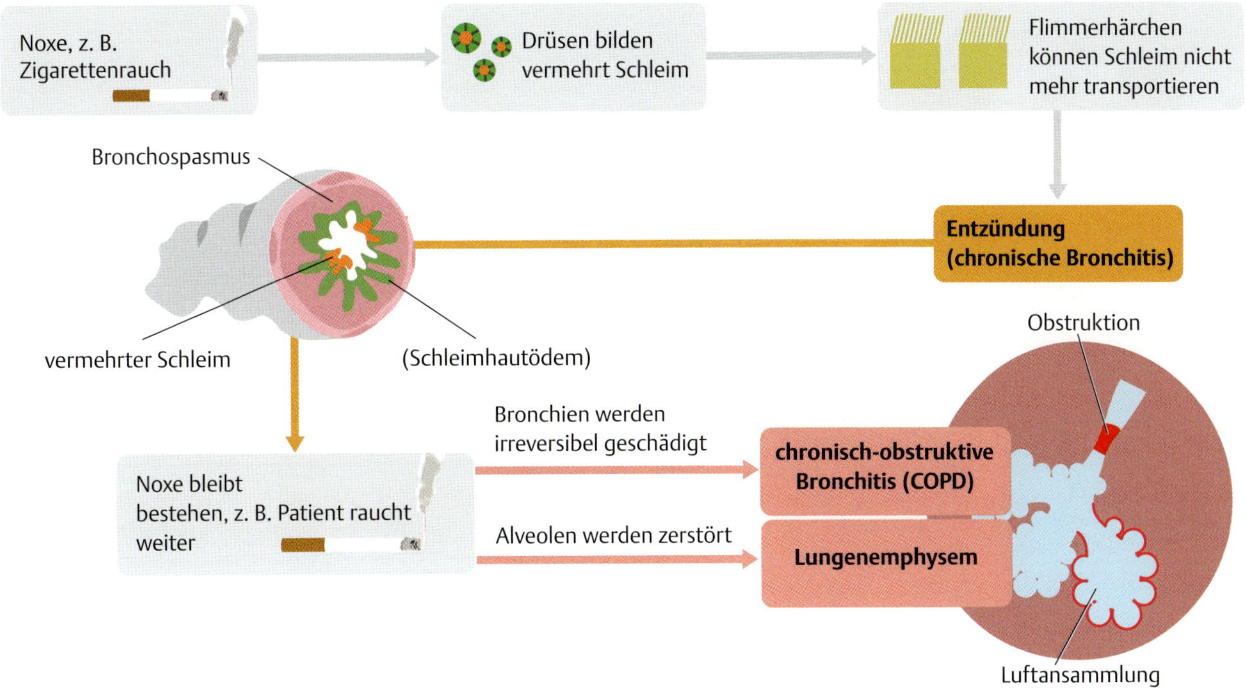

Der Pathomechanismus der COPD beruht auf einem Schutzmechanismus der Lunge. *Quelle: I care Krankheitslehre. 2. Auflage. Stuttgart: Thieme; 2020.*

Antwort b)

Bei bereits bestehender COPD muss die Pflegefachperson v. a. die **ordnungsgemäße Durchführung** der medikamentösen Therapie **sicherstellen**. Geeignetes Instrument hierfür sind regelmäßige Visitenvorstellungen.

Viele bei Lungenerkrankungen eingesetzte Medikamente werden per Inhalation eingenommen. Die Pflegefachperson muss **beobachten**, ob der Betroffene mit der Anwendung zurechtkommt und ggf. regelmäßig **Hilfestellung** leisten.

Falls der Pflegeempfänger nicht gut **abhusten** kann, sollte ihn die Pflegefachperson durch geeignete **Hilfestellungen** unterstützen: Kutschersitz und Torwarthaltung ermöglichen ein leichteres Abhusten. Bei multimorbiden Pflegekunden kann auch **Absaugen** nötig sein.

Menschen mit COPD sind sehr anfällig für Atemwegsinfekte. Ein regelmäßiges Umlagern dient der Pneumonieprophylaxe. Sobald eine Erkältungswelle beim Personal auftritt, sollte mit **Mund-Nase-Schutz** gepflegt werden.

Auch in einem späten Stadium der Erkrankung kann ein Rauchverzicht den Zustand des Betroffenen verbessern. Die Pflegefachperson kann bei Bedarf **zur Rauchentwöhnung beraten**. Sie kann den Kontakt zu Selbsthilfegruppen vermitteln und den Pflegeempfänger bei einem gewollten Entzug aktiv unterstützen.

Zusatzinfo Prophylaktische Maßnahmen

Erkältungen, Husten oder auch eine Bronchitis sollten immer vollständig ausheilen. Sollte ein Pflegeempfänger häufiger daran erkranken oder immer wieder Husten haben, ist eine zielgerichtete Diagnostik durch den Arzt mit anschließender medikamentöser Therapie entscheidend. Den Prozess begleitet die Pflegefachkraft. Bei der Gabe der Medikamente unterstützt sie je nach Einschränkung des Pflegekunden individuell. Die medikamentöse Therapie muss so lange fortgesetzt werden, bis der Infekt vollständig ausgeheilt ist.

12 68-Jähriger mit chronischer Wunde

Karl Ferdinand L., 68 Jahre alt, ist ein ehemaliger Bergmann, der sich selbst gern „Charlie" nennt. Nach fast 40 Jahren unter Tage wurde er vor 11 Jahren wegen seiner „Staublunge" frühberentet, die als Berufskrankheit anerkannt ist. Seit seiner Jugend ist er starker Raucher, wovon ihn auch seine Lungenerkrankung nicht abbringen konnte. Auch heute raucht er noch ca. 60 Zigaretten am Tag.

Als Frührentner kommt er mit seiner Rente in der kleinen Mietwohnung gut zurecht. Seine drei Söhne besuchen ihn nur hin und wieder. Da er sich nach der Scheidung von seiner Frau nie viel um sie gekümmert hat, ist der Kontakt nicht sehr eng.

Vor 8 Tagen wurde Herr L. wegen eines schweren Myokardinfarkts vom Rettungsdienst eingeliefert. Sie lernen ihn heute nach seiner Bypass-OP auf Normalstation kennen. Ihre PDL beschreibt ihn als „echtes Ruhrpottkind vom alten Schlag": Er raucht, er trinkt gern sein tägliches Bier, er braucht zweimal pro Woche seine Currywurst mit Pommes – andernfalls fühlt er sich nicht gut. Sein BMI ist mit 35 zu hoch, aber das stört ihn nicht. Er sagt: „Ich fühle mich wohl, so wie ich bin. Außerdem kann ich mich eh nicht so viel bewegen, wie alle mir ständig predigen. Meine Currywurst bringt mir immer mein Freund Willy vorbei. Die Würstchenbude ist 100 m die Straße runter hinter der Tanke. So weit kann ich gar nicht mehr laufen, schon nach einer kurzen Strecke tut mir rechts das Bein weh – sonst schmerzt ja nur der Fuß. Und einfach rumstehen und Pause machen will ich nicht, da komme ich mir doof vor. Mich kennt hier ja jeder. Die denken dann, der Charlie ist aber alt geworden." Er fügt noch hinzu, dass alle – sogar Willy – sagen, er solle mit dem Rauchen aufhören, weniger Fett essen, weniger Alkohol trinken. „Ja klar. Und wofür lebe ich dann noch?"

Sie entnehmen der Patientenakte folgende Diagnosen:

- Myokardinfarkt nach 2-Gefäß-KHK (RIVA mit Stenose 95 %, RCA mit Stenose 50 %)
- typische Symptome einer Linksherzinsuffizienz Grad III (NYHA-Skala) nach Bypass-Anlage an der RIVA aus der linken Beinvene und Dilatation mit Stent an der ACD.

Als Sie Herrn L. die Thrombosestrümpfe anziehen, entdecken Sie eine kleine, trockene Wunde seitlich an seinem rechten Fuß, die bisher anscheinend nicht aufgefallen war. Die Wundränder sind klar abgegrenzt, der Wundgrund ist dunkel. Die Wunde hat einen Durchmesser von ca. 1 cm, die Umgebung der Wunde ist unauffällig. Sie sprechen Herrn L. darauf an. Er antwortet: „Die hab' ich schon ewig, die geht irgendwie nicht weg." Auf Ihre Frage, ob die Wunde therapeutisch versorgt würde, sagt er: „Ach was, ich war ewig nicht beim Arzt. Das ist doch nichts Großes."

Aufgaben

Lesen Sie die Fallgeschichte sorgfältig durch, bevor Sie mit der Bearbeitung der folgenden Aufgaben beginnen. Berücksichtigen Sie dabei die geschilderte Situation.

Aufgabe 1

Bei Herrn L. wurde eine Bypass-Operation durchgeführt. Dabei wurde der Brustkorb eröffnet (Thorakotomie), indem das Brustbein mittig längs durchtrennt wurde (Sternotomie).

a) Beschreiben Sie 3 Pflegemaßnahmen, die spezifisch für die ersten Tage nach Thorakotomie sind. **12 Punkte**

b) Stellen Sie kurz 2 weitere postoperative Pflegemaßnahmen dar, die nach einem herzchirurgischen Eingriff im Vordergrund stehen. **4 Punkte**

Aufgabe 2

In der Patientenakte finden Sie folgende Informationen: Myokardinfarkt nach 2-Gefäß-KHK (RIVA mit Stenose 95 %, RCA mit Stenose 50 %).

a) Ergänzen Sie in ▶ **Abb. 12.1** die fehlenden Beschriftungen und beschreiben Sie die Blutversorgung des Herzmuskels. Ordnen Sie dabei den Gefäßen ihren jeweiligen Versorgungsbereich zu. Beziehen Sie sich dabei auf den ausgeglichenen Versorgungstyp. **12 Punkte (Beschriftung 4 P, Beschreibung + Zuordnung 8 P)**

b) Erläutern Sie die Informationen aus der Patientenakte. Ziehen Sie daraus einen Rückschluss auf die Schwere des Infarkts von Herrn L. **3 Punkte**

Aufgabe 3

a) Geben Sie 2 Prophylaxen an, die bei Herrn L. postoperativ besonders wichtig sind. Begründen Sie Ihre Auswahl ausführlich. **6 Punkte**

b) Stellen Sie mit kurzer Begründung 2 weitere Prophylaxen zusammen, die bei Herrn L. berücksichtigt werden müssen. **4 Punkte**

Aufgabe 4

Die Wunde am rechten Fußrücken von Herrn L. ist scharf abgegrenzt und hat einen dunklen Wundgrund.

a) Entwickeln Sie eine Verdachtsdiagnose. Identifizieren Sie dafür in der Fallgeschichte Hinweise auf die Grunderkrankung, in deren Verlauf die Wunde entstand. Listen Sie anschließend 3 Fragen auf, die Sie Herrn L. stellen, um Ihre Verdachtsdiagnose zu festigen. Begründen Sie Ihre Auswahl. **9 Punkte (Hinweise 3 P, Fragen + Begründung 6 P)**

b) Wählen Sie 3 einfach durchzuführende Untersuchungen aus, mit denen Sie Ihre Verdachtsdiagnose untermauern können. Ergänzen Sie die Untersuchungsergebnisse, die Sie erwarten. **6 Punkte**

c) Stellen Sie den Zusammenhang zwischen der von Ihnen vermuteten Grunderkrankung, den von Herrn L. geschilderten Symptomen und der Entstehung der Wunde auf dem Fußrücken dar. **6 Punkte**

Aufgabe 5

Arbeiten Sie ausführlich den wesentlichen Unterschied zwischen den pflegerischen Anforderungen bei chronischen und akuten Wunden heraus. Gehen Sie dabei auch auf Herrn L. ein. **8 Punkte**

Aufgabe 6

a) Definieren Sie den Begriff der chronischen Wunde. Nennen Sie anschließend die beiden anderen wichtigen Erkrankungen neben der pAVK, bei denen ein hohes Risiko für chronische Wunden am Bein besteht. **3 Punkte**

b) Beurteilen Sie die chronische Wunde am Fuß von Herrn L. Verwenden Sie dafür die Angaben aus der Fallgeschichte. **6 Punkte**

c) Stellen Sie die Merkmale trockener und nässender chronischer Wunden einander gegenüber. Ergänzen Sie dazu die Angaben in ▶ **Tab. 12.1**. Nennen Sie die Fachbegriffe für chronische Wunden, die aufgrund von Gefäßerkrankungen an Unterschenkel oder Fuß entstehen. **7 Punkte**

Aufgabe 7

a) Formulieren Sie jeweils 3 wichtige Aspekte in der pflegerischen Versorgung des Ulcus cruris arteriosum und des Ulcus cruris venosum. **6 Punkte**

b) Leiten Sie daraus den nächsten Schritt ab, den Sie als Pflegefachperson einleiten müssen, nachdem Sie bei Herrn L. die chronische Wunde entdeckt haben. **2 Punkte**

Aufgabe 8

Erörtern Sie den vermutlichen weiteren Krankheitsverlauf von Herrn L., sollte sich seine Compliance nicht verbessern. Gehen Sie dabei auf mögliche Spätfolgen ein. **6 Punkte**

Abb. 12.1 Versorgung des Myokards.

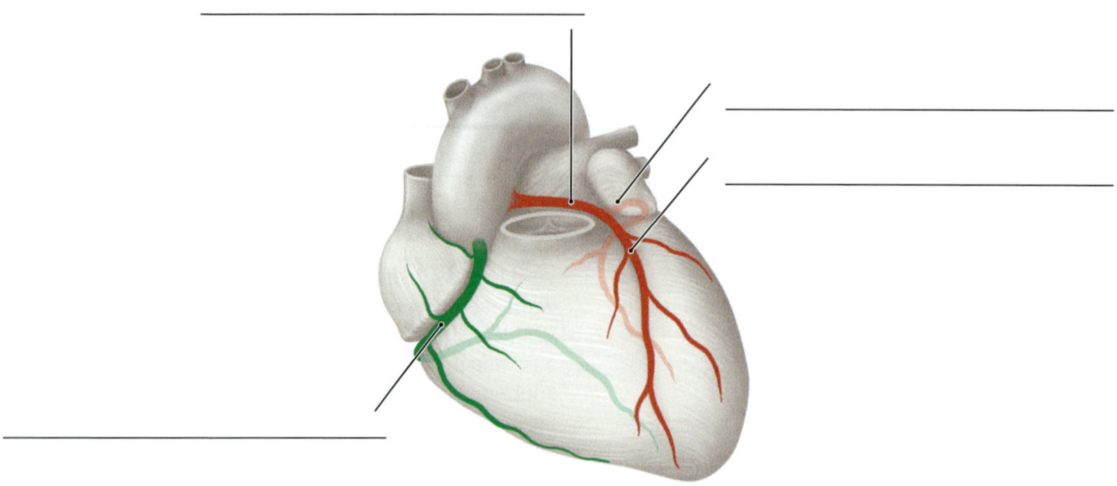

Ergänzen Sie die fehlenden Beschriftungen. *Quelle: Schünke M, Schulte E, Schumacher U: Prometheus LernAtlas der Anatomie – Innere Organe. Illustrationen von Voll M und Wesker K. 6. Auflage. Stuttgart: Thieme; 2022.*

Tab. 12.1 Unterschiede zwischen trockenen und nässenden chronischen Wunden.

Kriterium	trockene Wunde	nässende Wunde
häufige Ursache		
Erscheinungsbild		
häufige Lokalisation		
Wundränder		
Wundgrund		
Entzündungszeichen (bei Infektion)		
Schmerzen		

Lösungshorizont

Aufgabe 1

Bei Herrn L. wurde eine Bypass-Operation durchgeführt. Dabei wurde der Brustkorb eröffnet (Thorakotomie), indem das Brustbein mittig längs durchtrennt wurde (Sternotomie).

a) Beschreiben Sie 3 Pflegemaßnahmen, die spezifisch für die ersten Tage nach Thorakotomie sind.

b) Stellen Sie kurz 2 weitere postoperative Pflegemaßnahmen dar, die nach einem herzchirurgischen Eingriff im Vordergrund stehen.

KB I.3.c, III.2.c + d

Antwort a)

Prüfungstipp

Für den Lösungshorizont wurden beispielhaft 3 Pflegemaßnahmen ausgewählt. Sie können auch andere wählen. Ausschlaggebend für Ihre Wahl sollte sein, dass die Maßnahmen vor allem für die Pflege eines Patienten nach einer Thorakotomie wichtig sind. Dieser Zusammenhang sollte in Ihrer Beschreibung erkennbar sein.

Zu den postoperativen Maßnahmen, die insbesondere bei Patienten nach einer Thorakotomie wichtig sind, zählen:

- Versorgung der Thoraxdrainage
- angepasste Positionierung und Mobilisation
- Atemtraining.

Versorgung der Thoraxdrainage • Im Rahmen der Bypass-Operation wird eine Thoraxdrainage (Mediastinal-, Perikard- und/oder Pleuradrainage) gelegt, damit Sekret, Blut und Luft aus dem Thorax abfließen bzw. abgesaugt werden können. Diese Drainagen müssen deshalb sorgfältig beobachtet und gepflegt werden – auch deshalb, weil sie eine Eintrittsstelle für Keime in den Körper bilden:

- Die Pflegefachperson kontrolliert engmaschig v. a. **Atemfrequenz** und **-rhythmus** des Patienten.
- Sie beobachtet den Patienten hinsichtlich **Schmerzen**, atemsynchronen **Geräuschen** und Anzeichen eines **Hautemphysems**.
- Sie beobachtet und dokumentiert die drainierte **Flüssigkeitsmenge** und **-beschaffenheit** (Aussehen, Konsistenz).
- Sie prüft regelmäßig die **Fixierung** des Schlauchs.
- Sie kontrolliert das Drainagesystem v. a. auf:
  - **Dichtigkeit** und **Sogstärke:** Eine vermehrte Luftblasenbildung im Wasserschloss ist ein Hinweis auf Undichtigkeit des Systems.
  - **Durchgängigkeit** und **Verlauf** der Schläuche: Sie dürfen weder verstopft noch geknickt sein. Die Schläuche sollten nicht zu sehr durchhängen.
- Sie positioniert den Drainagebeutel **unter** Körperniveau des Patienten.
- Hat sich an der tiefsten Stelle des Schlauchs **Flüssigkeit angesammelt**, befördert sie diese in Richtung Sammelgefäß. Dabei muss ein Zurücklaufen der Flüssigkeit in Richtung Patient unbedingt vermieden werden!
- Ist der Verband durchfeuchtet (bzw. spätestens am 2. postoperativen Tag), führt die Pflegefachperson einen **Verbandwechsel** unter aseptischen Bedingungen durch. Dabei prüft sie die Punktionsstelle auf Zeichen einer **Entzündung** und tastet die umgebende Haut vorsichtig auf Anzeichen eines **Emphysems** ab.
- Sie **dokumentiert** ihre Beobachtungen und die von ihr durchgeführten Maßnahmen.

Die Drainagen werden in der Regel am 2. oder 3. postoperativen Tag entfernt.

Angepasste Positionierung und Mobilisation • Nach einer Sternotomie ist das Brustbein erst nach rund **3 Monaten** wieder voll belastungsfähig. Eine zu frühe und einseitige Belastung kann zu einem **dauerhaft instabilen** Brustbein führen. Patienten mit Sternotomie sollten deshalb postoperativ in der 1. Woche in **Rückenlage** schlafen. Bei erhöhter Dekubitusgefahr ist die Positionierung in max. **30°-Seitenlage** möglich. Alternativ kann versucht werden, über **Mikrolagerungen** Abhilfe zu schaffen.

Die **Mobilisation** beginnt bei extubiertem und kreislaufstabilem Patienten bereits einen Tag nach der Operation (Sitzen an der Bettkante, ggf. Stand). Dabei muss in den ersten Wochen u. a. Folgendes beachtet werden:

- Der Patient darf sich nicht ruckartig bewegen.
- Die Arme dürfen nicht über Schulterniveau angehoben werden (kein Bettgalgen!).
- Der Patient darf sich nicht aufstützen.
- Es darf zu keiner einseitigen Belastung des Brustkorbs kommen.
- Das Aufstehen muss ohne Drehen des Brustkorbs (Drehen des Schultergürtels gegen das Becken) als en bloc-Bewegung bewältigt werden.

Ideal ist ein **präoperatives Üben** der alternativen Bewegungsabläufe. Dies war im Fall von Herrn L. nicht möglich. Umso wichtiger ist bei ihm die **postoperative Aufklärung** und **Anleitung** zur Prophylaxe einer Brustbeininstabilität. Hier ist die Zusammenarbeit des gesamten Behandlungsteams (Pflegefachpersonen, Ärzten und Physiotherapeuten) notwendig. Viele Häuser halten entsprechende Merkblätter für die Patienten bereit. Postoperativ kann ein **Mobilisationsstufenplan** hilfreich sein, der zusammen mit den physiotherapeutischen Fachkräften erarbeitet wird.

PRAXISTIPP

Zeichen einer Brustbeininstabilität

Eine Sternuminstabilität ist u. a. an einer Krepitation erkennbar, die beispielsweise beim Husten auftritt.

Atemtraining • Während der Bypass-Operation, die häufig mit Herz-Lungen-Maschine durchgeführt wird, ist die Lunge unzureichend belüftet. Zudem können postoperative Pleuraergüsse Atelektasen hervorrufen. Nach der Operation neigen viele Patienten aufgrund der Schmerzen und ihrer eingeschränkten Mobilität zu einer Schonatmung. Mit im Vordergrund der postoperativen Pflege stehen daher **atemvertiefende Maßnahmen**, z. B. Atemtrainer, atemstimulierende Einreibungen oder Kontaktatmung. Nach Möglichkeit sollte die Pflegefachperson den Patienten bereits vor der Operation zum Umgang mit Atemtrainern anleiten. Dies war bei Herrn L. aufgrund der dringlich durchgeführten OP nicht möglich.

Voraussetzung für die Durchführung der Maßnahmen ist eine größtmögliche **Schmerzfreiheit**. Entsprechende **Medikamente** sollten vor der Durchführung verabreicht werden.

PRAXISTIPP

Schmerzarmes Husten

Durch die atemunterstützenden Maßnahmen löst sich bei vielen Patienten Sekret in den Atemwegen, sodass sie husten müssen. In diesem Fall leitet die Pflegefachperson den Patienten dazu an, die Arme vor der Brust zu kreuzen oder mit beiden Händen leicht auf das Brustbein zu drücken. Diese Haltung reduziert den Druck im Brustkorb und vermindert so Schmerzen und die Belastung des Wundverschlusses.

Die Möglichkeiten, den Patienten atemunterstützend zu **positionieren**, sind wegen der Durchtrennung des Sternums **eingeschränkt**.

Antwort b)

Regelmäßige Kontrolle der Vitalparameter • Nach herzchirurgischen Eingriffen ist in der Regel u. a. die Gefahr von Herzrhythmusstörungen und einer Herzbeuteltamponade erhöht. Aus diesem Grund ist eine **kontinuierliche Monitorüberwachung** in den ersten Tagen nach der Operation notwendig:

- EKG
- Pulsoxymetrie
- Blutdruckmessung (abhängig von der Kreislaufsituation invasiv oder nicht invasiv)
- Blutdruckmessung und zentraler Venendruck
- Blutgasanalysen
- Temperatur.

Im späteren Verlauf müssen die Vitalwerte täglich oder nach ärztlicher Anordnung von der Pflegefachperson kontrolliert werden:

- Atmung
- Blutdruck
- Puls bzw. Herzfrequenz
- Temperatur.

Auffälligkeiten muss die Pflegefachperson an den behandelnden Stationsarzt oder ggf. den Bereitschaftsarzt weiterleiten. Veränderungen der Vitalparameter weisen auf eine **Entzündung** oder andere postoperative **Komplikationen** hin. Bei einem derartigen Verdacht kann die Pflegefachperson ggf. eigenständig eine Blutprobe entnehmen und eine Kontrolle der Entzündungswerte veranlassen. So können Komplikationen rechtzeitig bemerkt und therapiert werden.

Schmerzmanagement • Bei der Sternotomie wird das Brustbein durchtrennt und der Brustkorb mit einem Spreizer aufgedehnt. Dieser Eingriff führt zu **starken postoperativen Schmerzen**. Deshalb führt die Pflegefachperson **regelmäßig** ein **Schmerzassessment** durch und dokumentiert dessen Ergebnis.

Bei unzureichender Schmerzfreiheit muss die Schmerztherapie angepasst werden. Hierfür sollte eine geeignete **Bedarfsmedikation** bereitstehen. Eine ausreichende Schmerzfreiheit ist Voraussetzung für

- eine **steigende Mobilität** des Patienten und damit Bestandteil der Thrombose- und Kontrakturenprophylaxe
- eine **verbesserte Atmung** und damit Bestandteil der Pneumonieprophylaxe.

Wundversorgung • Abhängig vom jeweiligen Hausstandard wird auch die OP-Wunde und die Wunde am Bein (Gefäßentnahme für den Bypass) bedarfsgerecht aseptisch versorgt, in der Regel nach spätestens 3 Tagen. Hierbei achtet die Pflegefachperson auf **Entzündungszeichen** (Rötung, Wärme, Schwellung, Schmerz eingeschränkte Funktion). Eine Wundversorgung unter Berücksichtigung der ärztlichen Anordnungen und der hygienischen Vorschriften ist Voraussetzung für eine gute Wundheilung.

! Merke Reihenfolge Wundversorgung

Bei Versorgung von Thorakotomie- und Thoraxdrainagewunde gilt folgende Reihenfolge: zuerst die OP-, dann die Drainagewunde.

Kontrolle der Urinausscheidung • Nach herzchirurgischen Eingriffen ist die Gefahr für ein **akutes Nierenversagen** erhöht (Cardiac Surgery Associated Acute Kidney Injury, CSA-AKI). Durch die anfangs oft noch verminderte Herzleistung kann es zudem zur **Ödembildung** mit nachfolgender Dyspnoe kommen. Eine **Flüssigkeitsbilanzierung** ist daher eine wichtige postoperative Maßnahme. Dafür kann das Legen eines **transuretralen Dauerkatheters** in den ersten postoperativen Tagen sinnvoll sein. Die Pflegefachperson kann so die ausgeschiedene Urinmenge genau kontrollieren. Wassereinlagerungen bzw. eine nachlassende Nierenfunktion erkennt sie so frühzeitig und kann die Beobachtung dem behandelnden Arzt mitteilen. Im späteren Verlauf reicht ein **tägliches Wiegen** zur Kontrolle aus.

Unterstützung bei der Körperpflege • Die Thorakotomiewunde schränkt die Patienten anfangs stark in ihrer Mobilität ein. Viele Betroffene sind unsicher, wie und ob sie bestimmte Bewegungen ausführen können. Die Pflegefachperson sollte Herrn L. deshalb ressourcenorientiert bei der Körperpflege unterstützen.

Beratung und Anleitung • Gut informierte Patienten haben in der Regel weniger Ängste und Sorgen und arbeiten oft besser in der Therapie mit. Daraus ergibt sich eine bessere Prognose für den Patienten. Ein gesundheitsbewusstes Handeln des Betroffenen vermindert dessen Krankenhausaufenthalte und entlastet dadurch die Krankenkassen. Informationen über angepasste Bewegung und Belastung, Lebensgewohnheiten und künftige Herausforderungen könnten Herrn L. dabei helfen, mit seiner Erkrankung umzugehen. Allerdings ist fraglich, ob er sich für diese Informationen aufgeschlossen zeigen wird, da er mit seiner derzeitigen Lebensgestaltung glücklich ist.

Aufgabe 2

In der Patientenakte finden Sie folgende Informationen: Myokardinfarkt nach 2-Gefäß-KHK (RIVA mit Stenose 95 %, RCA mit Stenose 50 %).

a) Ergänzen Sie in ▶ Abb. 12.1 die fehlenden Beschriftungen und beschreiben Sie die Blutversorgung des Herzmuskels. Ordnen Sie dabei den Gefäßen ihren jeweiligen Versorgungsbereich zu. Beziehen Sie sich dabei auf den ausgeglichenen Versorgungstyp.

Abb. 12.2 Verlauf und Versorgungsbereiche der Herzkranzgefäße.

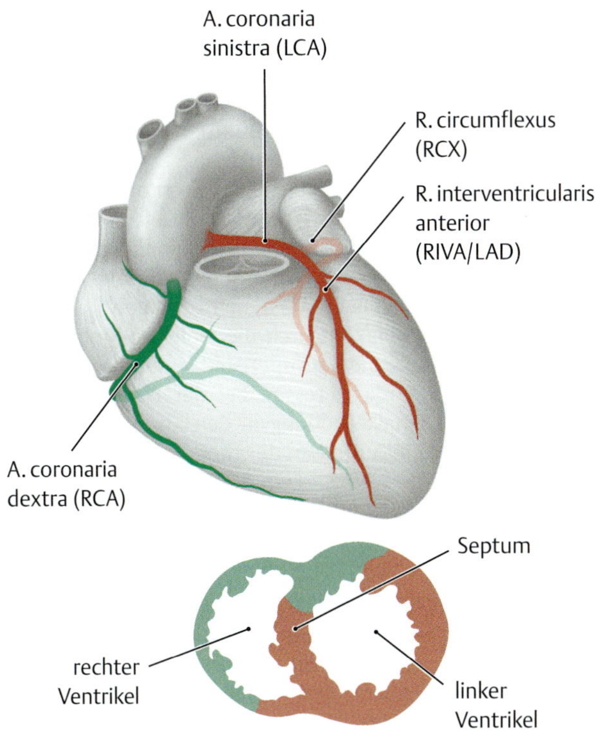

Oben: Verlauf der Koronararterien, Ventralansicht des Herzens. **Unten:** Querschnitt des Herzens durch beide Kammern in der Ansicht von oben (grün: Versorgungsgebiet der RCA; rot: Versorgungsgebiet der LCA). Der hier gezeigte ausgeglichene Versorgungstyp (auch: Normalversorgungstyp) liegt bei rund 75 % der Menschen vor. *Quelle: Schünke M, Schulte E, Schumacher U: Prometheus LernAtlas der Anatomie – Innere Organe. Illustrationen von Voll M und Wesker K. 6. Auflage. Stuttgart: Thieme; 2022.*

b) Erläutern Sie die Informationen aus der Patientenakte. Ziehen Sie daraus einen Rückschluss auf die Schwere des Infarkts von Herrn L.

KB I.3.a

Antwort a)

Der Herzmuskel wird von den **Koronararterien** (Herzkranzgefäßen) mit Blut versorgt (▸ Abb. 12.2):

- **Arteria coronaria dexter:** Die rechte Herzkranzarterie (**RCA**: Right Coronary Artery) entspringt aus dem Aortensinus und verläuft über die **Hinterwand** des Herzens in Richtung Herzspitze. Auf ihrem Weg gibt sie kleiner Äste ab und versorgt so die Wand des **rechten Vorhofs** und der **rechten Herzkammer** und einen kleinen Anteil der linken Hinterwand und des Septums. In ihrem Versorgungsgebiet liegen die meisten Strukturen des **Reizleitungssystems**.
- **Arteria coronaris sinister:** Die linke Herzkranzarterie (**LCA**: Left Coronary Artery) entspringt ebenfalls aus dem Aortensinus. Sie teilt sich in 2 Hauptäste:
  - **Ramus interventricularis anterior** (**RIVA** oder LAD: Left Anterior Descending): Er zieht über die Vorderwand des Herzens zwischen rechtem und linkem Ventrikel zur Herzspitze. Er versorgt mit seinen Ästen die **Vorderwand** des linken und teilweise des rechten Ventrikels und den überwiegenden Teil des **Septums**.

Abb. 12.3 Mittel- und hochgradige Stenosen.

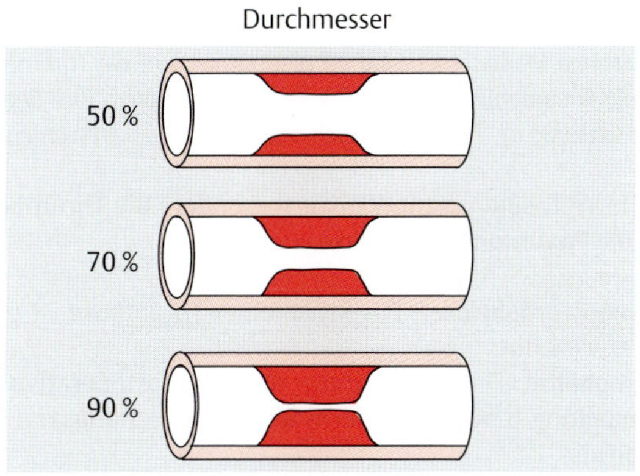

Bei einer Stenose von 25–49 % spricht man von einer geringgradigen, bei 50–74 % von einer mittelgradigen und bei ≥ 75 % von einer hochgradigen Stenose (> 90 % gelten als kritisch). Eine Stenose von 100 % ist ein kompletter Gefäßverschluss. *Quelle: Lapp H. Einschätzung des Stenosegrades. In: Lapp H: Das Herzkatheterbuch. 6. Auflage. Stuttgart: Thieme; 2022.*

  - **Ramus circumflexus** (**RCX**): Er zieht im Sulcus coronarius auf die Seite des Herzens, die dem Zwerchfell zugewandt ist. Er versorgt den **linken Vorhof** und die **Seitenwand** des **linken Ventrikels**.

Der Abschnitt der LCA vor ihrer Aufteilung in die beiden Hauptäste wird als **Hauptstamm** bezeichnet.

Antwort b)

Die Eintragung in der Patientenakte von Herrn L. bedeutet:

- **2-Gefäß-KHK:** Es finden sich Stenosen in 2 Hauptästen der Koronargefäße. Im Fall von Herrn L. sind der Ramus interventricularis anterior der A. coronaris sinister und die A. coronaria dexter betroffen.
- **Stenosegrad:** Er gibt die prozentuale Reduktion des Gefäßlumens im Vergleich zu den angrenzenden Gefäßabschnitten an (▸ **Abb. 12.3**).
  - RIVA mit Stenose 95 %: Hochgradiger Verschluss des Ramus interventricularis anterior, denn lediglich 5 % des Gefäßlumens können noch Blut durchlassen.
  - RCA mit Stenose 50 %: Dieser Stenosegrad der A. coronaris dexter wird als mittelgradige Stenose bewertet.

Der RIVA versorgt große Teile der Ventrikelwand. Sollte ein Verschluss des RIVA für den Infarkt von Herrn L. verantwortlich gewesen sein, muss davon ausgegangen werden, dass ein großer Anteil des Kammermyokards betroffen ist und es sich um einen **schweren Infarkt** handelt.

Aufgabe 3

a) Geben Sie 2 Prophylaxen an, die bei Herrn L. postoperativ besonders wichtig sind. Begründen Sie Ihre Auswahl ausführlich.

b) Stellen Sie mit kurzer Begründung 2 weitere Prophylaxen zusammen, die bei Herrn L. berücksichtigt werden müssen.

KB III.2.c

Antwort a)

Prüfungstipp

Als wichtige Maßnahmen sind im Lösungshorizont die Thrombose- und die Pneumonieprophylaxe herausgegriffen. Sofern Ihre Begründung schlüssig ist, können Sie auch andere Prophylaxen wählen.

Für Herrn L. sind postoperativ insbesondere die **Thrombose-** und die **Pneumonieprophylaxe** wichtig.

Thromboseprophylaxe • Das Risiko einer Thrombose ist postoperativ erhöht:
- **Immobilität:** Die sowohl intra- als auch postoperative Ruhigstellung bzw. verminderte Bewegung verlangsamt den Blutfluss.
- **Gefäßwandschäden:** Während der Bypass-Operation kam es zu zahlreichen Gefäßschäden (Durchtrennung von Haut und Sternum, Gefäßentnahme und Gefäßnähte). Die Verletzungen des Endothels setzen die Gerinnungskaskade in Gang.
- **Anstieg der Gerinnungsfaktoren:** Als Reaktion auf den Eingriff beugt der Körper einem Blutverlust vor, indem er vermehrt Gerinnungsfaktoren bereitstellt. Dadurch steigt die Gerinnungsneigung des Blutes.

Bei Herrn L. liegen noch **zusätzliche Risiken** für ein thrombotisches Geschehen vor:
- **Herzerkrankung:** Herr L. erlitt einen schweren Herzinfarkt. Es ist davon auszugehen, dass die Pumpleistung seines Herzens im Moment vermindert ist. Der dadurch verlangsamte Blutfluss ist ein Risikofaktor für eine Thrombosebildung.
- **Rauchen, Übergewicht** und **höheres Alter:** Auch diese Faktoren haben negative Auswirkungen auf das Endothel der Gefäße.
- **mögliche Gefäßerkrankung:** Bei Herrn L. sind die Koronargefäße stark stenosiert. Es ist davon auszugehen, dass die atherosklerotischen Veränderungen nicht nur diese Gefäße betreffen. Die Ablagerungen am Endothel fördern ebenfalls die Thrombusbildung.

Pneumonieprophylaxe • Bei Herrn L. muss von einer eingeschränkten Ventilation und damit von einem erhöhten Pneumonierisiko ausgegangen werden:
- **hoher Nikotinkonsum:** Das langjährige starke Rauchen hat höchstwahrscheinlich das Flimmerepithel der Bronchialwege deutlich geschädigt. Dem Körper gelingt es daher nur bedingt, eindringende Erreger nach draußen zu fördern.
- **Pneumokoniose („Staublunge"):** Bei dieser Erkrankung vernarbt das Lungengewebe. Die Dehnbarkeit ist herabgesetzt, was die Ventilation vermindert. In der Regel besteht eine belastungsabhängige Atemnot.
- **postoperative Schmerzen:** Bei schmerzbedingter Schonatmung werden die tiefer liegenden Lungensegmente nicht ausreichend belüftet.
- **Immobilität:** Bei längerer Rückenlage werden bestimmte Lungenbezirke schlecht belüftet und durchblutet. Bei nur geringer körperlicher Belastung ist die Atmung außerdem weniger tief.
- **eingeschränkte Herzleistung:** Sollte die Herzleistung von Herrn L. stark eingeschränkt sein, kann es zu einer Ödembildung in der Lunge mit Dyspnoe kommen.

Antwort b)

Weitere sinnvolle Prophylaxen im Fall von Herrn L. sind:
- **Zystitisprophylaxe:** Sie ist wegen der Gefahr aufsteigender Infektionen immer dann notwendig, wenn ein Blasenkatheter liegt.
- **Infektionsprophylaxe:** Bei der Versorgung der Wunden und der Drainage muss streng aseptisch vorgegangen werden, damit keine Entzündung entsteht.
- **Sturzprophylaxe:** Sie ist wegen der Sternotomie extrem wichtig. Sollte Herr L. stürzen, ist die Gefahr groß, dass sich die Anteile des Brustbeins gegeneinander verschieben. Bei der Mobilisation ist besonders auf einen möglichen Blutdruckabfall beim Aufstehen zu achten.
- **Obstipationsprophylaxe:** Durch die fehlende Mobilisation und Narkose kann die Darmperistaltik deutlich verlangsamt sein. Ein starkes Pressen bei der Darmentleerung führt zu einer Druckerhöhung in den Körperhöhlen. Dadurch kann es zum Aufreißen der thorakalen Wunde kommen.

Aufgabe 4

Die Wunde am rechten Fußrücken von Herrn L. ist scharf abgegrenzt und hat einen dunklen Wundgrund.

a) Entwickeln Sie eine Verdachtsdiagnose. Identifizieren Sie dafür in der Fallgeschichte Hinweise auf die Grunderkrankung, in deren Verlauf die Wunde entstand. Listen Sie anschließend 3 Fragen auf, die Sie Herrn L. stellen, um Ihre Verdachtsdiagnose zu festigen. Begründen Sie Ihre Auswahl.

b) Wählen Sie 3 einfach durchzuführende Untersuchungen aus, mit denen Sie Ihre Verdachtsdiagnose untermauern können. Ergänzen Sie die Untersuchungsergebnisse, die Sie erwarten.

c) Stellen Sie den Zusammenhang zwischen der von Ihnen vermuteten Grunderkrankung, den von Herrn L. geschilderten Symptomen und der Entstehung der Wunde auf dem Fußrücken dar.

KB I.3.a, III.2.e

Antwort a)

Prüfungstipp

Im Lösungshorizont wird erklärt, worauf die Fragen abzielen. Dies wird in der Aufgabenstellung nicht verlangt und dient nur zu Ihrer Information. Eine reine Auflistung der geforderten 3 Fragen ist für Ihre Antwort ausreichend.

Verdachtsdiagnose • Vermutlich liegt der chronischen Wunde eine **periphere arterielle Verschlusskrankheit (pAVK)** zugrunde.

Hinweise aus der Fallgeschichte • Herr L. berichtet, dass er keine **längeren Strecken** mehr gehen kann, ohne dass sein rechtes **Bein schmerzt**. Er sagt: „Und einfach rumstehen und Pause machen will ich nicht, da komme ich mir doof vor." Dies lässt vermuten, dass sich die Schmerzen bessern, wenn Herr L. stehen bleibt. Er gibt an, auch ohne Belastung Schmerzen zu haben, die sich allerdings auf den Fuß beschränken. Dieser **belastungsabhängige Beinschmerz** ist typisch für die periphere arterielle Verschlusskrankheit (**pAVK**), die auch als Schaufensterkrankheit bezeichnet wird. Im fortgeschrittenen Stadium besteht ein **Dauerschmerz** im Fuß. Bei dieser Erkrankung ist die **A. iliaca** oder die **A. femoralis** (seltener die distale Aorta) durch **atherosklerotische Veränderungen** eingeengt.

Außerdem weist der Myokardinfarkt auf **atherosklerotische Veränderungen** im Gefäßsystem hin. Davon sind in der Regel nicht nur die Herzkranzgefäße betroffen.

Fragen
- „Seit wann bestehen die Schmerzen in Bein und Fuß bereits?“: Typisch bei pAVK wäre ein längerer Zeitraum. Zunächst treten bewegungsabhängige Schmerzen im Bein auf, im späteren Stadium bestehen auch in Ruhe Schmerzen im Fuß.
- „Wie lang ist die Strecke, die Sie gehen können, bevor die Schmerzen zunehmen?“: Mit dieser Frage kann das Ausmaß der pAVK eingeordnet werden. Herr L. hat bereits bei einer Gehstrecke < 200 m Symptome. Das weist auf Stadium IIb (nach Fontaine) hin. Die Nekrose am Unterschenkel ist bereits Hinweis auf Stadium IV.
- „Bestehen die Schmerzen auch in Ruhe?“: Bei hochgradiger pAVK (Grad III nach Fontaine) besteht ein ischämischer Ruheschmerz in Fuß und Zehen.
- „Bessern oder verschlechtern sie sich beim Hochlegen der Beine?“: Die Schmerzen nehmen in der Regel zu.
- „Wurde bei Ihnen ein Diabetes mellitus diagnostiziert?“: Chronische Wunden an den Beinen können auch als Spätschäden eines Diabetes mellitus auftreten.

Antwort b)

Einfache Untersuchungen sind u. a.:
- Fühlen der **Fußpulse:** Am betroffenen Bein ist der Fußpuls abgeschwächt oder fehlend.
- Fühlen der **Hauttemperatur:** Das betroffene Bein ist kühler als das andere.
- Beurteilung des **Hautkolorits:** Das betroffene Bein ist blasser.
- Messen der **Rekapillisierungszeit:** Sie ist am betroffenen Bein verlängert.

Antwort c)

Symptome • Beim Gehen muss die **Beinmuskulatur** stärker durchblutet werden, was durch die Stenosierung der versorgenden Gefäße erschwert ist. Es kommt zu einer Minderversorgung mit Sauerstoff (**Ischämie**), die den **Schmerz** hervorruft. Sinkt in Ruhe der Energiebedarf der Beinmuskulatur, verschwinden die Schmerzen wieder. Im **fortgeschrittenen Stadium** reicht die Blutversorgung bereits in Ruhe nicht aus, wodurch ein Dauerschmerz (**Ruheschmerz**) entsteht. Dieser Schmerz lässt bei herunterhängenden Beinen nach, da das Blut der Schwerkraft folgt. Ein Hochlegen der Beine dagegen verstärkt den Schmerz.

Wundentstehung • Die mangelnde Durchblutung betrifft auch die **Haut**. Werden wegen der gestörten Blutzirkulation Hautregionen nicht ausreichend mit Sauerstoff versorgt, sterben die Bezirke und ggf. auch tiefer liegende Strukturen nekrotisch ab. Es entsteht ein **Ulcus cruris arteriosum**: ein Geschwür am Unterschenkel, das durch eine mangelnde arterielle Blutversorgung hervorgerufen wird.

Aufgabe 5

Arbeiten Sie ausführlich den wesentlichen Unterschied zwischen den pflegerischen Anforderungen bei chronischen und akuten Wunden heraus. Gehen Sie dabei auch auf Herrn L. ein.
KB III.2.e

Antwort

Im Gegensatz zu akuten Wunden, bei denen in der Regel der Heilungsverlauf und das Schmerzmanagment im Vordergrund stehen, ist bei chronischen Wunden die **Verbesserung der Lebensqualität** des Betroffenen das wichtigste Ziel. Chronische Wunden beeinflussen in vielen Fällen die Lebensqualität der Betroffenen über einen längeren Zeitraum hinweg negativ – teilweise für den Rest ihres Lebens. Gründe hierfür sind u. a.:
- **Schamgefühl:** Einige chronische Wunden riechen unangenehm und nässen. Die Betroffenen schämen sich dafür und fürchten, dass der Geruch oder die Exsudation von Außenstehenden wahrgenommen wird. Auch das Aussehen der betroffenen Körperstelle bzw. das offensichtliche, oft großflächige Verbandsmaterial ist häufig schambehaftet.
- **sozialer Rückzug:** Die oben genannten Gründe führen dazu, dass der Betroffene nur noch selten in die Öffentlichkeit geht. Hinzu kommen in vielen Fällen Schmerzen, die von der Wunde oder deren Behandlung ausgehen und die Aktivitäten einschränken. Auch die Grunderkrankung, die zur Entstehung der Wunde geführt hat, wirkt sich oft negativ auf die Lebensgestaltung aus.
- **Gefühl der Machtlosigkeit:** Auch bei sorgfältiger Versorgung heilen chronische Wunden nicht immer ab oder treten nach Abheilung erneut auf. Dies erzeugt bei den Betroffenen ein Gefühl der Machtlosigkeit und Frustration.
- **verändertes Körperbild:** Durch die ausbleibende Wundheilung, die Wundverbände und ggf. die Einschränkungen in der Schuhwahl (Druckentlastung) nehmen Betroffene ihren Körper als schadhaft wahr. Sie verlieren damit auch das Zutrauen in ihre eigene Leistungsfähigkeit.

Wie stark die Betroffenen von den negativen Auswirkungen betroffen sind, hängt von ihrem individuellen Empfinden, ihrer Persönlichkeit, ihren Ressourcen und auch vom Ausmaß und der Art der Wunde ab. Die beiden **zentralen Fragen**, die sich die Pflegefachperson daher bei Pflegeempfängern mit chronischen Wunden zu Beginn ihres pflegerischen Auftrags stellen sollte, lauten:
- „Wie stark ist mein Pflegeempfänger in seinem Alltag und in seiner Lebensqualität eingeschränkt?“
- „Was kann ich (und ggf. ein interdisziplinäres Team) tun, damit die Lebensqualität des Pflegeempfängers steigt?“

Um diese Fragen beantworten zu können, muss die Pflegefachperson mit einer geeigneten Gesprächsführung (zuhörendes Verstehen, aktives Zuhören) das individuelle Krankheitsverständnis des Pflegeempfängers, dessen Ängste, Bedarfe und Bedürfnisse erfragen und bewerten. Die eigentliche Wundversorgung ist in diesem Prozess ein eher nachgeordnetes Thema.

! *Merke* Mensch im Fokus

Bei der Versorgung von Menschen mit chronischen Wunden steht nicht die Wundheilung im Vordergrund, sondern die Verbesserung der Gesamtsituation des betroffenen Menschen (bedürfnisorientierte Pflege).

Die bestmögliche Wundversorgung verhilft nicht in jedem Fall zur bestmöglichen Lebensqualität! Das Therapieziel (z. B. Abheilung, Erhalt des derzeitigen Zustands) muss mit dem Patienten gemeinsam individuell festgelegt werden. Manche Betroffene würden sich beispielsweise von einer intensiveren Wundversorgung überfordert fühlen. Die Wunde als solche wäre dann zwar in einem besseren Zustand, die Lebensqualität des Betroffenen würde aber dennoch sinken.

Herr L. scheint die chronische Wunde bisher als unproblematisch anzusehen und durch sie nicht sehr belastet zu sein. Auf die Wunde angesprochen sagt er: „Die hab' ich schon ewig, die geht irgendwie nicht weg ... Das ist doch nichts Großes."

Aufgabe 6

a) Definieren Sie den Begriff der chronischen Wunde. Nennen Sie anschließend die beiden anderen wichtigen Erkrankungen neben der pAVK, bei denen ein hohes Risiko für chronische Wunden am Bein besteht.
b) Beurteilen Sie die chronische Wunde am Fuß von Herrn L. Verwenden Sie dafür die Angaben aus der Fallgeschichte.
c) Stellen Sie die Merkmale trockener und nässender chronischer Wunden einander gegenüber. Ergänzen Sie dazu die Angaben in ▶ **Tab. 12.1**. Nennen Sie die Fachbegriffe für chronische Wunden, die aufgrund von Gefäßerkrankungen an Unterschenkel oder Fuß entstehen.

KB III.2.e

Antwort a)

Prüfungstipp

Es gibt keine einheitliche Definition für chronische Wunden. In der Literatur werden in der Regel Zeiträume zwischen 4 und 12 Wochen angegeben, in denen die Wunde nicht abheilt. Ihre Angabe kann daher von den im Lösungshorizont genannten 8 Wochen abweichen, aber dennoch richtig sein.

Definition **Chronische Wunde**

Als chronisch werden Wunden bezeichnet, die trotz konsequenter Therapie nicht innerhalb von 8 Wochen eine Heilungstendenz zeigen. Wunden mit bestimmten Ursachen (v. a. Durchblutungsstörungen) werden bereits vor Ablauf dieser Frist als chronisch eingestuft. Ihre Heilung setzt die Therapie der ursächlichen Erkrankung voraus.

Neben der pAVK gehen v. a. folgende Erkrankungen im fortgeschrittenen Stadium mit chronischen Wunden einher:

- **chronische venöse Insuffizienz (CVI):** Sie ist die häufigste Ursache für chronische Wunden am Unterschenkel.
- **Diabetes mellitus:** Im Spätstadium eines Diabetes mellitus kann sich ein diabetisches Fuß-Syndrom entwickeln.

Auch ein **höhergradiger Dekubitus** ist den chronischen Wunden zuzurechnen. Er entsteht bei Mangeldurchblutung der Haut, die durch Druck entsteht. Ihm liegt also nicht zwingend eine Gefäßerkrankung zugrunde, eine CVI oder ein Diabetes mellitus beispielsweise erhöhen aber das Dekubitusrisiko.

Antwort b)

Prüfungstipp

*Die Kernkriterien der Wundbeurteilung (Wundumgebung, Wundrand, Wundgrund und Exsudat) kann man sich gut mit sog. Akronymen merken. Das sind Kurzwörter, die sich aus den Anfangsbuchstaben mehrerer anderer Wörter zusammensetzen. Häufig verwendet wird das Akronym URGE (**U**mgebung der Wunde, **R**and der Wunde, **G**rund der Wunde, **E**xsudat). Auch GREIS (**G**rund der Wunde, **R**and der Wunde, **E**xsudat, **I**nflammation der Wundumgebung, sonstige **S**ymptome) oder UFER (**U**mgebung, **F**läche, **E**xsudat, **R**and) sind gängige Merkhilfen.*

Im Gegensatz zu den primär heilenden Operationswunden ist die Wunde am Bein eine **sekundär heilende Wunde**.

! Merke **Erst reinigen**

Einer Wundbeurteilung sollte immer eine Wundreinigung vorausgehen.

Die Beurteilung der chronischen Wunde von Herrn L. ergibt Folgendes:

- **Größe:** Die Wunde hat einen Durchmesser von ca. 1 cm. Über die Tiefe der Wunde werden in der Fallgeschichte keine Angaben gemacht.
- **Lokalisation der Wunde:** seitlich am rechten Fuß
- **Wundstadium:** sekundär heilende Wunde mit Nekrose
- **Wundumgebung:** reaktionslos, keine Entzündungszeichen feststellbar
- **Wundrand:** scharf abgegrenzt
- **Wundgrund:** schwarz (nekrotisch)
- **Wundexsudat:** Die Wunde wird als trocken beschrieben (kein Exsudat oder nur geringe Menge).
- **Geruch:** Hierzu werden in der Fallgeschichte keine Angaben gemacht. Trockene Wunden entwickeln in der Regel keinen starken Geruch.
- **durch die Wunde verursachte Schmerzen:** Herr L. erwähnt kein von der Wunde ausgehendes Schmerzgeschehen.
- **psychosoziale Aspekte:** Die Mobilität von Herrn L. ist eingeschränkt. Dies ist allerdings auf die Symptome der pAVK zurückzuführen, nicht auf die chronische Wunde.
- **wund- und therapiebedingte Einschränkungen:** Die Wunde scheint Herrn L. nicht einzuschränken. Eine Therapie wurde bisher nicht eingeleitet.

PRAXISTIPP

Gute Vergleichbarkeit

Es ist immer sinnvoll, Wunden zu fotografieren und die Aufnahmen der Dokumentation beizulegen. Der Heilungsprozess ist so gut beurteilbar – gerade dann, wenn ärztliches Personal und Pflegefachpersonen im Heilungsverlauf wechseln.

Tab. 12.2 Unterschiede zwischen trockenen und nässenden chronischen Wunden im Bereich Unterschenkel und Fuß.

Kriterium	trockene Wunde	nässende Wunde
häufige Ursache	pAVK	venöse Insuffizienz
Erscheinungsbild	• tiefe Ulzera insbesondere über knöchernen Vorsprüngen • Wundumgebung blass oder bläulich, Haut dünn	• eher flächig, weniger tief • Wundumgebung typisch verändert (z. B. Hyperpigmentation, Stauungsdermatitis, atrophische weiße Narbenherde)
häufige Lokalisation	Schienbein, Ferse, Zehen, Fußsohle	Innenknöchel, medialer Unterschenkel
Wundränder	scharf begrenzt („ausgestanzt“)	flach, gerötet, unregelmäßig
Wundgrund	nekrotisch (schwarz)	Fibrinbeläge (gelblich)
Entzündungszeichen (bei Infektion)	wegen schlechter Durchblutung oft fehlend (häufig keine Überwärmung oder Rötung)	vorhanden
Schmerzen	stark (bei Polyneuropathie keine oder nur geringe Schmerzen)	eher gering, z. T. juckend

Antwort c)

▶ Tab. 12.2. Ein **Ulcus cruris arteriosum** (▶ **Abb. 12.4a**) ist typisch für eine fortgeschrittene periphere arterielle Verschlusskrankheit (pAVK). Es präsentiert sich meist als trockene chronische Wunde (sofern es nicht infiziert ist). Das **Ulcus cruris venosum** (▶ **Abb. 12.4b**) als Spätfolge einer chronischen Veneninsuffizienz (CVI) tritt überwiegend als nässende chronische Wunde auf. Das **Ulcus cruris arteriovenosum** ist ein Mischtyp aus beiden.

Aufgabe 7

a) Formulieren Sie jeweils 3 wichtige Aspekte in der pflegerischen Versorgung des Ulcus cruris arteriosum und des Ulcus cruris venosum.

b) Leiten Sie daraus den nächsten Schritt ab, den Sie als Pflegefachperson einleiten müssen, nachdem Sie bei Herrn L. die chronische Wunde entdeckt haben.

KB III.2.e + f

Antwort a)

Prüfungstipp

Der wichtigste Unterschied bei der Versorgung eines Ulcus cruris besteht in der Kompressionstherapie: Während sie bei einem venösen Ulcus die wichtigste therapeutische Maßnahme ist, ist sie bei einem arteriellen Ulcus kontraindiziert. Dies sollten Sie in Ihrer Antwort berücksichtigen.

Ulcus cruris arteriosum • Wichtige Aspekte der pflegerischen Versorgung:

- Bei einem reinen Ulcus cruris arteriosum ist eine **Kompressionsbehandlung kontraindiziert**. Sie würde die ohnehin verminderte Durchblutung der Beine weiter verschlechtern.
- Die Beine des Betroffenen sollten **tief** positioniert werden, auch bei liegenden Patienten.
- Trockene Wunden sollten nicht aufgeweicht werden (keine Bäder). Trockene Nekrosen ohne Entzündungszeichen können sich von selbst ablösen. Sie müssen **trocken** verbunden werden.

Abb. 12.4 Chronische Wunden.

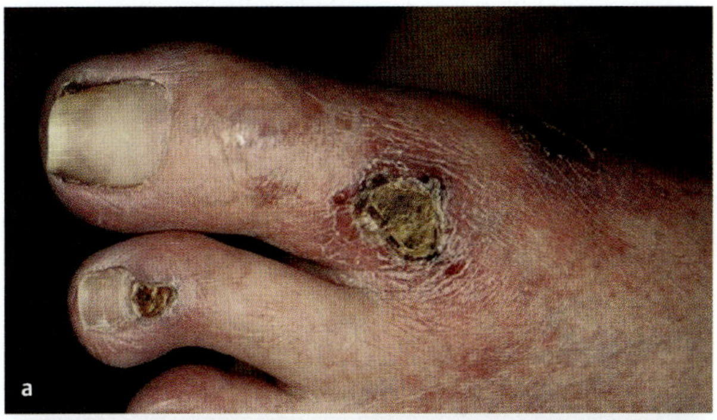

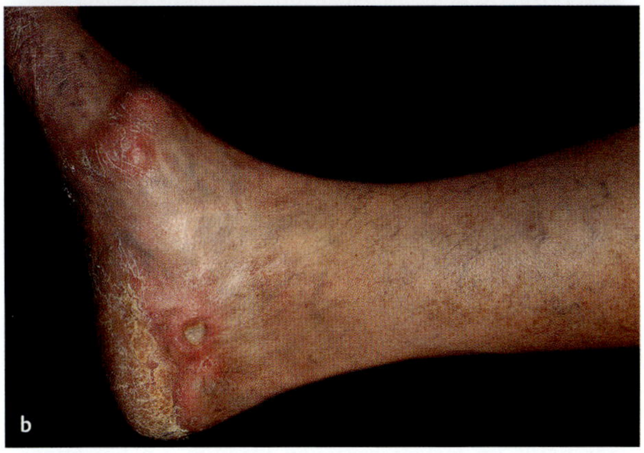

a Ulcus cruris arteriosum bei fortgeschrittener pAVK (Stadium IV). Die Wunde präsentiert sich trocken mit zentraler Nekrose (dunkler Wundgrund).

b Ulcus cruris venosum bei CVI. Die Wundränder sind gerötet, am Wundgrund sind Fibrinablagerungen zu erkennen.

Quelle: Schmidt CK, Stücker M: Klinische Befunde des Ulcus cruris. Phlebologie 2024; 53(03): 131–135; Foto: Fotoabteilung, Klinik für Dermatologie, St.-Josef-Hospital Bochum.

- Ein **Gehtraining** fördert die Durchblutung der Beine und die Bildung von Kollateralgefäßen.
- Eine dauerhafte **Antikoagulation** (ärztlich verordnet) wirkt einer Thrombose in den verengten Gefäßen entgegen.

! Merke Ursache muss behoben werden

Die rein lokale Behandlung einer chronischen Wunde aufgrund einer pAVK führt wegen der schlechten Durchblutung nicht zu einer (dauerhaften) Abheilung. Diese kann nur erreicht werden, wenn die Grunderkrankung therapiert wird: Zum einen muss die Durchblutung der Gliedmaße wieder hergestellt werden (Revaskularisation, i. d. R. durch Angioplastie oder Einlage eines Stents in das betroffene Gefäß), zum anderen müssen die Risikofaktoren (Rauchen, Übergewicht, einseitige Ernährung usw.) reduziert werden.

Ulcus cruris venosum • Wichtige Aspekte der pflegerischen Versorgung:
- Die **konsequente Kompressionsbehandlung** zur Beseitigung der venösen Stauung ist der wichtigste Pfeiler der Therapie.
- Die Beine des Betroffenen sollten **hoch** positioniert werden.
- Nässende Wunden sind stärker **infektionsgefährdet** (Gefahr einer aufsteigenden Entzündung und einer Sepsis). Deshalb ist eine sofortige lokale Therapie wichtig.
- Die zur Wundversorgung verwendeten Materialien sollte die **Granulation** fördern und **Exsudat** aufnehmen.
- **Bewegung** und **Lymphdrainage** fördern den venösen Abtransport des Blutes und vermindert die Stauung.

Auch bei einem Ulcus cruris venosum kann eine ursächliche Therapie (Veröden oder Ziehen der verantwortlichen Vene) notwendig werden.

PRAXISTIPP

Allgemeine Maßnahmen bei Ulcus cruris

Für alle Arten des Ulcus cruris gilt:
- Die Wunde sollte im Alltag vor **unsterilem Wasser geschützt** werden, z. B. mit einem Folienverband beim Duschen bzw. Baden. Der Betroffene sollte nicht Schwimmen und Wasserkontakt so kurz wie möglich halten.
- Bei stark riechenden Wunden kann die Verwendung von **Kohlekompressen** den Geruch reduzieren.
- Bei bestehenden Schmerzen sollte eine **Schmerztherapie** durchgeführt werden (ggf. nur vor Verbandwechsel).

Antwort b)

Der Pflegefachperson ist die chronische Wunde beim Anziehen der Kompressionsstrümpfe aufgefallen. Da eine Kompressionstherapie bei einem Ulcus cruris arteriosum bzw. einer pAVK im fortgeschrittenen Stadium am betroffenen Bein nicht durchgeführt werden sollte, muss die Pflegefachperson möglichst zeitnah mit dem behandelnden **Arzt Rücksprache halten**. Es muss entschieden werden, in welcher Form die postoperative Thromboseprophylaxe fortgeführt werden soll.

Der Hinweis auf die chronische Wunde kann außerdem Anlass geben, eine entsprechende **Diagnostik** durchzuführen und eine **Therapie** der bisher nicht behandelten pAVK von Herrn L. einzuleiten.

Aufgabe 8

Erörtern Sie den vermutlichen weiteren Krankheitsverlauf von Herrn L., sollte sich seine Compliance nicht verbessern. Gehen Sie dabei auf mögliche Spätfolgen ein.
KB I.3.a

Antwort

Verändert Herr L. seinen Lebensstil nicht, ist kurz- bis mittelfristig von einer **Verschlechterung seines Gesundheitszustands** auszugehen.

Er erlitt einen schweren Herzinfarkt, seine Herzleistung kann dadurch dauerhaft beeinträchtigt bleiben. Eine **Herzinsuffizienz** könnte die Folge sein. Die mangelnde Pumpleistung resultiert häufig in einem **Lungenödem**, das die **Lungenfunktion**, die ohnehin schon durch die chronische Lungenerkrankung und den hohen Nikotinkonsum von Herrn L. eingeschränkt ist, weiter **verschlechtert**. Wegen der dann mangelnden Belüftung besteht eine **erhöhte Pneumoniegefahr**.

Die starken atherosklerotischen Veränderungen seiner Gefäße machen nicht nur einen weiteren **Myokardinfarkt** oder einen **Schlaganfall** wahrscheinlich, sondern auch ein Fortschreiten seiner pAVK. Vergrößert oder infiziert sich die chronische Wunde, kann längerfristig die **Amputation des Beins** notwendig werden. Doch bereits in seinem derzeitigen Zustand ist davon auszugehen, dass sich Herr L. nur noch wenig körperlich betätigt (beginnende Immobiliät). Hierdurch ist das Risiko einer **Thrombose** und eines **Dekubitus** erhöht.

Seine Erkrankungen schränken die körperliche Belastbarkeit von Herrn L. stark ein. Es ist zu erwarten, dass er bei der Versorgung seiner Wunde, bei der Körperpflege und insgesamt bei der Bewältigung seines Alltages auf Unterstützung angewiesen sein wird. So, wie seine familiäre Situation in der Fallgeschichte geschildert wird, scheint eine Unterstützung durch Angehörige unwahrscheinlich zu sein. Daher wären die Inanspruchnahme eines **ambulanten Pflegedienstes** oder eine **stationäre Langzeitpflege** mögliche Lösungen. Diese Notwendigkeit sollte die Pflegefachperson mit Herrn L. besprechen und den Kontakt zum sozialen Dienst des Krankenhauses herstellen.

Notizen

13 19-jähriger Schüler mit Schädel-Hirn-Trauma nach Motorradunfall

Bei regennasser Fahrbahn rutscht der 19-jährige Felix B.* mit dem Motorrad aus der Kurve. Ein entgegenkommender Autofahrer bemerkt den Unfall, sichert die Unfallstelle und setzt den Notruf ab. Felix B. ist nicht ansprechbar, seine Augen sind geschlossen. Nach der Helmabnahme bemerkt der Ersthelfer, dass Felix B. stark am Kopf blutet. Kurz darauf treffen die Notärztin und der Rettungswagen ein. Sanitäter und Notärztin lösen den Ersthelfer ab und übernehmen die Versorgung an der Unfallstelle.

Im Rahmen der neurologischen Kurzuntersuchung setzt die Notärztin Weckreize, auf die Felix B. mit ungezielten Abwehrbewegungen reagiert. Die Pupillen reagieren anisokor auf Lichtreize: Während sich die linke Pupille zusammenzieht, ist die rechte Pupille areaktiv und bleibt weit. Aufgrund der Verletzungen und des Unfallhergangs geht die Notärztin von einem schweren Polytrauma mit Schädel-Hirn-Trauma (SHT) aus. Felix B. wird in die nahegelegene Akutklinik gebracht.

Unmittelbar nach der Übergabe wird in der Notaufnahme eine eingehende Diagnostik durchgeführt. In der kranialen Computertomografie (cCT) bestätigt sich die Verdachtsdiagnose eines schweren SHTs: Es sind ein epidurales und ein subdurales Hämatom erkennbar. Der über eine Sonde gemesse Hirndruck liegt bei 21 mmHg. Innerhalb einer Stunde nach Einlieferung wird eine Operation zur Hirndruckentlastung durchgeführt, um Folgeschäden zu minimieren. Die Hirndrucksonde verbleibt, damit die Druckverhältnisse kontrolliert werden können. Im Anschluss wird eine Langzeit-Analgosedierung („künstliches Koma") eingeleitet.

Nach 9 Tagen auf der Intensivstation werden die Medikamente reduziert. Aber der junge Mann erwacht nicht. Stattdessen zeigen sich Streckspastiken, die auf neurologische Störungen hinweisen. Außerdem fallen positive Babinski-Zeichen auf. Felix B. zeigt keine Reaktionen auf Ansprache, weder auf die der Pflegefachpersonen noch auf die der Eltern oder der Freundin, die ihn täglich besuchen kommen.

Im weiteren Verlauf wird die Diagnose „Wachkoma" gestellt. Die Ärzte informieren die Eltern, dass die Prognose „nicht gut" sei. Sie teilen ihnen mit: „Wir können nicht sagen, ob Ihr Sohn wieder aufwacht oder ein Leben lang auf Hilfe angewiesen sein wird. Falls er aufwacht, wird er sicher nicht mehr sein wie früher. Trotzdem gibt es Grund zur Hoffnung: Er

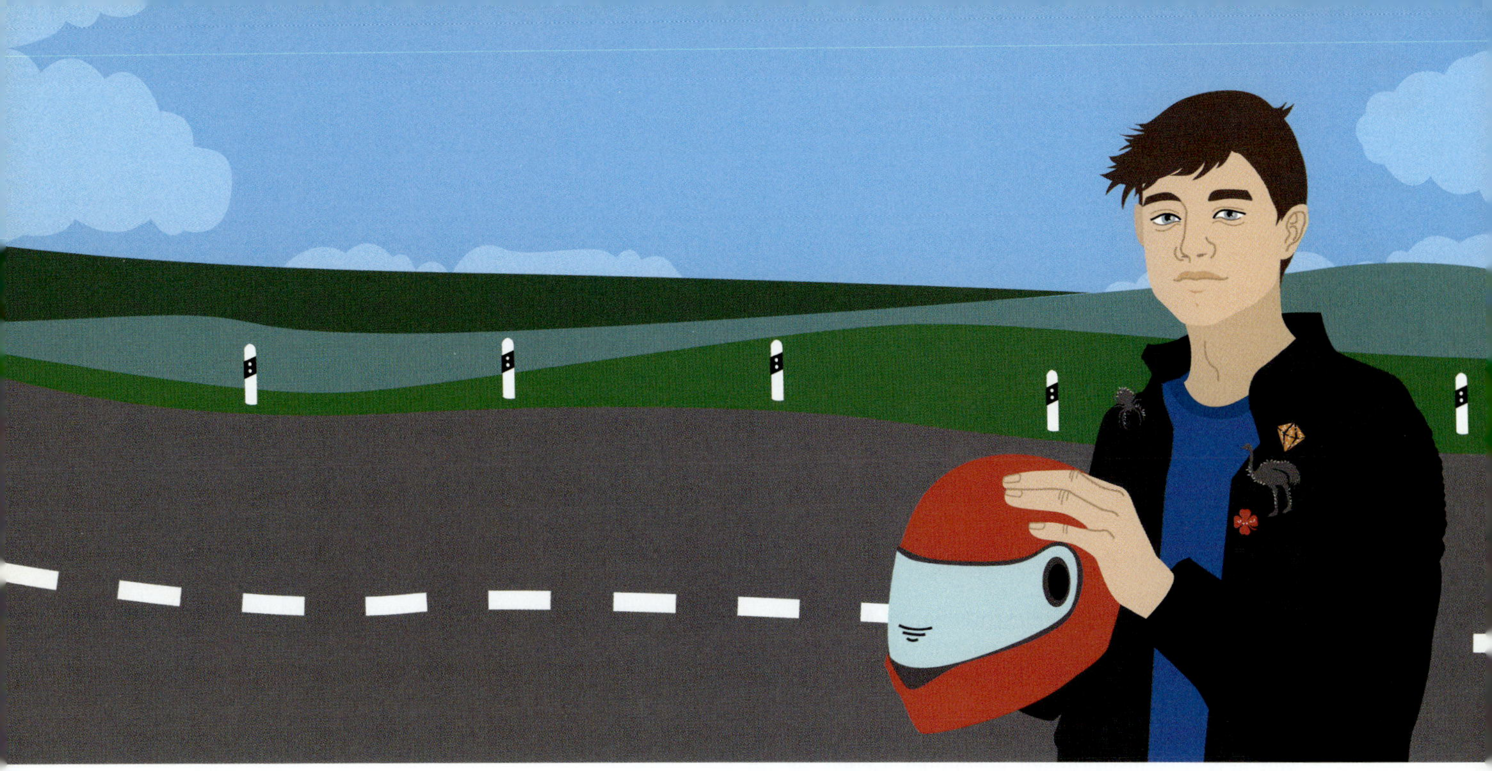

wurde schnell erstversorgt, zudem ist er sehr jung und hat keinen schweren hypoxischen Hirnschaden erlitten. Wir werden Felix schnellstmöglich in eine spezielle Rehabilitationsklinik verlegen, damit durch eine optimale Förderung das bestmögliche Ergebnis erreicht werden kann.“

Inzwischen liegt Felix B. seit einer Woche auf der neurologischen Station. Er atmet spontan über ein Tracheostoma, eine PEG dient der Nahrungszufuhr, der Urin wird über eine suprapubische Fistel abgeleitet. Der erhöhte Muskeltonus und die häufig an allen 4 Extremitäten auftretenden Myoklonien werden mit Antiepileptika behandelt. Hierdurch ist eine tägliche Mobilisation ins elektrische Stehbrett möglich. Im Sitzen und Stehen öffnet Felix B. seine Augen, allerdings ohne mit seinem Blick zu fixieren. Manchmal macht er Kaubewegungen.

Im Frühdienst sind Sie für Felix B. zuständig. Sie leiten mit einer Initialberührung die aktivierende Körperpflege nach den Prinzipien der Basalen Stimulation ein. Felix B. reagiert mit einem leichten Anstieg der Herzfrequenz auf diese Maßnahme.

** Fallbeispiel fiktiv, Namen frei erfunden*

Aufgaben

Lesen Sie die Fallgeschichte sorgfältig durch, bevor Sie mit der Bearbeitung der folgenden Aufgaben beginnen. Berücksichtigen Sie dabei die geschilderte Situation.

Aufgabe 1

a) Erläutern Sie den Begriff „Bewusstsein“ mit eigenen Worten. **2 Punkte**
b) Identifizieren Sie in Ihrer Beschreibung 2 Aspekte, die im notfallmedizinischen Kontext wichtig sind. Definieren Sie in diesem Zusammenhang den Begriff „Vigilanz“. **3 Punkte (Aspekte 2 P, Definition 1 P)**
c) Stellen Sie qualitative Bewusstseinsstörungen quantitativen Bewusstseinsstörungen gegenüber. Geben Sie für 2 quantitative Bewusstseinsstörungen jeweils 2 Veränderungen an, die beim Betroffenen zu beobachten sind. **4 Punkte**
d) Bei einer höhergradigen Bewusstseinsstörung kann der Betroffene nicht mehr angemessen auf äußere und innere Reize reagieren. Nehmen Sie Stellung zum Zusammenhang von Schutzreflexen und lebensbedrohlicher Situation. **2 Punkte**

Aufgabe 2

Ermitteln Sie aus den Informationen der Fallgeschichte und ▶ **Tab. 13.1** den GCS-Wert von Felix B. während des Notfalleinsatzes. Ordnen Sie anschließend Ihrer Einstufung den Schweregrad des Schädel-Hirn-Traumas zu. **3 Punkte**

Aufgabe 3

Felix B. erleidet ein Schädel-Hirn-Trauma. Er zeigt sowohl direkt nach seinem Unfall als auch im weiteren Verlauf Zeichen eines erhöhten Hirndrucks (Pupillenveränderungen und Streckspastiken).

a) Zählen Sie 2 weitere mögliche Ursachen einer intrakraniellen Druckerhöhung auf. **2 Punkte**
b) Die Notärztin prüft die Pupillenreaktion von Felix B. Erklären Sie die Durchführung und den Hintergrund dieser Untersuchung. Nennen Sie die Kriterien, die dabei beurteilt werden. **6 Punkte (Durchführung 2 P, Hintergrund 2 P, Kriterien 2 P)**
c) Nennen Sie 3 weitere Kriterien, die eine Pflegefachperson bei einem Patienten mit intrakranieller Druckerhöhung beobachten muss, um dessen neurologischen Status einzuschätzen. **3 Punkte**

Aufgabe 4

Neben der Kalottenfraktur werden bei Felix B. ein epidurales und ein subdurales Hämatom diagnostiziert. Arbeiten Sie 2 Gemeinsamkeiten und 2 Unterschiede der beiden Formen der Hirnblutung heraus. **4 Punkte**

Aufgabe 5

Pflegeassistentin Natalie fragt Sie in einer ruhigen Minute: „Im Bericht von Herrn B. habe ich etwas von ‚apallisches Syndrom‘ gelesen, der Arzt hat bei den Eltern aber von ‚Wachkoma‘ gesprochen. Ich verstehe das nicht, was hat Herr B. denn nun?“ Erklären Sie Natalie den Zusammenhang zwischen beiden Begriffen und fassen Sie anschließend die wichtigsten Informationen zum Zustand von Felix B. zusammen. Berücksichtigen Sie dabei die Ursachen und die Symptome des apallischen Syndroms und eine wichtige Differenzialdiagnose. **8 Punkte (Zusammenhang 1 P, Ursachen 2 P, Symptome 4 P, Differenzialdiagnose 1 P)**

Aufgabe 6

Der Zustand von Felix B. bringt verschiedene Pflegeprobleme mit sich. Der junge Mann ist vollständig auf fremde Hilfe angewiesen.

a) Nennen Sie 3 Prophylaxen, die bei Felix B. im Vordergrund stehen. **3 Punkte**
b) Sie beobachten, dass sich bei Felix B. trotz der Mobilisation ins Stehbrett eine Spitzfußhaltung ausbildet. Leiten Sie passende pflegerische Interventionen ab, auch unter Berücksichtigung des interdisziplinären Teams. **8 Punkte**

Aufgabe 7

a) Analysieren Sie die grundsätzlichen Erwägungen, die bei der Ausgestaltung des Pflegeprozesses für Felix B. eine Rolle spielen. Beziehen Sie sich dabei auf die 12 Lebensaktivitäten aus dem Modell des Lebens nach Roper, Logan und Tierney (RLT-Modell). **6 Punkte**
b) Nehmen Sie dazu Stellung, welche NANDA-I-Pflegediagnose im Vordergrund steht. Geben Sie dabei die Aspekte der Pflegediagnose wieder, die auf Felix B. zutreffen. **5 Punkte**

Aufgabe 8

Sie leiten bei Felix die aktivierende Körperpflege nach den Prinzipien der Basalen Stimulation mit einer Initialberührung ein.

a) Erläutern Sie den Sinn und die Durchführung einer Initialberührung. Interpretieren Sie im Anschluss die Reaktion von Felix B. auf Ihre Initialberührung. **4 Punkte**
b) Erklären Sie kurz das Konzept der Basalen Stimulation. Skizzieren Sie im Anschluss 3 grundsätzliche Aspekte, die bei der basal stimulierenden Pflege zu berücksichtigen sind. **10 Punkte (Erklärung 7 P, Aspekte 3 P)**

Aufgabe 9

a) Stellen Sie 3 Ziele einer aktivierenden Ganzkörperwäsche nach den Prinzipien der Basalen Stimulation für Felix B. dar. **3 Punkte**
b) Skizzieren Sie 3 begleitende Angebote. Ordnen Sie diese dem Wahrnehmungsbereich zu, der davon in erster Linie angesprochen wird. **6 Punkte**

Aufgabe 10

a) Erarbeiten Sie die Auswirkungen, die eine Mobilisation auf die Orientierung und das Bewusstsein von Felix B. hat. **4 Punkte**
b) Nennen Sie 2 Pflegeprobleme, auf die eine Mobilisation prophylaktisch wirkt. **2 Punkte**

Aufgabe 11

Beschreiben Sie 2 weitere Pflegekonzepte, von denen Felix B. in seiner derzeitigen Situation besonders profitieren würde. Begründen Sie kurz Ihre Wahl. **6 Punkte**

Aufgabe 12

Felix B. ist in seinem derzeitigen Zustand nicht fähig, eigene Entscheidungen oder Wünsche zu äußern. Dies stellt seine Familie und auch alle, die mit seiner therapeutischen Versorgung betraut sind, vor ethische Herausforderungen. Stellen Sie anhand von 3 Artikeln der „Charta der Rechte hilfe- und pflegebedürftiger Menschen" (Pflege-Charta) exemplarisch dar, wie pflegeethische Werte im Fall des 19-jährigen Felix B. umgesetzt werden können. **6 Punkte**

Tab. 13.1 Glasgow-Coma-Scale (GCS).

Kriterium	Reaktion	Punkte
Augen öffnen	spontan	4
	nach Ansprache	3
	nach Weckreiz* (physische Stimulation)	2
	keine Reaktion	1
Sprache	spricht orientiert, prompt, voll kommunikationsfähig	5
	desorientiert, eingeschränkt kommunikationsfähig	4
	inadäquat, unverständliche Worte (Stammeln, „Wortsalat")	3
	Stöhnen, unverständliche Laute	2
	keine verbale Reaktion	1
Bewegung	befolgt Aufforderungen	6
	gezielte Abwehrbewegungen nach Weckreiz	5
	ungezielte Abwehrbewegungen nach Weckreiz	4
	Beugekrämpfe nach Weckreiz	3
	Streckkrämpfe nach Weckreiz	2
	keine Reaktion auf Weckreiz, schlaffer Muskeltonus	1
maximale Summe:		**15**

**„Weckreiz" bzw. „physische Stimulation" ersetzt den Begriff „Schmerzreiz".*

Lösungshorizont

Aufgabe 1

a) Erläutern Sie den Begriff „Bewusstsein" mit eigenen Worten.
b) Identifizieren Sie in Ihrer Beschreibung 2 Aspekte, die im notfallmedizinischen Kontext wichtig sind. Definieren Sie in diesem Zusammenhang den Begriff „Vigilanz".
c) Stellen Sie qualitative Bewusstseinsstörungen quantitativen Bewusstseinsstörungen gegenüber. Geben Sie für 2 quantitative Bewusstseinsstörungen jeweils 2 Veränderungen an, die beim Betroffenen zu beobachten sind.
d) Bei einer höhergradigen Bewusstseinsstörung kann der Betroffene nicht mehr angemessen auf äußere und innere Reize reagieren. Nehmen Sie Stellung zum Zusammenhang von Schutzreflexen und lebensbedrohlicher Situation.

KB I.4.c, II.2.c + f

Antwort a)

Das Bewusstsein umfasst:
- das **Wissen** um das eigene **„Selbst"** mit seinen subjektiven psychischen Vorgängen (Gedanken, Gefühlen) und um die **Umwelt**, in der man sich befindet
- **gezielte Reaktionen** auf äußere Einflüsse oder innere Vorgänge
- die **Orientierung** zu allen Qualitäten (örtlich, zeitlich, situativ und zur Person).

Grundlage des ungestörten Bewusstseins ist die **Wahrnehmung** von Reizen (Informationen) über die Sinne, die verarbeitet, eingeordnet, verknüpft und gespeichert werden. Abhängig von Alter und Fähigkeiten werden eigene Gedanken sowie Gefühle entwickelt und Erinnerungen generiert, an die später angeknüpft werden kann. Es entsteht eine eigene (subjektive) Sichtweise der Welt.

Antwort b)

Im Kontext der **Notfallmedizin** bzw. der **Ersten Hilfe** wird ein Mensch als **bewusstseinsklar** angesehen, wenn er:
- **angemessen** auf seine Umgebung bzw. auf Reize **reagiert**
- **orientiert** ist
- **vollständig wach** ist.

Voraussetzung für ein klares Bewusstsein ist die ungestörte Funktion von Hirnrinde und Hirnstamm.

Definition Vigilanz

*Unter Vigilanz wird die **Wachheit** bzw. die **Daueraufmerksamkeit** einer Person verstanden.*

! *Merke* Veränderungen der Bewusstseinslage

Die Pflegefachperson informiert unverzüglich den Arzt, wenn sie Veränderungen der Bewusstseinsklarheit des Patienten beobachtet. Anschließend dokumentiert sie ihre Beobachtungen präzise.

Antwort c)

Prüfungstipp

▶ Tab. 13.2 enthält alle quantitativen Bewusstseinsstörungen. Zur Beantwortung der Aufgabe müssen Sie nur auf 2 näher eingehen.

Ist die **Klarheit** des Bewusstseins **eingeschränkt**, liegt eine Bewusstseinsstörung vor.

Einteilung • Man unterscheidet:
- **quantitative** Bewusstseinsstörung: verminderte Vigilanz (▶ Tab. 13.2)
- **qualitative** Bewusstseinsstörung: gestörte Wahrnehmung bzw. geistige Reaktionsfähigkeit (unangemessene Reaktion auf Reize):
  - Bewusstseinseintrübung (z. B. bei Delir)
  - Bewusstseinseinengung (z. B. beim pathologischen Rausch)
  - Bewusstseinsverschiebung (z. B. bei Halluzinogen-Intoxikation).

Antwort d)

Bei einer höhergradigen Bewusstseinsstörung kann es zu einem **Ausfall** lebensnotwendiger Reflexe (z. B. Hustenreflex) kommen. Der obere Schließmuskel des Magens erschlafft, sodass im Liegen Mageninhalt zurückfließen kann (**Regurgitation**). Damit steigt die **Aspirationsgefahr**. In Rückenlage kann die erschlaffte Zungen- und Rachenmuskulatur die **Atemwege verlegen**. Bedingt durch die **Wahrnehmungsstörung** kann der Mensch nicht mehr willentlich handeln, die Reaktionsfähigkeit erlischt, es können keine Entscheidungen mehr getroffen werden. Eine höhergradige Bewusstseinsstörung stellt damit eine **lebensbedrohliche Situation** dar.

Tab. 13.2 Differenzierung der quantitativen Bewusstseinsstörungen.

Bewusstseinsstörung	Beobachtungen/Veränderungen
Benommenheit	• wach, aber verlangsamtes Denken, Handeln und Reaktionsvermögen • beantwortet Fragen zu allen Qualitäten korrekt • Informationsaufnahme und -verarbeitung sind eingeschränkt
Somnolenz	• abnorme Schläfrigkeit, leicht erweckbar • kann einfache Aufgaben durchführen (z. B. Öffnen der Augen), keine eigenständigen Handlungen • verzögerte Reaktionen auf verbale Reize, auf Fragen zur Orientierung wird mit kurzen Antworten reagiert, Sprache oft unverständlich • prompte und gezielte Schmerzabwehr
Sopor	• tiefschlafähnlicher Zustand, nur durch starke (Schmerz-)Reize und nur kurzzeitig erweckbar, kein volles Erwecken mehr möglich • stark verzögerte oder fehlende Reaktionen auf verbale Reize (kein Sprechen) • bei starken Stimuli ungezielte Abwehrbewegungen • schwere Bewusstseinsstörung (keine Orientierung) • Muskeleigenreflexe erhalten, Muskeltonus ist herabgesetzt
Koma	• tiefe Bewusstlosigkeit, nicht erweckbar • reaktionslos auch bei Reizen, keine gezielte Motorik • Augen meist geschlossen

Zusatzinfo Synkope

Eine Synkope (Ohnmacht) ist ein Bewusstseinsverlust, der plötzlich eintritt und nach kurzer Zeit (Sekunden bis wenigen Minuten; meist < 20 s) von selbst wieder endet. Wie auch beim Koma ist dabei der Muskeltonus aufgehoben, sodass der Betroffene zu Boden stürzt. Nach der Synkope kommt es zu einer raschen und vollständigen Erholung des Betroffenen. Der Bewusstseinsverlust kommt durch eine vorübergehende Durchblutungsstörung des Gehirns zustande, die verschiedene Ursachen haben kann.

Aufgabe 2

Ermitteln Sie aus den Informationen der Fallgeschichte und ▶ **Tab. 13.1** den GCS-Wert von Felix B. während des Notfalleinsatzes. Ordnen Sie anschließend Ihrer Einstufung den Schweregrad des Schädel-Hirn-Traumas zu.
KB I.4.c, I.3.a

Antwort

Bei Felix B. ergibt sich ein GCS-Wert von **6 Punkten**:
- Augen öffnen: keine Reaktion (1 Punkt)
- Sprache: keine verbale Reaktion (1 Punkt)
- Bewegung: ungezielte Abwehrreaktion nach Weckreiz (4 Punkte)

Dieses Ergebnis ist einem **schweren SHT** zuzuordnen (▶ **Tab. 13.3**).

ACHTUNG

Weckreize zur Ermittlung des GCS-Wertes müssen immer mit Bedacht eingesetzt werden. Das Ausbleiben einer Reaktion muss nicht bedeuten, dass der Betroffene nichts wahrnimmt!

Zusatzinfo Glasgow-Coma-Scale (GCS)

*Die Glasgow-Coma-Scale ist ein Diagnoseinstrument zur **standardisierten Einschätzung der Bewusstseinslage**, z. B. nach einem Schädel-Hirn-Trauma.*
*Bei Kindern unter 36 Lebensmonaten kann die GCS wegen der fehlenden verbalen Kommunikationsfähigkeit nur beschränkt angewandt werden. Hier kommt die speziell entwickelte **Pediatric-Glasgow-Coma-Scale (PGCS)** zum Einsatz.*
*Bei **desorientierten Menschen** (z. B. mit fortgeschrittener Demenz) ist die Aussagekraft der GCS im Einzelfall genau abzuwägen.*

Aufgabe 3

Felix B. erleidet ein Schädel-Hirn-Trauma. Er zeigt sowohl direkt nach seinem Unfall als auch im weiteren Verlauf Zeichen eines erhöhten Hirndrucks (Pupillenveränderungen und Streckspastiken).
a) Zählen Sie 2 weitere mögliche Ursachen einer intrakraniellen Druckerhöhung auf.
b) Die Notärztin prüft die Pupillenreaktion von Felix B. Erklären Sie die Durchführung und den Hintergrund dieser Untersuchung. Nennen Sie die Kriterien, die dabei beurteilt werden.
c) Nennen Sie 3 weitere Kriterien, die eine Pflegefachperson bei einem Patienten mit intrakranieller Druckerhöhung beobachten muss, um dessen neurologischen Status einzuschätzen.
KB I.3.a, I.4.c, III.2.c

Tab. 13.3 Schweregradeinteilung des Schädel-Hirn-Traumas nach GCS.

Schweregrad SHT	Punkte
leichtes Schädel-Hirn-Trauma (80 % aller SHT)	15–13
mittelschweres Schädel-Hirn-Trauma (10 % aller SHT)	12–9
schweres Schädel-Hirn-Trauma (10 % aller SHT)	8–3

Antwort a)

Prüfungstipp

In der folgenden Aufzählung wurden die Ursachen gruppiert, um eine bessere Übersicht über die pathophysiologischen Zusammenhänge zu geben. Dies wird in der Aufgabenstellung nicht verlangt. Es ist ausreichend, wenn Sie beispielsweise die SAB und den Hirntumor nennen.

Im Fall von Felix B. wurde der Anstieg des ICP (Intercranial Pressure) durch das Schädel-Hirn-Trauma mit epiduralem (EDH) und subduralem Hämatom (SDH) verursacht. Weitere Gründe für einen ICP-Anstieg können sein:
- Hirnödem, u. a.
  - aufgrund einer Störung der Blut-Hirn-Schranke, z. B. bei **Entzündungen**
  - aufgrund einer osmotischen Störung, z. B. bei **schwerer Hyponatriämie** oder **akutem Nierenversagen**
  - aufgrund einer Gewebsschädigung, z. B. durch Abbauprodukte oder bei Energiemangel bzw. Hypoxie (z. B. bei **ischämischem Schlaganfall**, **Sinus-** oder **Hirnvenenthrombose**)
  - als Begleiterscheinung eines Hirntumors, eines SHT u. a.
- sonstige Blutungen
  - Subarachnoidalblutung (**SAB**)
  - intrazerebrale Blutung (**ICB**)
- Liquoransammlung bei erhöhter Liquorproduktion bzw. verminderter Resorption (**Hydrocephalus**)
- Raumforderungen
  - Tumore
  - Zysten
  - Aneurysmen
  - Abszesse.

Abhängig von der Ursache steigt der Hirndruck **akut** an (z. B. bei einem SHT wie bei Felix B.) oder **allmählich** (z. B. bei einem langsam wachsenden Hirntumor).

ACHTUNG

Bei einem intrakraniellen Druckanstieg ist immer von einer vitalen Bedrohung auszugehen.

Antwort b)

Durchführung • Bei Bewusstlosen wird die Prüfung des Pupillenreflexes idealerweise von 2 Personen durchgeführt:
- Die Oberlider des Betroffenen werden nach oben gezogen.
- Ein Auge des Betroffenen wird mit einer Lampe angestrahlt. Damit möglichst wenig Licht in das andere Auge fällt, hält der Untersucher eine Hand senkrecht zwischen die beiden Augen des Betroffenen.
- Beide Augen des Betroffenen werden beobachtet.

- Nach kurzer Zeit mit geschlossenen Augen (ca. 3 s zur erneuten Weitstellung der Pupillen) wird die Prüfung am anderen Auge wiederholt.

Hintergrund • Der **M. sphincter pupillae**, der die Pupillenweite steuert, wird von den parasympathischen Fasern des III. Hirnnerven (**N. oculomotorius**) innerviert. Dieser verläuft nach seinem Austritt aus dem Mittelhirn oberflächlich entlang der Schädelbasis. Bei erhöhtem Hirndruck wird er vom Hirngewebe gegen harte Strukturen gedrückt. Dabei werden insbesondere seine **parasympathischen Fasern** komprimiert. Die Innervation des M. sphincter pupillae ist gestört und die Verengung der Pupille ist reduziert bzw. bleibt aus.

Kriterien • Es werden beurteilt:
- **Pupillenreaktion:** Bei ungestörter Reaktion ziehen sich beide Pupillen sofort gleichermaßen zusammen (konsensuelle Lichtreaktion).
  - Geschwindigkeit: prompt (+), verlangsamt (+/–) oder keine Reaktion (–)
  - Seitenvergleich: „seitengleich (isokor)", bei Weitenunterschied > 1 mm „seitendifferent (anisokor)" (▶ Abb. 13.1)
- **Pupillenform:** physiologischer Befund „rund", pathologischer Befund „entrundet"
- **Pupillenweite:** Die Weite kann anhand einer Vorlage in Millimeter festgestellt werden (▶ Abb. 13.2).

Zusatzinfo Konsensuelle Lichtreaktion
Grund für die konsensuelle Lichtreaktion ist die Verschaltung der Nervenbahnen, die am Pupillenreflex beteiligt sind: Trifft Licht auf die Netzhaut, entsteht in deren Sinneszellen ein Aktionspotenzial. Dieses wird vom II. Hirnnerven (N. opticus) zur sog. Area praetectalis im Gehirn geleitet. Dort werden die Nervenfasern synaptisch so umgeschaltet, dass die nachfolgenden efferenten Fasern zu dem Edinger-Westphal-Kern (Ncl. accessorius n. oculomotorii) sowohl der linken als auch der rechten Seite führen. In diesen Kernen wird das Aktionspotenzial an die parasympathischen Fasern des N. oculomotorius weitergegeben. Durch diese Verschaltung wird bei Lichteinfall sowohl der linke als auch der rechte M. sphinter pupillae aktiviert, sodass sich die Pupillen beider Augen zusammenziehen.

Abb. 13.1 Pupillendifferenz (Anisokorie).

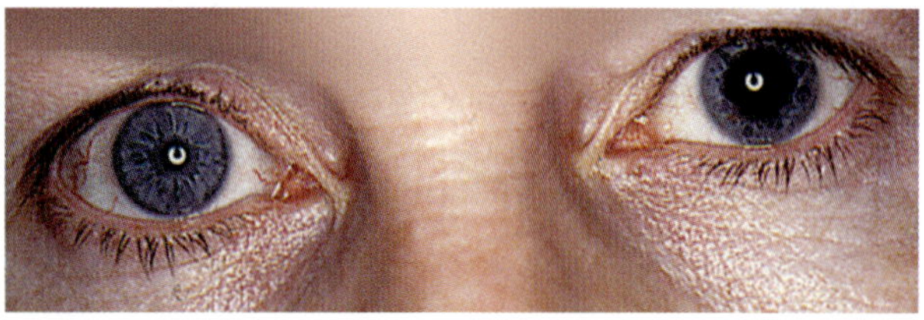

Die rechte Pupille reagiert auf Lichteinfall, die linke bleibt weit.
Quelle: Füeßl H, Middeke M: Duale Reihe Anamnese und klinische Untersuchung. Stuttgart: Thieme; 2022.

Abb. 13.2 Skala zur Beurteilung der Pupillenweite.

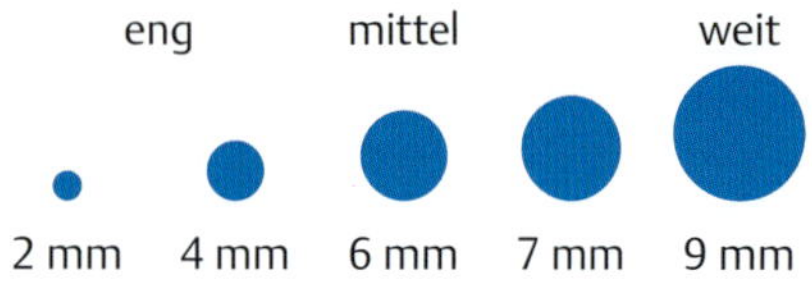

Mithilfe einer solchen Vorlage kann die Pupillenweite abgeschätzt werden.

Antwort c)

Prüfungstipp
Im Folgenden werden alle weiteren Kriterien aufgelistet, die eine Pflegefachperson bei der Einschätzung des neurologischen Status berücksichtigen muss. Zur Beantwortung der Aufgabe ist es ausreichend, wenn Sie 3 Kriterien nennen.

- **Vitalparameter:** Puls, Blutdruck, Temperatur, Atmung
- **Bewusstsein:** Vigilanz, Orientierung, Verhalten
- **Motorik:** Muskeltonus, Kraft, Lähmung
- **Koordination:** Bewegungsausführung
- **Sprachbild:** Sprechfluss, Wortfindung, Sinnhaftigkeit des Inhalts
- **Hirnnervenfunktion:** Sehfeld, Riechen, Hören, Gleichgewicht, Schlucken
- **weitere Hirndruckzeichen:** stärkste Kopfschmerzen, Übelkeit/Erbrechen, Krampfanfälle.

Aufgabe 4

Neben der Kalottenfraktur werden bei Felix B. ein epidurales und ein subdurales Hämatom diagnostiziert. Arbeiten Sie 2 Gemeinsamkeiten und 2 Unterschiede der beiden Formen der Hirnblutung heraus.
KB I.3.a

Antwort

Gemeinsamkeiten
- Sowohl das epidurale Hämatom (EDH) als auch das subdurale Hämatom (SDH) sind **extrazerebrale** Blutungen (▶ Abb. 13.3). Das Blut fließt nicht ins Hirngewebe, sondern sammelt sich in Hohlräumen, die durch die Blutung entstehen.
- Beide Blutungsarten gelten als **typische Folgen** eines höhergradigen SHT.
- Die **Symptome** eines EDH und eines akuten SDH **ähneln sich** stark. Eine Unterscheidung zwischen den beiden Blutungsformen ist nur durch Bildgebung (cCT) möglich.

Unterschiede
- Bei einem **EDH** kommt es zur Einblutung zwischen die Schädelkalotte (**Knochen**) und die harte Hirnhaut (**Dura mater**). Beim **SDH** sammelt sich das Blut zwischen **Dura mater** und der Spinngewebshaut (**Arachnoidea**; ▶ Abb. 13.3).
- Das **EDH** entsteht durch eine **arterielle** Blutung (meist aus der A. meningea media, die die Hirnhäute versorgt). Ursache des **SDH** ist eine **venöse** Blutung (Zerreißung der Brückenvenen, welche die oberflächlichen Gehirnvenen mit den venösen Sinus unter der Dura mater verbinden).
- Das **EDH** verläuft in der Regel **akut**, d. h., es vergrößert sich schnell (rascher Anstieg des Hirndrucks). Beim **SDH** kann neben der akuten auch eine verzögerte (**subakute** bis **chronische**) Form auftreten, insbesondere nach einer scheinbar harmlosen Kopfverletzung.

ACHTUNG
Jede Hirnblutung ist ein Notfall! Hirnblutungen können zu Dauerschäden oder zum Tod des Betroffenen führen!

Abb. 13.3 Formen der Hirnblutung.

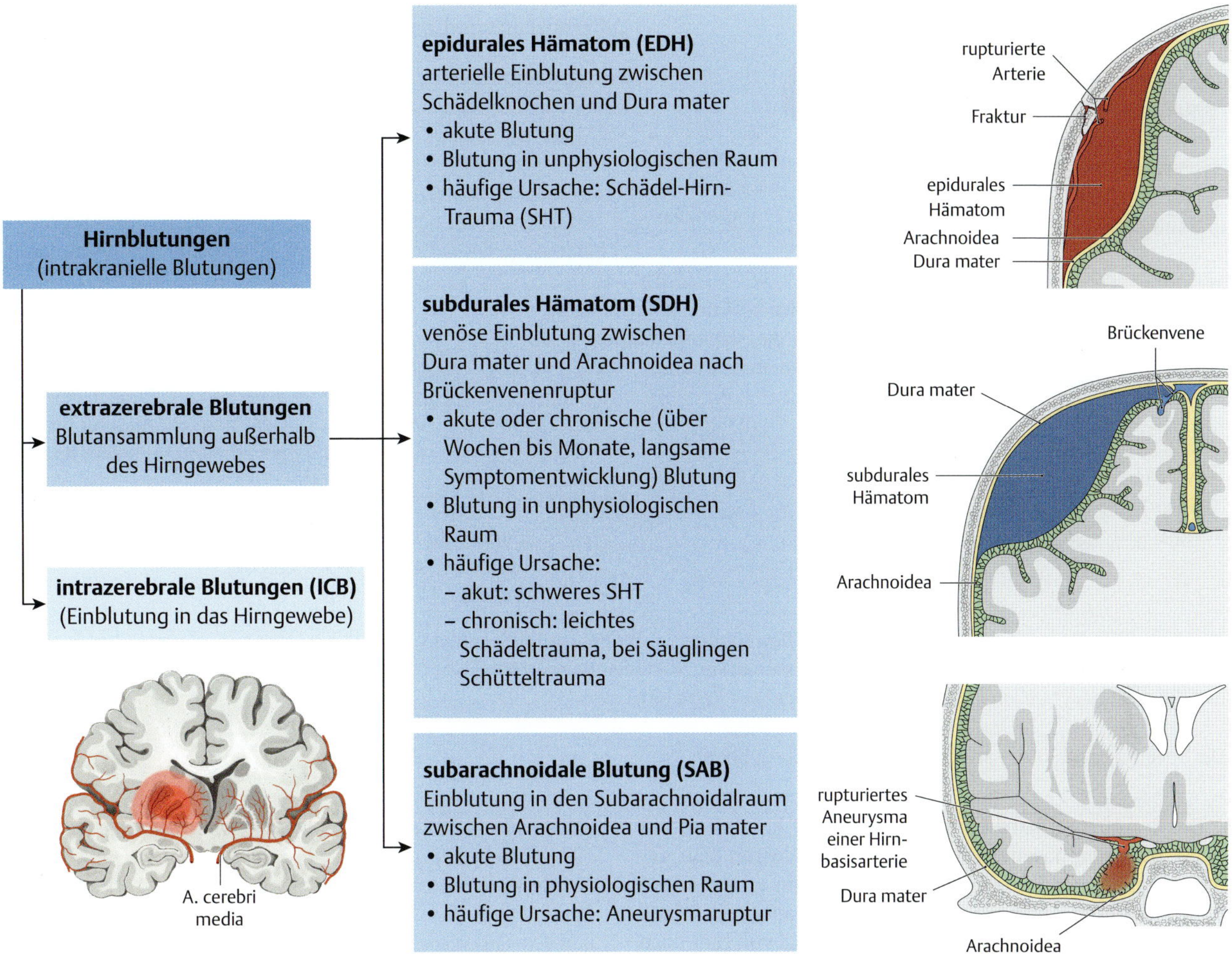

Die extrazerebralen Hirnblutungen werden nach ihrer Lokalisation zwischen den Hirnhäuten unterschieden. *Quelle Grafiken: Schünke M, Schulte E, Schumacher U: Prometheus LernAtlas der Anatomie – Kopf, Hals und Neuroanatomie. Illustrationen von Voll M und Wesker K. 6. Aufl. Stuttgart: Thieme; 2022.*

Zusatzinfo Subarachnoidalblutung

Die dritte Form der extrazerebralen Blutungen ist die Subarachnoidalblutung (SAB; ▸ ***Abb. 13.3****). Das Blut sammelt sich innerhalb des Subarachnoidalraums (physiologischer Hohlraum) zwischen der Arachnoidea und der weichen Hirnhaut (Pia mater). Wie beim EDH liegt der SAB eine arterielle Blutung zugrunde. Häufig ist die Ruptur eines Aneurysmas (ca. 80 % der Fälle) die Ursache, Risikofaktoren sind Bluthochdruck, Rauchen und eine Alkoholabhängigkeit. Auch schwere SHTs können zu einer SAB führen.*

Aufgabe 5

Pflegeassistentin Natalie fragt Sie in einer ruhigen Minute: „Im Bericht von Herrn B. habe ich etwas von ‚apallisches Syndrom‘ gelesen, der Arzt hat bei den Eltern aber von ‚Wachkoma‘ gesprochen. Ich verstehe das nicht, was hat Herr B. denn nun?“ Erklären Sie Natalie den Zusammenhang zwischen beiden Begriffen und fassen Sie anschließend die wichtigsten Informationen zum Zustand von Felix B. zusammen. Berücksichtigen Sie dabei die Ursachen und die Symptome des apallischen Syndroms und eine wichtige Differenzialdiagnose.

KB I.3.a

Antwort

Prüfungstipp

Im Lösungshorizont wird auf 2 Differenzialdiagnosen eingegangen. Es ist für die volle Punktzahl ausreichend, nur eine Differenzialdiagnose zu beschreiben.

„Das apallische Syndrom und das Wachkoma sind zwei verschiedene Bezeichnungen für dasselbe. ‚**Wachkoma**‘ ist eigentlich nicht korrekt, weil ein Hauptmerkmal des Komas die fehlende Wachheit ist. Deshalb wird diese Bezeichnung in der Medizin eigentlich nicht mehr verwendet. In Gesprächen mit den Angehörigen nutzen wir sie aber trotzdem, weil viele davon schon einmal gehört haben und sich darunter etwas vorstellen können. International werden noch andere Begriffe gebraucht, wie z. B. Persistent Vegetative State oder Unresponsive-Wakefulness-Syndrome, was im Deutschen mit ‚**Syndrom reaktionsloser Wachheit**‘ übersetzt und mit SRW abgekürzt wird.

Die Ursache des apallischen Syndroms ist eine **schwere Schädigung des Großhirns**. Bei Felix entstand sie durch das Schädel-Hirn-Trauma, das er beim Unfall erlitten hat. Andere Ursachen können ein längerer Sauerstoffmangel des Gehirns sein, z. B. bei einem Herzinfarkt oder nach einer Reanimation. Auch ein Schlaganfall oder ein Hirntumor können dazu führen, genauso wie eine massive Unterzuckerung.

Abb. 13.4 Apallisches Syndrom und dessen Differenzialdiagnosen (Auswahl).

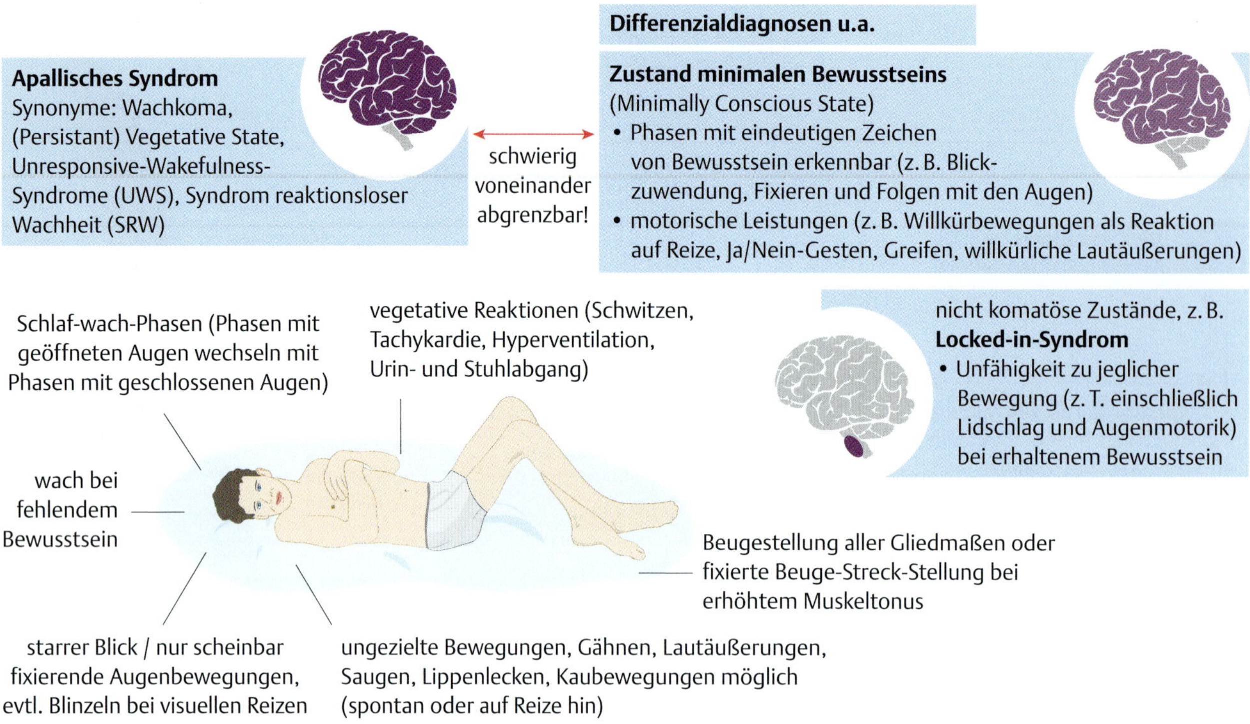

Die beeinträchtigten Hirnareale sind farbig hervorgehoben.

Die Betroffenen haben einen Schlaf-Wach-Rhythmus, das heißt, dass sie phasenweise die Augen geschlossen bzw. geöffnet haben. Das ist bei Felix auch so. Wenn er die Augen offen hat und deshalb wach wirkt, kann er aber mit seinen Augen **nicht fixieren**, auch wenn er manchmal von hier nach da zu schauen scheint. Er kann sich auch nicht gezielt bewegen oder kommunizieren (▶ Abb. 13.4). **Ungezielte Bewegungen** kann man bei ihm aber beobachten, wie z. B. die Schmatzbewegungen, die Felix manchmal macht. Der Hirnstamm apallischer Patienten ist intakt, sodass vegetative Reaktionen wie Schwitzen oder der Anstieg der Herzfrequenz möglich sind.

Es ist wichtig, dass wir Menschen mit apallischem Syndrom konsequent beobachten und regelmäßig Untersuchungen gemacht werden, z. B. EEGs. Das apallische Syndrom ist nämlich schwierig vom sog. **Zustand minimalen Bewusstseins** abzugrenzen (▶ Abb. 13.4). Solche Patienten zeigen zeitweise Zeichen von Bewusstsein, indem sie Gegenstände oder Personen mit den Augen fixieren oder auch willkürliche Bewegungen ausführen. Manche können so sogar ein Ja oder ein Nein zeigen. Das apallische Syndrom von diesem Zustand abzugrenzen ist wichtig, weil die Therapie unterschiedlich ist.

Für den Beobachter auf den ersten Blick ähnlich scheint das **Locked-in-Syndrom** zu sein (▶ Abb. 13.4). Der Patient kann sich nicht bewegen und hat die Augen geöffnet. Er ist aber bei **vollem Bewusstsein**. Ursache ist eine Schädigung des Hirnstamms oder aller motorischen Nervenbahnen."

Zusatzinfo „Künstliches Koma"

„Künstliches Koma" ist der laiensprachliche Begriff für eine Langzeit-Narkose (Analgosedation). Hierbei wird das Bewusstsein des Betroffenen medikamentös gemindert und die Schmerzempfindung unterdrückt. Diese Maßnahme wird in der Regel nur in lebensbedrohlichen Situationen ergriffen. Ziel ist es, den Patienten zu entlasten und dem Körper Erholung zu ermöglichen. Wegen der Narkosetiefe ist eine künstliche Beatmung notwendig, außerdem eine Ernährung über einen Venenzugang oder PEG. Nach schrittweisem Absetzen der Medikation erlangt der Betroffene das Bewusstsein wieder. Die Dauer und die Tiefe der Narkose sind abhängig von der Erkrankung und dem Patientenzustand.

PRAXISTIPP

Wahrnehmung möglich

Weder beim Koma noch bei der Langzeit-Narkose kann ausgeschlossen werden, dass der Betroffene seine Umwelt wahrnimmt. Dies muss im Umgang mit dem Patienten stets bedacht werden, z. B. bei Gesprächen am Patientenbett. Vor und während aller Pflegehandlungen ist wichtig, mit dem Pflegeempfänger zu kommunizieren und nicht über ihn hinweg!

Aufgabe 6

Der Zustand von Felix B. bringt verschiedene Pflegeprobleme mit sich. Der junge Mann ist vollständig auf fremde Hilfe angewiesen.

a) Nennen Sie 3 Prophylaxen, die bei Felix B. im Vordergrund stehen.
b) Sie beobachten, dass sich bei Felix B. trotz der Mobilisation ins Stehbrett eine Spitzfußhaltung ausbildet. Leiten Sie passende pflegerische Interventionen ab, auch unter Berücksichtigung des interdisziplinären Teams.

KB I.3.a, III.2.f

Antwort a)

Prüfungstipp

Die Pflegesituation von Felix ist anspruchsvoll. Im Folgenden werden deshalb mehr Prophylaxen aufgezählt, als in der Aufgabenstellung gefordert werden. Es ist ausreichend, 3 zu nennen, die einen realistischen Bezug zur Situation von Felix haben.

- Infektionsprophylaxe
- Dekubitusprophylaxe
- Kontrakturprophylaxe
- Pneumonie- und Aspirationsprophylaxe
- Thromboseprophylaxe
- Soor- und Parodontitisprophylaxe
- Deprivations- und Habitationsprophylaxe
- Dehydratationsprophylaxe
- Sturzprophylaxe (Sturz aus Bett oder Stehbrett oder bei Mobilisation).

Antwort b)

Beim Spitzfuß ist der Fuß permanent in Richtung der Fußsohle „gestreckt" (Plantarflexion). Er entsteht bei Immobilität durch die Kontraktur der Wadenmuskulatur und wird dadurch gefördert, dass die Bettdecke den Vorderfuß nach unten drückt, während die Ferse auf der Matratze aufliegt. Schon nach kurzer Zeit ist die Kontraktur so weit fortgeschritten, dass der normale Bewegungsumfang auch mit Therapie nicht wieder hergestellt werden kann. Daraus lassen sich für Felix folgende Interventionen ableiten:

Interdisziplinäres Team • Die Prophylaxe einer Spitzfußstellung schließt **pflegerische** und **physio-** bzw. **ergotherapeutische Maßnahmen** ein. Außerdem muss die Medikation (z. B. Muskelrelaxanzien, Schmerzmedikation) und die weitere **gesundheitliche Situation** (z. B. auftretende Spastiken, Bluthochdruck) beachtet werden. Aus diesem Grund erfordert das Vorgehen einen interdisziplinären Ansatz, der auch mit den Eltern von Felix abgestimmt werden muss.

Die Pflegefachperson **dokumentiert** ihre Beobachtung deshalb und **teilt** sie den Therapeuten und Ärzten **mit**. Gemeinsam muss erörtert werden, ob beispielsweise eine häufigere Mobilisation in das Stehbrett möglich ist, weitere physiotherapeutische Maßnahmen infrage kommen oder sich bestimmte Maßnahmen aufgrund von Felix' Situation aus z. B. ärztlicher Sicht verbieten. Die verstärkte Spitzfußprophylaxe muss in das bestehende Gesamtkonzept sinnvoll und **langfristig** integriert werden.

Das Vorgehen muss zwischen den verschiedenen Berufsgruppen **eng abgestimmt** und immer wieder geprüft werden, damit Felix B. nicht überlastet, aber auch nicht untertherapiert wird. Die Pflegefachperson, die den Patienten täglich erlebt, kann dessen Belastbarkeit oft am besten einschätzen. Hier kann eine genaue Analyse und Planung im Rahmen einer **interdisziplinären Fallbesprechung** zielführend sein.

Pflegerische Maßnahmen • Die Pflegefachperson selbst kann durch bestimmte Maßnahmen effektiv zur Spitzfußprophylaxe beitragen. Wichtig ist eine **Lagerung in physiologischer Fußstellung** (Gelenkstellung 90°), indem die Fußsohlen gegen eine gepolsterte **senkrechte Unterlage** am Fußende gestellt werden. Die Fersen können dabei frei gelagert sein (Dekubitusprophylaxe). Die **Bettdecke** sollte den Vorderfuß **nicht belasten**. Dafür kann ein Bettbogen verwendet oder das Ende der Bettdecke über das Fußbrett gezogen werden. Zeitweise kann auch auf ein Zudecken der Füße verzichtet werden. Dabei muss gewährleistet sein, dass Felix B. nicht friert. Wird Felix B. zum Sitzen mobilisiert, sollten die **Füße** möglichst vollflächig **Bodenkontakt** haben. Auch bestimmte **Wickeltechniken** können helfen, den Fuß in der Normalposition zu halten.

Da Felix B. sich nicht aktiv bewegen kann, sind nur **geführte passive Bewegungen** möglich. Diese kann die Pflegekraft in enger Abstimmung mit den Physiotherapeuten durchführen.

Einbeziehung der Eltern • Auch die Eltern von Felix können in **enger Absprache** und **nach Anleitung** Aufgaben in der Spitzfußprophylaxe übernehmen. Sie können beispielsweise bei Bedarf die Bettdecke richten oder die Bein- und Fußhaltung ihres Sohnes variieren. Die Eltern kennen auch die Bewegungsvorlieben von Felix (z. B. Sporthobbies) und können Auskunft darüber geben, an welche Bewegungsmuster anzuknüpfen versucht werden kann.

Aufgabe 7

a) Analysieren Sie die grundsätzlichen Erwägungen, die bei der Ausgestaltung des Pflegeprozesses für Felix B. eine Rolle spielen. Beziehen Sie sich dabei auf die 12 Lebensaktivitäten aus dem Modell des Lebens nach Roper, Logan und Tierney (RLT-Modell).

b) Nehmen Sie dazu Stellung, welche NANDA-I-Pflegediagnose im Vordergrund steht. Geben Sie dabei die Aspekte der Pflegediagnose wieder, die auf Felix B. zutreffen.

KB I.3.a, II.3.a

Antwort a)

Die bei Felix B. vorliegende Bewusstseins- und die damit verbundene **Wahrnehmungsstörung**, die durch das schwere SHT verursacht wurden, wirken sich direkt bzw. indirekt auf **alle Lebensaktivitäten** aus. Die Wahrnehmung stellt im RLT-Modell die grundlegende Komponente dar, die den Menschen befähigt, seine 12 Lebensaktivitäten (LAs) selbstständig zu steuern und an seine Umwelt anzupassen. Eine reduzierte Wahrnehmung – sei es visuell, auditiv, kognitiv oder somatosensorisch – beeinträchtigt die Fähigkeit, die LAs autonom auszuführen, und erhöht das Risiko für eine Abhängigkeit von der Pflege (▶ **Tab. 13.4**).

Die Aktivitäten „für eine sichere Umgebung sorgen", „atmen", „essen und trinken", „ausscheiden", „sich sauberhalten und kleiden", „die Körpertemperatur regulieren" und „ruhen und schlafen" sind Felix entweder selbst möglich oder werden über die somatische Pflege für ihn möglich gemacht. Die Aktivitäten „arbeiten und spielen", „seine Geschlechtlichkeit leben" und „sterben" sind in der derzeitigen Situation von Felix eher nachgeordnet. Mit ihren Auswirkungen auf alle physischen und psychischen Belange stehen damit im Vordergrund:

- seine beeinträchtigte Kommunikation (**„kommunizieren"**)
- seine beeinträchtigte Mobilität (**„sich bewegen"**).

Die **Förderung** dieser beiden Aspekte sollte innerhalb des Pflegeprozesses Priorität haben: Es ist wesentlich, bei den Pflegehandlungen **aufmerksam** zu sein. Nehmen die Pflegefachpersonen Veränderungen der Situation, ein vermindertes Wohlbefinden oder nonverbale Botschaften wahr, sollten sie die pflegerischen Maßnahmen entsprechend anpassen. Die Fähigkeiten von Felix sollten unter Einbeziehung seiner Ressourcen bestmöglich gefördert werden. So kann die Pflegefachperson Felix B. Angebote machen, um ihm in kleinen Schritten (**Nahziele**) mehr Teilhabe zu ermöglichen (**Fernziel**).

Tab. 13.4 Beispiele für Auswirkungen einer gestörten Wahrnehmung auf die Lebensaktivitäten von Felix B.

Lebensaktivität (Auswahl)	Beispiele für Auswirkungen
für eine sichere Umgebung sorgen	hohes Sturzrisiko (Sturz aus Bett, Rollstuhl oder Stehbrett oder bei Mobilisation)
sich bewegen	keine Eigenbewegung, Orientierungslosigkeit, Dekubitusgefahr
essen und trinken	Mangelernährung oder Dehydratation: • Essen und Trinken werden nicht als notwendig wahrgenommen • Essen und Getränke können nicht selbst aufgenommen werden (Ernährung über PEG) Geschmack und Temperatur werden nicht erkannt
sich sauberhalten und kleiden	Patient kann Körperpflege nicht selbst durchführen und sich nicht selbst kleiden
kommunizieren	Gespräche können nicht verfolgt und geführt werden (soziale Isolation, Rückzug)
ausscheiden	Inkontinenz (Harn- und Stuhldrang wird nicht adäquat wahrgenommen bzw. verarbeitet)
ruhen und schlafen	Störungen durch gestörte Tag-Nacht-Wahrnehmung

Zusatzinfo Nahziele für die Pflege bei SRW

Der derzeitige Stand der Forschung erlaubt keine klare Aussage darüber, was und wie viel Menschen mit apallischem Syndrom wahrnehmen. Die Wahrnehmung ist damit eine nicht eindeutige Ressource. Es wird von 8 Remissionsphasen ausgegangen, in denen jeweils spezifische Nahziele angestrebt werden können. In Phase 3 könnte ggf. das Schlucken mit einer Logopädin trainiert, in Phase 4 könnten erste Greif-Versuche angebahnt werden. Die Phasen können sich über mehrere Jahre erstrecken und nur ein sehr kleiner Anteil der Betroffenen durchläuft alle Phasen bis zur vollständigen Genesung.

Antwort b)

Prüfungstipp

Zur Bearbeitung dieser Übungsaufgabe benötigen Sie einen Zugang zum Pflegeklassifikationssystem NANDA-I (als Buch oder digital). Im Folgenden sind 2 NANDA-I-Pflegediagnosen beispielhaft beschrieben. Zur Beantwortung der Aufgabe ist die Angabe nur einer Pflegediagnose ausreichend. Dabei kann auch eine andere als die hier angegebenen gewählt werden. Ausschlaggebend ist die schlüssige Begründung Ihrer Wahl.

Bei Felix steht die **beeinträchtigte Kommunikation** im Vordergrund. Sie hindert Felix B. daran, seine Wünsche, Zustimmung oder Ablehnung zu äußern. Es besteht daher die Gefahr, dass unabsichtlich gegen seinen Willen gehandelt wird. Zu seiner gestörten Kommunikation passt die NANDA-I-Pflegediagnose **„Beeinträchtigte verbale Kommunikation“** (Domäne 5: Wahrnehmung/Kognition; Klasse 5 Kommunikation):

- **Definition:** „Einschränkung oder fehlende Fähigkeit, ein Symbolsystem zu empfangen, zu verarbeiten, zu übermitteln und/oder zu nutzen.“
- **Bestimmende Merkmale**, die zur Situation von Felix B. passen:
  - Aphasie (Sprachstörung aufgrund eines beeinträchtigten Sprachverständnisses und einer beeinträchtigten Sprachproduktion)
  - Anarthrie (völlige Unfähigkeit zum Ausführen von Sprechbewegungen)
  - Schwierigkeiten, auf andere zu reagieren
  - Schwierigkeiten bei der Nutzung alternativer Kommunikation
  - beeinträchtigte Fähigkeit zu sprechen.

In engem Zusammenhang damit steht die **beeinträchtigte Mobilität** von Felix. B. Sein Unvermögen, gezielte Bewegungen auszuführen, lässt keine alternative Kommunikation zu (wie z. B. mehrmaliges Blinzeln oder Augenbewegungen). Hierzu passt die NANDA-I-Pflegediagnose **„Beeinträchtigte physische Mobilität“** (Domäne 4: Aktivität/Ruhe; Klasse 2: Aktivität/Bewegung):

- **Definition:** „Einschränkung der unabhängigen, zielgerichteten Bewegung des Körpers oder von einer oder mehreren Extremität(en).“
- **Bestimmende Merkmale**, die zur Situation von Felix B. passen:
  - verminderte feinmotorische Fähigkeiten
  - verminderte grobmotorische Fähigkeiten
  - posturale (die Körperhaltung betreffende) Instabiliät
  - spastische Bewegungen
  - unkoordinierte Bewegungen der Extremitäten
- **Beeinflussende Faktoren**, die zur Situation von Felix B. passen:
  - verminderte Muskelkontrolle
  - Nichtnutzung.

Aufgabe 8

Sie leiten bei Felix die aktivierende Körperpflege nach den Prinzipien der Basalen Stimulation mit einer Initialberührung ein.

a) Erläutern Sie den Sinn und die Durchführung einer Initialberührung. Interpretieren Sie im Anschluss die Reaktion von Felix B. auf Ihre Initialberührung.

b) Erklären Sie kurz das Konzept der Basalen Stimulation. Skizzieren Sie im Anschluss 3 grundsätzliche Aspekte, die bei der basal stimulierenden Pflege zu berücksichtigen sind.

KB I.3.a, II.3.b

Antwort a)

Initialberührung • Die Kontaktaufnahme mit einem gesunden, wachen Menschen ist über dessen **Fernsinne** möglich: über das Hören (Ansprache) und das Sehen (ins Gesichtsfeld eintreten). Oft schließt sich mit dem Begrüßungsritual des Händeschüttelns eine **körperliche Kontaktaufnahme** an.

Bei Felix B. ist die Kontaktaufnahme über die Fernsinne nicht möglich, da seine Wahrnehmung stark eingeschränkt ist. Ihm wird stattdessen über eine **körperstammnahe, wertschätzende Berührung** (Initialberührung) signalisiert, dass er nun im Fokus der Aufmerksamkeit der berührenden Person steht. Die Berührung, beispielsweise an der Schulter, ist für ihn eine **eindeutige Information**. Eine ruhige, flächig mit der ganzen Hand und mit eindeutigem Druck ausgeführte Berührung vermittelt Felix B. zusätzlich **Sicherheit**. Wird die Initialberührung immer an derselben Stelle ausgeführt, stärkt das das Vertrauen des Betroffenen.

Die Initialberührung ist ritualisiert sowohl zur **Begrüßung** und Einleitung einer Pflegemaßnahme als auch zur **Verabschiedung** geeignet. Auch die Angehörigen können die Initialberührung nutzen, hier kann ein **eigenes Ritual** Felix Orientierung bieten. Nach Absprache könnte z. B. die Pflegefachperson (und das medizinische Personal) die rechte, die Angehörigen die linken Schulter berühren. Ergänzend dazu sollten sowohl die Pflegenden als auch die Angehörigen mit Felix sprechen und damit verbale Impulse geben.

Reaktion von Felix B. • Der leichte Anstieg der Herzfrequenz kann **nicht eindeutig** bewertet werden. Er kann Ausdruck von Aufmerksamkeit und Neugier sein bzw. eine positive Reaktion auf die bevorstehende Körperpflege mit anschließender Mobilisation. Genauso kann er ein Hinweis auf Angst oder Ablehnung sein. Hier ist es im Sinne eines professionellen Handels wesentlich, weitere Faktoren genau zu beobachten und im Anschluss zu dokumentieren:

- Blutdruck
- Muskelspannung
- Atmung
- sonstige Reaktionen (Verfolgung mit den Augen; bei Felix nicht zu erwarten).

Wichtig ist es, dem Betroffenen die volle Aufmerksamkeit zu schenken und ihn ernst zu nehmen. Es kann richtig sein, eine Maßnahme zu beenden und das Angebot der momentanen Situation anzupassen.

Antwort b)

Prüfungstipp

Im Lösungshorizont werden mehr als die in der Aufgabenstellung geforderten 3 Aspekte genannt. Sie können sich in Ihrer Antwort auf 3 Aspekte beschränken.

Konzept • Die Basale Stimulation ist ein **ganzheitliches Pflegekonzept**, das sich an Menschen mit schweren Wahrnehmungs-, Kommunikations- und/oder Aktivitätsstörungen richtet. Das Konzept geht von der Grundannahme aus, dass Bewegung, Kommunikation und Wahrnehmung als sog. **Dreiheit** untrennbar zusammenhängen. Eine Aktivierung dieser 3 Bereiche ermöglicht (▶ **Abb. 13.5**):

- den Kontakt mit der Umwelt
- eine Orientierung (Ort, Zeit, Person, Situation)
- die Regulation der eigenen Bedürfnisse.

Übergeordnetes Ziel ist es, die **Eigenaktivität** des Betroffenen **anzuregen** und ihm damit ein im Rahmen seiner Möglichkeiten selbstbestimmtes Leben und größtmögliche Teilhabe zu ermöglichen. In der Basalen Stimulation steht nicht der spezifische Pflegebedarf oder die Erkrankung, sondern der **Mensch als Ganzes** im Mittelpunkt.

Die Eigenaktivität des Betroffenen wird über einfache **sensorische Impulse** angeregt, die sich an dessen Situation und Fähigkeiten orientieren. Es können u. a. auditive Angebote, Vibrationen oder Berührungen eingesetzt werden. Die Impulse können dem Betroffenen dazu verhelfen, an **bekannte Erfahrungen** (soziale, kognitive und körperliche Erfahrungen, Emotionen) aus seiner persönlichen Entwicklung und Wahrnehmung **anzuknüpfen**. Dadurch wird sein vorhandenes Potenzial, mit seiner Umwelt zu kommunizieren, gezielt angesprochen und die **Selbstwahrnehmung** des Betroffenen wird gestärkt.

Abb. 13.5 Ganzheitlichkeit der Entwicklung.

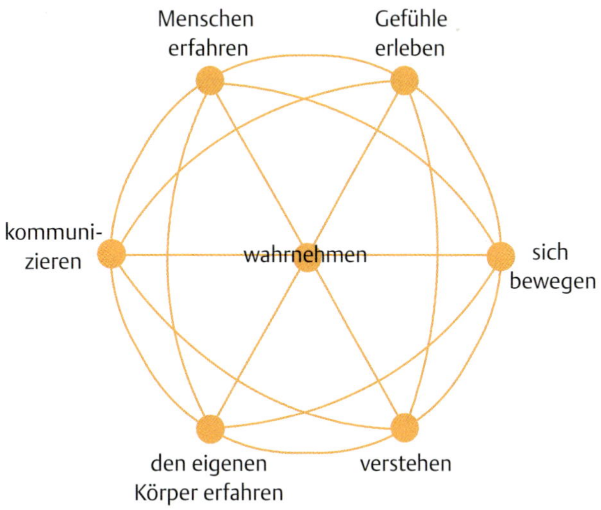

Entwicklungsbereiche und ihre Vernetzung. Sie spiegeln in Summe den Menschen in seiner Ganzheit. *Quelle: Fröhlich A: Basale Stimulation. In: I care Pflege. 3., überarbeitete Auflage. Stuttgart: Thieme; 2025.*

> **PRAXISTIPP**
>
> **Basale Stimulation**
>
> Die Basale Stimulation ist immer nur eine Einladung, keine Forderung! Die Pflegefachperson beobachtet die Reaktion des pflegebedürftigen Menschen genau und passt ihr Angebot bedarfsgerecht an.

Grundsätzliche Aspekte • In der praktischen Anwendung der Basalen Stimulation muss Folgendes berücksichtigt werden:

- **sich** auf den Betroffenen **einlassen**: Die Pflegefachperson betrachtet den ganzen Menschen und nimmt ihn als eigenständige Person wahr. Sie reduziert ihn nicht auf seine Erkrankung oder seinen Pflegebedarf. Sie tritt mit dem Betroffenen in eine „humane Beziehung" und holt ihn im „Hier und Jetzt" ab.
- die **Ausgangssituation** genau **analysieren**: Die Pflegefachperson informiert sich eingehend über das bisherige Leben des Betroffenen (Biografiearbeit). Dabei bezieht sie ggf. Angehörige mit ein.
- **Angebote** den Ressourcen und Möglichkeiten des Betroffenen **anpassen** und **eindeutig strukturieren**: Es darf keine Reizüberflutung entstehen, Störungen und Irritationen müssen vermieden werden.
- **Berührungsqualität sicherstellen** (der Impuls soll die eigene Person und die Umwelt für den Betroffenen erfahrbar machen):
  - Anfang und Ende der Handlung **akzentuieren**
  - **flüssige Berührungen** durchführen (kontinuierlich mit konstantem Druck)
  - vollflächige Berührungen bevorzugen, **Haut-zu-Haut-Kontakt** vermittelt klare Informationen
- **Reaktionen** des Betroffenen genau **wahrnehmen**: Auch geringe Veränderungen, z. B. im Muskeltonus oder in der Atmung, müssen erkannt, bewertet und dokumentiert werden. Ein kurzes Innehalten während der Pflegehandlung ermöglicht das Erkennen von Zustimmung oder Ablehnung, die sich manchmal nur in kleinsten Reaktionen äußern.

- **Entwicklung ermöglichen**: Das Konzept der Basalen Stimulation erfordert Geduld und Kontinuität. Dabei ist es wichtig, dass die Angebote über die Zeit hinweg variiert werden. Andernfalls kann eine Habituation (Gewöhnung) eintreten, d. h., dass der Impuls vom Betroffenen nicht mehr wahrgenommen und das Entwicklungspotenzial nicht ausgeschöpft wird.
- **wertschätzend** und **respektvoll** mit dem Betroffenen umgehen: Die Basale Stimulation erwartet nichts vom Betroffenen, sie ist nur ein Angebot. Ob der Mensch reagiert oder nicht, darf den Umgang mit ihm nicht beeinflussen.

Aufgabe 9

a) Stellen Sie 3 Ziele einer aktivierenden Ganzkörperwäsche nach den Prinzipien der Basalen Stimulation für Felix B. dar.

b) Skizzieren Sie 3 begleitende Angebote. Ordnen Sie diese dem Wahrnehmungsbereich zu, der davon in erster Linie angesprochen wird.

KB I.3.a, II.3.b

Antwort a)

Nach der **Kontaktaufnahme** (verbale Ankündigung und Initialberührung) mit Felix B. führt die Pflegefachperson eine aktivierende **Ganzkörperwäsche** durch. Diese dient:
- der Körperreinigung, der Hygiene und dem Wohlbefinden
- der Anregung am Morgen
- der Wahrnehmung des Tag-Nacht-Rhythmus.

Antwort b)

Prüfungstipp

*In ▶ **Tab. 13.5** sind Beispiele für begleitende Angebote aufgeführt. Jedes Angebot spricht mehrere Wahrnehmungsbereiche an, da ein isoliertes Erleben nicht möglich ist. Wählen Sie bei Ihrer Zuordnung – wie in der Tabelle – den Bereich aus, der bei dem gewählten Angebot im Fokus steht. Zur Beantwortung der Aufgabe können Sie sich auf 3 Angebote beschränken. Sie können auch solche wählen, die in der Tabelle nicht aufgeführt werden.*

▶ Tab. 13.5.

Tab. 13.5 Orientierungsvermittlung bei der basal stimulierenden aktivierenden Körperpflege.

Wahrnehmungsbereich		Angebote (Beispiele)
Basale Wahrnehmungsebenen		
vestibulär (Anregung des Gleichgewichtsorgans im Innenohr und damit Information über die eigene Position im Raum)	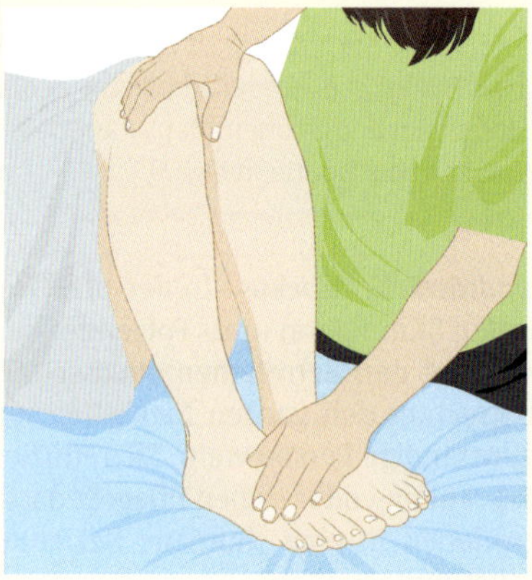	Folgende Angebote geben Felix eine Orientierung im Raum und stimulieren das Gleichgewicht: • Mobilisation in eine **sitzende Position** (durch Decken und Kissen abgestützt) • **Drehen des Kopfes**, z. B. zu der Seite, von der aus die Mundpflege durchgeführt wird • Mobilisation mit dem **Stehbrett** • Anstellen der Beine, **Kontakt der Fußsohlen** mit der **Matratze** herstellen und über mind. 15 s leichten, eindeutigen Druck auf die Fußrücken ausüben (stimuliert die Propriozeption)
somatisch (Erleben der eigenen Körperstruktur und Identität)	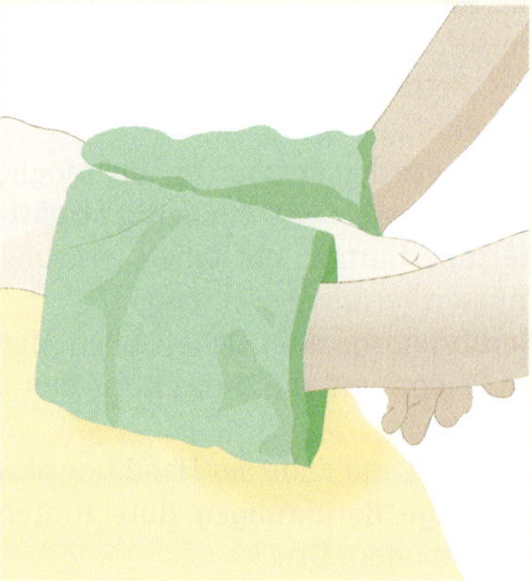	Folgende Angebote lassen Felix die eigene Körperstruktur und -grenze erfahren und fremde Identität wahrnehmen: • Positionswechsel • **Nachmodellieren des Körpers** durch behutsame Berührung (beim Auskleiden, Waschen, Abtrocknen, Cremen, Ankleiden): – z. B. mit einem rauen Frotteewaschlappen – vom Körperstamm ausgehend nach peripher – entgegen der Haarwuchsrichtung • direktes **Eintauchen** der Hände und Füße **ins Wasser** mit einer Temperaturdifferenz von bis zu 10 °C unter Körpertemperatur (thermischer Reiz durch Wassertemperatur: anregend, aufmerksamkeitssteigernd) • Anziehen von Schuhen (gleichzeitig taktil-haptisch und erinnerungsaktivierend)

Tab. 13.5 Fortsetzung.

Wahrnehmungsbereich		Angebote (Beispiele)
vibratorisch (Schwingungswahrnehmung unterstützt Kohärenz)	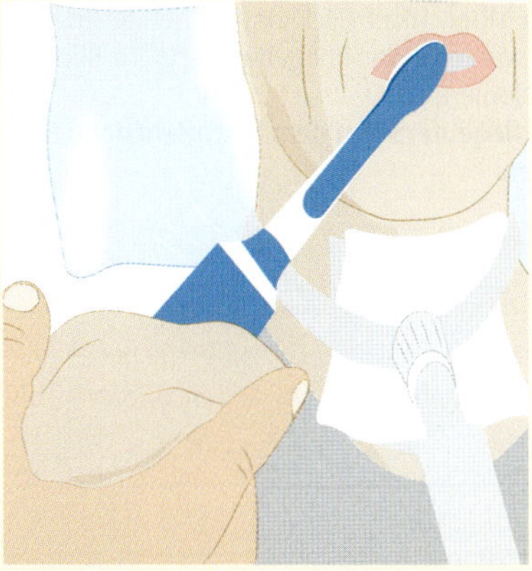	Folgende Angebote verhelfen Felix, Wahrnehmungen der Oberflächen- und Tiefensensibilität über Vernetzung von Strukturen zu verarbeiten: • Nutzen eines **elektrischen Rasierers** und einer **elektrischen Zahnbürste** für Rasur bzw. Zahnpflege; beides bereitet auch auditive Wahrnehmung vor • Halten eines kleinen **Vibrationsgerätes** (z. B. elektrischer Rasierer) über einen kurzen Zeitraum an Arm oder Bein oder Auflegen eines elekrischen **Vibraxgerätes** auf die Matratze (fördert Wahrnehmung der Extremität und Muskelentspannung) • **vibratorisches Eincremen**; am Rumpf gleichzeitig Sekretlockerung
Spezifische Wahrnehmungsebenen		
olfaktorisch/oral/nasal (Wiedererkennen bekannter Gerüche oder Geschmackswahrnehmungen, Anknüpfen an Erinnerungen)	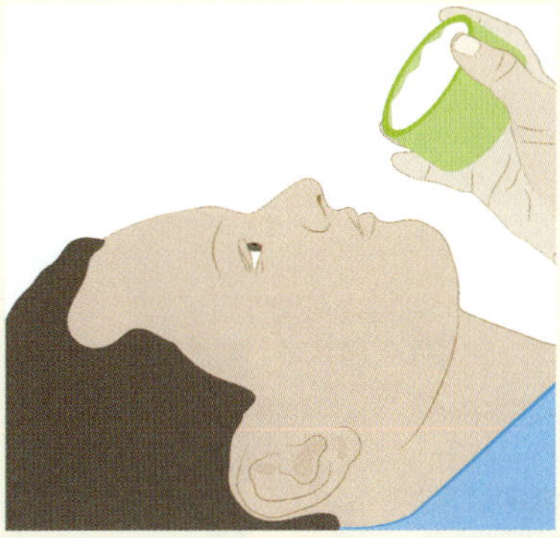	• (eigene) Pflegemittel, eigene Handtücher, eigene Kleidung riechen lassen • ggf. belebende Badezusätze (wie Rosmarin-Bademilch) • Mundpflege mit eigener Zahncreme • ggf. Lieblingsgetränk in die Mundpflege einbeziehen • kleines Stück eines Liebelingsnahrungsmittels (z. B. Banane) in einer befeuchteten Kompresse für 5 min in die Wangentasche legen
auditiv (Wiedererkennen bekannter Geräusche, Anknüpfen an Erinnerungen)	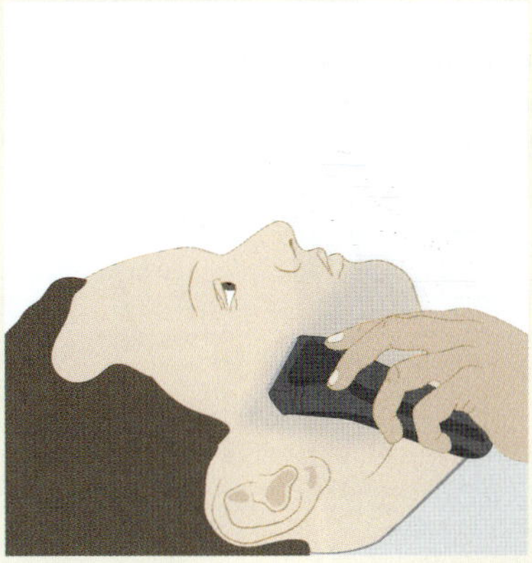	• begleitende Ansprache, auch durch Angehörige (vertraute Stimmen) • Geräusche der Pflegehandlung (plätscherndes Wasser, Rasur, Bürsten der Zähne und der Haare) und weitere Geräusche (z. B. Ticken einer Uhr) • Lieblingsmusik über begrenzten Zeitraum (dabei nicht durch 2 Ear-in-Kopfhörer von der Außenwelt abschirmen)
taktil-haptisch	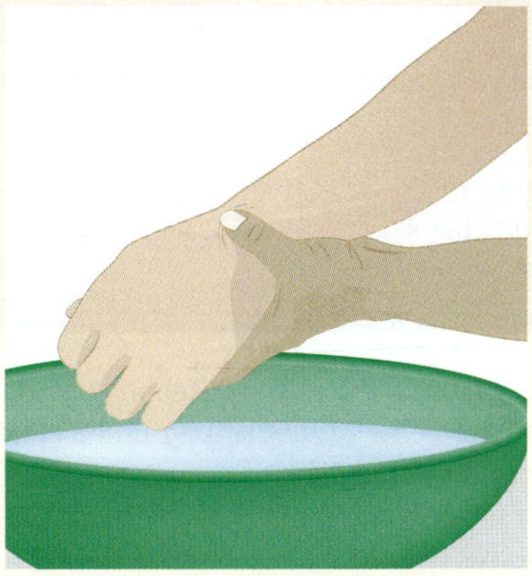	• Positionierung der Hand um die Kante der Matratze (taktil-haptische Wahrnehmung beim Hochstellen des Kopfteiles) • Felix einen Waschhandschuh anziehen und seine Hand beim Waschen führen • Spüren des Mediums Wasser und dessen Temperatur durch Eintauchen der Hand • Spürinformationen beim Führen der Hand, bei Berührung des Fußes • unterstütztes Fassen des Handtuchs, der Zahnbürste, des Kammes, des Rasierers, der Kleidung etc. • unterstütztes Cremen

Tab. 13.5 Fortsetzung.

Wahrnehmungsbereich	Angebote (Beispiele)
visuell 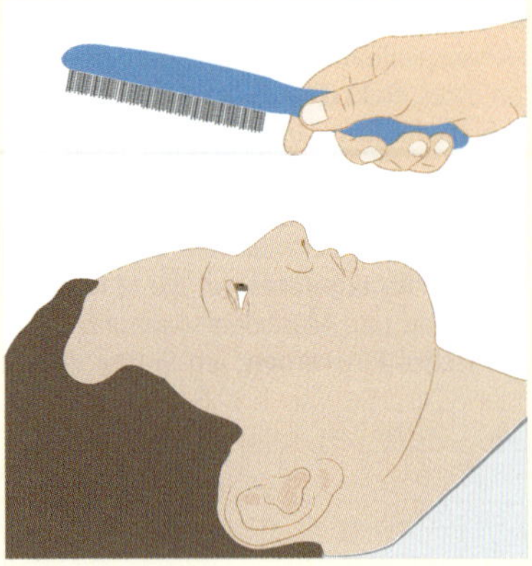	• nach Möglichkeit Blickkontakt herstellen • sich während der Pflegehandlung im Blickfeld des Betroffenen positionieren • die Pflegeutensilien dem Betroffenen vor Beginn der Pflegehandlung zeigen

PRAXISTIPP

Auswahl der begleitenden Angebote

Dem Betroffenen ist ein isoliertes Erleben einzelner Wahrnehmungsbereiche nicht möglich, da die Bereiche miteinander vernetzt sind (▶ **Abb. 13.5**). Die Pflegefachperson kombiniert ihre Stimulationsangebote so, dass möglichst alle Wahrnehmungsbereiche der Basalen Stimulation angesprochen werden. Die Wahrnehmung wird intensiviert, indem die drei elementaren Wahrnehmungsbereiche der basalen Ebene kombiniert werden: Beispielsweise kann vor der Positionierung in die sitzende Position (vestibulär) an beiden Körperseiten entlanggestrichen werden (somatisch). Die Durchführung der Körperpflege nach den in ▶ **Tab. 13.5** genannten Prinzipien spricht die übrigen Wahrnehmungsbereiche an.
Bei allen Angeboten sollte immer eine Symmetrie hergestellt werden, indem beide Seiten gleichermaßen berührt und damit erfahrbar gemacht werden.

Aufgabe 10

a) Erarbeiten Sie die Auswirkungen, die eine Mobilisation auf die Orientierung und das Bewusstsein von Felix B. hat.
b) Nennen Sie 2 Pflegeprobleme, auf die eine Mobilisation prophylaktisch wirkt.

KB III.2.b

Antwort a)

Bei einer Mobilisation in eine sitzende Position **öffnet** Felix B. die **Augen**, wodurch er weitere Sinneseindrücke (Tageslicht, Zimmer) wahrnehmen kann. Der **Bodenkontakt** mit den Füßen vermittelt ihm taktil-haptisch einen Eindruck, wo oben und unten ist. Beim **Aufrichten** mit dem Stehbrett (▶ **Abb. 13.6**) ändert sich die Belastung des Körpers durch die Schwerkraft. Dadurch erlangt Felix B. Eindrücke zu seinen körperlichen Strukturen. Auch Veränderungen im Raum sind für ihn in stehender Position nachvollziehbarer.

Die Mobilisation aktiviert außerdem seinen **Bewegungsapparat**. Die Anregung der Oberflächen- und der Tiefensensibilität sind Voraussetzung für das Gehen oder Greifen. Auch die Rezeptoren der **Organe** werden stimuliert.

Abb. 13.6 Mobilisation mittels Stehbrett.

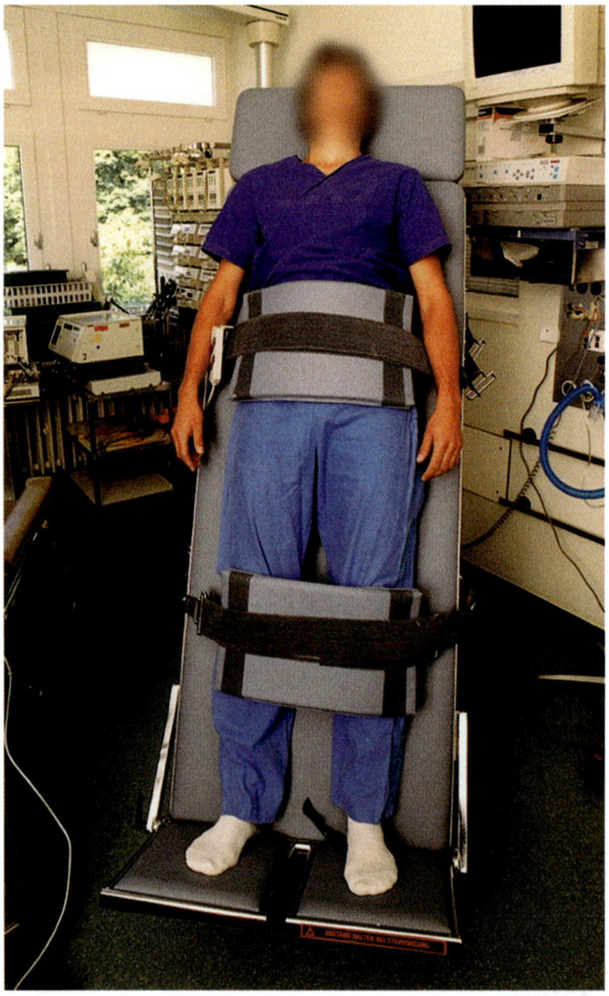

Die Mobilisation mittels Stehbrett ermöglicht dem Patienten eine aufrechte Körperhaltung und einen belasteten Bodenkontakt und unterstützt so dessen Orientierung im Raum. Zusätzlich werden die Muskeln aktiviert, was u. a. zur Thromboseprophylaxe beiträgt. *Quelle: Fresenius S, Trinkle B. Thrombosephrophylaxe. In: Hüter-Becker A, Dölken M (Hrsg.): Physiotherapie in der Traumatologie/Chirurgie. 4. Auflage. Stuttgart: Thieme; 2016.*

Die Mobilisation beeinflusst mit der Gehirn-Nerven-Aktivität, dem Herz-Kreislauf-System, der Atmung und dem Verdauungssystem den ganzen Körper.

Antwort b)

Die Mobilisation hat eine prophylaktische Wirkung u. a. auf die Entstehung von:

- Pneumonie
- Dekubitus
- Thrombose
- Obstipation
- Kontrakturen.

Aufgabe 11

Beschreiben Sie 2 weitere Pflegekonzepte, von denen Felix B. in seiner derzeitigen Situation besonders profitieren würde. Begründen Sie kurz Ihre Wahl.
KB II.3.b

Antwort

Es kommen einige ergänzende Pflegekonzepte infrage (▶ **Abb. 13.7**). Felix B. würde vermutlich am meisten von dem Affolter- und dem Aktivitas-Konzept profitieren:

Affolter-Konzept • Ziel ist, durch **taktil-kinästhetische Impulse** den Menschen in seiner Aufmerksamkeit, Konzentration, Motorik und Sensorik zu fördern. Das Affolter-Konzept eignet sich insbesondere für Menschen mit schwerwiegenden Hirnschädigungen sowie Wahrnehmungsstörungen und könnte daher auch bei Felix B. eingesetzt werden. Alltagshandlungen (z. B. die Körperpflege) werden pflegetherapeutisch aufgegriffen (sog. **therapeutisches Führen**). Beispielsweise führt die Pflegefachperson die Hand des Betroffenen, der sie zuvor einen Waschlappen überstreifte. Durch dieses gezielte „Begreifen" und schrittweises Führen werden über die **Tiefensensibilität** kinästhetische Reize (Lage-, Kraft- und Bewegungssinn) gesetzt. Auf diesem Weg kann sinnesphysiologisch eine Interaktion mit der Umgebung stattfinden. Der Betroffene wird motorisch, kognitiv und emotional gefördert.

Aktivitas-Konzept • Das auf **Aktivierung** ausgerichtete Konzept kombiniert Aspekte der Basalen Stimulation, der Kinästhetik und der Konzepte nach Bobath und Affolter. Im Rahmen eines humanistischen Lebensbildes hat es folgende Ziele:

- mit dem Menschen zu interagieren
- die Kommunikation zu verbessern
- sich pflegetherapeutisch an sich verändernde Pflegesituationen anzupassen
- Zufriedenheit und Wohlbefinden des Betroffenen zu steigern
- den Betroffenen rückenschonend zu transferieren.

Abb. 13.7 Beispiele für Pflegekonzepte für Menschen mit apallischem Syndrom.

Bobath-Konzept
Neurophysiologischer Ansatz, der sich die Plastizität des Gehirns (lebenslange Fähigkeit zu synaptischen Neuvernetzungen) zunutze macht → gesunde Hirnareale übernehmen die Aufgabe der geschädigten Regionen

- **Ziel**: Verminderung oder Auflösung spastischer Zustände, Wiedererlernen verlorener Bewegungsfähigkeiten mit Schwerpunkt auf normalen Alltagsbewegungen zur möglichst selbstständigen Bewältigung des Alltags
- **Prinzip**: Erarbeitung und wiederholte Übung von individuellen Bewegungsstrategien, bei denen die Ressourcen der beeinträchtigten Körperseite erkannt, verbessert und genutzt werden sollen

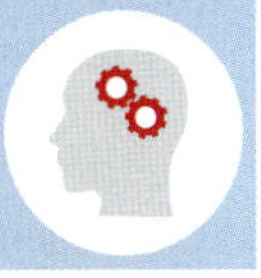

Affolter-Konzept

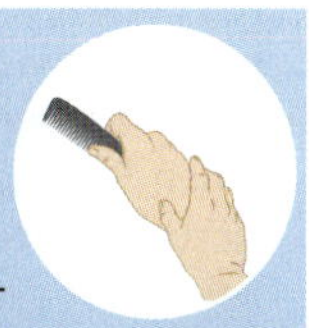

- Stimulation des taktil-kinästhetischen Systems durch Interaktionstherapie (sog. therapeutisches Führen) zur Steigerung der gespürten Wahrnehmungsinformation (Interaktion mit der Umwelt) im Alltagsgeschehen
- **Ziel**: Verbesserung der Wahrnehmungsinformation (nicht der motorischen Fähigkeiten!), Erweiterung der gespürten Erfahrungen, Herstellen eines Bezugs zur Umwelt
- **Prinzip**: Eine zweite Person führt nach kurzer Erklärung mit dem Körper des Patienten Aktionen zu dem Zeitpunkt aus, zu dem sie im normalen Alltag auftreten.

F.O.T.T.-Konzept (Face-and-Oral-Tract-Therapy)

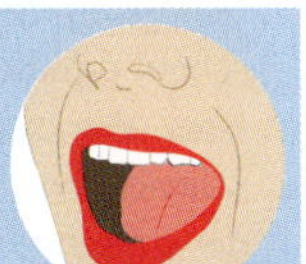

- Konzept speziell für die Kopf-Hals-Region; bei vielen Wachkoma-Patienten ist über Wochen aufgrund von Spastiken keine Mundöffnung möglich
- **Ziel**: Verbesserung bzw. Ermöglichen der Nahrungsaufnahme, der Mundhygiene, der nonverbalen Kommunikation (Mimik und Gestik), der Atmung, des Sprechens und der Stimme
- **Prinzip**: beruhend auf dem Bobath-Konzept

Aktivitas-Konzept

- Aktivierung durch Wahrnehmung, Kommunikation, Bewegung mit Achtung vor der Persönlichkeit des Patienten, der Pflegekräfte und der Angehörigen
- **Ziel**: Unterstützung der vorhandenen Fähigkeiten und deren Ausbau unter Respektierung der Grenzen der beteiligten Personen
- **Prinzip**: Verknüpfung von Elementen der Kinästhetik, des Bobath-Konzepts, des Affolter-Konzepts und der Basalen Stimulation

LiN (Lagerung in Neutralstellung)

- Lagerungstechnik
- **Ziel**: Aufrechterhaltung bzw. Wiedererlangen der Beweglichkeit
- **Prinzip**: Gleich in welcher Lage (Rücken-, Bauch-, Seitenlagen u.a.) wird der Körper so unterlagert, dass sich die Wirbelsäule in der neutralen Position (Doppel-S-Form) befindet.

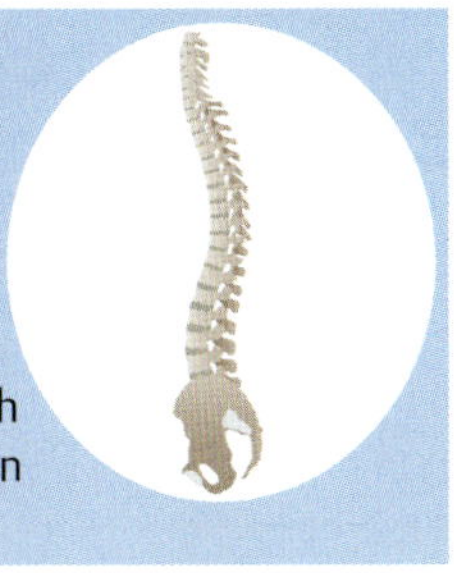

Weitere Techniken, z.B.

- Wickeltechniken
- Aromatherapie
- Snoezelen
- Musiktherapie

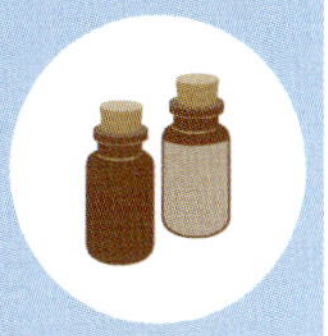

Zusätzlich zur Basalen Stimulation können weitere pflegerische Konzepte dazu beitragen, das Wohlbefinden und die Fähigkeiten der Betroffenen zu fördern und ihr Interesse an der Umwelt zu wecken.

Hierbei stehen die **Entfaltung der Persönlichkeit** des Pflegeempfängers, der Angehörigen und des Pflegenden und die gegenseitige **Achtung** im Vordergrund.

Weitere Konzepte • Auch das **Bobath-Konzept** könnte für Felix B. förderlich sein, weil es vorrangig die **motorischen Fähigkeiten** insbesondere von Menschen mit neurologischen Erkrankungen (Bewegungsstörungen, Paresen, Spastiken) fördert. Ziel ist, dass die Betroffenen im Alltag die größtmögliche Selbstständigkeit zurückerlangen. Das Bobath-Konzept macht sich die **Plastizität des Gehirns** zunutze, also dessen Fähigkeit, sich ein Leben lang umzubauen und neue synaptische Verbindungen einzugehen. Über Lagerung, Mobilisation und Selbsthilfetraining wird die **Neubildung synaptischer Verbindungen** angeregt, sodass Bewegungsabläufe neu erlernt und die Sensibilität und das Körperempfinden neu geschult werden. Das Konzept wird 24 h am Tag angewendet. Schwerpunkte sind die Körperstabilität und der normale Muskeltonus. Auch bei diesem Konzept steht der ganze Mensch im Mittelpunkt. Ein empathischer Beziehungsaufbau, die professionelle Berührung und eine individuelle Maßnahmenauswahl sind die Grundlage für das Anbahnen erwünschter Entwicklungsschritte.

Bei Felix könnten auch unterstützend angewendet werden:

- **Wickeltechniken:** Sie betonen die Körpergrenzen und machen sie dadurch besser wahrnehmbar. Dies vermittelt dem Pflegeempfänger das Gefühl von Geborgenheit oder Frische. Die Wirkungen können durch thermische Varianten (Wärme, Kälte) und/oder ätherische Ölanwendungen potenziert werden.
- **Aromatherapie:** Reine Duftstoffe stimulieren die olfaktorischen Sinneszellen. So kann z. B. über eine Raumaromatisierung mittels Vernebler über das limbische System an Bekanntes angeknüpft werden. Bei Felix B. wäre der Einsatz von Rosenöl denkbar, dessen Wirkung als harmonisierend, aufhellend, entspannend, sinnlich anregend und krampflösend angegeben wird.
- Kinästhetik, F.O.T.T.-Konzept, Lagerung in Neutralstellung (LiN), Snoezelen, Musiktherapie.

PRAXISTIPP

Aromatherapie: Schulung nötig!

Zur Aromatherapie kann eine Vielzahl an Duftstoffen verwendet werden. Den passenden auszuwählen, erfordert eine sorgfältige Anamnese und gute Kenntnisse der zur Auswahl stehenden Öle. Es dürfen nur pflanzliche und unbedenkliche Öle eingesetzt werden. Die Pflegefachperson muss die Dosierung vorsichtig wählen und die Reaktion des Pflegeempfängers sorgfältig beobachten. Insbesondere bei Anwendung auf der Haut sind allergische Reaktionen möglich. Eine entsprechende Schulung ist anzuraten.

PRAXISTIPP

Erlernen der Konzepte zur Frührehabilitation

Mit den Konzepten der Frührehabilitation kann man sich in speziellen Schulungen vertraut machen. Interessierte Pflegefachpersonen sollten sich nach den Möglichkeiten zu entsprechenden Weiterbildungen in ihrem Haus oder auch extern erkundigen.

Aufgabe 12

Felix B. ist in seinem derzeitigen Zustand nicht fähig, eigene Entscheidungen oder Wünsche zu äußern. Dies stellt seine Familie und auch alle, die mit seiner therapeutischen Versorgung betraut sind, vor ethische Herausforderungen. Stellen Sie anhand von 3 Artikeln der „Charta der Rechte hilfe- und pflegebedürftiger Menschen" (Pflege-Charta) exemplarisch dar, wie pflegeethische Werte im Fall des 19-jährigen Felix B. umgesetzt werden können.
KB II.3.a + b

Antwort

Prüfungstipp

*▶ **Tab. 13.6** nimmt Bezug auf alle Artikel der Pflege-Charta. Zum Erreichen der vollen Punktzahl reicht es aus, wenn Sie 3 Artikel herausgreifen und dazu jeweils eine Pflegehandlung nennen.*

Die Pflege-Charta bildet in 8 Artikeln die Rechte hilfe- und pflegebedürftiger Menschen ab (▶ **Abb. 13.8**). Diese Rechte beeinflussen das Handeln der Pflegefachperson. Indem sie entsprechende Maßnahmen (▶ **Tab. 13.6**) in ihre Pflegehandlungen einbaut, wahrt sie diese Rechte. Pflegeethisch spielen bei Felix B. derzeitig insbesondere die Selbstbestimmung (Artikel 1), die Fürsorge (Artikel 4) und die Schadensvermeidung (Artikel 2) eine große Rolle.

Zusatzinfo Ethik-Konsil

Die zeitaufwändige Pflege im interdisziplinären Team unter Berücksichtigung der „Charta der Rechte hilfe- und pflegebedürftiger Menschen" erfordert eine gute Absprache unter den Beteiligten. Ein wichtiges Werkzeug, das die Wahrung dieser Rechte in konkreten, schwierigen Pflegesituationen sicherstellt, ist das Ethik-Konsil bzw. die ethische Fallbesprechung (S. 120). Ein Ethik-Konsil und die Pflege-Charta stehen damit in einem engen inhaltlichen und praktischen Zusammenhang: Die Pflege-Charta dient als normative Grundlage und Richtschnur, während das Ethik-Konsil im konkreten Fall sicherstellt, dass die in der Charta genannten Rechte umgesetzt werden.

Abb. 13.8 Charta der Rechte hilfe- und pflegebedürftiger Menschen (Pflege-Charta).

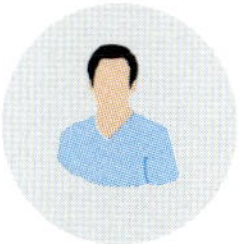

Artikel 1: Selbstbestimmung und Hilfe zur Selbsthilfe
Jeder hilfe- und pflegebedürftige Mensch hat das Recht auf Hilfe zur Selbsthilfe sowie auf Unterstützung, um ein möglichst selbstbestimmtes und selbstständiges Leben führen zu können.

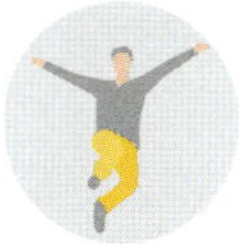

Artikel 2: Körperliche und seelische Unversehrtheit, Freiheit und Sicherheit
Jeder hilfe- und pflegebedürftige Mensch hat das Recht, vor Gefahren für Leib und Seele geschützt zu werden.

Artikel 3: Privatheit
Jeder hilfe- und pflegebedürftige Mensch hat das Recht auf Wahrung und Schutz seiner Privat- und Intimsphäre.

Artikel 4: Pflege, Betreuung und Behandlung
Jeder hilfe- und pflegebedürftige Mensch hat das Recht auf eine an seinem persönlichen Bedarf ausgerichtete, gesundheitsför dernde und qualifizierte Pflege, Betreuung und Behandlung.

Artikel 5: Information, Beratung und Aufklärung
Jeder hilfe- und pflegebedürftige Mensch hat das Recht auf umfassende Informationen über Möglichkeiten und Angebote der Beratung, der Hilfe, der Pflege sowie der Behandlung.

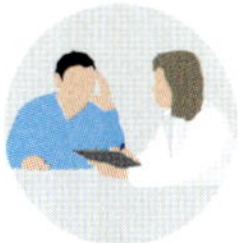

Artikel 6: Kommunikation, Wertschätzung und Teilhabe an der Gesellschaft
Jeder hilfe- und pflegebedürftige Mensch hat das Recht auf Wertschätzung, Austausch mit anderen Menschen und Teilhabe am gesellschaftlichen Leben.

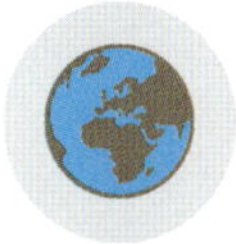

Artikel 7: Religion, Kultur und Weltanschauung
Jeder hilfe- und pflegebedürftige Mensch hat das Recht, seiner Kultur und Weltanschauung entsprechend zu leben und seine Religion auszuüben.

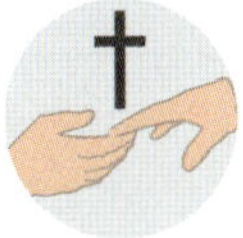

Artikel 8: Palliative Begleitung, Sterben und Tod
Jeder hilfe- und pflegebedürftige Mensch hat das Recht, in Würde zu sterben.

Die deutsche Pflege-Charta hat das Ziel, die grundlegenden Rechte der Menschen auch im Alltag von Menschen mit Hilfe- oder Pflegebedarf zu stärken (Wortlaut: Bundesministerium für Familie, Senioren, Frauen und Jugend, 2024). *Quelle: Fölsch D. Pflege-Charta. In: I care Pflege. 3. Auflage. Stuttgart: Thieme; 2025.*

Tab. 13.6 Anwendung der Pflege-Charta auf die Fallsituation von Felix B.

Artikel	exemplarische Umsetzung bei Felix B.
1. Selbstbestimmung und Hilfe zur Selbsthilfe	• aktivierend pflegen und damit Anknüpfungspunkte zum Wach-Werden ermöglichen • eigene Pflegemittel, Kleidung verwenden • Gespräche mit den Eltern über den mutmaßlichen Willen von Felix B. führen • Dinge aufgreifen, die Felix B. wichtig sind (z. B. Vorspielen seiner Lieblingsmusik)
2. Körperliche und seelische Unversehrtheit, Freiheit und Sicherheit	• behutsame Grundpflege • Anwendung von Prophylaxen • Schlaf-Wach-Rhythmus ermöglichen
3. Privatheit	• Schutz der Intimsphäre auch bei Bewusstseinseinschränkung • Scham-Grenzen einhalten • Alleinsein mit den Eltern ermöglichen
4. Pflege, Betreuung und Behandlung	• Schmerzsituation erfassen und ggf. entgegenwirken • sich vorstellen und Pflege ankündigen • fachgerecht pflegen
5. Information, Beratung und Aufklärung	• unter Einbezug der Eltern • trotz nicht erkennbarer Reaktion vor und während den Pflegeverrichtungen verbal und nonverbale Information
6. Kommunikation, Wertschätzung und Teilhabe an der Gesellschaft	• respektvoller, wertschätzender Umgang • Mobilisation ins Sitzen (bei der Körperpflege oder zu den Mahlzeiten über die PEG) und in das Stehbrett • Einbezug der Eltern, wenn diese hierzu bereit sind (z. B. Vorlesen, mündliche Berichte aus dem Alltag)
7. Religion, Kultur und Weltanschauung	• sollte Felix gläubig sein: Einbezug religiöser Rituale (z. B. Gebet)
8. Palliative Begleitung, Sterben und Tod	• Mut machen und Lebensfreude vermitteln • Aussicht auf ein geplantes Ereignis geben (Besuch von Freunden, Ausflug)

14 78-Jähriger mit hohem Betreuungsbedarf

Herr E.*, 78 Jahre, lebt seit 4 Monaten in einer Pflegeeinrichtung mit gerontopsychiatrischem Schwerpunkt. Dort lernen Sie ihn und seine Ehefrau kennen. Seine Frau beschreibt ihn als liebevollen Mann, der „sein letztes Hemd für die Familie hergeben würde". Unter Tränen berichtet sie Ihnen, dass sie sich nicht mehr imstande fühle, ihren Ehemann zu Hause zu versorgen. Sie erzählt von einem Vorfall, der ihr schließlich die Augen geöffnet habe und ausschlaggebend dafür war, sich um einen Heimplatz für ihren Mann zu bemühen: Am zweiten Weihnachtsfeiertag kam es im Wohnzimmer zu einem Brand. Herr E. hatte nachts versucht, die Kerzen am Weihnachtsbaum anzuzünden, weil er nicht hatte schlafen können. „Die Stille, das flackernde Kerzenlicht und der Duft nach frischen Tannennadeln haben eine beruhigende Wirkung auf ihn", erzählt sie. „Er liebt die Weihnachtszeit. Von elektrischen Kerzen hält er gar nichts. ‚Auf einem richtigen Weihnachtsbaum müssen richtige Kerzen brennen!', sagt er immer. Er hat aber das Feuerzeug wohl direkt an den Zweig gehalten anstatt an den Docht. Der Baum war schon ziemlich trocken und der Zweig fing gleich Feuer. Glücklicherweise war unser Sohn noch auf! Er hat das Feuer sofort bemerkt und schnell gelöscht. Nicht auszudenken, was da hätte passieren können!"

Bei einer gründlichen Untersuchung von Herrn E. im Jahr zuvor hatte der Hausarzt eine Ultraschalluntersuchung der Halsschlagadern durchgeführt. „Schon damals konnte er sich nicht mehr so gut konzentrieren wie früher", berichtet seine Frau. Die Diagnose des Hausarztes lautete: beidseitige hochgradige Stenose der Carotis interna mit beginnender vaskulärer Demenz.

Als Herr E. in die Einrichtung einzog, konnte er komplexere Handlungen nicht mehr richtig ausführen. Im Gespräch fielen ihm oft Begriffe oder Daten nicht ein, Zusammenhänge konnte er nur noch manchmal herstellen. Seit seinem Einzug hat sich sein Zustand weiter verschlechtert. Herr E. ist mittlerweile in allen Qualitäten desorientiert, vergisst und verlegt Gegenstände und kommt insgesamt nur noch mithilfe zurecht. Bereits einfache Handlungen, wie Zähneputzen oder die Gesichtswäsche, überfordern ihn. Häufig wendet er dabei Hilfsmittel falsch an und kämmt sich z. B. mit der Zahnbürste die Haare. Sie beobachteten ihn auch schon dabei, wie er versuchte, mit einer Banane eine Tür zu verschließen. Manchmal hat Herr E. auch Schwierigkeiten, seine Frau zu erkennen, wenn sie ihn besucht. Sein

Zimmer findet Herr E. nur mithilfe. Auch Funktionsräume wie die Toilette sucht er täglich aufs Neue. In Ihrer Frühschicht sehen Sie, wie er im Flur steht und in eine Vase uriniert. Als Sie ihn ansprechen, brüllt er: „Machen Sie die Tür zu, ich bin auf Klo!"

* *Fallbeispiel fiktiv, Namen frei erfunden*

Aufgaben

Lesen Sie die Fallgeschichte sorgfältig durch, bevor Sie mit der Bearbeitung der folgenden Aufgaben beginnen. Berücksichtigen Sie dabei die geschilderte Situation.

Aufgabe 1

a) Definieren Sie „vaskuläre Demenz". Erläutern Sie deren Hauptursachen und Symptome. **11 Punkte (Definition 3 P, Ursachen 2 P, Symptome 6 P)**

b) Stellen Sie den typischen Verlauf einer Demenzerkrankung dar und identifizieren Sie das Demenzstadium von Herrn E. **10 Punkte (Verlauf 8 P, Stadium von Herrn E. 2 P)**

c) Formulieren Sie in eigenen Worten das Demenzparadoxon. **2 Punkte**

Aufgabe 2

Die Demenzerkrankung von Herrn E. ist vermutlich u. a. auf die Stenose der A. carotis interna zurückzuführen. Beschreiben Sie die Auswirkungen einer hochgradigen Karotisstenose auf die Durchblutung des Gehirns unter Berücksichtigung der Anatomie der Hirngefäße. Veranschaulichen Sie Ihre Ausführungen, indem Sie die Beschriftungen der Gefäße in ▸ **Abb. 14.1** vervollständigen. **12 Punkte (Beschriftung + Beschreibung 10 P, Auswirkungen 2 P)**

Aufgabe 3

Die demenziell bedingte Verwirrtheit von Herrn E. betrifft mehrere Dimensionen. Identifizieren Sie in der Fallgeschichte 3 Fähigkeiten, die bei einer Verwirrtheit verlorengehen, und benennen Sie die dafür ursächliche Störung. Ordnen Sie jeder Fähigkeit ein Beobachtungskriterium zu. **9 Punkte (je Fähigkeit 1 P, je Störung 1 P, je Beobachtungskriterium 1 P)**

Aufgabe 4

a) Sie ertappen Herrn E. beim Urinieren in eine Vase, er reagiert aggressiv. Stellen Sie dar, wie ein professionelles Handeln in dieser Situation aussehen könnte. **5 Punkte**

b) Erläutern Sie die Einschränkungen, mit denen ein Mensch mit Demenz im Alltagsleben konfrontiert ist. Beziehen Sie sich dabei auf das Konzept I „Aktivitäten des Lebens realisieren und hierbei mit existenziellen Erfahrungen umgehen können" des Rahmenmodells der fördernden Prozesspflege nach Krohwinkel. **7 Punkte**

Aufgabe 5

Das Konzept der Validation nach Feil und Richards kann als Instrument zur Beziehungsgestaltung gemäß dem Expertenstandard „Beziehungsgestaltung in der Pflege von Menschen mit Demenz" eingesetzt werden. Definieren Sie dieses Konzept. Nennen Sie das Ziel der Validation, 3 typische Verhaltens- und Kommunikationsempfehlungen und 3 Voraussetzungen für ein erfolgreiches Anwenden der Methode. **11 Punkte (Definition 3 P, Ziel 2 P, Empfehlungen 3 P, Voraussetzungen 3 P)**

Aufgabe 6

Nach Naomi Feil gibt es 4 Phasen, die Demenzkranke durchleben. Ordnen Sie Herrn E. einer Phase zu und begründen Sie Ihre Einordnung. Skizzieren Sie 3 verbale oder nonverbale Maßnahmen, die in dieser Phase geeignet sind. **6 Punkte (Zuordnung 3 P, Maßnahmen 3 P)**

Aufgabe 7

Definieren Sie die Methode des 24-Stunden-ROT. Erläutern Sie in diesem Zusammenhang Maßnahmen, die der Desorientierung entgegenwirken (je 3 Maßnahmen für jede Dimension der Desorientierung). **14 Punkte (Definition 2 P, pro Maßnahme 1 P)**

Aufgabe 8

Bei einem Ihrer Besuche berichtet Frau E.: „Kürzlich habe ich einen Bekannten in einer ähnlichen Einrichtung wie dieser hier besucht. Er und auch viele andere Bewohner sind immer berichtigt worden, wenn sie irgendeinen Unsinn erzählt haben. Das fand ich zwar ganz schön anstrengend, aber vielleicht wäre das für meinen Mann auch besser? Sie machen das ja nie." Erklären Sie Frau E., weshalb Sie bei ihrem Mann die Validation anstatt des 24-Stunden-ROTs anwenden. **6 Punkte**

Aufgabe 9

Erstellen Sie basierend auf dem Fallbeispiel einen kurzen Pflegeplan für ein Pflegeproblem nach PES(R) und formulieren Sie 2 Ziele nach SMART. **7 Punkte (Problemformulierung 4 P, Ziele 3 P)**

Abb. 14.1 Arterielle Blutversorgung des Gehirns (Überblick).

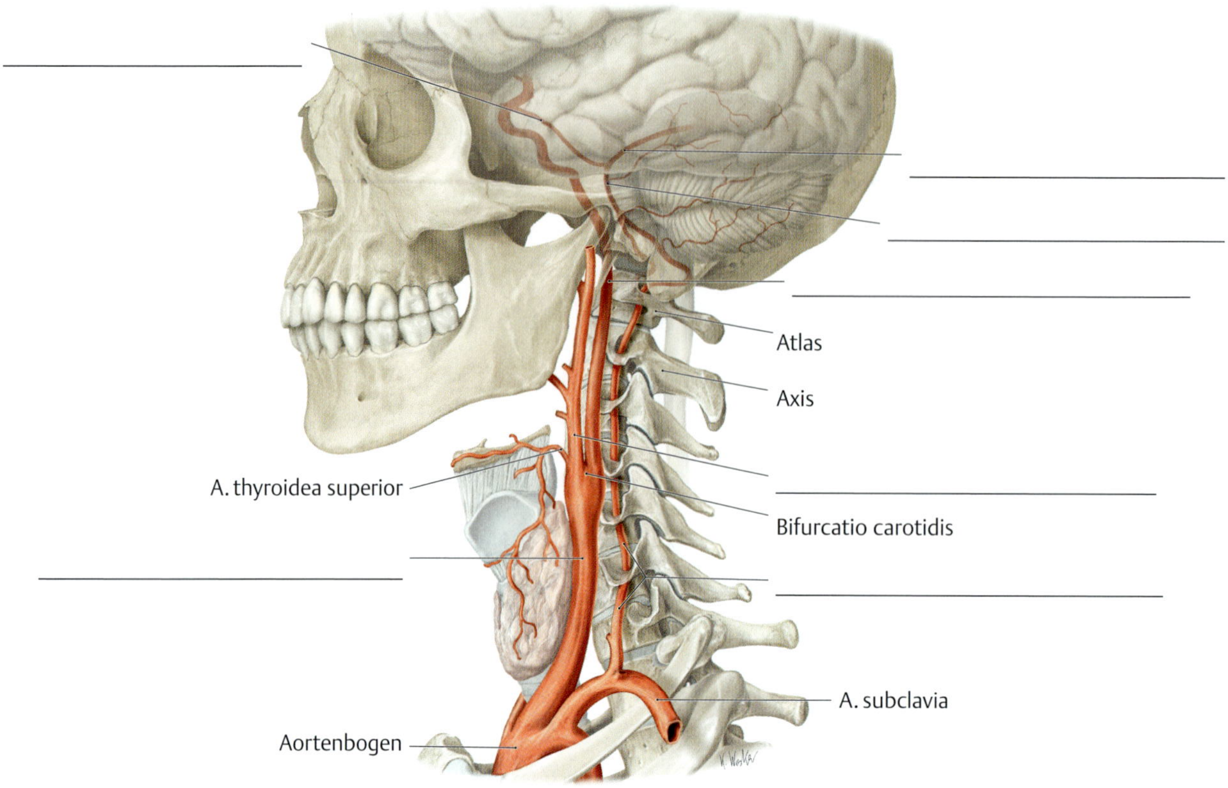

Vervollständigen Sie die Beschriftungen der Gefäße. *Quelle: Schünke M, Schulte E, Schumacher U: Prometheus LernAtlas der Anatomie - Kopf, Hals und Neuroanatomie. Illustrationen von Voll M und Wesker K. 6. Auflage. Stuttgart: Thieme; 2022.*

Lösungshorizont

Aufgabe 1

a) Definieren Sie „vaskuläre Demenz“. Erläutern Sie deren Hauptursachen und Symptome.
b) Stellen Sie den typischen Verlauf einer Demenzerkrankung dar und identifizieren Sie das Demenzstadium von Herrn E.
c) Formulieren Sie in eigenen Worten das Demenzparadoxon.

KB I.3.a

Antwort a)

Definition **Vaskuläre Demenz**

*Bei einer **Demenz** kommt es wegen eines Untergangs von Hirngewebe zu einem fortschreitenden Verlust kognitiver Fähigkeiten und Alltagskompetenzen (über einen Zeitraum von mind. 6 Monaten). Im Verlauf verliert der Betroffene seine Selbstständigkeit. Liegt die Ursache der Hirnschädigung in einer **Veränderung der hirnversorgenden Gefäße**, spricht man von einer **vaskulären Demenz**.*

Ursachen • Hauptursachen der vaskulären Demenz sind eine **chronische arterielle Hypertonie** und eine **Atherosklerose**.

> **PRAXISTIPP**
>
> **Vorsicht beim Pulsfühlen**
>
> Viele ältere Menschen haben eine mehr oder weniger ausgeprägte Karotisstenose. Deshalb sollte bei älteren Menschen der Puls möglichst an anderer Stelle gefühlt werden. Andernfalls besteht die Gefahr, dass sich Plaque-Material von der Gefäßwand löst, in die Blutbahn gelangt und als Embolus eine hirnversorgende Arterie verlegt.

Symptome • Sie hängen mit von der betroffenen Gehirnregion ab und sind daher **uneinheitlich**. Für alle Formen typisch ist:

- Verlangsamung des Denkens
- Aufmerksamkeits- und Orientierungsstörungen
- Kopfschmerzen, Schwindel
- Apraxie (Handlungs- und Koordinationsstörung).

Auch das Verhalten der Betroffenen verändert sich, die emotionale Kontrolle lässt nach. Das **Gedächtnis** bleibt im Unterschied zu anderen Demenzformen bei vaskulärer Demenz meist **länger erhalten**. Weil der Gedächtnisverlust aber ein Kriterium für die Diagnose „Demenz“ ist, wird das Syndrom dann als **Vascular Cognitive Impairment** (VCI; gefäßbedingte kognitive Beeinträchtigung) bezeichnet und erst bei Auftreten einer Gedächtnisstörung als vaskuläre Demenz.

Es können auch Symptome wie Gangunsicherheiten, Blasenentleerungsstörungen oder Lähmungen auftreten.

Zusatzinfo Formen der vaskulären Demenz

Die Folgen einer vaskulären Demenz sind abhängig von den betroffenen Hirnanteilen:

- ***diffuse Schädigung** des Hirngewebes: Ursächlich sind atherosklerotische Veränderungen der hirnversorgenden Gefäße. Durch die Minderdurchblutung kommt es zu zahlreichen kleinsten ischämischen Insulten unterhalb der Großhirnrinde und weiteren Schädigungen des Hirngewebes (**Binswanger-Krankheit** oder subkortikale arteriosklerotische Enzephalopathie).*
- *Schädigung **mehrerer kleinerer Bereiche** des Gehirns: Lösen die oben genannten Faktoren mehrere kleinere Infarkte in zeitlichem Abstand aus, werden verschiedene Hirnstrukturen geschädigt (sog. **Multi-Infarkt-Demenz**).*
- *Schädigung eines lokal begrenzten, **größeren Bereichs** des Gehirns: Diese Form tritt meist innerhalb von 3 Monaten nach einem Schlaganfall auf und beginnt akut (sog. **Post-Stroke-Demenz** oder **vaskuläre Demenz mit akutem Beginn**):*
  - *nach **Ischämie**: Ursachen eines ischämischen Hirngewebeschadens können **Thromben** (z. B. bei Vorhofflimmern) oder **Emboli** (z. B. Plaque-Bruchstücke bei Atherosklerose der A. carotis) sein, die in hirnversorgende Arterien eingeschwemmt werden und diese verschließen. Auch eine hochgradige **Atherosklerose** der direkt hirnversorgenden Arterien kann Grund für eine Minderdurchblutung sein.*
  - *nach **Hirnblutung**: Atherosklerotisch veränderte Hirnarterien können bei Bluthochdruck reißen. Das Blut gelangt dann direkt in das Hirngewebe (intrazerebrale Blutung).*

Abhängig von der Unterform der vaskulären Demenz unterscheidet sich der Verlauf:

- *Bei der Binswanger-Krankheit findet sich oft ein **schleichender Beginn** mit kontinuierlicher oder auch schubweiser Entwicklung.*
- *Die Multi-Infarkt-Demenz schreitet **schubweise** voran. An eine schnelle, kurzfristige Verschlechterung schließt sich eine Phase der Symptomstabilisierung oder -besserung an, bis sich der Zustand durch einen weiteren Schlaganfall verschlechtert.*
- *Die vaskuläre Demenz mit akutem Beginn wird **plötzlich** symptomatisch und steht in zeitlichem Zusammenhang mit einem klinisch relevanten Schlaganfall.*

Da häufig Mischformen aus vaskulärer Demenz und Alzheimer-Demenz auftreten, können die verschiedenen Formen klinisch oftmals nicht klar voneinander abgegrenzt werden. Hilfreich sind hier bildgebende Verfahren (cCT und cMRT).

Antwort b)

Prädemenz-Stadium • Vereinzelt treten Frühsymptome auf (Wortfindungsstörungen, Konzentrations- oder Gedächtnisprobleme, Schwierigkeiten bei der Organisation von Alltagsdingen). Die Symptome sind nicht so stark ausgeprägt, dass sie den Alltag der Betroffenen beeinträchtigen, und können sich wieder bessern.

Frühstadium • Die Gedächtnisleistung lässt spürbar nach. Die Betroffenen sehen sich selbst sehr kritisch und hinterfragen ständig, warum sie so viel vergessen. Das (Ultra-)**Kurzzeitgedächtnis** ist als erstes **eingeschränkt**. Häufig verlegen die Betroffenen Gegenstände an ungewöhnliche Orte, z. B. die Schlüssel ins Eisfach. Alltägliche Verrichtungen sind immer mehr erschwert.

Sprachprobleme treten auf (Konfabulationen, verminderter Wortschatz, Wortwiederholungen, Wiederholung der Fragen, Beeinträchtigung des Sprachverständnisses). Gesichter und Gegenstände werden häufiger nicht mehr erkannt (**Agnosie**). Die Patienten werden ungeschickter und können nicht mehr sicher mit ihren Finanzen umgehen. Bei einigen Betroffenen zeigt sich bereits jetzt eine **Bewegungsunruhe**. Die Betroffenen können zwar noch allein leben, sind jedoch oft auf Unterstützung angewiesen. Einige sind weiterhin berufstätig und können ihre Ausfälle noch kompensieren (z. B. durch Post-it-Zettel als Gedächtnisstütze).

Mittleres Stadium • Die Betroffenen empfinden ihre Vergesslichkeit weniger als Problem. Die Gedächtnisleistung nimmt immer weiter ab, die Artikulation von Sprache und die Koordination von Handlungen sind stark eingeschränkt bzw. unmöglich. Dabei fällt eine immer stärker werdende **Unruhe** auf, in einigen Fällen eine Umkehr des Tag-Nacht-Rhythmus. Alltägliche Verrichtungen sind nur eingeschränkt möglich. Häufig sind Handlungsabbrüche sowie Fehlhandlungen. Die Betroffenen benötigen zunehmend Hilfe und **Unterstützung im Alltag** (z. B. bei der Körperpflege, bei den Mahlzeiten, bei der Einnahme ihrer Medikamente) und wirken häufig teilnahmslos und depressiv.

Abb. 14.2 Demenzparadoxon.

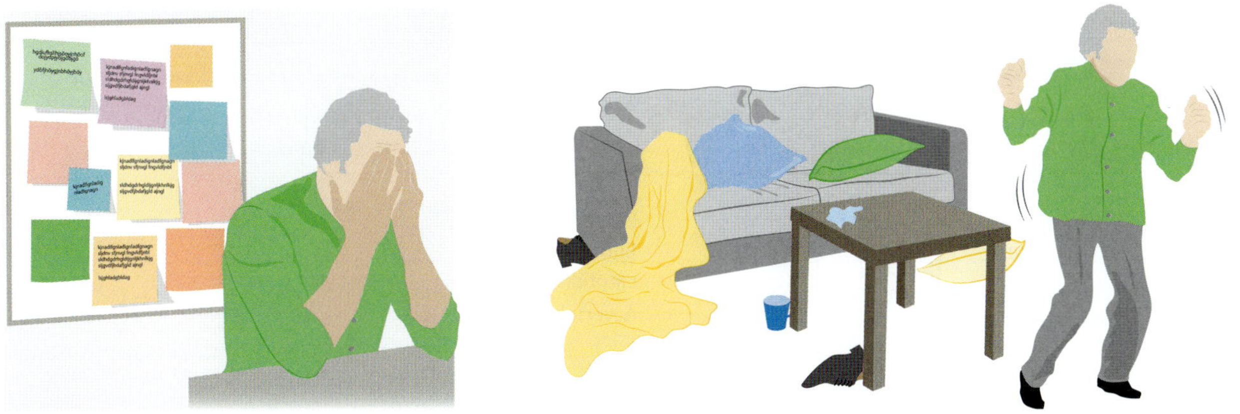

Zu Beginn einer Demenz leiden die Betroffenen sehr stark an den nachlassenden kognitiven Fähigkeiten. Im Verlauf der Erkrankung nehmen die Patienten ihre Einschränkungen jedoch immer weniger wahr.

Spätstadium (fortgeschrittenes Stadium) • Das Vollbild der Demenz zeigt den **Verlust aller kognitiven Funktionen** (Wahrnehmung, Lernen, Aufmerksamkeit, Orientierung, Sprache, Denken, Gedächtnis, Handeln, Selbstreflexion). Die Verwirrtheit wird von den Betroffenen selbst jedoch nicht wahrgenommen. Einige Patienten zeigen ein aggressives Verhalten. Es folgt ein starker, fast permanenter Rückzug in Erinnerungen, die z. T. als Wahnvorstellung, Halluzination oder als Wahnwelt erlebt werden können. Auch die Fähigkeit zur Beobachtung des Körpers und Handelns geht verloren. Körperfunktionen können nicht mehr kontrolliert werden (z. B. Inkontinenz). In diesem Stadium benötigen die Betroffenen eine **vollständige Pflege**.

Demenzstadium von Herrn E. • Die Pflegefachpersonen beobachten bei Herrn E. häufige Fehlhandlungen. Er benötigt bei allen Verrichtungen Unterstützung. Seine Kognition und Sprechfähigkeit sind allerdings erhalten, Herr E. kann kommunizieren und nimmt seine Umwelt wahr. Dies spricht für eine Demenz im **mittleren Stadium**.

Antwort c)

Menschen mit Demenz empfinden ihre Krankheit vor allem im Frühstadium als sehr starke Belastung. Sie hadern damit, so viel zu vergessen. Zudem wirken sich die Begleitsymptome auf die Psyche aus. Je weiter die Demenzerkrankung voranschreitet, desto weniger ist sie dem Betroffenen bewusst und desto geringer ist sein Leidensdruck (▶ Abb. 14.2).

Aufgabe 2

Die Demenzerkrankung von Herrn E. ist vermutlich u. a. auf die Stenose der A. carotis interna zurückzuführen. Beschreiben Sie die Auswirkungen einer hochgradigen Karotisstenose auf die Durchblutung des Gehirns unter Berücksichtigung der Anatomie der Hirngefäße. Veranschaulichen Sie Ihre Ausführungen, indem Sie die Beschriftungen der Gefäße in ▶ Abb. 14.1 vervollständigen.

KB I.3.a

Antwort

Die Arterien, die das Blut zum Gehirn leiten, sind die jeweils linke und rechte **A. carotis interna** und **A. vertebralis** (▶ Abb. 14.3). Die Versorgungsgebiete dieser Arterien bzw. ihrer Äste sind:

- A. carotis interna: vordere und mittlere Abschnitte des Gehirns
- A. vertebralis: hintere Abschnitte des Gehirns, Kleinhirn und Hirnstamm.

Die A. carotis interna (ACI) geht an der sog. Bifurcatio carotidis aus der A. carotis communis (Halsschlagader) hervor und zieht durch einen Kanal in der Schädelbasis in die Schädelhöhle. Dort gibt sie die **A. cerebri anterior** ab und wird danach als **A. cerebri media** bezeichnet.

Die A. vertebralis ist ein Ast der A. subclavia und erreicht die Schädelhöhle durch das Foramen magnum. In der Schädelhöhle vereinigen sich die beiden Aa. vertebrales zur **A. basilaris**, die sich in die linke und die rechte **A. cerebri posterior** aufteilt.

Relativ kleine Arterien verbinden die Gefäße dieser beiden Stromgebiete zu einem Gefäßring, dem **Circulus arteriosus cerebri** (▶ Abb. 14.4):

- A. communicans anterior: Sie verbindet die linke mit der rechten A. cerebri anterior.
- A. communicans posterior: Sie verbindet auf beiden Seiten die A. cerebri posterior mit der A. cerebri media.

Über diesen Gefäßring kann Blut aus den beiden ACI auch die hinteren Hirnabschnitte erreichen und Blut aus den Aa. ver-

Abb. 14.3 Arterielle Blutversorgung des Gehirns (Überblick).

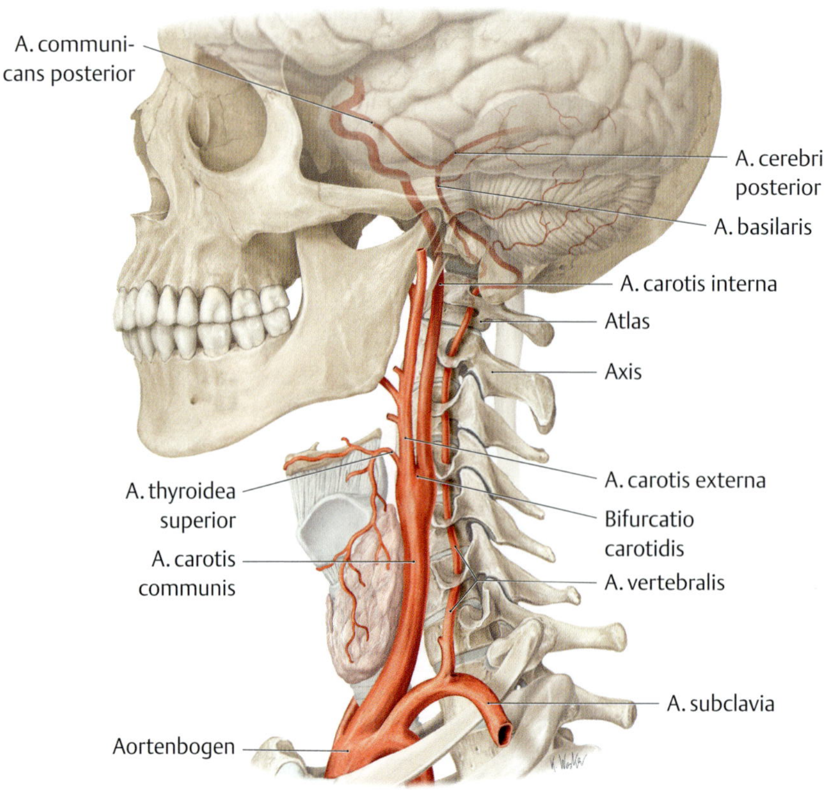

Die A. carotis interna versorgt die vorderen und mittleren Hirnabschnitte, die A. vertebralis die hinteren. Die beiden Stromgebiete stehen über den Circulus arteriosus cerebri miteinander in Verbindung (▶ Abb. 14.4). *Quelle: Schünke M, Schulte E, Schumacher U: Prometheus LernAtlas der Anatomie - Kopf, Hals und Neuroanatomie. Illustrationen von Voll M und Wesker K. 6. Auflage. Stuttgart: Thieme; 2022.*

Abb. 14.4 Verbindungen der Hirnarterien.

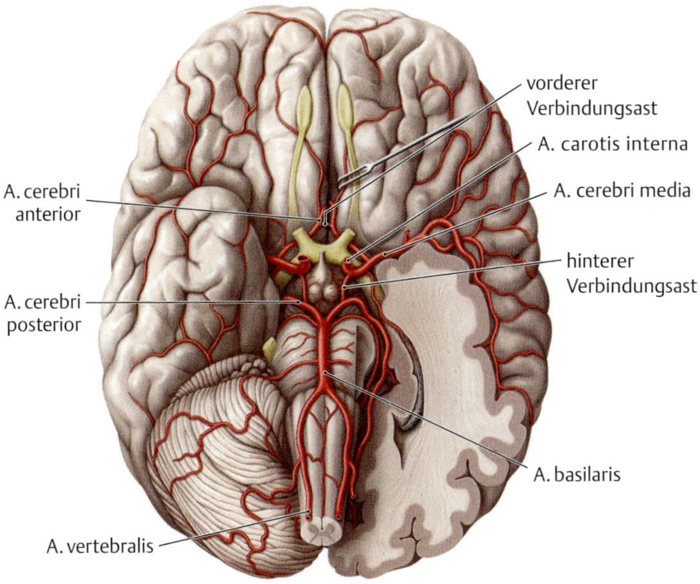

Blick von unten auf die Hirnbasis. Die Stromgebiete der A. carotis und der A. vertebralis stehen über einen Gefäßring (Circulus arteriosus cerebri; syn.: Circulus arteriosus Wilisii) miteinander in Verbindung. Auf der linken Seite wurden zur besseren Darstellung das Kleinhirn und der Schläfenlappen entfernt. *Quelle: Schünke M, Schulte E, Schumacher U: Prometheus LernAtlas der Anatomie - Kopf, Hals und Neuroanatomie. Illustrationen von Voll M und Wesker K. 6. Auflage. Stuttgart: Thieme; 2022.*

trebrales die vorderen. Auf diese Weise kann eine Minderdurchblutung einzelner zuführender Gefäße bis zu einem gewissen Grad ausgeglichen werden. Wegen ihres größeren Durchmessers transportieren die beiden A. carotis interna allerdings mehr Blut zum Gehirn als die Aa. vertebrales. Eine höhergradige Minderdurchblutung dieser beiden großen Gefäße kann über den Circulus arteriosus nicht ausgeglichen werden, das Gehirn wird dauerhaft mit zu wenig Blut versorgt und die Gehirnzellen werden dadurch geschädigt.

Aufgabe 3

Die demenziell bedingte Verwirrtheit von Herrn E. betrifft mehrere Dimensionen. Identifizieren Sie in der Fallgeschichte 3 Fähigkeiten, die bei einer Verwirrtheit verlorengehen, und benennen Sie die dafür ursächliche Störung. Ordnen Sie jeder Fähigkeit ein Beobachtungskriterium zu.

KB I.3.a, II.3.b

Antwort

Prüfungstipp

In der Lösung werden zusätzlich zu den Fähigkeiten, die aus dem Fallbeispiel abgeleitet werden können, zwei weitere Fähigkeiten genannt. Für Ihre Antwort ist es ausreichend, drei der ableitbaren Fähigkeiten darzustellen. Die im Lösungshorizont enthaltenen Erklärungen sind nicht Teil der Aufgabenstellung.

▸ Tab. 14.1 und ▸ Abb. 14.5.

Aufgabe 4

a) Sie ertappen Herrn E. beim Urinieren in eine Vase, er reagiert aggressiv. Stellen Sie dar, wie ein professionelles Handeln in dieser Situation aussehen könnte.

b) Erläutern Sie die Einschränkungen, mit denen ein Mensch mit Demenz im Alltagsleben konfrontiert ist. Beziehen Sie sich dabei auf das Konzept I „Aktivitäten des Lebens realisieren und hierbei mit existenziellen Erfahrungen umgehen können" des Rahmenmodells der fördernden Prozesspflege nach Krohwinkel.

KB I.3.a, II.3.b

Antwort a)

Menschen mit demenziellen Erkrankungen verlieren im Verlauf ihrer Erkrankung die Kontrolle über ihre Emotionen. Grundsätzlich muss in einer Situation, wie sie in der Fallgeschichte beschrieben wird, auf eine **Deeskalation** hingewirkt werden. Der Weg dorthin ist immer abhängig von der spezifischen Situation. Wichtig ist zu versuchen,

- den **Auslöser** des aggressiven Verhaltens zu **erkennen**: Herr E. wird in einer sehr privaten Situation (während des Urinierens) gestört. Aus seiner Sicht befindet er sich in einem Toilettenraum, der eigentlich vor solchen Störungen schützt. Man kann davon ausgehen, dass er sich erschreckt hat und peinlich berührt ist.
- die **eigene Bewertung** der Situation **anzupassen**: Pflegefachpersonen müssen sich immer wieder vergegenwärtigen, dass das aggressive Verhalten als Krankheitssymptom bzw. als Zeichen der Überforderung zu werten ist. Sie dürfen es nicht auf die eigene Person beziehen.
- **deeskalativ** zu **kommunizieren**: Hierfür eignet sich das Konzept der Validation.

Menschen mit fortgeschrittenen demenziellen Erkrankungen sind rationalen Argumenten gegenüber nicht mehr zugänglich. Es ist daher in der Regel nicht zielführend, sie mit der Realität zu konfrontieren. Statt eines „Nein, Herr E., Sie sind nicht auf Klo, das hier ist der Flur" sollte Herr E. in seiner Erlebniswelt angesprochen werden. Es könnte mit der Kontaktaufnahme gewartet werden, bis Herr E. seine Hose wieder geordnet hat, um ihm die peinliche Situation zu ersparen. Die Kontaktaufnahme wäre – nach Herstellen eines Blickkontakts – folgendermaßen denkbar: „Guten Morgen, Herr E. Schön, Sie zu sehen! Ich kenne einen besseren Ort, um sich zu erleichtern. Lassen Sie uns doch dorthin gehen. Möchten Sie?" Die Pflegefachperson könnte Herrn E. zur Tür eines WCs begleiten und währenddessen leichten Körperkontakt herstellen, z. B. am Unterarm (falls es von Herrn E. toleriert wird). Vor Ort angekommen könnte sie ihn auf das deutliche WC-Zeichen hinweisen, das dort angebracht sein sollte. Bei Herrn E. muss zusätzlich beachtet werden, dass er sich noch nicht lange in der Einrichtung befindet, was seine räumliche Desorientierung evtl. verstärkt. Wichtige Räumlichkeiten wie das WC zu finden, kann immer wieder geübt

Abb. 14.5 Dimensionen der Verwirrtheit.

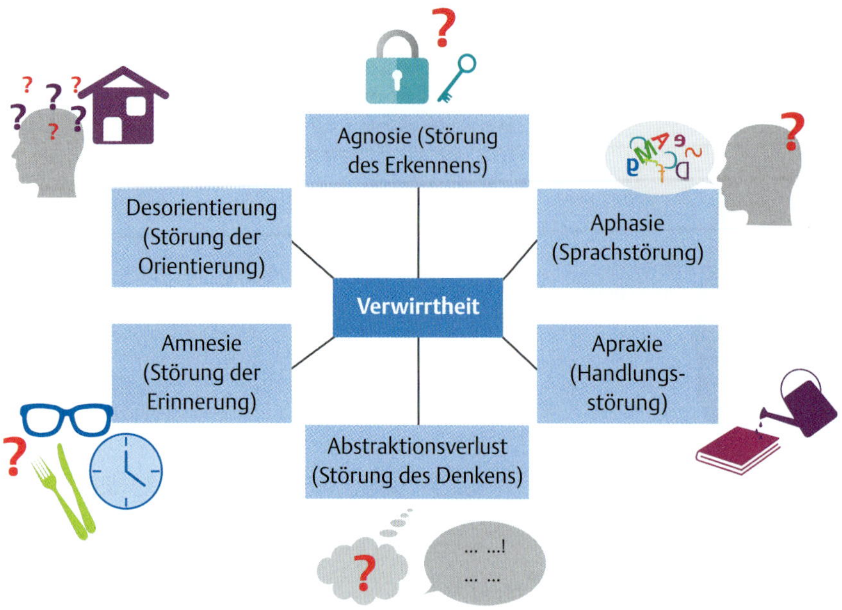

Verwirrtheit ist das Leitsymptom der Demenz. Sie hat mehrere Dimensionen.

Tab. 14.1 Fähigkeiten, die bei demenzieller Verwirrtheit verloren gehen.

Fallgeschichte	Fähigkeit	Störung	Erklärung	Beobachtung fokussiert auf
Herr E. vergisst und verlegt Gegenstände.	Erinnern	Amnesie	• v.a Störung des Kurzzeitgedächtnisses (keine Erinnerung an die letzten Minuten oder Stunden) • Leistung des Langzeitgedächtnisses nimmt erst im Verlauf ab, eigene Biografie wird zunächst gut erinnert • Gegenstände werden an ungewöhnliche Orte verlegt (z. B. Schlüssel im Kühlschrank) oder vergessen	Umgang mit Gegenständen
Herr E. hat Schlafstörungen und ist räumlich desorientiert (findet sein Zimmer nur mithilfe, uriniert im Flur).	Orientierung	Desorientierung	• beeinträchtigt sind zunächst v. a. die Qualitäten Raum und Zeit (ggf. Umkehr des Tag-Nacht-Rhythmus) • bei Desorientierung in Bezug auf die Situation fühlen sich die Betroffenen verloren, finden sich nicht zurecht • Desorientierung in Bezug auf die eigene Person meist erst im späten Erkrankungsstadium	Orientierung zu Raum und Zeit
Herr E. hat Schwierigkeiten, seine Frau zu erkennen, benutzt eine Banane anstelle eines Schlüssels und die Zahnbürste anstelle eines Kamms.	Erkennen	Agnosie	• Menschen, insbesondere Gesichter, Gegenstände und Zusammenhänge zwischen Gegenständen werden nicht mehr erkannt • bei Übertragungsprozessen (Coping) werden Menschen für andere Menschen gehalten	Personen, die Umgang mit dem Betroffenen haben Umgang des Erkrankten mit Gegenständen
Herr E. ist von einfachen Handlungen (Anzünden der Kerze, Gesichtswäsche, Zähneputzen) überfordert.	Handlungen	Apraxie	• Handlungen werden eingeschränkt • Schwierigkeiten beim Umsetzen oder bei der Durchführung von Bewegungsmustern • häufige Fehlhandlungen (falsch durchgeführte Handlung) und Handlungsabbrüche (inmitten des Ablaufs gestoppte Handlung) • Gleichgewichtsstörung, die sich z. B. beim Gehen bemerkbar macht	Handlungsabläufe, Bewegungsmuster und das Gangbild
Die Fallgeschichte enthält keine Informationen zu einem Abstraktionsverlust von Herrn E.	Denkabläufe und Denkfähigkeit	Abstraktionsverlust	• Fähigkeit zur Abstraktion (Übertragung von erlerntem Wissen auf andere Situationen) und Konzentration gehen verloren • Gesprächen kann nur schwer oder nicht mehr gefolgt werden, mehrere Einzelinformationen können nicht mehr erfasst werden	Gespräche zwischen dem Betroffenen und nicht dementen Menschen
In der Fallgeschichte ist keine Aphasie erkennbar. Herr E. bildet einen sinnvollen Satz.	Sprechen	Aphasie	• Fähigkeit zur verbalen Kommunikation nimmt ab • Wortfindungs- und Wortbildungsstörungen • häufig zunehmendes Konfabulieren (Bildung von nicht zusammenhängenden und nicht stimmigen Sätzen)	Sprache des Betroffenen (v. a. Umgang mit Begriffen), Satzbildung

werden. Die Pflegefachperson sollte Herrn E. nicht wortlos vor der Toilettentür zurücklassen, sondern ihn z. B. fragen, ob er nun auf sein Zimmer möchte. Sollte Herr E. vor Ort bleiben wollen, wäre es wichtig, seinen Willen zu akzeptieren und sich von ihm zu verabschieden.

Antwort b)

Prüfungstipp

Das Konzept der Aktivitäten des täglichen Lebens (ATL) von Liliane Juchli oder das Rahmenmodell der fördernden Prozesspflege mit integrierten Aktivitäten, Beziehungen und existenziellen Erfahrungen des Lebens (ABEDLs) von Monika Krohwinkel sind Grundelemente der Bedürfnistheorien in der Pflege. Beide können genutzt werden, um die einzelnen Lebensbereiche von Menschen mit Demenz zu beschreiben. Für diese Aufgabe muss das Konzept I nach Krohwinkel gekannt und angewendet werden.

In folgenden grundlegenden Aktivitäten ihres Lebens sind Menschen mit Demenz eingeschränkt:

- Das **Kommunizieren** ist für viele Menschen mit Demenz eine große Hürde. Das Gefühl, nicht mehr verstanden zu werden, und die Angst, nicht mehr zu verstehen, können für den Einzelnen sehr bedrohlich sein.
- Menschen mit Demenz entwickeln oft ein verändertes, unsicheres Gangbild mit unterschiedlichen **motorischen Einschränkungen** (z. B. Apraxie, Störung des Gleichgewichts und der Feinmotorik, Einschränkungen der situativen Orientierung). Auch die **Bewegungsabläufe** und **Handlungsketten** sind oft gestört.
- Demenzerkrankte haben mit Fortschreiten der Erkrankung zunehmend Schwierigkeiten, ihre **Körperfunktionen** zu bemerken, einzuschätzen und zu kontrollieren.
- Die Selbstständigkeit von Demenzkranken geht verloren. Durch die auftretende Verwirrtheit sind sie nicht mehr in der Lage, sich adäquat zu **pflegen**, zu **essen** und zu **trinken**, **auszuscheiden**, sich zu **kleiden** und für **Sicherheit in der Umgebung** zu sorgen.
- Das **Erkennen** von Gegenständen, die **sinnvolle Beschäftigung** mit ihnen und deren **korrekte Nutzung** sind erschwert und gestört. Das gestörte Kurzzeitgedächtnis und der Abstraktionsverlust können **klassisches Lernen** (Wissensaufnahme, Behalten und Übertragen) begrenzen, verzögern und erschweren.
- Aufgrund der zeitlichen Desorientierung kommt es zu **Schlafstörungen** bis hin zu einer Umkehr des Tag-Nacht-Rhythmus.

Aufgabe 5

Das Konzept der Validation nach Feil und Richards kann als Instrument zur Beziehungsgestaltung gemäß dem Expertenstandard „Beziehungsgestaltung in der Pflege von Menschen mit Demenz" eingesetzt werden. Definieren Sie dieses Konzept. Nennen Sie das Ziel der Validation, 3 typische Verhaltens- und Kommunikationsempfehlungen und 3 Voraussetzungen für ein erfolgreiches Anwenden der Methode.

KB I.3.a, II.3.b

Antwort

Definition Validation

*Die Validation (engl.: validation = Bestätigung) nach Naomi Feil bzw. die integrative Validation nach Nicole Richards sind verbale oder nonverbale **Kommunikationsmethoden**, die eine **urteilsfreie Grundhaltung** voraussetzen. Sie sollen den Zugang zu Menschen mit Demenz oder aus anderen Gründen verwirrten Menschen vereinfachen. Bei der Validation geht es darum,*

- *die Gefühle der Betroffenen zu akzeptieren und dadurch einen Zugang zu deren Erlebnis- und Gefühlswelt herzustellen,*
- *die Würde der zu Pflegenden zu erhalten und*
- *es ihnen zu ermöglichen, zufrieden und ohne Stressreaktionen in ihrer Realität zu leben.*

Die Validation hat sich in der Praxis bewährt, ihr Nutzen ist aber (noch) nicht evidenzbasiert.

Ziel • Feil ging davon aus, dass die Desorientiertheit im Jetzt mit ungelösten Konflikten und unbewältigten Ängsten aus der Vergangenheit zusammenhängt. Mithilfe der Validation sollen diese Konflikte und Ängste erkannt und bearbeitet und damit ein Rückzug in die Vergangenheit verhindert werden.

Verhaltens- und Kommunikationsempfehlungen • Prinzipien der Validation sind u. a.:

- Man muss Menschen so akzeptieren, wie sie sind, ohne sie zu beurteilen, zu bewerten oder ändern zu wollen.
- Jeder Mensch ist einzigartig.
- Folgende Aspekte der Lebens- und Gefühlswelt von Demenzkranken sind zu achten und zu beachten:
  - Gefühle und Schmerzen, denen Beachtung geschenkt wird, werden schwächer. Gefühle und Schmerzen, die ignoriert oder geleugnet werden, werden stärker.
  - Jeder Lebensabschnitt birgt Aufgaben. Konnten diese nicht ausreichend erfüllt werden, ist es möglich, dass sie in einem späteren Lebensabschnitt wieder auftauchen.
  - Lange Vergangenes kann gegenwärtige Realitäten überlagern bzw. verdrängen.
  - Wenn Sinne ausfallen, werden sie durch erinnerte Sinneseindrücke ersetzt. Wer nicht mehr sehen kann, erinnert sich an Gesehenes, wer nicht mehr hört, an Gehörtes. Die eigene Vergangenheit bietet hier Sicherheit und Reizangebote.
  - Gefühlsregungen wecken Erinnerungen an Gefühle der gleichen Qualität aus der Vergangenheit.
  - Die individuelle Geschichte der Person ist wahr und beschreibt, warum dessen Verhalten nicht anders sein kann. Es gibt immer Gründe für das Verhalten verwirrter Menschen.

Voraussetzungen • Die Validation gelingt in der Regel nur, wenn:

- möglichst detaillierte Kenntnisse über die Biografie des Betroffenen bekannt sind,
- die Zeit und die Bereitschaft vorhanden sind, sich völlig auf den Menschen mit Demenz einzulassen,
- vor der Validierung eigene negative Gefühle und Gedanken abgeschüttelt werden („die eigene Mitte finden"),
- die eigenen Gefühle während der Validierung außen vor gelassen werden und
- während der Validation nicht auf logische Fehler hingewiesen wird.

PRAXISTIPP

Beispielsituation Validation

Ein 90-Jähriger mit Demenz stellt die Frage, ob Sie seine Mutter gesehen hätten. Sie wissen, dass er seine Mutter bereits als Kind verloren hat. Bei ihm stehen jetzt die Gefühlsregungen Angst, Unsicherheit, Einsamkeit und Ungewissheit über die Zukunft im Vordergrund. Es ist nicht validierend, ihm zu antworten, dass seine Mutter schon lange tot sei. Die Pflegefachperson sollte vielmehr auf die Gefühlswelt des Betroffenen reagieren, indem sie ihm zurückmeldet, dass sie seine Angst nachvollziehen könne. Sie kann ihn fragen, ob er seine Mutter sehr vermisst und ihm Körperkontakt anbieten, z. B. eine Umarmung oder ein Streicheln.

Aufgabe 6

Nach Naomi Feil gibt es 4 Phasen, die Demenzkranke durchleben. Ordnen Sie Herrn E. einer Phase zu und begründen Sie Ihre Einordnung. Skizzieren Sie 3 verbale oder nonverbale Maßnahmen, die in dieser Phase geeignet sind.
KB I.3.a, II.3.b

Antwort

Prüfungstipp

Die im Lösungshorizont genannten Maßnahmen sind als Vorschläge und/oder Beispiele zu verstehen und können auch anders sinnvoll zusammengestellt werden.
Im Folgenden werden alle Phasen nach Noami Feil ausführlich beschrieben. Es ist für Ihre Antwort ausreichend, wenn Sie sich auf die Phase(n) beschränken, in der Sie Herrn E. verorten.

Die 4 Phasen nach Noami Feil sind:
1. Phase der mangelhaften Orientierung
2. Phase der Zeitverwirrtheit
3. Phase der sich wiederholenden Bewegungen
4. Phase des Vegetierens.

In jeder der 4 Phasen geht es um Lebensaufgaben, die unerledigt geblieben sind und die noch aufgearbeitet werden müssen. Viele dieser Prozesse werden von dem Betroffenen nicht bewusst wahrgenommen. Jede Phase erfordert unterschiedliche verbale oder nonverbale Maßnahmen.

Herr E. • In der Fallgeschichte wird Herr E. als in allen Qualitäten desorientiert beschrieben. Er ist in der Lage, sich verbal verständlich mitzuteilen, reagiert allerdings aggressiv. Er ist mobil genug, um sich allein in der Einrichtung zu bewegen. Nach diesen Informationen befindet sich Herr E. am Übergang von der Phase der **mangelhaften Orientierung** zur **Zeitverwirrtheit**.

Mangelhafte Orientierung • In dieser Phase sind Menschen noch recht wenig eingeschränkt, können lesen, schreiben und benutzen viele Wörter korrekt. Beeinträchtigungen sind in erster Linie in der Orientierung zu finden; Sensorik und Motorik sind oft noch uneingeschränkt.

Personen werden oft mit Symbolen aus der Vergangenheit belegt. Übergriffiges (z. B. Diebstahl) oder aggressives Verhalten kann Ausdruck für alte, nicht bearbeitete Konflikte oder Gefühlsregungen sein. Gefühle werden häufig geleugnet oder übertragen, also auf andere Menschen projiziert. Erfundene Geschichten bzw. Konfabulationen sind Ausdruck eines Kontrollverlustes, der die Menschen schmerzt und verunsichert. Die Betroffenen sind oft unglücklich.

Die Kommunikation kann mit folgenden Maßnahmen gelingen:
- Eine geeignete Maßnahme ist es, den **Hintergrund der Handlungen zu erfragen**, also herauszufinden, warum ein Bewohner z. B. Dinge stiehlt. Pflegefachkräfte müssen dabei immer **empathisch bleiben**. Sie sollten die Kernaussagen identifizieren und Schlüsselwörter benutzen.
- Körperliche Angriffe oder verbale Aggressionen dürfen **niemals persönlich genommen** werden. Wichtig ist es, ruhig zu bleiben und die Möglichkeit zur Besinnung und Beruhigung einzuräumen.
- Mit dem Betroffenen wird seine **Vergangenheit** bearbeitet, so werden gezielt Informationen gesammelt.
- Wichtig ist es, immer **authentisch zu bleiben** und den Betroffenen **nicht anzulügen**. Demenzerkrankte empfinden schnell das Gefühl, betrogen zu werden.

Zeitverwirrtheit • Diese Phase wird bestimmt durch unterschiedlichste Verlustsituationen, die sowohl den körperlichen Veränderungen als auch den sozialen Gegebenheiten geschuldet sind. Die Symptomatik betrifft nun v. a. die Sinneswahrnehmung (Sensorik, Hören und Sehen, Schmecken und Riechen, Tasten und Fühlen sind eingeschränkt), oft verändert sich auch die Motorik. Kognitive Defizite werden ebenfalls deutlich.

In den Fokus der Betroffenen rückt ihre **innere Welt**, die eher der Vergangenheit anhaftet. Viele Menschen verlieren in dieser Phase ihr Kommunikationsvermögen und ein sozial angepasstes Verhalten. In der Wirklichkeit können sie sich nicht mehr gut orientieren. Der Rückzug in die Vergangenheit bringt Sicherheit und Ordnung in diese sehr chaotische, nicht mehr verstehbare Welt. Es ist in dieser Phase wichtig, die Emotionen, die im Vordergrund stehen (z. B. die Angst, verlassen zu werden), zu beobachten, zu erkennen und ernst zu nehmen.

Die Kommunikation kann mit folgenden Maßnahmen gelingen:
- Wichtig sind in dieser Phase **Blickkontakte** während der Kommunikation sowie das **Sprechen mit ruhiger**, etwas tieferer **Stimme** und liebevollem Tonfall. Dadurch kann man Erinnerungen an vertraute, freundliche Personen wecken und wird deutlich besser angenommen. Interpretierbare Aussagen sind unbedingt zu vermeiden, genauso wie überfordernde Fragen (v. a. Warum?).
- **Verankerte Berührungen** sind ebenfalls sinnvoll und wichtig – der **Körperkontakt** gewinnt an Bedeutung. Verankerte Berührungen wecken Erinnerungen an alte, vergangene Zeiten und Menschen. Sie sind z. B. kreisförmige Bewegungen an der Wange (erinnern an mütterliche Berührungen), kreisförmige Bewegungen am Hinterkopf (erinnern an die Sicherheit des väterlichen Halts), das Tätscheln des Kopfes, Streichen am Kiefer nach unten oder reibende Bewegung an der Schulter. Die Berührungen sollte man aber niemals ohne Intention anwenden.

Sich wiederholende Bewegungen • Die dritte Phase ist geprägt von vorsprachlichen **Bewegungen und Klängen**. Körperteile werden bewegt; dies geschieht aber wenig zielgerichtet, sondern eher symbolisch. Lebenslang unbewältigte Gefühle verlangen nun nach Verarbeitung und finden in **Bewegungen** ihren Zugang in die Realität. Alte und verwirrte Menschen finden so einen Weg in die Vergangenheit und können diese Gefühlsregungen verarbeiten. Häufig finden sich rhythmische Bewegungen, die immer wieder gleichförmige Wiederholungen erfahren, evtl. verbunden mit Lauten. Die Betroffenen weinen, singen, lachen, laufen herum oder wiegen sich; sie können nicht mehr lesen oder schreiben. Einzelne Lieder und Texte können noch repetiert werden, aber ohne Sinnzusammenhang oder Sprachverständnis.

Sich wiederholende Geräusche und Bewegungen bieten Sicherheit und Geborgenheit, erinnern vielleicht an die Mutter, die das kleine Kind in den Armen hält, wiegt und singt, um es zu beruhigen. Die Methode der **verankerten Berührung** ist in dieser Phase sehr wichtig.

Vegetieren • Die Phase des Vegetierens ist geprägt vom **kompletten Rückzug** des Menschen in seine eigene Welt. Verarbeitung ist nicht mehr möglich, Kommunikation findet nur noch in rudimentärer Form statt. Gefühle werden nicht gezeigt. Eigene Initiative entfällt komplett. Die Augen werden oft, wenn überhaupt, nur noch kurz geöffnet, die Betroffenen können nicht mehr mit ihren Augen fixieren und reagieren nicht mehr auf Reize. Oft wird die Embryonalhaltung eingenommen. Nonverbale Reaktionen sind möglich.

Berührung, Anerkennung, Fürsorge sind wichtige Elemente der Versorgung, dabei sind **basale Reize** möglich. Über Musik, Gerüche oder Geschmäcker können alte Informationen wachgerufen werden. Pflegefachkräfte sollten die Betroffenen engmaschig beobachten, um emotionale Reaktionen zu bemerken, zu beantworten und zu vermeiden (z. B. bei Angstreaktion oder ungezielter Abwehr).

Die **nonverbale Kommunikation** ist eine weitere Möglichkeit, Betroffenen Nähe zu vermitteln und sie zu beruhigen. Dazu eignen sich z. B. aufgelegte Hände, vorsichtige oder verankerte Berührungen, das Spiegeln der Körperhaltung, Musik (Singen), Wiegen des Betroffenen in einer liegenden Position.

Aufgabe 7

Definieren Sie die Methode des 24-Stunden-ROT. Erläutern Sie in diesem Zusammenhang Maßnahmen, die der Desorientierung entgegenwirken (je 3 Maßnahmen für jede Dimension der Desorientierung).
KB I.3.a, III.2.b

Antwort

Definition Realitäts-Orientierungs-Training (ROT)

Beim Realitäts-Orientierungs-Training (ROT) werden Sachinformationen vermittelt, die dem Betroffenen Sicherheit geben und ihm helfen sollen, die Wirklichkeit so wahrzunehmen, wie sie ist.
*Beim **24-Stunden-ROT** wird diese Methode über den gesamten Tag und vom gesamten Team angewendet.*

Räumliche Desorientierung • Sie betrifft den Zugang zu Örtlichkeiten, das Aufsuchen und Finden von Funktionsräumen wie Toiletten, der eigenen Wohnung oder des eigenen Zimmers. Menschen, die räumlich verwirrt sind, können unterstützt werden, indem z. B.:

- Räume in durchgehenden Farben gestrichen und Bereiche (z. B. Flure) in einem Farbton gestaltet werden.
- Piktogramme an Funktionsbereichen angebracht werden, z. B. an Toiletten-, Küchen- oder Badezimmertüren.
- die Bewohner- oder Patientenzimmer klar mit Namen und Bildern zugeordnet werden. Möglich sind Bilder z. B. vom jeweiligen Bewohner, von seinem Hobby oder seinem Haustier.
- die Türen geöffnet bleiben. Geschlossene Türen sind für viele Demenzkranke unüberwindbare Barrieren!
- die Räumlichkeiten übersichtlich gestaltet werden. So wenig wie möglich, so viel wie nötig (Dekoration, Möbel, Erinnerungsstücke). Je klarer und übersichtlicher die Strukturen, desto einfacher die Orientierung.
- für ausreichende Beleuchtung gesorgt wird:
  - Tageslicht ist Kunstlicht vorzuziehen, da es auch die zeitliche Orientierung fördert. Bei Kunstlicht ist kaltweißes Licht vorzuziehen. Bei warmweißem Licht sind Dinge schwerer erkennbar und die Oberflächenreflektion ist größer.
  - Ecken und Treppen, Flure, kleine Räume sollten gut ausgeleuchtet werden. Dunkle Ecken verwirren und erzeugen Angst.
  - Die Steuerung über Bewegungsmelder ist empfehlenswert. Lichtschalter sollten gut sichtbar angebracht und ggf. farbig markiert werden.
- Spiegel (Ausnahme: Badezimmer) und gemusterte Flächen vermieden werden.

Zeitliche Desorientierung • Sie wird wesentlich vom **zirkadianen Rhythmus** beeinflusst. Bei hellem Licht ist der Mensch wacher und leistungsfähiger als in der Dämmerung oder nachts. Abends und nachts steigt der Melatonin-Spiegel im Blut an (Melatonin ist ein schlafförderndes Hormon).

Zur Unterstützung der zeitlichen Orientierung ist somit eine ausreichende **Beleuchtung** (s. o.) essenziell. Mittlerweile werden Systeme angeboten, die den zirkadianen Rhythmus imitieren. So wird über den Tag der Helligkeitswert im Raum gemessen und die Beleuchtungsstärke angepasst. Eine so gestaltete Beleuchtung erlaubt es Menschen mit Demenz, den Tag besser wahrzunehmen, und verhindert im besten Fall die Umkehr des Tag-Nacht-Rhythmus.

Weitere Maßnahmen, die zeitliche Orientierung zu fördern, sind:

- ausreichende Hinweise auf Datum (▶ **Abb. 14.6**) und Uhrzeit anzubieten (z. B. Kalender, Uhren, Tafeln mit Informationen zur Jahreszeit)
- bei der Kommunikation auf Tageszeit und Datum hinzuweisen (z. B. „Guten Morgen, heute ist der 4. August, ein schöner Sommermorgen …")
- eine aktuelle Zeitung anzubieten
- jahreszeitliche Feste zu feiern (z. B. Sommerfest, Weihnachtsfeier, Oster- und Erntedankfeste, evtl. weitere Feste mit regionalem Bezug wie Faschingsfeste)
- die Dekoration an die Jahreszeit anzupassen (z. B. Osterschmuck, Adventskranz)
- einen Therapie-/Ablaufplan zu erstellen, sodass die einzelnen Termine und Veranstaltungen des Tages klar erkennbar sind.

! *Merke* Zeitliche Orientierung

Für Menschen mit Demenz ist es sehr wichtig, einen festen Zeitplan und Routinen einzuhalten.

Situative Desorientierung • Menschen, denen die Orientierung zur Situation Schwierigkeiten bereitet, verstehen oft nicht, warum sie da sind, wo sie gerade sind bzw. was die Situation von ihnen verlangt oder andere Menschen von ihnen erwarten. Beispiel: Eine Bewohnerin mit Demenz sitzt im Speisesaal ihrer Pflegeeinrichtung und weiß nicht, was sie tun soll. Situative Desorientierung erzeugt **Angst**. Dies muss immer mit beachtet werden!

Hier kann folgendermaßen unterstützt werden:

- **Imitation ermöglichen:** Viele Menschen mit Demenz können ihre Nahrung allein zu sich zu nehmen, wenn sie sich

Abb. 14.6 Maßnahmen zur Verbesserung der zeitlichen Orientierung.

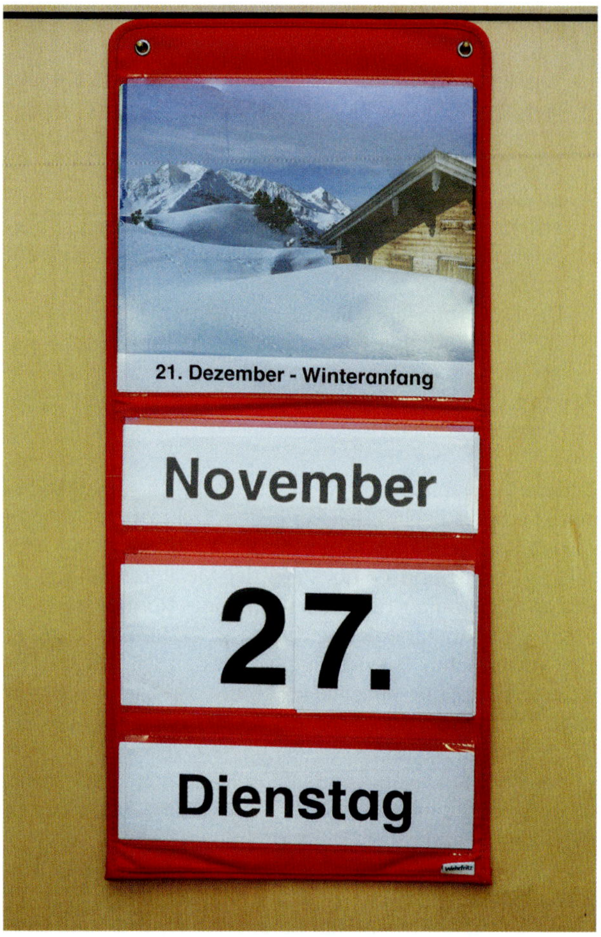

Illustrierte Kalender zeigen nicht nur das Datum an, sondern visualisieren auch die entsprechende Jahreszeit. *Quelle: © K. Oborny/Thieme.*

abschauen können, wie andere Menschen das Besteck bedienen.

- **Ruhe bewahren** und Zeit gewähren: Viele Betroffene brauchen eine gewisse Zeit, um die Situation zu verstehen, in der sie gerade sind. Verwirrte Menschen benötigen Ruhe. Stress und Druck verstärken die Problematik.
- **Maßnahmen wieder erläutern:** Wenn einem Betroffenen etwas unklar ist, wird er sich dazu äußern und fragen. Die Fragen müssen immer aufs Neue beantwortet werden.
- **Freundlich korrigieren:** Unangemessenes Verhalten (z. B. Essen der Suppe mit der Handfläche) sollte freundlich korrigiert werden. Im genannten Beispiel könnte ein Löffel angeboten und dessen Handhabung demonstriert werden. Korrekturen sind wichtig, weil sie Orientierung und Sicherheit schaffen.

Persönliche Desorientierung • Sie erzeugt Unsicherheit und Angst. Wenn Menschen mit Demenz gefragt werden, wer sie sind, und diese Frage nicht beantworten können, erzeugt das bei ihnen einen hohen Druck. Folgende Maßnahmen können die persönliche Desorientierung mildern oder deren Fortschreiten verlangsamen:

- Die Pflegeempfänger immer mit ihrem **Namen** ansprechen. Reagieren ältere Frauen nicht darauf, kann es mit dem Geburtsnamen versucht werden.
- Bei der Begrüßung auch den **eigenen Namen** nennen.
- **Erinnerungsarbeit** betreiben, z. B. mit Familienfotos.
- **Gedächtnistraining** durchführen, z. B. mit Namenslisten, auf denen der Betroffene seinen eigenen Namen oder den Namen anderer Personen identifizieren soll. Fehler dürfen nicht zu streng korrigiert werden.
- Konzepte zur **Wahrnehmungsförderung** anbieten (z. B. Basale Stimulation, Wahrnehmungsförderung nach Affolter oder Perfetti). Sie können dem Betroffenen helfen, sich wieder selbst zu spüren und damit auch sich selbst besser wahrzunehmen.
- Nach Möglichkeit **Bezugspflege** umsetzen. Eine feste Bezugsperson wird leichter erkannt. Die emotionale Reaktion, die die Person hervorruft, wird oft stärker gespeichert als deren Name.

Aufgabe 8

Bei einem Ihrer Besuche berichtet Frau E.: „Kürzlich habe ich einen Bekannten in einer ähnlichen Einrichtung wie dieser hier besucht. Er und auch viele andere Bewohner sind immer berichtigt worden, wenn sie irgendeinen Unsinn erzählt haben. Das fand ich zwar ganz schön anstrengend, aber vielleicht wäre das für meinen Mann auch besser? Sie machen das ja nie." Erklären Sie Frau E., weshalb Sie bei ihrem Mann die Validation anstatt des 24-Stunden-ROTs anwenden.
KB I.3.a, III.2.b

Antwort

„Beim Umgang mit Menschen mit Demenz gibt es verschiedene Methoden. Wir wenden bei Ihrem Mann die sog. Validation an. Was Sie in der anderen Einrichtung beobachtet haben, ist vermutlich das Realitäts-Orientierungs-Training. Abgekürzt sagt man auch oft ‚ROT', wird es den ganzen Tag angewendet ‚24-Stunden-ROT'. Die Ziele von Validation und ROT sind gegensätzlich:

- Die **Validation** erkennt die Welt des Betroffenen an und belässt ihn dort. Sie ist eine Kommunikationsmethode, die durch einen wertschätzenden Umgang mit dem Erkrankten gekennzeichnet ist. Sie zielt auf die Gefühlswelt des Betroffenen ab.
- Das **Realitäts-Orientierungs-Training** versucht, den Betroffenen wieder stärker in der Realität der Nichtbetroffenen zu verankern oder ihn dorthin zurückzuholen. Es bearbeitet nicht die Gefühlsebene, sondern die äußeren Lebensumstände.

Das 24-Stunden-ROT ist besonders in den frühen Stadien der Demenz notwendig und hilfreich, wenn Störungen der **Orientierung** auftreten oder die Orientierung gänzlich verloren geht. Dadurch wird versucht, den Betroffenen die Orientierung und damit Sicherheit zu vermitteln, die sie bei ihren alltäglichen Verrichtungen brauchen. Wichtig ist es, dass immer wieder Ankerpunkte gesetzt werden, auch wenn dies mühsam erscheint. Das bedeutet, dass auf Fragen der Betroffenen immer wieder mit Fakten geantwortet werden muss (z. B. warum sich der Betroffene in einer Einrichtung befindet). Dies wirkt auf Beobachter ggf. verstörend oder barsch, ist aber für den Betroffenen hilfreich.

Die **Validation**, die wir bei Ihrem Mann einsetzen, zielt auf die Gefühlsebene des Menschen und möchte ihm vermitteln, dass er wertvoll ist. Dem demenzerkrankten Menschen soll mit Würde und Respekt begegnet werden, um ihm Vertrauen und Selbstwert zu geben. Wichtig ist hier weniger, dass der Betroffene sich in der allgemeinen Realität zurechtfindet, sondern eher, dass er sich in seiner Wirklichkeit wohl und sicher fühlt."

Aufgabe 9

Erstellen Sie basierend auf dem Fallbeispiel einen kurzen Pflegeplan für ein Pflegeproblem nach PES(R) und formulieren Sie 2 Ziele nach SMART.
KB I.3.a

Antwort

Prüfungstipp

Die folgende Formulierung ist ein Beispiel, mit dem das Prozedere und die Prüfbarkeit von Pflegeplanungen verdeutlicht wird. Andere Formulierungen bzw. andere Schwerpunkte sind ebenfalls möglich.

Problemformulierung

- **P (Problem):** Desorientierung in allen Qualitäten aufgrund von
- **E (Einflussfaktoren/Etiology):** vaskulärer Minderversorgung des Großhirns und bestehender Demenz, erkennbar an
- **S (Symptome):** Fehlhandlungen, Konfabulation, Verwirrtheit, Handlungsabbrüchen und falscher Nutzung von Funktionsräumen.
- **R (Ressourcen):** Kann noch kommunizieren, seine Wünsche äußern, Bedürfnisse formulieren.

Zielsetzung • SMART:

- **S**pezifisch
- **M**essbar
- **A**kzeptierbar
- **R**ealistisch
- **T**erminiert.

PRAXISTIPP

Unzureichende Zielsetzung

Häufige Mängel in der Zielsetzung nach SMART sind:

- nicht realistisch: Formulierungen wie z. B. „Der Bewohner ist nicht mehr desorientiert."
- nicht terminiert: Die Angabe des Termins fehlt.
- nicht messbar: Es wird ein ungenau formuliertes Ziel gesetzt.
- nicht akzeptiert: Es werden Formulierungen verwendet, mit denen der Bewohner vermutlich nicht einverstanden ist, z. B. „kann wieder nach Hause" oder „wird fixiert".

Der Bewohner Herr E. fühlt sich sicher und geborgen und findet sein Zimmer sowie Bad und Speiseraum in mind. 4 von 5 beobachteten Situationen ohne Suchverhalten oder Umherirren (spezifisch, messbar). Notwendige Hilfen erhält er situativ. Dies soll bis zum Tag/Monat/Jahr (3 Monate in der Zukunft; terminiert) umgesetzt werden (akzeptierbar/realistisch).

PRAXISTIPP

Pflegerische Maßnahmen bei Desorientierung

Beispiele für spezifische Maßnahmen, mit denen das oben formulierte Pflegeziel erreicht werden kann, sind u. a.:

- zeitliche Orientierung:
  - Das Datum wird täglich gemeinsam mit dem Bewohner an einem großen Kalender überprüft bzw. eingestellt.
  - Pflegekräfte geben bei Kontakten kurze zeitliche Orientierungshinweise, z. B. zu Tageszeit, bevorstehenden Mahlzeiten oder geplanten Aktivitäten.
  - Der Tagesablauf wird möglichst gleichbleibend und vorhersehbar gestaltet.
- räumliche Orientierung:
  - Das Bewohnerzimmer und wichtige Funktionsräume werden durch eindeutige Orientierungshilfen gekennzeichnet.
  - Häufig benötigte Gegenstände erhalten einen festen Platz.
  - Neue Wege werden wiederholt eingeübt.
  - Veränderungen der Umgebung werden vermieden.
- situative Orientierung:
  - Bei Verwirrtheit wird die Situation benannt, z. B.: „Sie sind im Speiseraum. Wir sind hier zum Mittagessen."
  - Informationen werden in kurzen Sätzen und einzeln nacheinander gegeben.
  - Bei Handlungsabbrüchen wird der Bewohner ruhig an den unmittelbar nächsten Handlungsschritt erinnert.
- persönliche Orientierung:
  - Pflegekräfte sprechen den Bewohner mit seinem bevorzugten Namen an.
  - Persönliche Gegenstände, Bilder oder andere biografisch vertraute Elemente werden zur Wiedererkennung des eigenen Zimmers und des persönlichen Umfelds eingesetzt.
- funktionale Orientierung und Unterstützung von Handlungsabläufen:
  - Der Bewohner wird bei alltäglichen Handlungen zur größtmöglich selbstständigen Durchführung angeleitet.
  - Komplexe Handlungen werden in einzelne, überschaubare Handlungsschritte unterteilt.
  - Erfolgreich selbstständig durchgeführte Orientierung und Handlungen werden positiv bestätigt („Das haben Sie heute ganz allein hinbekommen!").

15 3-Jähriger nach Verbrühungsunfall

Der knapp 3-jährige Oskar* ist ein neugieriges und lebhaftes Kind. Wie jeden Morgen frühstückt er mit seiner 7-jährigen Schwester Malena und seiner Mutter, bevor es für ihn in den Kindergarten geht. Oskars Vater ist bereits zur Arbeit gefahren, sodass die Mutter mit den Kindern allein zu Hause ist. An diesem Tag ist die Zeit knapp. Malena will unbedingt ihr Prinzessinnenkleid in der Schule anziehen, was die Mutter nicht erlauben möchte. Die Diskussion zwischen Mutter und Tochter wird in Malenas Zimmer geführt, als ein lauter Schrei aus der Küche ertönt. Die Mutter rennt in die Küche, sie denkt sofort an den Wasserkocher. Als sie dort ankommt, sieht sie ihre Befürchtung bestätigt: Oskar hat am Kabel des Wasserkochers gezogen, in dem noch heißes Wasser war. Dabei hat er sich eine Latzverbrühung zugezogen, auch das Kinn ist betroffen. Oskar schreit furchtbar vor Schmerzen. Seine Schwester Malena kommt dazu und fragt, was passiert ist.

Die Mutter wählt eilig den Notruf und folgt den telefonischen Anweisungen des Leitstellenmitarbeiters. Als der Notarzt eintrifft, beginnt er sofort mit dem Schmerzmanagement und leitet eine Volumentherapie ein. Da Oskars Verbrühungen großflächig sind, entscheidet der Notarzt, Oskar in ein Verbrennungszentrum zu transportieren. Die Mutter kann Malena kurzfristig bei einer Nachbarin unterbringen und begleitet ihren Sohn. Auf dem Weg ruft sie ihren Mann an und informiert ihn über den Vorfall, worauf dieser sofort nach Hause fährt, um sich um Malena zu kümmern.

Im Krankenhaus geht alles sehr schnell. Oskar wird in den Behandlungsraum gebracht. 16 % der Körperoberfläche sind von Verbrühungen Grad 2a betroffen und es bestehen weiterhin Verbrühungen 1. Grades. Nachdem Oskar die Erstversorgung überstanden hat und stabilisiert ist, darf seine Mutter zu ihm. Als sie ihren kleinen Sohn beatmet, sediert und verkabelt sieht, bricht sie in Tränen aus. Sie macht sich große Vorwürfe. Hätte sie das Unglück verhindern können, wenn sie besser aufgepasst hätte?

In der folgenden Zeit ist Oskar sehr tapfer. Die zügige Extubation, das Schmerzmanagement, die schmerzarme Wundversorgung – die ausschließlich konservativ durchgeführt werden kann – sowie die frühestmöglich begonnene enterale Ernährung tragen zu einer unkomplizierten und raschen Genesung bei. Seine Mutter besucht ihn täglich. Wegen der Kranken-

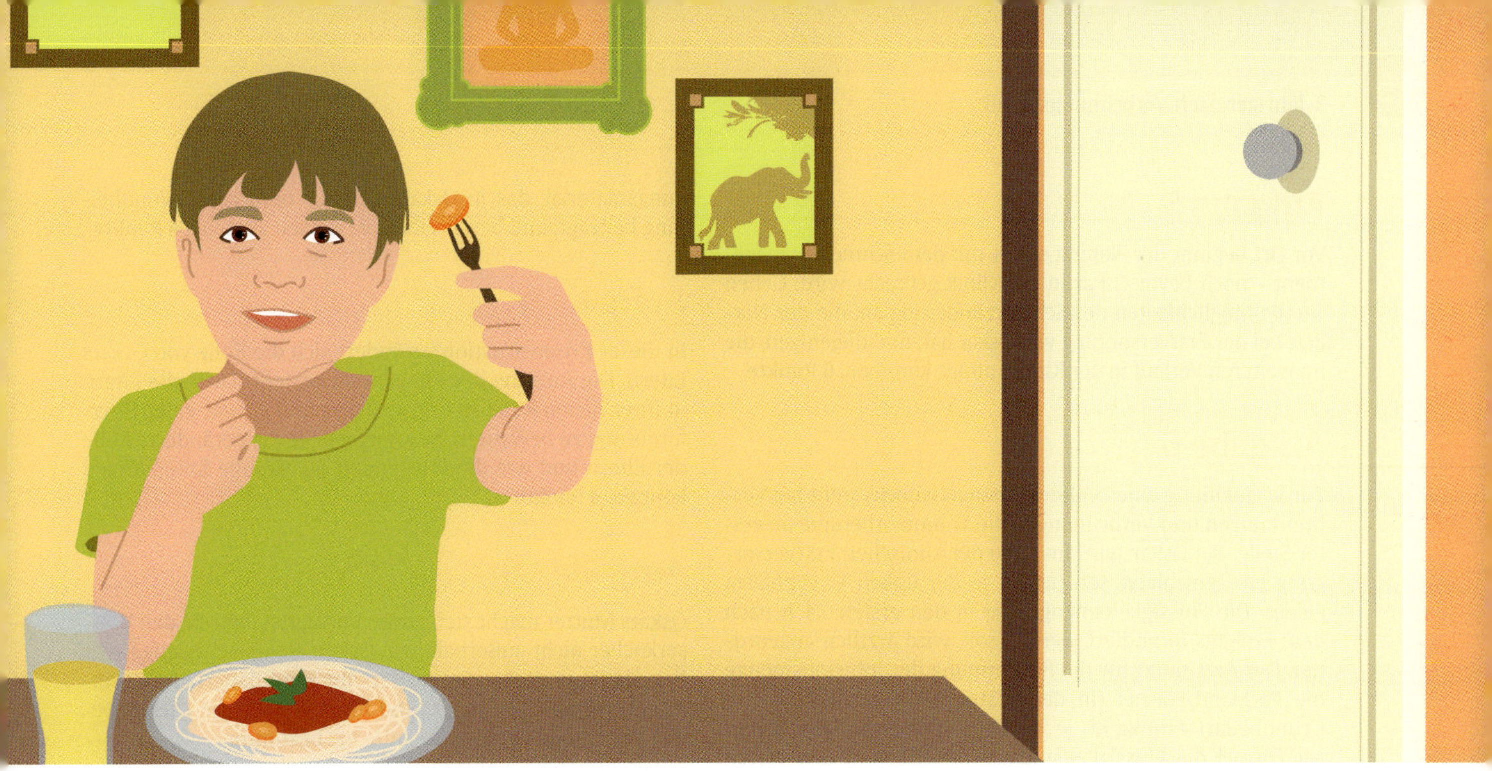

hausbesuche hat sie allerdings nur wenig Zeit für ihre Tochter und ihren Mann. Ihr schlechtes Gewissen den beiden gegenüber wird immer größer.

Da die Wunden komplikationslos heilen, wird Oskar auf eine kinderchirurgische Station verlegt.

** Fallbeispiel fiktiv, Namen frei erfunden*

Aufgaben

Lesen Sie die Fallgeschichte sorgfältig durch, bevor Sie mit der Bearbeitung der folgenden Aufgaben beginnen. Berücksichtigen Sie dabei die geschilderte Situation.

Aufgabe 1

Der Mitarbeiter der Rettungsleitstelle gibt der Mutter telefonisch Anweisungen zur Erstversorgung ihres Kindes. Nennen Sie die Maßnahmen, die Oskars Mutter vom Zeitpunkt des Unfalls bis zum Eintreffen des Rettungsdienstes durchführen muss. Erläutern Sie für jede Maßnahme, weshalb sie bei Verbrühungen Anwendung findet. **12 Punkte (Nennung 0,5 P je Maßnahme, Begründung 1 P je Maßnahme)**

Aufgabe 2

Oskar wird in ein Verbrennungszentrum gebracht, eine Spezialklinik für Patienten mit thermischen Verletzungen.

a) Beschreiben Sie die Besonderheiten eines Verbrennungszentrums bzw. die Anforderungen an ein solches Zentrum. Gehen Sie dabei insbesondere auf die räumliche Ausstattung ein. **6 Punkte**

b) Benennen Sie die Aufgaben des interdisziplinären Teams in einem Verbrennungszentrum und die Anforderungen, die die einzelnen Mitglieder erfüllen müssen. Heben Sie die Kompetenzen der Pflegefachkräfte hervor, die in diesem Bereich arbeiten. **6 Punkte (Aufgaben 3 P, Kompetenzen 3 P)**

Aufgabe 3

a) Erklären Sie, wie das Ausmaß der verbrühten Körperoberfläche bestimmt werden kann. **6 Punkte**

b) Oskar hat eine Verbrühung Grad 2a (▸ **Abb. 15.1**). Benennen Sie die betroffene Hautschicht. Beschreiben Sie dabei den Zustand der Haut und der Hautanhangsgebilde (Haare, Nägel, Hautdrüsen), den Schmerzzustand und den Heilungsverlauf. **5 Punkte**

Aufgabe 4

a) Erklären Sie, warum in der ersten Phase der Verbrennungskrankheit ein Schockgeschehen droht. Beschreiben Sie die pathophysiologischen Vorgänge. **4 Punkte**

b) Nennen Sie Therapiemaßnahmen, die bei der Erstversorgung zur Stabilisierung der Vitalfunktionen ergriffen werden müssen. Beschreiben Sie, wie in dieser Situation ein zügiger Ablauf im interdisziplinären Team und ein optimales Notfallmanagement gewährleistet werden können. **8 Punkte (Maßnahmen 4 P, Ablauf 2 P, Notfallmanagement 2 P)**

Aufgabe 5

Vor Ort beginnt der Notarzt sofort mit dem Schmerzmanagement – noch bevor Oskar in die Klinik gebracht wird. Geben Sie die Möglichkeiten der Schmerzlinderung an, die der Notarzt bei der Erstversorgung von Oskar hat, und diejenigen, die im weiteren Verlauf in der Klinik infrage kommen. **6 Punkte**

Aufgabe 6

Zur Vermeidung eines Volumenmangelschocks steht bei Verbrennungen und Verbrühungen die Volumentherapie an erster Stelle. Bei Oskar wird im Zuge der klinischen Erstversorgung ein zentralvenöser Zugang in der linken V. cephalica gelegt. Die Flüssigkeitsmenge, die in den ersten 24 h nach dem Ereignis infundiert werden soll, wird ärztlich angeordnet. Der Arzt nutzt für die Bestimmung der Infusionsmenge die Parkland-Formel (in den ersten 24 h zusätzlich zum Grundbedarf 4 ml/kg KG je % VKOF). Berechnen Sie mit dieser Formel die Flüssigkeitsmenge, die Oskar in den ersten 24 h infundiert werden muss. Oskar wiegt 15 kg. Beschreiben Sie in diesem Zusammenhang die Pflege von Oskars Venenkatheter. **9 Punkte (Berechnung 3 P, Katheterpflege 6 P)**

Aufgabe 7

Benennen Sie für die NANDA-I-Pflegediagnosen „übermäßige Angst" und „Risiko für Infektion" die Definition und die bestimmenden Merkmale/assoziierten Bedingungen bzw. die beeinflussenden Faktoren/Risikofaktoren, mit denen die jeweilige Pflegediagnose für Oskar zu begründen ist. Berücksichtigen Sie dabei Oskars Ressourcen, die angestrebten Pflegeziele und 3 dafür zu planende Pflegemaßnahmen. Orientieren Sie sich dabei an ▸ Tab. 15.1. **16 Punkte (Definition, Merkmale, Faktoren, Ressourcen und Ziele 10 P, Maßnahmen 6 P)**

Aufgabe 8

Oskars Wunde wird konservativ versorgt. Eine chirurgische Behandlung ist nicht notwendig. Nennen Sie Wundversorgungsmaterial, das in Oskars Fall zur optimalen Wundheilung beiträgt, und beschreiben Sie dessen Vorteile. **4 Punkte**

Aufgabe 9

In dieser Krisensituation verändert sich die Rolle von Oskars Eltern. Die Aufgabe der Pflegenden besteht darin, die Eltern in ihrer neuen Rolle zu unterstützen und sie vor einer Überforderung zu bewahren. Beschreiben Sie die veränderte Rolle der Eltern und wie die Pflegenden die Familie unterstützen können. **4 Punkte**

Aufgabe 10

Oskars Mutter macht sich große Vorwürfe, weil sie den Wasserkocher nicht außerhalb von Oskars Reichweite aufgestellt hat. Sie ist in großer Sorge, dass ihr Kind dauerhafte Beeinträchtigungen davonträgt, und fürchtet, dass sie „Ärger wegen Verletzung der Aufsichtspflicht" bekommt.

a) Beschreiben Sie, wie die Pflegenden der Mutter mit einer professionellen Haltung begegnen, um deren Schuldgefühle zu mildern. **3 Punkte**

b) Beschreiben Sie, wie die Pflegenden Oskars Mutter die Angst nehmen können, und erläutern Sie, ob die Mutter rechtliche Konsequenzen befürchten muss. **5 Punkte (Beschreibung 3 P, Konsequenzen 2 P)**

Aufgabe 11

In dem Gespräch zwischen der Mutter und der Pflegefachkraft werden Präventionsmaßnahmen und Unterstützungsangebote nach der Krankenhausentlassung thematisiert. Nennen Sie 3 Präventionsmaßnahmen, die Oskars Mutter zukünftig im häuslichen Umfeld berücksichtigen sollte, um einen weiteren Verbrühungsunfall zu vermeiden, und 3 Unterstützungsangebote, die die Familie nach der Krankenhausentlassung in Anspruch nehmen kann. **6 Punkte**

Abb. 15.1 Typische Latzverbrühung Grad IIa.

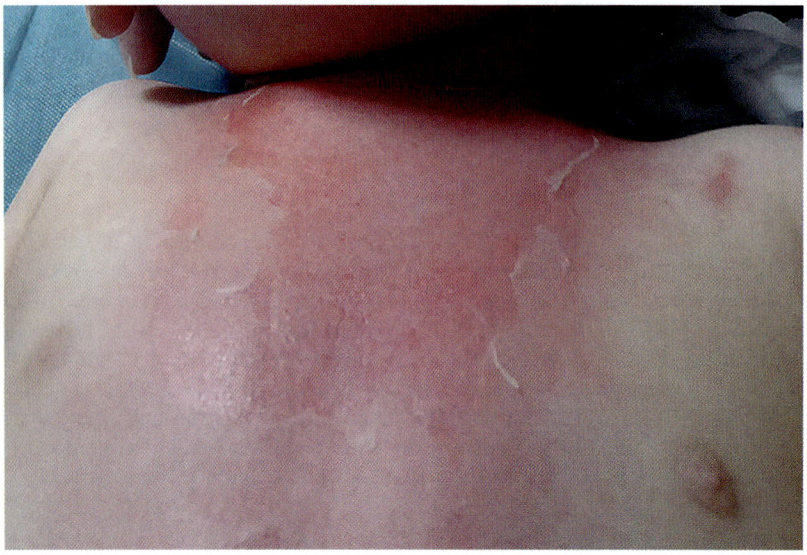

Von einer Latzverbrühung ist der Brustbereich betroffen, oft auch zusätzlich das Kinn. *Quelle: Schriek K, Sinnig M. Update: Thermische Verletzungen im Kindesalter. Pädiatrie up2date 2025; 20(03): 265 - 287. Stuttgart; Thieme.*

Tab. 15.1 Pflegeplanung für Oskar.

	Pflegediagnose „übermäßige Angst“	Pflegediagnose „Risiko für Infektion“
Domäne		
Definition		
bestimmende Merkmale		
beeinflussende Faktoren		
Ressourcen		
Pflegeziele		
Pflegemaßnahmen		

Lösungshorizont

Aufgabe 1

Der Mitarbeiter der Rettungsleitstelle gibt der Mutter telefonisch Anweisungen zur Erstversorgung ihres Kindes. Nennen Sie die Maßnahmen, die Oskars Mutter vom Zeitpunkt des Unfalls bis zum Eintreffen des Rettungsdienstes durchführen muss. Erläutern Sie für jede Maßnahme, weshalb sie bei Verbrühungen Anwendung findet.
KB I.4.a

Antwort

▸ Tab. 15.2.

Aufgabe 2

Oskar wird in ein Verbrennungszentrum gebracht, eine Spezialklinik für Patienten mit thermischen Verletzungen.

a) Beschreiben Sie die Besonderheiten eines Verbrennungszentrums bzw. die Anforderungen an ein solches Zentrum. Gehen Sie dabei insbesondere auf die räumliche Ausstattung ein.
b) Benennen Sie die Aufgaben des interdisziplinären Teams in einem Verbrennungszentrum und die Anforderungen, die die einzelnen Mitglieder erfüllen müssen. Heben Sie die Kompetenzen der Pflegefachkräfte hervor, die in diesem Bereich arbeiten.

KB I.3.d, III.2.d

Antwort a)

Für Verbrennungszentren gelten zunächst die allgemeinen Richtlinien für die Einrichtung und Ausstattung einer Intensivstation. Darüber hinaus sind spezielle räumliche, technische und personelle Anforderungen zu erfüllen.

Die **Erstversorgung** findet in einem beheizbaren Schockraum statt. Der chirurgische Behandlungs- bzw. Verbandsraum verfügt über die Möglichkeit der **Hydrotherapie**. Spezielle Duschliegen bzw. -wagen (▸ **Abb. 15.2**) ermöglichen die gründliche und schmerzarme Reinigung der Verletzungen mit Wasser und die Entfernung verbrannter Hautanteile. Außerdem sind im Behandlungsraum Überwachungsgeräte, Geräte zur Reanimation und Intensivtherapie (z. B. Beatmungsgerät, Pulsoxymeter) sowie Materialien zur Erstversorgung vorhanden.

Abb. 15.2 Versorgung Schwerbrandverletzter.

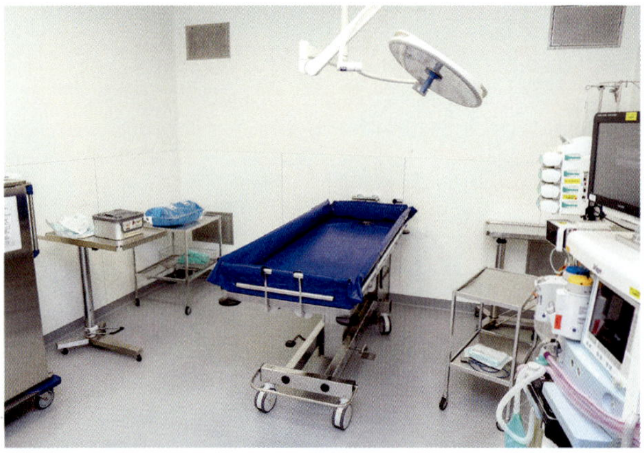

Schockräume für Patienten mit thermischen Verletzungen sind u. a. mit einer Duschliege für Hydrotherapie ausgestattet. Die Raumtemperatur liegt in der Regel bei mind. 35 °C, um einer Hypothermie vorzubeugen. Quelle: © K. Oborny/Thieme.

Zur **Brandverletztenstation** gehört eine integrierte **Operationseinheit**, die rund um die Uhr besetzt ist.

Vor Betreten der Station wird in einer Schleuse saubere Schutzkleidung (Kasak, Hose, Schuhe, Haube) angelegt. Die Patientenzimmer sind **Einzelzimmer**, die eine intensivmedizinische Behandlung und zur Infektionsprophylaxe eine Isolation ermöglichen. Vor jedem Zimmer befindet sich eine zusätzliche Schleuse, in der vor dem direkten Patientenkontakt sterile Handschuhe, ein steriler Kittel und ein Mundschutz angelegt werden. Sie dient auch der Aufbewahrung entsprechender Materialien. Das Patientenzimmer wird von der Seite des **reinen Flurs** betreten und auf der anderen Seite Richtung **unreinem Flur** verlassen. Die Türen sind elektrisch betriebene Schiebetüren, die über einen Bewegungssensor gesteuert werden. Die Beschaffenheit der Betten ist für die Behandlung und Pflege eines Brandverletzten besonders wichtig. Die Auflageflächen sollten leicht zu reinigen und luftdurchlässig sein. Generell ist eine **weiche Lagerung** der Betroffenen erforderlich (Luftkissen, Schaumstoff). Auch müssen die Auflageflächen für alle Körperteile einzeln höhenverstellbar sein.

Weitere **Funktionsräume** der Station sind ein zentrales Dienstzimmer, eine Stationsküche, ein Geräteraum, ausreichend Lagerraum und ein Entsorgungsraum.

Die Räumlichkeiten sind mit einer **Klimaanlage** ausgestattet, die Temperatur (24–38 °C) und Luftfeuchtigkeit (40 %) getrennt regulieren kann.

Antwort b)

Interdisziplinäres Team • Das Pflegepersonal sollte eine Weiterbildung zur **Anästhesie-** oder **Intensivpflege** absolviert haben, um die Patienten intensivmedizinisch versorgen zu können. Für die chirurgische Wundversorgung, das optimale Schmerzmanagement und andere therapeutische Maßnahmen sind rund um die Uhr **Chirurgen** (plastischer Chirurg, Unfallchirurg) und **Anästhesisten** im Dienst.

Ergänzt wird das Team durch **Physio-** und **Ergotherapeuten**, die ihre Behandlung auch an den Wochenenden in der erforderlichen Intensität durchführen. Der Arbeitsschwerpunkt der Physiotherapeuten liegt in der Atem- und Bewegungstherapie. Die Ergotherapeuten unterstützen die Betroffenen in der Wiederbefähigung zu alltäglichen Handlungen.

Ein **Psychologe** ist für die Betroffenen während des Aufenthaltes und darüber hinaus unverzichtbar. Auch Angehörige und das Personal bedürfen in einer solch belastenden Situation psychologischer Unterstützung, v. a. in Form einer Beratung bei Konflikten und für die Beziehungsarbeit zwischen Betroffenen und Behandelnden. Weiterhin gehört ein **Sozialarbeiter** zum Team, ohne dessen Hilfe die Anpassung der Lebensverhältnisse des Brandverletzten kaum zu bewältigen ist.

Den auf der Station eingesetzten **Reinigungskräften** muss bewusst sein, dass ihre sorgfältige Arbeit bzw. ihre etwaige Nachlässigkeit den Behandlungserfolg beeinflusst.

Innerhalb des interdisziplinären Teams sind eine **exakte Dokumentation** und ein stetiger Informationsfluss erforderlich.

Tab. 15.2 Vor-Ort-Maßnahmen der Erstversorgung bei Verbrühungen.

Erstmaßnahme	Begründung für die Erstmaßnahme
Notruf absetzen	• Mit einem Notruf wird in der Regel schnellstmöglich die medizinische Versorgung (inkl. Schmerztherapie) erreicht.
Oskar aus der Gefahrenzone bringen	• Weitere Verletzungen werden so vermieden.
nasse Kleidung entfernen	• Heiße, nasse Kleidung verstärkt die Verbrennungstiefe. • Nach ihrem Abkühlen kann nasse Kleidung eine Unterkühlung begünstigen.
Wunde **nicht** kühlen	• Bei kleineren Kindern sollte wegen der Gefahr der Hypothermie nicht gekühlt werden. Dies gilt besonders dann, wenn eine große Fläche von der Verbrühung betroffen ist (wie bei Oskar). • Eine längere Kühlung verschlechtert die Durchblutung, was sich negativ auf den Heilungsverlauf auswirken kann.
Oskar beruhigen	• Ängste nehmen, Sicherheit vermitteln, ablenken vom Schmerz
offene Wunden sauber und locker abdecken (Blasen **nicht** öffnen)	• Das Abdecken der Wunden mit Verbandmaterial oder sauberen Tüchern dient der Infektionsprophylaxe.
für Wärmeerhalt sorgen	• Über den Hautdefekt geht Körperwärme verloren. Der Wärmeerhalt (z. B. mittels Rettungsdecke) beugt einer Auskühlung vor.
Oskars Atmung und Herz-Kreislauf-Situation beobachten	• Bei großflächigen Verbrühungen besteht die Gefahr eines Volumenmangelschocks, der zu einem Herz-Kreislauf-Stillstand führen kann. Dies wird durch diese Maßnahme frühzeitig erkannt und es können rechtzeitig Reanimationsmaßnahmen ergriffen werden.

Kompetenzen der Pflegefachkräfte • Die Pflegenden sollten über eine hohe fachliche und persönliche Kompetenz verfügen. Die Arbeit auf einer Verbrennungsstation ist wegen der klimatischen Bedingungen und der psychischen Belastung **sehr anspruchsvoll**. Es ist daher sinnvoll, dem Pflegepersonal die Möglichkeit der Rotation anzubieten.

! Merke Verbrennungsstation

Oberstes Gebot bei der Behandlung von Patienten mit thermischen Verletzungen ist ein sicheres aseptisches Arbeiten.

Die Pflegefachkraft sollte neben der erforderlichen Fachkompetenz (s. o.) ein **gutes Beobachtungs-** und **Beurteilungsvermögen** besitzen, damit sie den Zustand und die Bedürfnisse eines Brandverletzten einordnen kann. Die **Beziehungsarbeit** nimmt bei Patienten mit thermischen Verletzungen einen hohen Stellenwert ein. Weiterhin sollte die Pflegekraft in der Lage sein, ihren Arbeitsablauf effizient zu gestalten und sich so zu organisieren, dass Springerdienste möglichst wenig beansprucht werden müssen. Zur personalen Kompetenz einer Pflegefachkraft gehört auch, sich selbst und den Kollegen eine Überforderung eingestehen zu können.

Aufgabe 3

a) Erklären Sie, wie das Ausmaß der verbrühten Körperoberfläche bestimmt werden kann.
b) Oskar hat eine Verbrühung Grad 2a (▶ **Abb. 15.1**). Benennen Sie die betroffene Hautschicht. Beschreiben Sie dabei den Zustand der Haut und der Hautanhangsgebilde (Haare, Nägel, Hautdrüsen), den Schmerzzustand und den Heilungsverlauf.

KB III.2.c + f

Antwort a)

Die Ausdehnung der Verbrennung bzw. Verbrühung wird in % verbrannter Körperoberfläche (**% VKOF**) angegeben. Für deren Ermittlung wird bei Erwachsenen und Kindern über 15 Jahre die **Neuner-Regel** nach Wallace verwendet (▶ **Abb. 15.3**). Als großflächig gilt eine thermische Verletzung bei einer VKOF von > 15 %.

Abb. 15.3 Neuner-Regel nach Wallace.

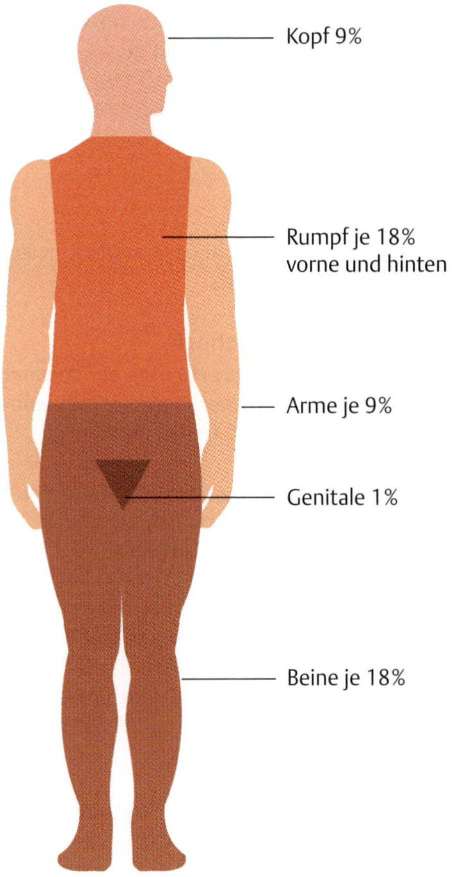

Die Abschätzung der VKOF mithilfe der Neuner-Regel ist bei Kindern unter 15 Jahren fehleranfällig. *Quelle: Conrad A. Thermische Verletzungen. In: retten – Rettungssanitäter. 2. Auflage. Stuttgart: Thieme; 2024.*

ACHTUNG

Die Neuner-Regel sollte nicht bei Kindern unter 15 Jahre angewendet werden, da sich die Proportionen von Kopf, Rumpf und Extremitäten eines Kindes von denen eines Erwachsenen unterscheiden.

Bei dem erst 3-jährigen Oskar sollten deshalb entweder das altersspezifische **Schema nach Lund und Browder** (▶ **Abb. 15.4**) oder die 1 %- bzw. Handflächen-Regel angewendet werden. Bei der **1 %-Regel** entspricht die Handinnenfläche (inkl. Finger) des **Betroffenen** ca. 1 % der Körperoberfläche (▶ **Abb. 15.5**). Diese Regel kann auch bei kleineren Verbrennungs- oder Verbrühungsflächen bei Erwachsenen Verwendung finden.

! Merke Verbrennung und Verbrühung

In der Literatur wird „Verbrennung" oft als Synonym für thermische Verletzungen gebraucht, die durch Hitzeeinwirkung entstehen.

Antwort b)

Prüfungstipp

In ▶ Tab. 15.3 sind alle Verbrennungsgrade aufgeführt. Sie müssen sich in Ihrer Antwort nur auf den Grad 2a beziehen. Für Verbrühungen gelten entsprechend die Grade 1 bis 3. Grad 4 entfällt.

▶ Tab. 15.3.

Aufgabe 4

a) Erklären Sie, warum in der ersten Phase der Verbrennungskrankheit ein Schockgeschehen droht. Beschreiben Sie die pathophysiologischen Vorgänge.
b) Nennen Sie Therapiemaßnahmen, die bei der Erstversorgung zur Stabilisierung der Vitalfunktionen ergriffen werden müssen. Beschreiben Sie, wie in dieser Situation ein zügiger Ablauf im interdisziplinären Team und ein optimales Notfallmanagement gewährleistet werden können.

KB III.2.a + c, I.4.a

Antwort a)

In der ersten Phase der Verbrennungskrankheit besteht die Gefahr eines **Verbrennungsschocks**.

Definition Verbrennungsschock

*Der Verbrennungsschock ist eine spezielle Form des **Volumenmangelschocks**, die durch die bei Verbrennungen schnell auftretende Permeabilitätsstörung der Gefäßwand hervorgerufen wird.*

Der **Volumenmangel** entsteht über zwei Mechanismen:

- Über die großflächigen Wunden geht reichlich Exsudat verloren und über die verletzte Haut verdunstet vermehrt Wasser.
- Auf die Verletzung reagiert der Körper mit der Ausschüttung von Entzündungsmediatoren (u. a. Leukotriene, Prostaglandine und Histamin). Sie erhöhen die Gefäßpermeabilität, sodass es zu einer Volumen- und Proteinverschiebung aus dem Gefäßsystem in das umliegende Gewebe kommt.

Bei großflächigen Verbrennungen bzw. Verbrühungen steigt die **Gefäßpermeabilität** nicht nur im betroffenen Bereich, sondern **generalisiert**. Die Folgen sind ein Volumenmangel im Gefäßsystem und ausgeprägte Ödeme. Auch die Atemwege können ödematös anschwellen, was die Atmung beeinträchtigt.

Abb. 15.4 Altersspezifisches Schema nach Lund und Browder.

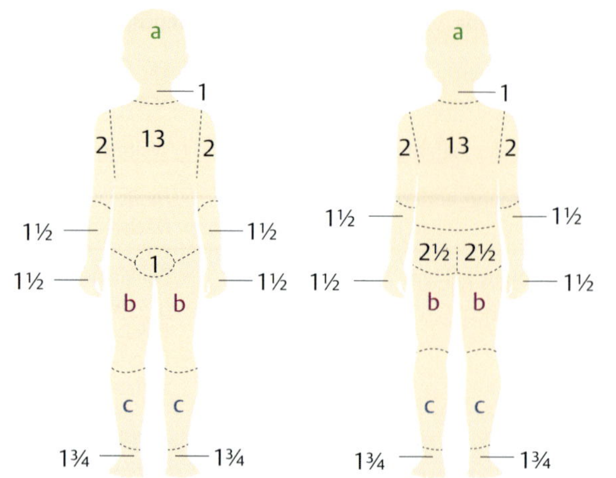

relative prozentuale Angabe der Körperoberfläche in Abhängigkeit vom Alter

	< 1 J.	1–4 J.	5–9 J.	10–14 J.	15 J.
a ½ vom Kopf	9½	8½	6½	5½	4½
b ½ von 1 Oberschenkel	2¾	3¼	4	4¼	4½
c ½ von 1 Unterschenkel	2½	2½	2¾	3	3¼

Die Prozentangaben der Körperregionen Kopf, Oberschenkel und Unterschenkel werden altersentsprechend angepasst.
Die übrigen Regionen (Hals, Rumpf, Oberarm, Unterarm, Hand, Gesäß, Genitale und Fuß) werden bezogen auf die Gesamtkörperoberfläche in allen Altersgruppen gleich bewertet.

Altersabhängige Bestimmung der Ausdehnung der VKOF nach Lund und Browder. Dieses Schema berücksichtigt die unterschiedlichen Proportionen in den verschiedenen Altersstufen. *Quelle: Sorg H, Vogt P, Spies M. Lund-Browder-Karte. In: Henne-Bruns D (Hrsg.): Duale Reihe Chirurgie. 4. Auflage. Stuttgart: Thieme; 2012.*

Abb. 15.5 1 %-Regel.

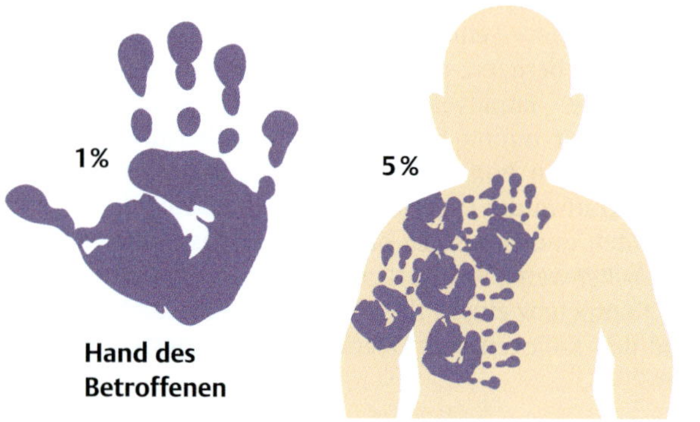

Die Handinnenfläche inkl. der Finger des Betroffenen (nicht des Untersuchers!) entspricht ca. 1 % seiner Körperoberfläche. Dieses Schema kann bei Kindern angewendet werden sowie bei Erwachsenen mit kleineren Verbrennungsflächen. *Quelle: Kempf G, Wilhelm T. Pflege eines Kindes mit thermischen Verletzungen. In: Hoehl M, Kullick P (Hrsg.): Gesundheits- und Kinderkrankenpflege. 5. Auflage. Stuttgart: Thieme; 2019.*

Zusatzinfo Verbrennungskrankheit

Die Auswirkungen schwerer Verbrennungen bzw. Verbrühungen auf den Gesamtorganismus werden unter dem Begriff „Verbrennungskrankheit" zusammengefasst.
Als grober Richtwert für ein Auftreten der Verbrennungskrankheit bzw. eines Schocks gelten > 15 % VKOF.

Tab. 15.3 Verbrennungsgrade, Hautzustand, Schmerzen und Heilungsverlauf.

Grad	geschädigtes Gewebe	Charakteristika	Anhangsgebilde	Schmerzempfinden	Heilungsverlauf
1	Epidermis (Oberhaut) 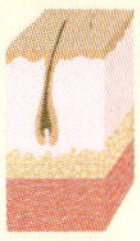	• Rötung, Schwellung • keine Blasenbildung	intakt	erhalten	• spontan ohne Narbenbildung
2a	Epidermis und obere Anteile der Dermis (Lederhaut) 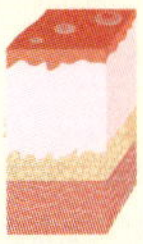	• Rötung, Schwellung • Blasenbildung • gut durchbluteter Wundgrund	intakt	erhalten (Schmerzen nehmen bei Berührung zu)	• spontan ohne Narbenbildung
2b	Epidermis und Dermis weitgehend zerstört 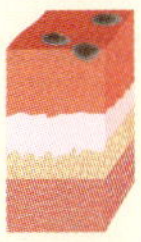	• Rötung, Schwellung • Blasenbildung • keine Blutung mehr (trockener, weißer Wundgrund)	zerstört	reduziert (Schmerzen nehmen bei Berührung nicht zu)	• Narbenbildung • Gefahr von Sekundärinfektionen • langsamere Heilung
3	alle Hautschichten 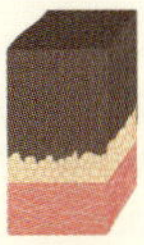	• trockene, weiße bis schwarze Hautnekrose • keine Blasenbildung	zerstört	kaum auslösbar (Schmerzrezeptoren zerstört)	• Epithelisierung ausgeschlossen, rekonstruktive Verfahren notwendig • erhebliche Narbenbildung
4	alle Hautschichten, ggf. Muskeln, Faszien, Knochen 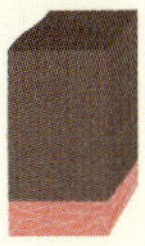	• Verkohlung	zerstört	keine	• rekonstruktive Verfahren notwendig • erhebliche Narbenbildung • ggf. Amputation

Die Verbrennungskrankheit verläuft in 3 Phasen:

1. ***Schockphase:*** *In den ersten 2–3 Tagen steht ein massiver Flüssigkeits- und Proteinverlust im Vordergrund (bis zu 10 l/d).*
2. ***Rückresorptionsphase:*** *Die Gefäßpermeabilität nimmt wieder ab, Flüssigkeit wird in die Gefäße rückresorbiert und der kolloidosmotische Druck wiederhergestellt (bis ca. Tag 7, auch länger). Der Lymphabfluss ist gesteigert. Es besteht die Gefahr einer intravasalen Hypervolämie.*
3. ***Inflammationsphase:*** *Die Wundflächen sind von Erregern (insbesondere gramnegativen Bakterien und Pilzen) besiedelt. Es besteht die Gefahr einer Entzündung, ggf. mit nachfolgender Sepsis.*

Antwort b)

Stabilisierung der Vitalfunktionen • Dem Volumenmangelschock muss mit einer angemessenen **Volumentherapie** entgegengewirkt werden. Hierfür muss ein **i. v.-Zugang** oder – falls dies nicht gelingt – ein intraossärer Zugang gelegt werden. Bei brandverletzten Kindern gilt ab ca. 10 % VKOF folgender Richtwert für die Volumengabe: max. 10 ml/kg KG/h isotone kristalloide Infusionslösung.

Die Atmung muss mittels **Intubation** und **Beatmung** gesichert werden. Es besteht die Gefahr, dass die Schleimhaut der Luftröhre ödematös anschwillt, was die Atmung beeinträchtigt. Bei zugeschwollenen Atemwegen ist die Intubation schwierig.

Da Schmerzen und Stress die Vitalparameter stark beeinflussen können, ist eine **Analgesie** und **Sedierung** angezeigt.

Interdisziplinärer Ablauf • Ein reibungsloser und zügiger Ablauf ist Voraussetzung für eine optimale Erstversorgung. In diesem Fall besteht das Team aus **verschiedenen Fachärzten** (Unfallchirurg, plastischer Chirurg bzw. Kinderchirurg und Anästhesist) und **Pflegefachkräften**. Diese Interdisziplinarität gewährleistet ein breites Fachwissen. Für ein optimales Zusammenspiel sind Kooperationsbereitschaft, eine gemeinsame Fachsprache, Kommunikationskompetenz und die Anerkennung der entsprechenden Kompetenzbereiche der verschiedenen Berufsgruppen Voraussetzung.

Notfallmanagement • Die Erstversorgung von Oskar ist als Notfall zu betrachten.

Definition Notfall

Ein Notfall ist ein akut lebensbedrohlicher Zustand, bei dem die Vitalfunktionen gestört sind oder eine solche Störung droht.

Ein zügiger interdisziplinärer und informationsverlustfreier Ablauf wird v. a. über **standardisierte Abläufe** erreicht: Die Aufnahme sollte nach einem für die jeweilige Klinik standardisierten Protokoll durchgeführt werden, die Erstversorgung nach einem strukturierten und prioritätenorientierten Behandlungsalgorithmus, z. B. nach ATLS (advanced trauma life support). Auf diese Weise können bereits parallel zur kardiopulmonalen Stabilisierung und Überwachung weitere therapeutische Schritte eingeleitet werden.

Der Erfolg der Versorgung hängt auch davon ab, wie gut das Vorgehen vorbereitet ist. Ein **regelmäßiges Training** und **Fortbildungen** innerhalb des interdisziplinären Teams sind entscheidend für professionelle Abläufe. Das Vorgehen muss klar organisiert und allen Beteiligten vertraut sein. Auch das Material muss dementsprechend vorbereitet sein. Es sollte leicht zugänglich sein und regelmäßig überprüft werden.

Aufgabe 5

Vor Ort beginnt der Notarzt sofort mit dem Schmerzmanagement – noch bevor Oskar in die Klinik gebracht wird. Geben Sie die Möglichkeiten der Schmerzlinderung an, die der Notarzt bei der Erstversorgung von Oskar hat, und diejenigen, die im weiteren Verlauf in der Klinik infrage kommen.
KB I.3.c

Antwort

Oskar hat Verbrühungen 1. und 2. Grades, die sehr schmerzhaft sind. Die Schmerzlinderung hat oberste Priorität. Die Kühlung der Verbrühungen zur Schmerzlinderung kommt bei Oskar nicht infrage, da wegen des Ausmaßes der Verbrühung die Gefahr der Hypothermie besteht (▸ **Tab. 15.2**).

Der Notarzt legt bei Oskar sofort einen venösen Zugang, über den er eine **Analgosedierung** mit Ketamin oder Opiaten einleitet, z. B. Fentanyl in Kombination mit Midazolam. Die Analgosedierung hat eine Schmerzfreiheit zum Ziel, bei der Oskar zwar schläft, aber noch erweckbar wäre. Sollte kein Venenzugang gelegt werden können, muss auf einen intraossären Zugang an der Tibia ausgewichen werden. Peripher wirksame Analgetika (z. B. Ibuprofen, Paracetamol) erzielen keine ausreichende schmerzlindernde Wirkung.

Im Verlauf von Oskars klinischer Behandlung ist eine **ununterbrochene Schmerzfreiheit** anzustreben. Das Schmerzmanagement beginnt mit einer **systematischen Schmerzeinschätzung**. Sie wird bei Oskar als **Fremdeinschätzung** durchgeführt, da er anfangs sediert und erst knapp 3 Jahre alt ist. Daher ist er selbst nur eingeschränkt in der Lage, seine Schmerzen mithilfe eines Assessmentinstrumentes einzuschätzen. Im Rahmen der Fremdeinschätzung muss die Pflegefachkraft Oskars Mimik, Lautäußerungen, Schlafverhalten und Vitalzeichen genau beobachten. Zur Deutung der Beobachtungen ist es wesentlich, Oskars Eltern einzubeziehen. Als Assessmentinstrument könnte die Pflegefachkraft die **KUSS** (kindliche Unbehagens- und Schmerzskala, ▸ **Abb. 15.6**) nutzen.

Ein weiterer wesentlicher Aspekt des Schmerzmanagements ist die **Schmerzprävention**. Schmerzen sollten, wann immer es möglich ist, vermieden werden. Das erfordert eine vorausschauende Arbeitsweise. Zum Beispiel sollte rechtzeitig vor anstehenden Interventionen die Schmerzausprägung erfasst und ggf. eine Schmerzlinderung erreicht werden. Dabei ist auch darauf zu achten, dass die Applikationsform der Analgetika so gewählt wird, dass sie nicht zusätzlich Schmerzen verursacht. So kann Fentanyl beispielsweise auch rektal, intranasal oder über einen Lolly verabreicht werden. Die Analgetika werden vom Arzt angeordnet und regelmäßig angepasst.

Nicht medikamentöse schmerzlindernde Maßnahmen, wie Ablenkung (z. B. durch Beschäftigung), bestimmte Positionierungen oder Elemente der basalen Stimulation, sollten im Rahmen des Schmerzmanagements ebenfalls eingesetzt werden.

Aufgabe 6

Zur Vermeidung eines Volumenmangelschocks steht bei Verbrennungen und Verbrühungen die Volumentherapie an erster Stelle. Bei Oskar wird im Zuge der klinischen Erstversorgung ein zentralvenöser Zugang in der linken V. cephalica gelegt. Die Flüssigkeitsmenge, die in den ersten 24 h nach dem Ereignis infundiert werden soll, wird ärztlich angeordnet. Der Arzt nutzt für die Bestimmung der Infusionsmenge die Parkland-Formel (in den ersten 24 h zusätzlich zum Grundbedarf 4 ml/kg KG je % VKOF). Berechnen Sie mit dieser Formel die Flüssigkeitsmenge, die Oskar in den ersten 24 h infundiert werden muss. Oskar wiegt 15 kg. Beschreiben Sie in diesem Zusammenhang die Pflege von Oskars Venenkatheter.
KB III.2.a + d

Antwort

Volumenbedarf • Nach der deutschen Gesellschaft für Ernährung (DGE) sollte ein Kind in Oskars Alter ungefähr **1300 ml** Flüssigkeit pro Tag zu sich nehmen. Dies beschreibt den **Grundbedarf**. Da der Flüssigkeitsbedarf bei einer Verbren-

Abb. 15.6 Kindliche Unbehagens- und Schmerzskala (KUSS).

Beobachtung	Bewertung	Punkte
Weinen	gar nicht Stöhnen, Jammern Wimmern, Schreien	0 1 2
Gesichtsausdruck	entspannt, lächelnd Mund verzerrt Mund und Augen grimassierend	0 1 2
Rumpfhaltung	neutral unstet aufbäumend, krümmend	0 1 2
Beinhaltung	neutral strampelnd, tretend an den Körper gezogen	0 1 2
motorische Unruhe	nicht vorhanden mäßig ruhelos	0 1 2

Gesamtpunktzahl
0 Punkte: Das Kind hat keine Schmerzen.
10 Punkte: Das Kind hat sehr starke Schmerzen.

Die kindliche Unbehagens- und Schmerzskala ist ein Assessmentinstrument zur Einschätzung von Schmerzen bei kleinen Kindern. *Quelle: Andreae S. Schmerzstärke. In: Pflegeassistenz. 3. Auflage. Stuttgart: Thieme; 2020.*

nung steigt, wird die modifizierte Parkland-Formel angewandt, um den **zusätzlichen Volumenbedarf** zu berechnen:
Volumenmenge in den ersten 24 h nach dem Ereignis = 4 ml × kg KG × % VKOF

Für Oskar ergeben sich daraus:
4 ml × kg KG × % VKOF = 4 × 15 × 16 = **960 ml**

Daraus ergibt sich für die ersten 24 h eine **Gesamtmenge** von **2260 ml** (Grundbedarf 1300 ml plus zusätzlicher Volumenbedarf 960 ml).

Zusatzinfo Flüssigkeitsmanagement

*Von der errechneten Gesamtmenge müssen **50 %** (1130 ml) in den ersten **8 h** infundiert werden und die übrigen **50 %** auf die verbleibenden **16 h** verteilt. Das Flüssigkeitsmanagement wird anhand der Urinausscheidung (Zielwert bei Kleinkindern: 1–2 ml/kg KG/h) und der Kreislaufparameter (u. a. zentralvenöser Druck, mittlerer arterieller Druck, Blutgasanalyse) kontrolliert und ggf. angepasst.*

Pflege des ZVK • Der Verband des ZVK sollte spätestens **nach 7 Tagen** gewechselt werden. Ein früherer Wechsel sollte nur dann vorgenommen werden, wenn
- der Verband nicht mehr richtig sitzt,
- der Verband feucht oder verschmutzt ist oder
- der Verdacht auf eine Infektion besteht.

Eine **tägliche Inspektion** des Verbandes genügt, wenn durch einen transparenten Folienverband die Sicht auf die Punktionsstelle gewährleistet ist.

Bei jeder Manipulation am ZVK muss zwingend **aseptisch** gearbeitet werden:
- Zuleitungen müssen steril behandelt werden.
- Ansätze müssen steril verschlossen werden.
- Die Konnektionsstellen müssen immer desinfiziert werden.

Um einen Verschluss der Zuleitungen zu verhindern, sollte permanent eine Flüssigkeit (in der Regel Vollelektrolytlösung) über einen Perfusor oder Infusomaten laufen. Das Infusionsprogramm sollte für 24 h berechnet werden.

Jede Manipulation und Diskonnektion birgt die Gefahr einer Infektion und Verschiebung des ZVK. Deshalb sind eine **Sicherung** der Zuleitung, z. B. durch einen Steg (zusätzlich geklebter Pflasterstreifen), und eine separate **Schlaufe** nötig. Soll Oskar mobilisiert bzw. die Position seines Arms verändert werden, muss die Pflegekraft darauf achten, dass **kein Zug** an der Infusionsleitung entsteht.

Injektionen, Infusionen, ZVK-Leitungen und das Spülen zentraler Venenkatheter sind i. v.-Applikationen und damit **ärztliche Tätigkeiten**, die aber an geschultes Personal **delegiert** werden können.

ACHTUNG

Verstopfte Lumen dürfen nicht durchgespült werden, da dann die Gefahr einer Embolie besteht. Lediglich eine Aspiration ist erlaubt.

Die Pflegefachkraft muss sowohl den gesamten Patienten als auch dessen ZVK täglich auf Komplikationen (z. B. Entzündungszeichen, Schmerzen, allergische Reaktionen, Blutaustritt oder veränderte Vitalzeichen) hin beobachten.

Jede Intervention ist zu dokumentieren.

Aufgabe 7

Benennen Sie für die NANDA-I-Pflegediagnosen „übermäßige Angst“ und „Risiko für Infektion“ die Definition und die bestimmenden Merkmale/assoziierten Bedingungen bzw. die beeinflussenden Faktoren/Risikofaktoren, mit denen die jeweilige Pflegediagnose für Oskar zu begründen ist. Berücksichtigen Sie dabei Oskars Ressourcen, die angestrebten Pflegeziele und 3 dafür zu planende Pflegemaßnahmen. Orientieren Sie sich dabei an ▶ **Tab. 15.1**.
KB I.3.d, II.3.a + b, III.2.a, b + d

Antwort

Prüfungstipp

Für die Bewältigung dieser Aufgabe in einer Prüfung bräuchten Sie die NANDA-I-Pflegediagnosen entweder digital oder als Buch.

▶ **Tab. 15.4.**

Aufgabe 8

Oskars Wunde wird konservativ versorgt. Eine chirurgische Behandlung ist nicht notwendig. Nennen Sie Wundversorgungsmaterial, das im Fall von Oskar zur optimalen Wundheilung beiträgt, und beschreiben Sie dessen Vorteile.
KB III.2.b

Antwort

Das Wundversorgungsmaterial der Wahl bei Kindern mit Verbrennungen oder Verbrühungen ist ein **resorbierbarer Epithelersatz**, z. B. Suprathel®. Suprathel® ist eine Membran aus u. a. **Polylactid** (Milchsäure), die für die Verbrennungsgrade 2a und 2b (mit Anteilen Verbrennungsgrad 3) zugelassen ist. Es haftet gut an der Wunde, ist elastisch und passt sich den Wundverhältnissen optimal an (▶ **Abb. 15.7**). Der entscheidende Vorteil des resorbierbaren Epithelersatzes liegt darin, dass ein **Verbandwechsel überflüssig** wird und so Schmerzen und eine weitere Narkose vermieden werden können. Die Transparenz des Materials ermöglicht die Beobachtung der Wunde. Die Reste der Membran lösen sich nach 7–20 Tagen auf bzw. nach abgeschlossener Epithelisierung ab. Suprathel® ist wasserdampfdurchlässig und bakteriendicht. Es enthält eine antiinfektiöse Komponente und verhindert so eine Infektion der Wunde. Durch die Förderung der Wundheilung mit dem resorbierbaren Epithelschutz kommt es zu einer **schnelleren Heilung**, die Versorgung ist **schmerzarm** und es wird eine **bessere Narbenstruktur** erreicht.

Der Sekundärverband wird bei Bedarf schmerzfrei gewechselt.

Aufgabe 9

In dieser Krisensituation verändert sich die Rolle von Oskars Eltern. Die Aufgabe der Pflegenden besteht darin, die Eltern in ihrer neuen Rolle zu unterstützen und sie vor einer Überforderung zu bewahren. Beschreiben Sie die veränderte Rolle der Eltern und wie die Pflegenden die Familie unterstützen können.
KB I.3.b, II.3.a

Antwort

Bedeutung der Familie • Funktionierende Beziehungen zwischen den Familienmitgliedern sind eine wichtige Grundlage für die Lebensbewältigung der einzelnen Familienmitglieder. Funktionierend bedeutet, dass sich die Familienmitglieder gegenseitig

- unterstützen,
- Geborgenheit geben,
- in positiver Weise emotional aneinander binden und
- Akzeptanz spüren lassen.

Tab. 15.4 Pflegeplanung für Oskar, aufbauend auf zwei zentralen NANDA-I-Pflegediagnosen*.

	Pflegediagnose „übermäßige Angst“	**Pflegediagnose „Risiko für Infektion“**
Domäne*	Domäne 9: Coping/Stresstoleranz, Klasse 2	Domäne 11: Sicherheit/Schutz, Klasse 1
Definition*	„Unverhältnismäßige, anhaltende Besorgnis über Situationen und Ereignisse, die als bedrohlich empfunden werden.“	„Anfälligkeit für ein Eindringen und die Vermehrung pathogener Organismen, welche die Gesundheit beeinträchtigen können.“
bestimmende Merkmale*	• Ängste • Hilflosigkeit • Verunsicherung	• invasive Verfahren • verminderte mukozilliäre Aktivität
beeinflussende Faktoren bzw. Risikofaktoren*	• ungewohnte Situation • Schmerzen	• Stauung von Körperflüssigkeit • unzureichendes Wissen zur Vermeidung einer Exposition gegenüber pathogenen Keimen • beeinträchtigte Immunantwort • beeinträchtigte Integrität der Haut
Ressourcen	• Oskar ist altersentsprechend entwickelt. • Oskar hat ein stabiles soziales Umfeld. • Oskar kann nonverbal seine Ängste ausdrücken.	• stützendes soziales Umfeld • Mutter möchte Infektion vermeiden • Versorgung unter aseptischen Bedingungen in Umkehrisolierung
Pflegeziele	• Oskar fühlt sich sicher. • Oskar ist im Kontakt mit den Pflegepersonen aufgeschlossen und neugierig. • Oskar lässt sich in Wachphasen ablenken. • Oskars Mutter lenkt Oskar täglich bei pflegerischen Interventionen ab und gibt ihm Sicherheit. • Vitalwerte sind 24 h im Normbereich.	• Weder Wunden noch Punktionsstelle des venösen Zugangs zeigen Infektionszeichen. • Physiologische Wundheilung ist gewährleistet. • Mutter ist sich der Kontaminationsgefahr mit pathogenen Keimen bewusst und kennt die Symptome einer Infektion. • Mutter achtet auf Infektionsvermeidung im Umgang mit Oskar und informiert bei ersten Anzeichen einer Infektion das therapeutische Team. • Die Körpertemperatur liegt < 38,5 °C und nach einer Woche im physiologischen Normbereich. • infektfreie Lungen • SpO_2 > 98 % • physiologische Atemmuster
Pflegemaßnahmen	• altersgerechte verbale und nonverbale Kommunikation bei jedem Kontakt • Kontakt zu Bezugspersonen und deren Mitaufnahme ermöglichen • bei jedem Kontakt Vitalzeichen über Monitoring kontrollieren • bei Anzeichen von Angst, vor und während pflegerischen Interventionen Ablenkung wie Spielzeug oder Singen anbieten • angstauslösende Gegenstände aus dem Blickfeld entfernen und im Rahmen der Möglichkeiten vertraute Gegenstände platzieren • Angstbewältigung durch bestimmte Rituale unterstützen, Sicherheitsanker bieten • Oskars Mutter von Anfang an als aktives Mitglied des therapeutischen Teams in die Pflege integrieren • in der Kommunikation mit der Mutter Gesprächstechniken anwenden, stets informieren und Sicherheit im Umgang mit Oskar vermitteln, loben und bestätigen • Bezugspflege umsetzen • Vertrautheit schaffen durch gewohnten Tag-Nacht-Rhythmus und Gewohnheiten • Alarmtöne minimieren	• vor jedem Kontakt mit Oskar Schutzkleidung anlegen und hygienische Händedesinfektion durchführen • bei jedem Patientenkontakt Kontrolle des Wundverbandes und der Punktionsstelle des venösen Zugangs • mind. 2 × täglich Kontrolle der Körpertemperatur (ggf. Temperatursonde über Blasenkatheter) • bei jedem Verbandwechsel Inspektion der Wunde, inkl. der Wundumgebung • adressatengerechte Aufklärung über Notwendigkeit des Verbandwechsels sowie Art und Weise der Durchführung • Zeitpunkt des Verbandwechsel nach ärztlicher Anordnung oder nach Bedarf • Verbandwechsel nach hausüblichem Standard unter aseptischen Bedingungen • Oskars Mutter über notwendige hygienische Maßnahmen sowie den Umgang mit dem venösen Zugang aufklären (z. B. sollte persönliches Spielzeug abwischbar sein, Schutzkleidung) • bei Bedarf Analgesierung vor Verbandwechsel oder Manipulation am venösen Zugang • Mitaufnahme der Mutter unter Einhaltung hygienischer Grundregeln • Pneumonieprophylaxe (ventilationsfördernde Maßnahmen wie Oberkörperhochlagerung, Atemübungen, Singen, ASE, Atemtrainer) • aseptisches Handeln bei jeder Manipulation am Tubus/Schlauchsystem und endotrachealem Absaugen

**aus: Herdmann T, Kamitsuru S, Lopes C (Hrsg.): NANDA-I-Pflegediagnosen. 4. Auflage. Kassel: RECOM; 2024.*

Abb. 15.7 Verbrühungsverletzung des Vorfußes Grad 2.

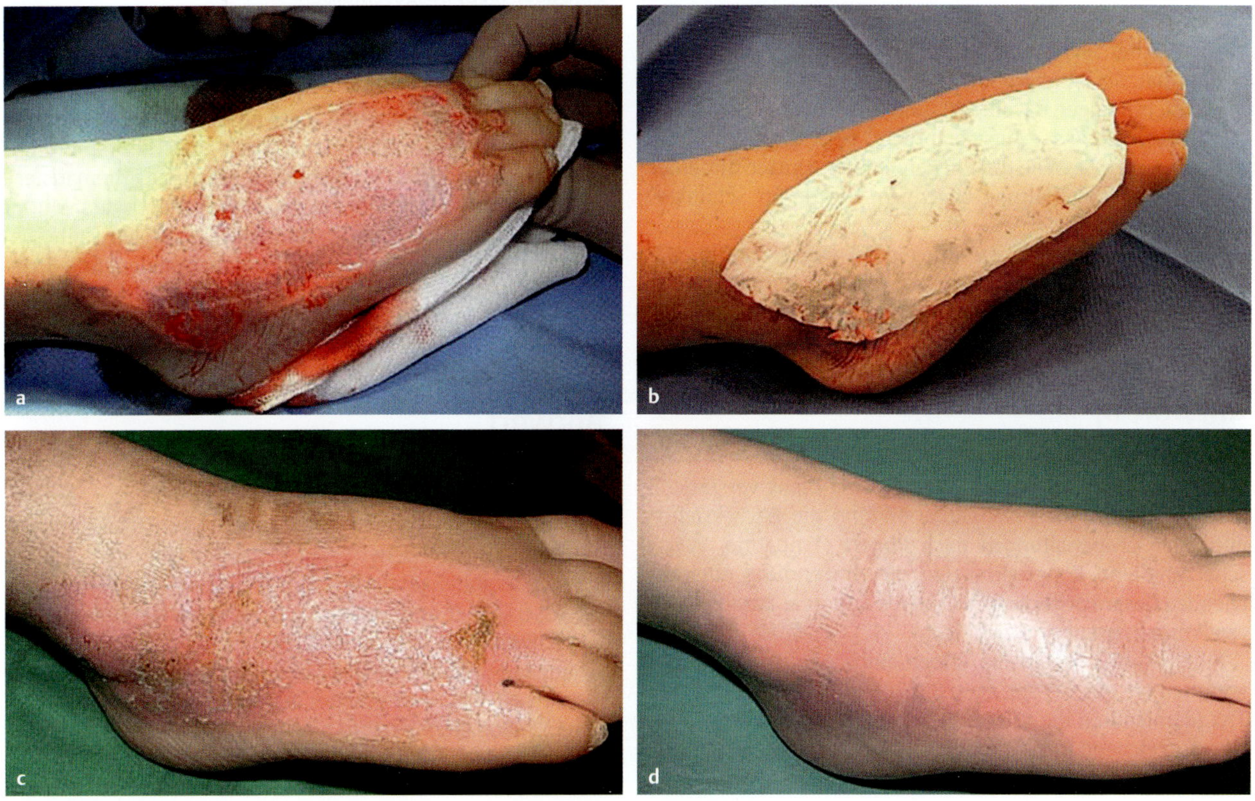

a Zustand nach oberflächlicher Abtragung der geschädigten Hautschichten.
b Versorgung mit hydrolytischem Hautersatz (hier gezeigt Suprathel®). Der künstliche Hautersatz haftet selbstständig an der Wunde und löst sich im Heilungsverlauf von selbst ab.
c Zustand nach 7 Tagen.
d Abheilung nach 14 Tagen.

Quelle: Staubach R, Mehlig U, Loff S. Thermische Verletzungen im Kindesalter. Pädiatrie up2date 2021; 16(02): 123 - 144. Thieme; Stuttgart.

Die Familienmitglieder lernen voneinander und beraten sich. Für Kinder sind Eltern und Geschwister eine unerschöpfliche Informationsquelle.

! Merke Bedeutung der Familie

Die Familie spielt eine entscheidende Rolle für die Entwicklung der Persönlichkeit und der sozialen Kompetenz.

Für die Pflege bedeutet dies, dass es nicht nur um die Pflege des Einzelnen (Oskar) geht, sondern immer die Familie mit einbezogen werden muss. Die Familiengesundheit ist eine wichtige Voraussetzung für die Genesung und Gesunderhaltung des Kindes.

Rolle der Eltern und Unterstützungsangebote • Pflegenden sollte in ihrer täglichen Arbeit die Bedeutung der Familie und der Familiengesundheit bewusst sein. Die Beziehung zwischen den Eltern und ihrem Kind ist entscheidend für die Familiengesundheit. Da Oskar ein **stabiles und harmonisches soziales Netzwerk**, eine Familie mit Mutter, Vater und Schwester, an seiner Seite hat, ist die Familiengesundheit grundsätzlich vorhanden. Oskars Unfall stellt allerdings eine **Krise** dar, wie sie die Familie bisher noch nicht bewältigen musste. Gelang es Oskars Eltern bisher, ihre Kinder ihren Möglichkeiten entsprechend liebevoll zu betreuen und zu fördern, stellen Oskars Betreuung und Versorgung nun eine große Herausforderung dar, die besondere Kompetenzen erfordert. Hier unterstützen die Pflegenden. Sie informieren die Eltern über Therapie- und Pflegemaßnahmen und fordern sie auf, aktiv an der Pflege und Behandlung mitzuwirken. Voraussetzung dafür sind:

- eine vertrauensvolle Beziehung zwischen den Eltern und den Pflegenden
- ausreichend Zeit für Anleitungen, Erklärungen und Beratung.

Die Pflegenden sollten nicht nur die Eltern, sondern auch Oskar selbst in die Pflege integrieren. Gleichzeitig darf die Schwester Malena als Teil der Familie nicht vernachlässigt werden. Die größten Sorgen der Eltern gelten ihrem kranken Sohn. Geschwister fühlen sich in solchen Situationen oft allein und erleben Liebesverlust. Das kann die Familiengesundheit stören, weil die Geschwister Verhaltensweisen verändern oder sogar verweigern, um Aufmerksamkeit zu gewinnen. Oskars Eltern müssen deshalb viel Einfühlungsvermögen zeigen und offene Gespräche mit Malena über Oskars Betreuung führen. Hier besteht die Aufgabe der Pflegenden darin, die Eltern zu unterstützen und, wo möglich, auch Malena in die Pflege einzubeziehen (z. B. Telefonate, Geschenke basteln, Lieblingskuscheltier mitgeben).

Ein wesentlicher Aspekt zur Erhaltung der Familiengesundheit ist die **Elternintegration** bzw. die **Mitaufnahme der Eltern** (Rooming-in). Diese ist klinikspezifisch geregelt. In Oskars Fall könnte es aufgrund der Isolation schwierig umsetzbar sein. Viele Kliniken haben Familienzimmer oder ähnliche Möglichkeiten, die den Eltern jederzeit den Kontakt zu ihrem Kind ermöglichen. Auf jeden Fall sollte die Familie rund um die Uhr die Möglichkeit haben, Oskar zu besuchen.

Aufgabe 10

Oskars Mutter macht sich große Vorwürfe, weil sie den Wasserkocher nicht außerhalb von Oskars Reichweite aufgestellt hat. Sie ist in großer Sorge, dass ihr Kind dauerhafte Beeinträchtigungen davonträgt, und fürchtet, dass sie „Ärger wegen Verletzung der Aufsichtspflicht“ bekommt.

a) Beschreiben Sie, wie die Pflegenden der Mutter mit einer professionellen Haltung begegnen, um deren Schuldgefühle zu mildern.

b) Beschreiben Sie, wie die Pflegenden Oskars Mutter die Angst nehmen können, und erläutern Sie, ob die Mutter rechtliche Konsequenzen befürchten muss.

KB II.3.a

Antwort a)

Die Pflegenden dürfen der Mutter **keinesfalls vorwurfsvoll** begegnen, damit sie deren Schuldgefühle nicht verstärken. In einer solchen Gesprächssituation sind die Berücksichtigung der **Grundhaltungen nach Rogers** (Empathie, Wertschätzung und Kongruenz) und die Anwendung entsprechender **Gesprächstechniken** (aktives Zuhören, Paraphrasieren, Verbalisieren) sehr hilfreich.

Indem die Eltern in die Pflege einbezogen werden, bekommen sie das Gefühl, etwas für ihr Kind tun zu können. Trotzdem sollten die Pflegenden darauf achten, dass die Eltern ausreichend Ruhephasen haben, um Kraft zu tanken.

Antwort b)

Die Mutter kann beruhigt werden, indem ihr **positive Erfahrungswerte** vermittelt werden, z. B. folgende:

- Kleine Kinder tragen selten psychische Traumata nach einem Verbrennungsunfall davon. Dabei ist ein gesundes Familienleben von entscheidender Bedeutung, was bei Oskar gegeben ist.
- Oskar wird aller Wahrscheinlichkeit nach keine Narben zurückbehalten. Sollte es doch zu einer Narbenbildung kommen, kann diese durch eine optimale Pflege in der Rehabilitationsphase reduziert werden.

Außerdem sollten der Mutter entsprechende **Präventionsmaßnahmen** für den häuslichen Bereich aufgezeigt werden, um ihr im Anschluss an die Krankenhausbehandlung Sicherheit zu geben und weitere Unfälle zu vermeiden. Die Mutter sollte ermuntert werden, ihren bisherigen Erziehungsstil beizubehalten und nicht zu beginnen, Oskar überzubehüten.

Da die Mutter die Erstversorgung von Oskar unmittelbar nach dem Unfall übernommen hat, könnte es sein, dass sie **psychologische Betreuung** benötigt. Sollten die Gespräche der Pflegenden mit der Mutter deren Ängste nicht ausreichend mildern, wird die Pflegende Kontakt mit dem psychologischen Dienst des therapeutischen Teams aufnehmen.

Die Familie kann über **Selbsthilfeorganisationen** (z. B. Paulinchen e. V.) informiert werden, damit sie mit anderen betroffenen Familien in den Austausch treten und sich langfristige Unterstützung holen kann.

Die Mutter **verletzte** die **Aufsichtspflicht**, da sie den Wasserkocher so hätte positionieren müssen, dass das Kind ihn nicht erreichen kann. Strafrechtlich könnte sie deshalb zur Verantwortung gezogen werden, allerdings müsste dafür die Staatsanwaltschaft von dem Vorgang Kenntnis erlangen. Dies ist eher unwahrscheinlich, da für das Krankenhaus die Schweigepflicht greift und Familienangehörige bzw. Bekannte die Begebenheit in der Regel nicht zur Anzeige bringen. Insofern sind rechtliche Konsequenzen unwahrscheinlich, aber nicht ausgeschlossen.

Aufgabe 11

In dem Gespräch zwischen der Mutter und der Pflegefachkraft werden Präventionsmaßnahmen und Unterstützungsangebote nach der Krankenhausentlassung thematisiert. Nennen Sie 3 Präventionsmaßnahmen, die Oskars Mutter zukünftig im häuslichen Umfeld berücksichtigen sollte, um einen weiteren Verbrühungsunfall zu vermeiden, und 3 Unterstützungsangebote, die die Familie nach der Krankenhausentlassung in Anspruch nehmen kann.

KB I.2.b, II.3.c

Antwort

Präventionsmaßnahmen • Wichtig ist:

- mit dem Kind über mögliche Gefahren zu reden
- Heißgetränke nie zu nah an den Rand von Tisch- und Arbeitsplatte zu stellen
- keine herabhängenden Tischdecken zu verwenden
- Wasserkocher und andere elektrische Geräte immer außer Reichweite des Kindes aufzustellen (Vorsicht mit herabhängenden Kabeln; ▸ **Abb. 15.8**)
- nichts Heißes zu essen oder zu trinken, wenn das Kind auf dem Schoß sitzt (es wird neugierig danach greifen)
- Töpfe und Pfannen immer auf die hinteren Herdplatten zu stellen und auch auf diesen zu kochen (Griffe stets nach hinten drehen!)
- das Kochfeld mit einem Herdschutzgitter zu sichern, damit das Kind nicht auf heiße Platten fassen oder Töpfe auf sich herabziehen kann
- brennendes Fett durch Abdecken mit einem Deckel zu ersticken. Niemals mit Wasser löschen, sonst kommt es zur Fettexplosion!

Unterstützungsangebote • Hier kommen insbesondere Angebote des Vereins **Paulinchen e. V.** infrage. Dort arbeitet ein Team aus Verbrennungsspezialisten, die rund um das Thema Brandverletzungen beraten können und sich für die Fragen der betroffenen Familien Zeit nehmen (www.paulinchen.de). Der Verein bietet u. a. an:

- Seminar für Betroffene
- kostenfreie Beratungshotline
- regionale Selbsthilfegruppen

Abb. 15.8 Gefahren im Haushalt.

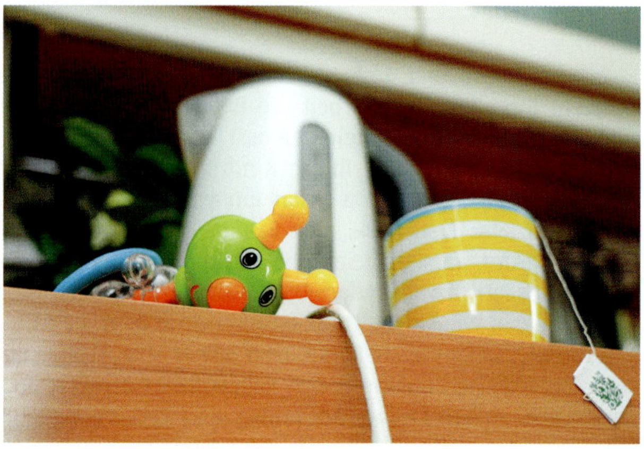

In Reichweite platzierte Wasserkocher sind eine typische Gefahrenquelle für kleine Kinder im Haushalt. *Quelle: © K. Oborny/Thieme.*

- Informationsmaterial über die Maßnahmen nach einem Verbrennungs- oder Verbrühungsunfall und zur Nachbehandlung und Rehabilitation.

Weiterhin hilfreich ist ein langfristiges, verbindliches Behandlungskonzept der behandelnden Klinik für die Nachbehandlung bzw. Rehabilitation und Nennung fester Ansprechpartner.

Auch eine Begleitung durch Psychologen oder Seelsorger kann die Familie bei Bedarf unterstützen.

16 50-Jährige mit Mobilitätseinschränkung nach Unfall

Frau M.* ist 50 Jahre alt, verheiratet und Mutter von 4 Kindern im Alter von 20 bis 26 Jahren. Sie stürzte als behelmte Reiterin vor 18 Tagen vom Pferd auf den Kopf. Eine initiale Bewusstlosigkeit bestand nicht. Jedoch bemerkte sie direkt nach dem Sturz eine fehlende Sensibilität und Motorik in ihren Extremitäten. Passanten verständigten den Rettungsdienst. In der Notaufnahme wurde eine zervikale Wirbelsäulenverletzung mit Quetschung des Rückenmarks und Tetraplegie diagnostiziert. Frau M. wurde notfallmäßig operiert. Dabei wurde eine dorsale Stabilisierung von C 3–C 5 durchgeführt, eine Spondylodese mit Diskektomie sowie die Implantation eines Cages im Bereich C 3–C 5.

Vor dem Unfall war Frau M. eine sehr aktive und gesellige Frau, die gemeinsam mit ihrem Mann eine Apotheke führte und mit ihrer Familie reiste. In ihrer Freizeit trieb sie Sport, spielte Klavier und verbrachte gern Zeit in ihrem Freundes- und Bekanntenkreis.

Nach einem mehrtägigen Aufenthalt auf der Intensivstation mit kardiopulmonalen Komplikationen wird Frau M. am 24. April in die Rehabilitationsklinik verlegt. Zur Stabilisierung der Halswirbelsäule trägt sie eine Schanz-Krawatte. Bei ihrer Ankunft ist Frau M. durchgehend orientiert, freundlich und zugewandt. Verbal kann sie uneingeschränkt kommunizieren. Sie bewegt den Kopf, kann die Schultern hochziehen und spürt Berührungen klar bis zum Ellenbogen. Momentan hat sie Durchschlafprobleme, neuropathische Schmerzen in den Extremitäten und Nackenverspannungen bis hin zu Kopfschmerzen.

Bei der Bewältigung ihrer Krankheitssituation erhält sie Unterstützung von einer Psychologin. In den Gesprächen sagt sie häufig, dass sie sich in ihrem eigenen Körper gefangen fühle und äußert: „Am liebsten möchte ich einfach sterben." Sie beschreibt Zukunftsängste und Sorgen, vor allem möchte sie ihre Töchter nicht mit ihrer Hilfsbedürftigkeit belasten. Zurzeit kommen nur die beiden Söhne regelmäßig zu Besuch. Gleichzeitig betont sie, dass sie für ihre Familie kämpfen möchte, und erklärt, stolz auf ihre Stärke zu sein – und auf das, was sie bisher schon erreichen konnte. Ihr größter Wunsch sei es, wieder zu Hause mit ihrer Familie zu leben und selbst zu kochen. Auch fehle ihr, wie sie in einem vertraulichen Moment äußerte, die private Zeit mit ihrem Mann. Sie leide unter dem Verlust der Körperempfindung, denn Sexualität war immer ein wichtiges Thema in ihrer Ehe.

Einige Tage nach Aufnahme in die Reha-Klinik beginnt Frau M., die zwingend notwendige Mobilisierung immer häufiger abzulehnen. Sie macht einen niedergeschlagenen Eindruck. Sie möchte nicht auf Hilfe angewiesen sein. Auch heute Morgen möchte Frau M. lieber im Bett liegen bleiben, als im Rollstuhl zu sitzen. Sie sind die betreuende Pflegefachperson und suchen nach Ansätzen, die Situation zu verbessern.

** Fallbeispiel fiktiv, Namen frei erfunden*

Aufgaben

Lesen Sie die Fallgeschichte sorgfältig durch, bevor Sie mit der Bearbeitung der folgenden Aufgaben beginnen. Berücksichtigen Sie dabei die geschilderte Situation.

Aufgabe 1

a) Erläutern Sie 4 Aspekte, an denen deutlich wird, weshalb Frau M. sich gerade in einer krisenhaften Situation befindet. **10 Punkte**

b) Entwickeln Sie 4 konkrete Maßnahmen, mit denen Pflegefachpersonen Frau M. bei der Bewältigung dieser Krise unterstützen können. Begründen Sie Ihre Vorschläge jeweils. **16 Punkte**

Aufgabe 2

a) Definieren Sie „Querschnittssyndrom" und stellen Sie mögliche Ursachen, Symptome und Folgen dar. **6 Punkte**

b) Identifizieren Sie in der Fallgeschichte die jeweiligen Ursachen, Symptome und Folgen bei Frau M. **4 Punkte**

c) Erläutern Sie 3 potenzielle Pflegeprobleme, die sich für Frau M. typischerweise aus der Querschnittslähmung ergeben können. **9 Punkte**

d) Benennen Sie zu den in Teilaufgabe c) dargestellten Pflegeproblemen je 2 konkrete Pflegeinterventionen und stellen Sie jeweils die Ziele der Maßnahmen dar. **6 Punkte**

Aufgabe 3

a) Leiten Sie aus der Fallsituation das zentrale ethische Problem ab, das für Sie als Pflegefachperson im Vordergrund steht, und stellen Sie dieses in eigenen Worten dar. **6 Punkte**

b) Analysieren Sie das ethische Problem mit Bezug zu den medizinethischen Prinzipien der Patientenautonomie, der Schadensvermeidung und der Fürsorge des Prinzipienmodells nach Beauchamp und Childress. **12 Punkte**

c) Entwickeln Sie 2 Handlungsmöglichkeiten für das von Ihnen beschriebene ethische Problem. Stellen Sie diese in Bezug zu den medizinethischen Prinzipien nach Beauchamp und Childress. **12 Punkte**

Aufgabe 4

Bei der ärztlichen Visite wird darüber gesprochen, dass Frau M. die Mobilisation häufig ablehnt. Zur Intensivierung der Thromboseprophylaxe verordnet die Ärztin, dass Frau M. zukünftig 2-mal täglich 40 mg Clexane s. c. erhalten soll.

a) Beschreiben Sie die rechtlichen Grundlagen für die Durchführung der ärztlichen Anordnung. **8 Punkte**

b) Erläutern Sie 2 mögliche Komplikationen und deren Ursachen, die bei der Subkutan-Injektion auftreten können. Beschreiben Sie jeweils, wie Sie den Komplikationen vorbeugen. **6 Punkte**

c) Nennen Sie die Aspekte der 10-R-Regel, die bei der Verabreichung von Medikamenten zu prüfen sind. **5 Punkte**

Lösungshorizont

Aufgabe 1

a) Erläutern Sie 4 Aspekte, an denen deutlich wird, weshalb Frau M. sich gerade in einer krisenhaften Situation befindet.
b) Entwickeln Sie 4 konkrete Maßnahmen, mit denen Pflegefachpersonen Frau M. bei der Bewältigung dieser Krise unterstützen können. Begründen Sie Ihre Vorschläge jeweils.

KB I.3.b–d

Antwort a)

Die Situation von Frau M. weist mehrere Aspekte auf, die darauf hindeuten, dass sie sich in einer krisenhaften Situation befindet:

- neu bzw. plötzlich aufgetretene körperliche Einschränkungen mit Unterstützungsbedarf
- familiäre Belastung
- psychische Belastung
- Veränderung der Paarbeziehung.

Körperliche Einschränkungen und Unterstützungsbedarf • Der Reitunfall hat das Leben von Frau M. schlagartig und tiefgreifend verändert. Bis zu ihrem Unfall wird sie als sehr aktiver und geselliger Mensch beschrieben, der großen Wert auf seine Hobbys legt (z. B. Reisen, Klavierspielen, Sport). Die Folgen des Unfalls, v. a. die Tetraplegie, haben **erhebliche Auswirkungen auf ihre Lebensgestaltung**. Es ist davon auszugehen, dass Frau M. ihre bisherigen **Freizeitaktivitäten** künftig nicht mehr in gewohnter Weise ausüben können wird. Auch ihre **berufliche Selbstständigkeit** wird stark eingeschränkt sein, was möglicherweise mit **finanziellen Sorgen** einhergeht. Frau M. wird voraussichtlich dauerhaft auf Unterstützung angewiesen sein. Bereits jetzt äußert sie, dass sie sich in ihrem eigenen Körper gefangen fühle.

Familiäre Belastung • Die Folgen des Unfalls betreffen auch ihre Rollen als Mutter und Ehefrau. Sie wirken sich auf das **gesamte Familiensystem** aus. Frau M. äußert deutliche Zukunftsängste – insbesondere die Sorge, ihren beiden Töchtern durch ihre Hilfebedürftigkeit **zur Last zu fallen**. Derzeit besuchen die Töchter Frau M. nicht. Dies kann Frau M.s Gefühl verstärken, eine Belastung zu sein, und darauf hinweisen, dass sie von ihnen nicht die emotionale und praktische Unterstützung erhält, die sie in ihrer aktuellen Lebenssituation dringend benötigt.

Psychische Belastung • Frau M. äußert den Wunsch zu sterben, betont jedoch gleichzeitig, für ihre Familie kämpfen zu wollen. Diese **Ambivalenz** lässt darauf schließen, dass der Sterbewunsch möglicherweise weniger einen konkreten Todeswunsch widerspiegelt, sondern vielmehr Ausdruck **tiefer Belastung** und **Verzweiflung** ist. Möglicherweise steht dahinter das Bedürfnis, dass das empfundene Leid und die scheinbar ausweglose Situation „aufhört" und dem Ganzen ein Ende zu setzen.

Veränderung der Paarbeziehung • Die Folgen des Unfalls verändern auch die Paarbeziehung von Frau M. und ihrem Mann. Frau M. berichtet, dass sie unter den **fehlenden Körperempfindungen** leide. Sie betont, dass Sexualität stets ein bedeutender Bestandteil ihrer Beziehung gewesen sei. Der Wegfall beziehungsweise die Veränderung dieses gemeinsamen Erlebens kann eine **emotionale Belastung** darstellen und die **partnerschaftliche Nähe** beeinflussen.

Antwort b)

Frau M. wirkt durch den Unfall und seine Folgen nicht nur physisch, sondern auch psychisch und sozial stark belastet. Folgende Pflegemaßnahmen können bei der Bewältigung der krisenhaften Situation hilfreich sein:

- **Aktives Zuhören:** Die Technik des „Aktiven Zuhörens" bietet Frau M. einen geschützten Gesprächsrahmen, der dabei unterstützt, dass sie sich verstanden und ernst genommen fühlt. Durch empathisches Nachfragen, Spiegeln und Zulassen von Pausen kann Frau M. sich selbst reflektieren, ihre Gefühle ausdrücken und eigene Lösungsansätze entwickeln (▶ **Abb. 16.1**). Diese Form der Gesprächsführung ermöglicht Frau M. nicht nur emotionale Entlastung, sondern fördert auch das Erleben von Selbstwirksamkeit – ein zentraler Aspekt in einer Situation, in der sie auf Unterstützung angewiesen ist.
- **ressourcenorientierte Pflege:** Frau M. wird vor ihrem Unfall als sehr aktive Frau beschrieben. Auch später sagt sie, dass sie kämpfen wolle und stolz sei auf das, was sie bereits erreicht habe. Zur Stärkung ihrer Selbstwirksamkeit und Lebensqualität ist eine ressourcenorientierte Pflege essenziell. Diese orientiert sich an den Fähigkeiten der Betroffenen und zielt darauf ab, deren Selbstständigkeit im Alltag soweit möglich zu fördern.
- **interdisziplinäre Zusammenarbeit stärken:** In die Versorgung von Frau M. sind bereits eine Psychologin und eine Physiotherapeutin involviert. Zur ganzheitlichen Begleitung von Frau M. ist es sinnvoll, weitere Berufsgruppen und Unterstützungsangebote einzubinden. Beispielsweise können Schmerztherapeuten bei der Linderung neuropathischer Schmerzen helfen, während der Sozialdienst bei der Organisation von Hilfen und sozialrechtlichen Fragen unterstützt. Ergotherapeuten fördern die Motorik und Selbstständigkeit im Alltag. Das Sanitätshaus stellt passende Hilfsmittel bereit. Familientherapeuten können dabei helfen, das Familiensystem zu stabilisieren, Sexualberater beim Umgang mit verändertem Körperempfinden und Partnerschaft unterstützen. Eine Rentenberatung hilft bei Fragen zur finanziellen Absicherung, etwa im Hinblick auf eine Erwerbsminderungsrente.
- **Tertiärprävention:** Eine Querschnittslähmung ist mit einigen Risiken und potenziellen Folgeproblemen verbunden, denen es vorzubeugen gilt. Hierzu gehören u. a. eine adäquate Durchführung von Prophylaxen (z. B. Dekubitusprophylaxe, Kontrakturenprophylaxe, Thromboseprophylaxe) und ein adäquates Schmerzmanagement, um ein chronisches Schmerzsyndrom abzuwenden.

Aufgabe 2

a) Definieren Sie „Querschnittssyndrom" und stellen Sie mögliche Ursachen, Symptome und Folgen dar.
b) Identifizieren Sie in der Fallgeschichte die jeweiligen Ursachen, Symptome und Folgen bei Frau M.
c) Erläutern Sie 3 potenzielle Pflegeprobleme, die sich für Frau M. typischerweise aus der Querschnittslähmung ergeben können.

Abb. 16.1 Aktives Zuhören.

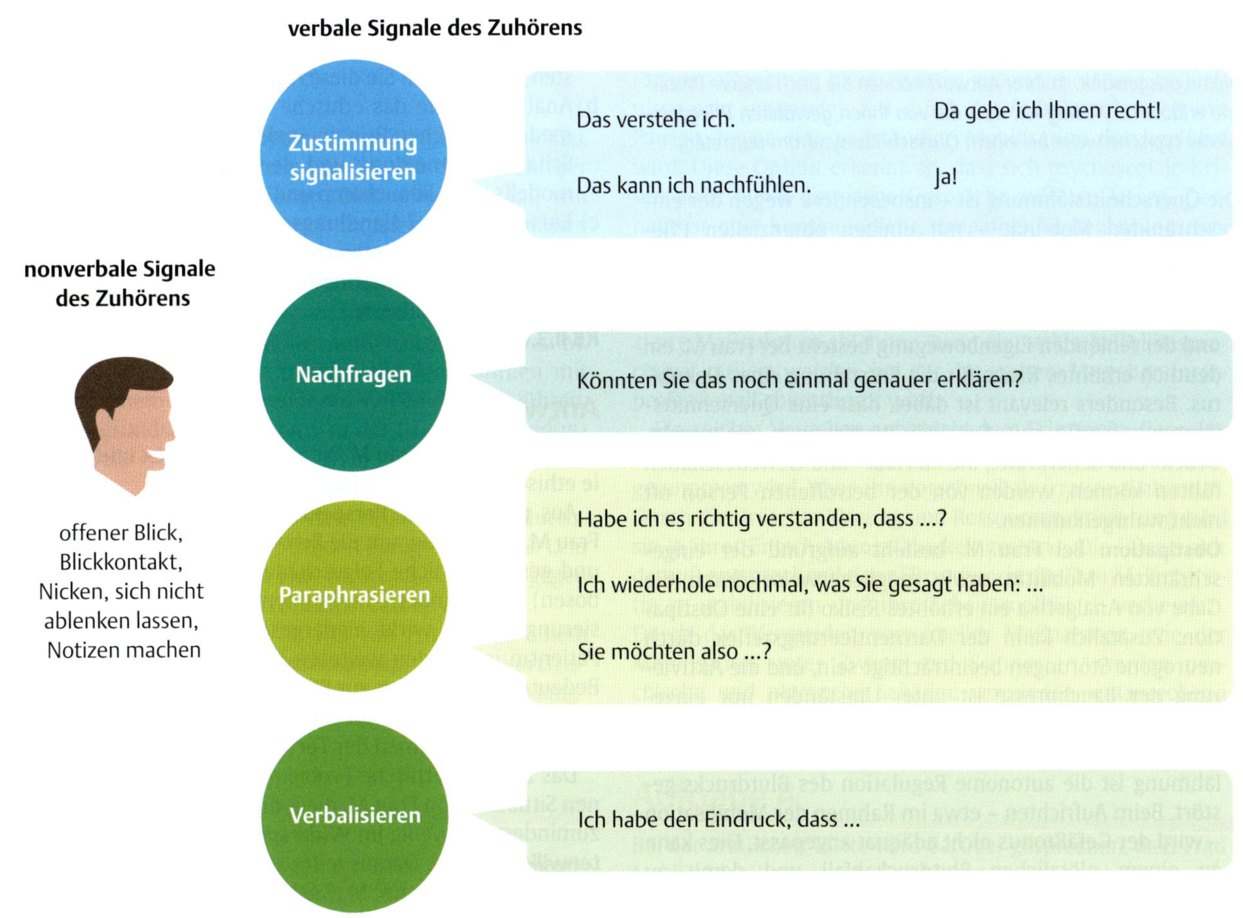

Nonverbale und verbale Signale vermitteln dem Gesprächspartner, dass der andere zuhört. Wichtig ist außerdem, Pausen auszuhalten und den Gesprächspartner nicht zu unterbrechen. *Quelle: Eichler J, Krebs A. Aktives Zuhören. In: retten – Notfallsanitäter. 1. Auflage. Stuttgart: Thieme; 2023.*

d) Benennen Sie zu den in Teilaufgabe c) dargestellten Pflegeproblemen je 2 konkrete Pflegeinterventionen und stellen Sie jeweils die Ziele der Maßnahmen dar.

KB I.3.b + c

Antwort a)

Definition Querschnittssyndrom

Das Querschnittssyndrom gehört zu den Erkrankungen des Rückenmarks. Es beschreibt eine Schädigung, bei der die Nervenleitung im Rückenmark ganz (komplett) oder teilweise (inkomplett) unterbrochen ist.

Ursachen • Einem Querschnittssyndrom können u. a. ein Trauma, Entzündungen, ein Tumorwachstum und andere Erkrankungen zugrunde liegen.

Symptome und Folgen • Sie sind abhängig von der **Lokalisation** (Höhe) und dem **Ausmaß** (inkomplett oder komplett) der Rückenmarksschädigung. Es können u. a. auftreten:

- Lähmungen und Empfindungsstörungen
- Beeinträchtigung der Atmung und der Blutdruck-, Herz- und Temperaturregulation
- Blasen- und Darmfunktionsstörungen.

Eine Rückenmarksverletzung kann außerdem zu **neuropathischen Schmerzen** führen, mit dem Risiko der Chronifizierung. Außerdem kann die **Sexualität** durch Störungen der Empfindung bzw. der Erektion **beeinträchtigt** sein.

Schwerwiegend kommt hinzu, dass viele Menschen mit Querschnittssyndrom in eine **Lebenskrise** geraten: Statt des gewohnten aktiven, selbstbestimmten Lebens besteht plötzlich eine umfassende Abhängigkeit mit weitreichenden Einschränkungen, die sich auf alle Lebensbereiche auswirken.

Antwort b)

Bei Frau M. ist der Reitunfall ursächlich. Aufgrund der **Verletzung im zervikalen Abschnitt** (C 3–C 5) der Wirbelsäule hat sie eine **hohe Querschnittslähmung** erlitten. Es kam zeitweise zum **Verlust der Sensibilität** und **Motorik** in allen Extremitäten.

Da Frau M. den **Kopf** und die **Schultern bewegen** kann und **Berührungen** an den Armen bis zum Ellenbogen **spürt**, ist davon auszugehen, dass das Rückenmark nicht vollständig geschädigt wurde, und die Lähmungen und Empfindungsstörungen **teilweise reversibel** sind.

Frau M. zeigt zudem neuropathische Schmerzen, Nackenverspannungen und Kopfschmerzen.

Frau M. befindet sich wegen ihres Querschnittssyndroms in einer **psychosozialen Krisensituation**, in der sie einen Sterbewunsch äußert. Die Folgen des Unfalls tangieren nicht nur sie, sondern ihr gesamtes **Familiensystem** – wie durch die Belastung der Töchter deutlich wird – und durch die veränderte Sexualität auch ihre **Paarbeziehung**.

Abb. 16.2 Verantwortungen im Prozess der Delegation.

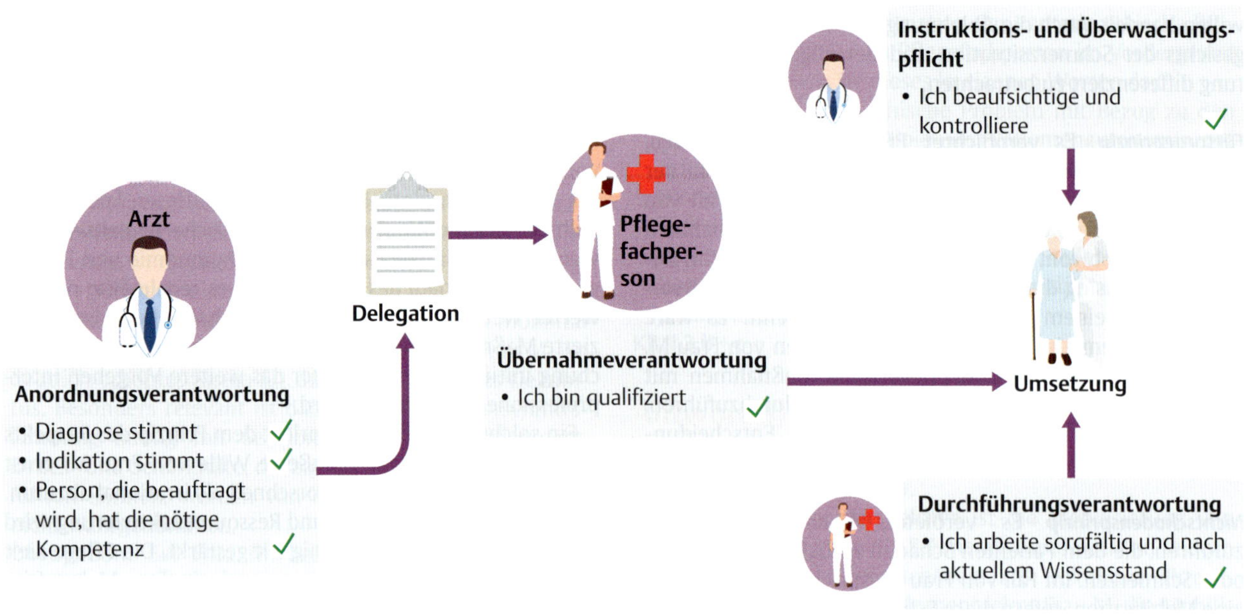

Der Arzt trägt die Anordnungs- und die Delegationsverantwortung. Außerdem hat er die Verantwortung für den gesamten Prozess. Die ausführende Pflegefachperson trägt die Übernahme- und die Durchführungsverantwortung. *Quelle: Lexa C. Weigerungsrecht. In: I care Pflege. 2. Auflage. Stuttgart: Thieme; 2020.*

Die Pflegefachperson darf nur solche Tätigkeiten annehmen und ausführen, für die sie ausgebildet wurde. Wenn sie nicht sicher ist, dass sie eine delegierte Aufgabe fehlerfrei durchführen kann, muss sie das **Weigerungsrecht** in Anspruch nehmen und die Aufgabe ablehnen.

Zusatzinfo Ärztliche Anordnung

*Die Anordnung muss **eindeutig** und **schriftlich** erfolgen. Sie muss folgende Informationen enthalten:*

- *Name und Geburtsdatum der Pflegeempfängerin*
- *Medikamentenbezeichnung*
- *Verabreichungsform*
- *Konzentration bzw. Dosis*
- *Zeitpunkt und Häufigkeit der Gabe.*

Antwort b)

Bei der Subkutan-Injektion können durch die Nadel kleine Blutgefäße in der Haut oder dem Fettgewebe verletzt werden. Dadurch kann es zu einer **Hämatombildung** kommen. Diese Gefahr besteht insbesondere dann, wenn **Antikoagulanzien** verabreicht werden. Die Hämatombildung kann mit folgendem Vorgehen reduziert werden:

- Injektionslösung langsam und in eine stehende Hautfalte injizieren (▶ Abb. 16.3)
- kein Reiben oder Massieren der Injektion nach der Injektion
- regelmäßiges Wechseln des Injektionsgebiets zur Gewebeschonung.

Abb. 16.3 Subkutane Injektion.

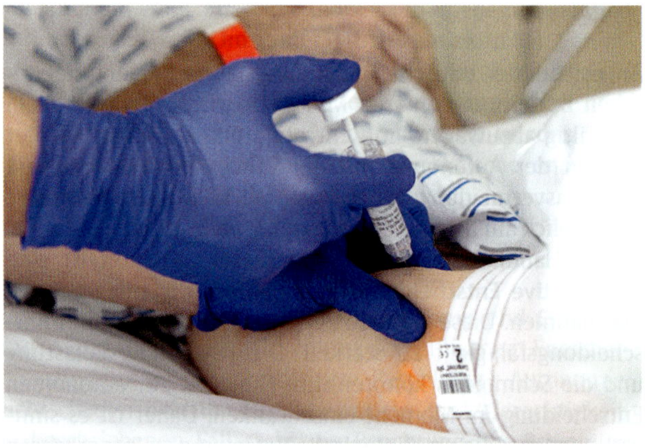

Ein Medikament wird im 90°-Winkel in eine stehende Hautfalte injiziert. *Quelle: Käding H. Subkutane Injektionen. In: I care Pflege. 3., überarbeitete Auflage. Stuttgart: Thieme; 2025. Foto: © K. Oborny/Thieme.*

Wenn nicht hygienisch gearbeitet wird, kann sich durch Keimverschleppung ein **Spritzenabszess** bilden. Dies kann vermieden werden, indem bei der Injektion immer **aseptisch** gearbeitet wird:

- korrekte Haut- und Händedesinfektion
- steriler Umgang mit der Injektionsnadel.

Antwort c)

▶ Abb. 16.4.

Abb. 16.4 10-R-Regel.

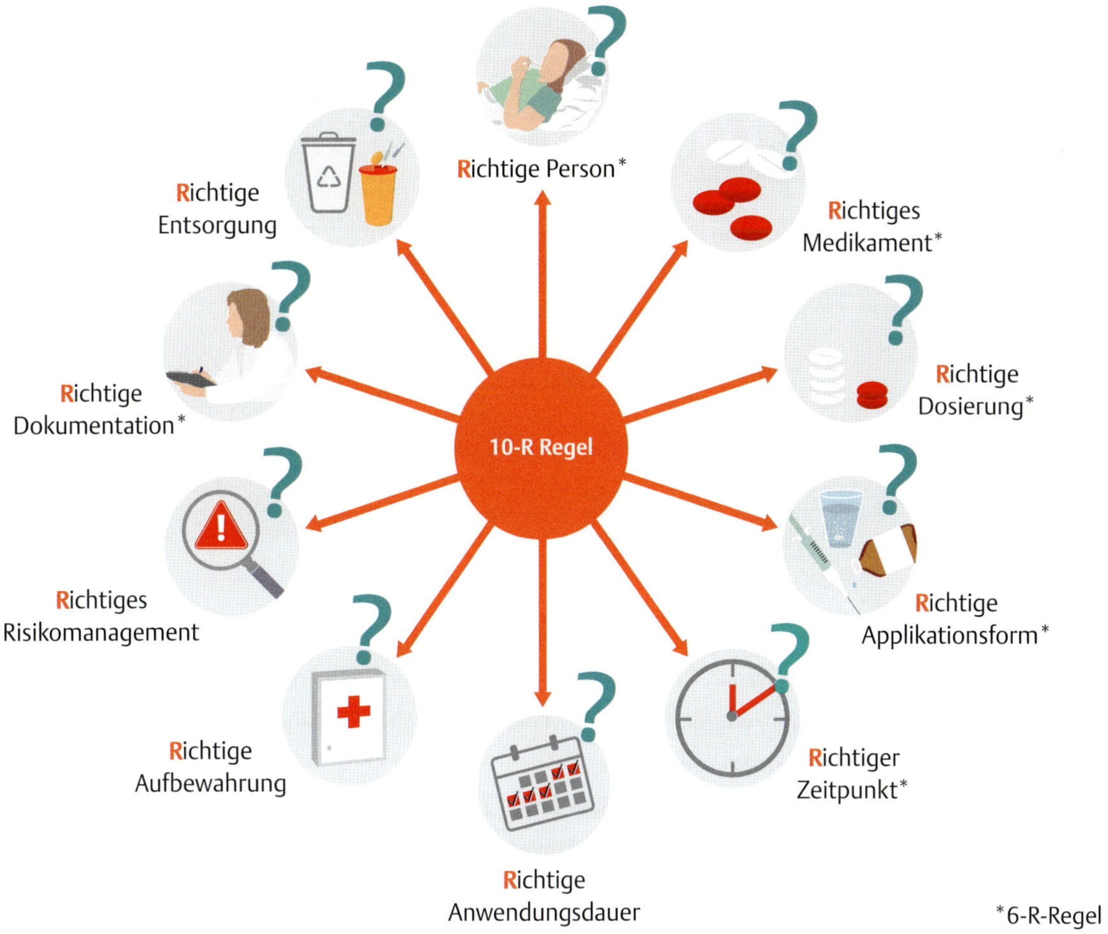

Die 10-R-Regel hilft dabei, Fehler bei der Anwendung von Medikamenten zu vermeiden und trägt damit zur Patientensicherheit bei. Sie stellt eine Erweiterung der 6-R-Regel (*) dar. *Quelle: Wendland M. Medikamente stellen. In: I care Pflege. 3., überarbeitete Auflage. Stuttgart: Thieme; 2025.*

17 19-Jährige mit frühgeborenem Mädchen

Frau T.*, 19 Jahre alt, lernen Sie in der Akutversorgung der Neonatologie kennen. Sie ist gerade Mutter geworden, wie sie Ihnen ein wenig stolz erzählt. Sie habe endlich einmal etwas zustande gebracht. Sie sagt selbst:

„Ich habe wirklich keine leichte Kindheit hinter mir, weißt du? Mit 15 habe ich die Schule geschmissen, dann eine Ausbildung angefangen als Konditorin, das hätte mir Spaß gemacht. Naja. Da haben alle irgendwie nicht so viel für mich übriggehabt, also bin ich da wieder weg. Mein Freund hat mir dann Drogen besorgt, erst ein bisschen Hasch, später mal Koks zum Probieren. Der war damit als Dealer unterwegs. Und viel Wodka haben wir getrunken, jeden Abend jeder eine Flasche. Das war ja nur der Anfang, meistens. Dann ging er in den Knast, mich wollten die Bullen aber nicht wegschließen. Jedenfalls hab ich nichts erreicht. Und jetzt habe ich die Kleine."

Der Biografie entnehmen Sie, dass Frau T. aus einem Stadtteil stammt, der als sozialer Brennpunkt bekannt ist und die „bildungsferne Schicht beherbergt" (so Ihre Stationsleitung). Frau T. wohnt mit ihren Eltern und ihren vier Geschwistern in einer 3-Zimmer-Wohnung. Die Mietwohnung ist für eine Familie dieser Größe viel zu klein, aber die Eltern sind beide ohne Arbeit und können sich keine größere Wohnung leisten – erst recht nicht in einem „besseren Viertel".

Als sie von ihrer Schwangerschaft erfuhr, hörte Frau T. zunächst mit dem Drogen- und Alkoholkonsum auf. Sie wurde aber rückfällig, nachdem der Vater des Kindes von der Schwangerschaft nichts wissen wollte, ihr Untreue vorwarf und sich schließlich von ihr trennte. Seither hat sie immer wieder Alkohol und weitere Drogen konsumiert.

Vor zwei Tagen kam es in der 29. Schwangerschaftswoche zu einer vaginalen Blutung. Frau T. bemerkte diese aber wegen eines Vollrauschs nicht sofort. Sie ließ sich von einem Bekannten ins Krankenhaus fahren, wo die Ärztin eine vorzeitige Plazentalösung diagnostizierte. Das Kind, ein kleines Mädchen, wurde sofort per Notsectio entbunden. Der Eingriff verlief ohne Komplikationen.

Selina Luna wog 812 g und war 32 cm lang. Direkt nach der Entbindung waren ihre Arme und Beine bläulich verfärbt, ihr Rumpf war rosig. Ihr Gesicht zeigte nur wenig Reaktionen (leichtes Grimassieren), ein Muskeltonus war so gut wie nicht vorhanden, sie schrie nicht

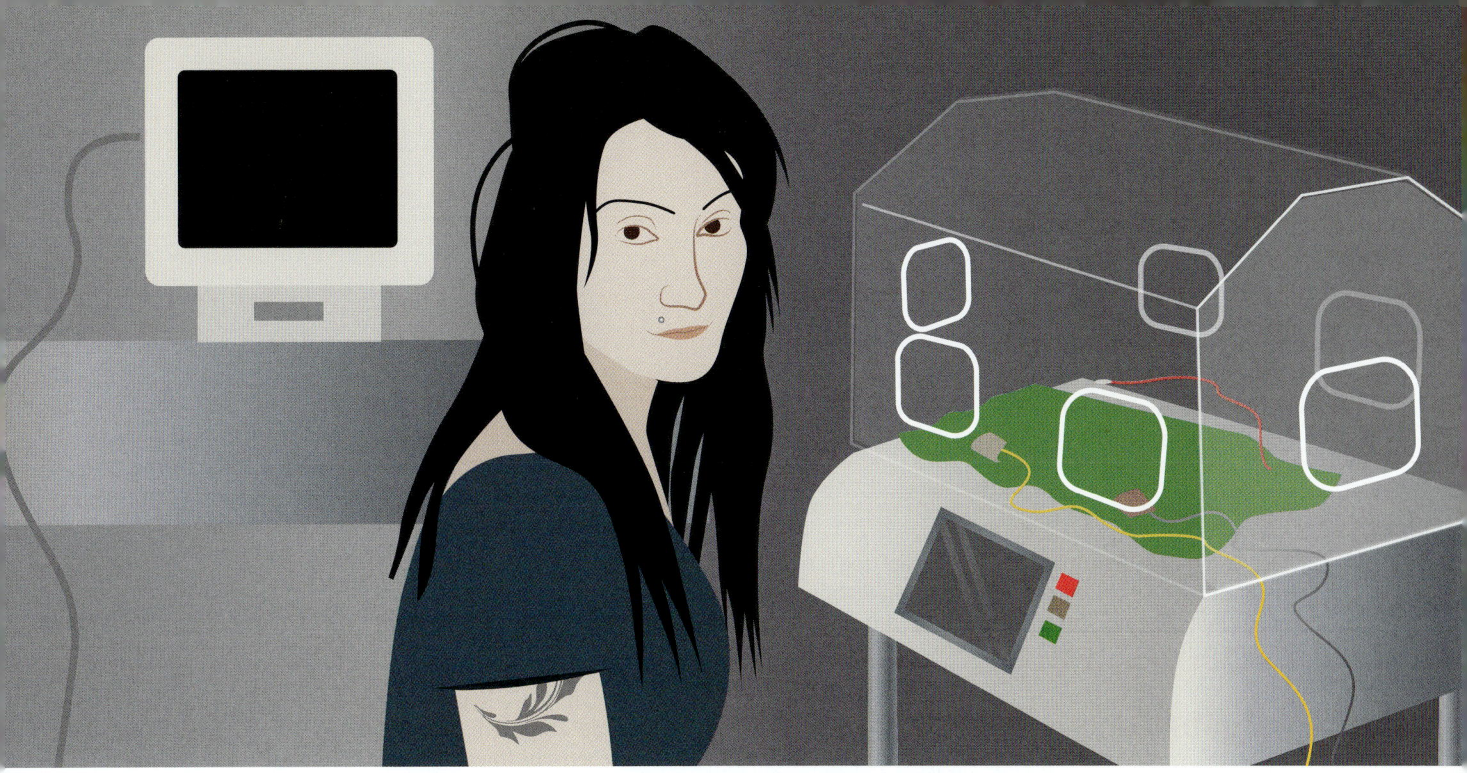

und bewegte sich nur sehr wenig. Bei jedem ihrer Atemzüge war ein leises gurgelndes Geräusch wahrnehmbar. Etwa 5 min nach der Entbindung wurden u. a. folgende Vitalwerte gemessen:

- Atmung: unregelmäßig und mit 30 Zügen/min verlangsamt
- Herzschlag: mit 95 Schlägen/min verlangsamt
- Körpertemperatur: mit 36,2 °C geringgradig erniedrigt
- mittlerer arterieller Druck (MAD): erniedrigt bei 23 mmHg.

Die Blutgasanalyse (arterielles Nabelschnurblut) ergab einen Blut-pH von 6,98 (Azidose). Selina Luna liegt nun in einem Inkubator auf der neonatologischen Station. Mit einer schrägen Lidachse, einem tiefen Haaransatz, tief sitzenden Ohren, einer eingesunkenen Nasenwurzel und einem insgesamt kleinen Kopf zeigt sie die typischen Anzeichen eines fetalen Alkoholsyndroms. Derzeit wird sie maschinell beatmet. Als Sie an Selina Lunas 2. Lebenstag nach der Versorgung der Kleinen den Inkubator schließen, sehen Sie Frau T. in der Tür stehen. Sie ermuntern sie hereinzukommen, doch sie macht einen Schritt zurück und sagt unsicher: „Ich weiß nicht recht … sie ist so winzig. Da mache ich sicher was kaputt.“

* Fallbeispiel fiktiv, Namen frei erfunden

? Aufgaben

Lesen Sie die Fallgeschichte sorgfältig durch, bevor Sie mit der Bearbeitung der folgenden Aufgaben beginnen. Berücksichtigen Sie dabei die geschilderte Situation.

Aufgabe 1

Auch wenn die Sectio als solche gut verlief, muss sich das betreuende Team bei Selina Luna auf Komplikationen einstellen. Leiten Sie aus der Fallgeschichte die 3 wesentlichen Gründe dafür ab. **3 Punkte**

Aufgabe 2

Selina Luna kam in der 28. SSW zur Welt. Geben Sie die physiologische Dauer einer Schwangerschaft an. Benennen Sie anschließend mögliche Abweichungen mit Angabe der jeweiligen Schwangerschaftsdauer. **3 Punkte**

Aufgabe 3

Direkt nach der Entbindung wurde bei Selina Luna der Apgar-Score erhoben.

a) Stellen Sie den Nutzen, die Anwendung und die Aussage des Apgar-Scores dar. **6 Punkte**
b) Ermitteln Sie anhand der Informationen aus der Fallgeschichte den Apgar-Wert von Selina Luna direkt nach ihrer Geburt. Markieren Sie dazu die entsprechenden Werte in ▶ **Tab. 17.1.** Begründen Sie Ihre Bewertung ausführlich. **5 Punkte**
c) Beurteilen Sie den von Ihnen für Selina Luna ermittelten Apgar-Wert. **3 Punkte**

Aufgabe 4

Beschreiben Sie 3 Maßnahmen der Erstversorgung, die bei Selina Luna direkt nach der Entbindung (Sectio) im Vordergrund stehen. Begründen Sie Ihre Wahl. **9 Punkte**

Aufgabe 5

a) Beschreiben Sie die beiden wichtigsten Anpassungsvorgänge eines Neugeborenen in seinen ersten Lebensminuten. **8 Punkte**
b) Identifizieren Sie in der Fallgeschichte 3 Hinweise auf eine gestörte postnatale Anpassung von Selina Luna. Stellen Sie dar, wie diese Störungen pathophysiologisch zusammenhängen. **9 Punkte**

Aufgabe 6

a) Formulieren Sie die pflegerische und medizinische Bedeutung einer transnasalen Magensonde beim Frühgeborenen. Gehen Sie anschließend kurz auf die beiden prinzipiellen Möglichkeiten der Anlage ein. **3 Punkte**
b) Beurteilen Sie, ob bei Selina Luna das Legen einer transnasalen Sonde indiziert ist. **4 Punkte**
c) Beschreiben Sie die Handlungskette bei der Anlage der transnasalen Sonde. Berücksichtigen Sie dabei 2 häufige Komplikationen. **9 Punkte**
d) Nennen Sie 2 Komplikationen, die bei liegender Magensonde auftreten können und beschreiben Sie mögliche pflegerische Interventionen. **4 Punkte**

Aufgabe 7

Selina Luna liegt beatmet in einem Inkubator auf der neonatologischen Station.

a) Wählen Sie 3 Aktivitäten des täglichen Lebens, bei denen Selina Luna Unterstützungsbedarf hat. Formulieren Sie für jede dieser ATLs ein Pflegeproblem und beschreiben Sie eine dazu passende pflegerische Maßnahme. **12 Punkte**
b) Frau T. zögert, an den Inkubator heranzutreten. Schlagen Sie eine Gesprächsführung vor, mit der Sie Frau T. die erste Scheu nehmen können. Erläutern Sie Ihren Vorschlag. **6 Punkte**
c) Führen Sie 3 Maßnahmen auf, mit denen Sie die Bindung von Frau T. an Selina Luna stärken können. **3 Punkte**

Aufgabe 8

Nennen Sie 3 typische klinische Probleme, die im späteren Verlauf bei extremen Frühgeborenen auftreten können. **3 Punkte**

Aufgabe 9

a) Fassen Sie die wichtigsten Aspekte der sozialpädiatrischen Nachsorge bei Frühgeborenen kurz zusammen. **3 Punkte**
b) Zeigen Sie die speziellen Anforderungen für Selina Lunas Bildungsweg auf. Berücksichtigen Sie dabei Selina Lunas fetales Alkoholsyndrom. **3 Punkte**

Aufgabe 10

Ihre Kollegin äußert: „Das Kind muss sofort aus der Familie raus und in eine gute Pflegefamilie. Nur so hat die Kleine eine Chance." Schätzen Sie die Situation ein und begründen Sie Ihre Meinung. **4 Punkte**

Tab. 17.1 Beurteilung des Apgar-Scores beim Neugeborenen.

Kriterium	Punkte
Atmung	
tief und regelmäßig	2
flach, langsam, unregelmäßig	1
keine Atmung	0
Puls (Herzfrequenz)	
> 100/min	2
< 100/min	1
kein Puls	0
Grundtonus	
aktive Bewegungen, guter Tonus	2
wenig Bewegungen, geringer Tonus	1
keine Bewegungen, schlaffer Tonus	0
Aussehen (Hautfarbe)	
Rumpf und Gließmaßen rosig	2
Gliedmaßen bläulich, Rumpf rosig	1
Rumpf und Gliedmaßen blass, bläulich	0
Reaktion auf Stimulation	
kräftiges Schreien, Husten, Niesen	2
reduziert (z. B. leichtes Grimassieren)	1
keine	0
Score	
Gesamt	

Lösungshorizont

Aufgabe 1

Auch wenn die Sectio als solche gut verlief, muss sich das betreuende Team bei Selina Luna auf Komplikationen einstellen. Leiten Sie aus der Fallgeschichte die 3 wesentlichen Gründe dafür ab.
KB I.3.a, I.4.c

Antwort

Die wesentlichen Gründe sind:
- eine vermutete **Mangelversorgung** des Ungeborenen mit Sauerstoff wegen der Plazentaablösung im Vorfeld der Sectio
- die mit nur 28 vollendeten Schwangerschaftswochen **kurze Schwangerschaftsdauer** (kindliche Unreife)
- der **Suchtmittelkonsum** der Mutter während der Schwangerschaft (ggf. Entzungssyndrom beim Kind).

Aufgabe 2

Selina Luna kam in der 28. SSW zur Welt. Geben Sie die physiologische Dauer einer Schwangerschaft an. Benennen Sie anschließend mögliche Abweichungen mit Angabe der jeweiligen Schwangerschaftsdauer.
KB I.3.a

Antwort

Ausgehend vom 1. Tag des letzten Zyklus der Mutter beträgt eine Schwangerschaft durchschnittlich **40 Wochen**. Bei Geburten zwischen SSW 37 + 0 und 42 + 0 spricht man von **termingerecht**.

Bei davon abweichender Schwangerschaftsdauer unterscheidet man:
- **übertragen:** Geburt ab SSW 42 + 1
- **frühgeboren:** Geburt vor SSW 37 + 0
  - moderate oder späte Frühgeburt: Geburt zwischen SSW 32 + 0 und SSW 36 + 6
  - frühe Frühgeburt: Geburt zwischen SSW 28 + 0 und SSW 31 + 6
  - extreme Frühgeburt: Geburt vor SSW 28 + 0

Zusatzinfo Angabe der Schwangerschaftsdauer
Die bisherige Schwangerschaftsdauer wird in vollendeten Schwangerschaftswochen (SSW) plus zusätzliche Tage angegeben. SSW 37 + 2 beispielsweise bedeutet, dass die Schwangerschaft seit 37 vollen Wochen und 2 weiteren Tagen besteht.

Aufgabe 3

Direkt nach der Entbindung wurde bei Selina Luna der Apgar-Score erhoben.
a) Stellen Sie den Nutzen, die Anwendung und die Aussage des Apgar-Scores dar.
b) Ermitteln Sie anhand der Informationen aus der Fallgeschichte den Apgar-Wert von Selina Luna direkt nach ihrer Geburt. Markieren Sie dazu die entsprechenden Werte in ▶ **Tab. 17.1**. Begründen Sie Ihre Bewertung ausführlich.
c) Beurteilen Sie den von Ihnen für Selina Luna ermittelten Apgar-Wert.
KB I.4.c, III.2.c

Antwort a)

Prüfungstipp
*Die Reihenfolge der Kriterien des Apgar-Scores ist in der Literatur nicht einheitlich. Die Auflistung „**A**ussehen, **P**uls, **G**rimassieren, **A**ktivität und **R**espiration" wäre ebenfalls richtig. Auch die Beurteilung der Werte unterscheidet sich: Einige Autoren stufen nur Kinder mit 9 oder 10 Punkten als lebensfrisch ein und ziehen die Grenze zur akuten Gefährdung bei 4 Punkten.*

In den ersten Minuten nach der Geburt muss das Neugeborene vor allem seine Atmung, seine Sauerstoffversorgung, seine Temperaturregulation und seine Kreislaufsituation an seine neue Umgebung anpassen. Mit dem Apgar-Score kann diese sog. **postnatale Adaptation** des Neugeborenen standardisiert **beurteilt** und damit eine Aussage über den klinischen Zustand des Kindes getroffen werden. Bewertet werden **5 Kriterien** mit jeweils **0–2 Punkten**:

- **A**tmung
- **P**uls (Herzfrequenz)
- **G**rundtonus (Muskeltonus, Aktivität)
- **A**ussehen (Hautfarbe)
- **R**eaktion auf Stimulation.

Der Apgar-Score wird **unmittelbar** nach der Geburt, nach **5 min** und nach **10 min** erhoben. Die Angabe 6/8/9 beispielsweise bedeutet einen Score von 6 direkt nach der Geburt, einen Score von 8 nach 5 min und einen Score von 9 nach 10 min.

Die erreichte Punktzahl wird wie folgt bewertet:

- **10–8 Punkte:** lebensfrisch, unauffällig
- **7–4 Punkte:** leichte bis mäßige Depression, weitere Beobachtung des Neugeborenen notwendig
- **≤ 3 Punkte:** schwere Depression, akute Gefährdung.

Etwa 90 % der gesunden, reifgeborenen Kinder haben einen Apgar-Score von 9/10/10. Der direkt nach der Geburt erhobene Wert erreicht in der Regel nicht 10 Punkte, da sich das Kind noch von den Strapazen der Geburt erholen muss. Die Werte, die nach 5 min und 10 min erhoben werten, sind daher prognostisch wichtiger.

Zusatzinfo Apgar-Score bei Frühchen

Die Fähigkeit, sich bei gutem Muskeltonus spontan zu bewegen und auf Reize zu reagieren, erlangen die Kinder erst im Lauf ihrer pränatalen Entwicklung. Die vom Score erfassten Merkmale Grundtonus und Reaktion haben deshalb bei sehr unreifen Frühgeborenen nur eine eingeschränkte Aussagekraft: Frühchen können wegen ihres Entwicklungsdefizits hier in der Regel nicht die volle Punktzahl erreichen. Die übrigen Parameter (Atmung, Puls, Aussehen) sind bei solchen Kindern aber für eine gute Ersteinschätzung ausreichend.

Antwort b)

- **Atmung:** Die Atemfrequenz eines reifgeborenen Säuglings liegt bei 40–60 Atemzügen/min, bei **Frühgeborenen** (SSW 28) bei bis zu **70 Atemzügen/min.** Die Atemfrequenz von Selina Luna ist daher **deutlich verlangsamt.** Zudem ist ihre Atmung **unregelmäßig.** → 1 Punkt
- **Puls:** Selina Lunas Puls ist mit 95 Schlägen/min **deutlich verlangsamt** (Normalwert bis 170 Schläge/min). Eine Reanimation wird in der Fallgeschichte nicht erwähnt. → 1 Punkt
- **Grundtonus:** Selina Luna zeigt zwar geringfügige Eigenbewegungen, doch ihr Muskeltonus ist nahezu schlaff. → 0 Punkte
- **Aussehen:** Ihre Gliedmaßen waren unmittelbar nach der Geburt bläulich verfärbt, ihr Körperstamm war rosig. → 1 Punkt
- **Reaktion:** Sie zeigt nur wenig Reaktionen auf vorsichtige Stimulation der Nase mit einer Sonde (leichtes Grimassieren). → 1 Punkt

Selina Luna hat direkt nach der Geburt einen **Apgar-Score von 4** (▶ Tab. 17.2).

Tab. 17.2 Beurteilung des Apgar-Scores beim Neugeborenen.

Kriterium	Punkte
Atmung	
tief und regelmäßig	2
flach, langsam, unregelmäßig	1
keine Atmung	0
Puls (Herzfrequenz)	
> 100/min	2
< 100/min	1
kein Puls	0
Grundtonus	
aktive Bewegungen, guter Tonus	2
wenig Bewegungen, geringer Tonus	1
keine Bewegungen, schlaffer Tonus	0
Aussehen (Hautfarbe)	
Rumpf und Gließmaßen rosig	2
Gliedmaßen bläulich, Rumpf rosig	1
Rumpf und Gliedmaßen blass, bläulich	0
Reaktion auf Stimulation	
kräftiges Schreien, Husten, Niesen	2
reduziert (z. B. leichtes Grimassieren)	1
keine	0
Gesamt	**4**

Antwort c)

Selina Luna liegt mit ihrem Wert von 4 Punkten an der **Grenze zur akuten Gefährdung.** Bei einem Score von 4 spricht man von einer **mäßigen** bzw. **mittelgradigen Neugeborenendepression.** Kinder mit mäßiger Neugeborenendepression sind zumeist zyanotisch und hypoventiliert. Beide Merkmale waren unmittelbar nach Entbindung der Kleinen zu beobachten. Sie benötigt eine Atemunterstützung und muss engmaschig überwacht werden. Wegen ihres frühen Geburtszeitpunkts ist eine Weiterversorgung im Inkubator notwendig.

Aufgabe 4

Beschreiben Sie 3 Maßnahmen der Erstversorgung, die bei Selina Luna direkt nach der Entbindung (Sectio) im Vordergrund stehen. Begründen Sie Ihre Wahl.
KB I.4.c

Antwort

Prüfungstipp

Im Lösungshorizont ist ein beispielhaftes Vorgehen beschrieben, das abhängig vom jeweiligen Hausstandard abweichen kann. Zum Beispiel kann zur initialen Beatmung auch ein Rachentubus verwendet werden. Wichtig ist, dass Sie Maßnahmen auswählen, die im Fall von Selina Luna dringlich sind. Es ist ausreichend, wenn Sie 3 Maßnahmen erläutern, auch wenn im Lösungshorizont mehr dargestellt werden.

Bei Selina Luna als extremem Frühchen stehen zunächst die **Anregung** und die **Unterstützung der Atmung** im Vordergrund, gleichzeitig muss ein **Auskühlen verhindert** werden:

- Absaugen
- Beatmung
- Surfactant-Gabe
- Wärmeerhalt.

Für die Überwachung der Herz- und Atemfrequenz, der Sauerstoffsättigung und der Temperatur wird sie an einen **Monitor** angeschlossen.

Absaugen • Die Atemwege werden bei Neugeborenen **nicht** standardmäßig abgesaugt. Bei **Selina Luna** ist diese Maßnahme allerdings **notwendig**: Ihre Atemwege sind durch Flüssigkeit (Schleim, Fruchtwasser und/oder Blut) verlegt, was an den **gurgelnden Atemgeräuschen** erkennbar ist. Zudem zeigt sie deutliche Zeichen einer **Anpassungsstörung** (schlaffen Tonus, nur leichtes Grimassieren, unregelmäßige Atmung, kein Schreien). Auch dies ist eine Indikation fürs Absaugen.

Beim Absaugen muss auf die **korrekte Reihenfolge** geachtet werden: erst Mund-Rachen-Raum, dann die Nase. Der Grund ist, dass durch das Freimachen der Nase die Atmung stimuliert wird. Sollte sich zu diesem Zeitpunkt noch Flüssigkeit im Mund-Rachen-Raum befinden, besteht die Gefahr, dass das Kind aspiriert.

! Merke Mund vor Nase!

Zuerst wird der Mund, dann die Nase abgesaugt. Bei umgekehrter Reihenfolge besteht Aspirationsgefahr!

ACHTUNG

Es muss zügig und vorsichtig abgesaugt werden. Bei langem, unsensiblem Absaugen besteht die Gefahr eines Laryngospasmus und einer Vagusreizung mit nachfolgender Bradykardie oder Apnoe!

PRAXISTIPP

Atemstimulation

Reife Neugeborene werden in der Regel gut abgetrocknet. Insbesondere das vorsichtige Reiben von Rücken und Fußsohlen mit dem Handtuch (taktile Stimulation) regt die Atmung an. Ein trockenes Kind kühlt zudem weniger aus.

Beatmung • Sind die Atemwege frei, wird mit einer **nicht invasiven Überdruckbeatmung** begonnen. Ziel ist es, die Flüssigkeit aus den Alveolen zu verdrängen und die Alveolen zu öffnen. Zunächst wird die Atmung sanft mit **Beutel-Masken-Beatmung** (▶ Abb. 17.1) unterstützt. Dabei muss sich der Brustkorb des Kindes deutlich sichtbar heben und senken. Bessert sich die Atmung, wird sie z. B. tiefer, regelmäßiger und hochfrequenter, und wird bei der begleitenden Auskultation eine verbesserte Ventilation festgestellt, kann auf eine gerätegestützte **CPAP-Beatmung** (CPAP: Continous Positive Airway Pressure) mittels Nasenbrille oder Maske umgestellt werden. Damit die Alveolen offen bleiben, wird mit leichtem Überdruck gearbeitet. Der Beatmungsdruck darf aber nicht zu hoch gewählt werden, weil andernfalls die Lunge geschädigt wird.

Abb. 17.1 Maskenbeatmung eines Frühgeborenen.

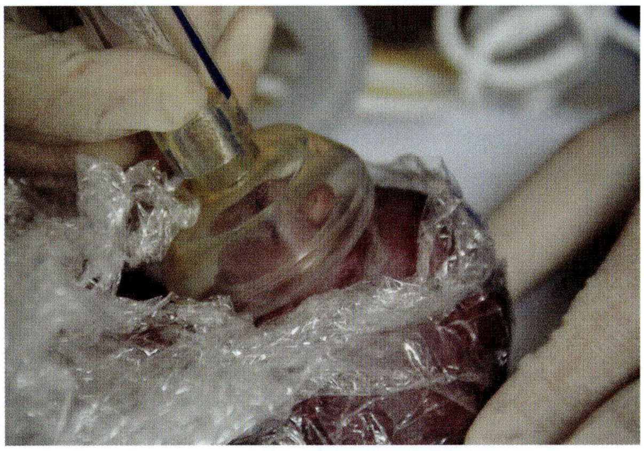

Voraussetzung für eine Überdruckbeatmung sind freie Atemwege. In der Neonatologie wird meist mit einem sog. T-Stück gearbeitet, das die Einstellung eines PEEP (Positive End-Expiratory Pressure) zulässt. Damit Wärmeverluste vermieden werden, ist das Frühgeborene in eine Plastikfolie gewickelt. *Quelle: Striebel H. Richtige Lagerung, Atemwege freimachen, ggf. Beatmung. In: Striebel H: Die Anästhesie. 4. Auflage. Stuttgart: Thieme; 2019.*

Wie der Fallgeschichte zu entnehmen ist, waren diese Maßnahmen bei Selina Luna nicht ausreichend wirksam. Sie wurde endotracheal **intubiert** und wird noch immer maschinell beatmet.

Surfactant-Gabe • Kinder wie Selina Luna, die vor der 32. SSW geboren werden, haben in der Regel noch nicht ausreichend Surfactant in der Lunge gebildet (**unreife Lunge**). Diese körpereigene Substanz senkt die Oberflächenspannung der **Lungenbläschen**, sodass sich diese bei Einatmung bzw. Beatmung **entfalten** können. Fehlt der Surfactant, entwickelt sich in vielen Fällen ein **Atemnotsyndrom** (**RDS**: Respiratory Distress Syndrome). Bei entsprechender Indikation wird ein Surfactant-Präparat in die **Trachea** appliziert. Die Methode ist abhängig von der Art der Beatmung:

- CPAP-Beatmung: Applikation unter Laryngoskopie bzw. Videolaryngoskopie über eine sehr dünne Sonde
- Intubation: Applikation direkt über den Endotrachealtubus.

PRAXISTIPP

Umgang mit Surfactant-Präparaten

Das Surfactant-Präparat wird vor der Applikation auf Raumtemperatur erwärmt und anschließend steril aufgezogen. Es darf nicht geschüttelt werden, da sich sonst Schaum bildet und die notwendige Menge nicht verabreicht werden kann.

Wärmeerhalt • Neugeborene produzieren Wärme, indem sie Fettsäuren aus dem **braunen Körperfett** oxidativ verstoffwechseln. Diese Wärmeproduktion reicht allerdings nicht

Abb. 17.2 Beispiel für eine Wärmeschutzhülle für Früh- und Neugeborene.

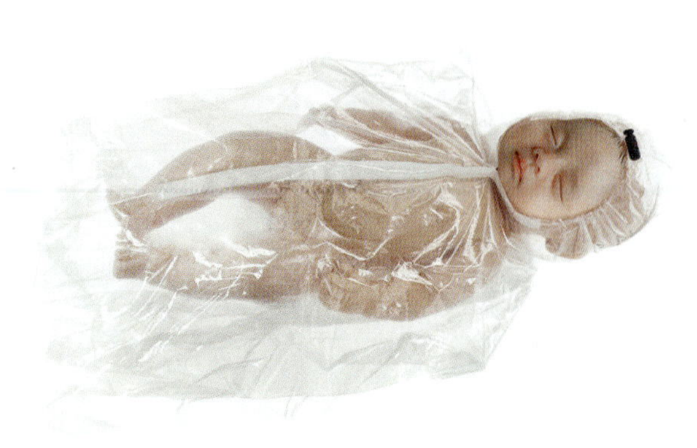

Frühgeborene sollten wegen ihrer empfindlichen Haut nicht abgetrocknet werden. Für sie empfiehlt sich eine Wärmeschutzhülle, z. B. in Form eines Anzugs aus Polyethylen. *Quelle: VYGON Germany GmbH, Aachen.*

aus, um unbekleidet die Wärmeverluste an die Umwelt auszugleichen. Bei unreifen Neugeborenen wie Selina Luna kommt hinzu, dass ihr braunes Fettgewebe und auch ihr Unterhautfettgewebe noch wenig ausgeprägt sind und ihre Fähigkeit zur Wärmeproduktion damit vermindert ist. Solche Kinder sind **hochgradig gefährdet** für eine **Unterkühlung**. Ein Abtrocknen, wie es bei reifen Neugeborenen durchgeführt wird, sollte bei Selina Luna unterbleiben. Ihre Haut ist noch sehr empfindlich und verletzlich. Sie sollte ohne vorheriges Abtrocknen in eine **Wärmeschutzhülle** (Hypothermiefolie, okklusiver Plastic-Wrap; ▶ **Abb. 17.2**) gewickelt werden, um Verdunstungskälte zu verhindern. Gesicht und Atemwege bleiben dabei frei. So versorgt wird sie unter eine **Wärmequelle** (Wärmestrahler) oder in einen **Inkubator** gelegt. Die ideale Umgebungstemperatur liegt für Frühgeborene bei ca. **35 °C**. Anschließend können ihr Rücken und ihre Fußsohlen durch die Folie vorsichtig stimuliert werden, um die Atmung anzuregen. Zugluft muss unbedingt vermieden werden!

Zusatzinfo Weitere Maßnahmen

Zusätzlich zu den oben angegebenen Maßnahmen wird bei der Erstversorgung eines Frühchens u. a. eine ***Blutprobe*** *für eine Blutgasanalyse, den Säure-Basen-Status (pH, pCO_2, Basenabweichung), ein Blutbild und eine Blutkultur genommen. In der Regel wird dazu Blut aus den* ***Nabelgefäßen*** *verwendet. Bitte beachten: Der Hämatokrit in Nabelschnurblut liegt bis zu 10 % unter dem einer venösen Blutprobe. Häufig wird als Gefäßzugang ein* ***Nabelkatheter*** *gelegt.*

Die Infusion einer 10 %-igen ***Glukoselösung*** *gleicht eine Hypoglykämie aus. Neugeborene müssen bis zur ersten Mahlzeit ihren Energiebedarf aus ihren Glykogenreserven decken, notfalls bauen sie ihr braunes Fettgewebe ab. Kurze, vorübergehende Hypoglykämien bleiben in der Regel ohne Folgen für das Kind. Bei starken, länger andauernden Hypoglykämien können Gehirnschäden die Folge sein.*

Sehr kleine Frühgeborene mit einem Geburtsgewicht < 1500 g erhalten wegen des erhöhten Risikos für eine Neugeborenensepsis prophylaktisch ***Antibiotika****. Je nach Ergebnis der mikrobiologischen Blutuntersuchung (meist 36–48 h nach der Geburt) wird die Antibiotikatherapie entweder beendet oder weitergeführt.*

Vor der Umlagerung in den Transportinkubator erhält das Neugeborene i. m. oder i. v. ein ***Vitamin-K-Präparat****. Frühgeborene verfügen nur über einen sehr geringen Vorrat an Vitamin K, weshalb es zu Vitamin-K-Mangelblutungen (insbesondere in Gehirn, Magen-Darm-Trakt und Haut) kommen kann.*

Aufgabe 5

a) Beschreiben Sie die beiden wichtigsten Anpassungsvorgänge eines Neugeborenen in seinen ersten Lebensminuten.

b) Identifizieren Sie in der Fallgeschichte 3 Hinweise auf eine gestörte postnatale Anpassung von Selina Luna. Stellen Sie dar, wie diese Störungen pathophysiologisch zusammenhängen.

KB I.3.a, I.4.c

Antwort a)

Die wichtigsten Vorgänge der postnatalen Adaptation betreffen in den ersten Lebensminuten vor allem die **Lungenfunktion** (eigenständige Atmung) und den **Blutkreislauf** (Trennung vom mütterlichen Blutkreislauf).

Im Uterus wird die Lunge des Ungeborenen nur von weniger als 10 % seines Blutvolumens durchströmt. Das Kind wird über die mütterliche Plazenta mit Sauerstoff versorgt. Die Lungenbläschen sind noch nicht entfaltet und in der Lunge befindet sich Flüssigkeit. Mit den ersten Atemzügen nach der Geburt **entfalten** sich die **Alveolen**. Die **Flüssigkeit** wird aus den Lungenbläschen in die Blut- und Lymphgefäße gepresst und **abtransportiert**. Die Lunge ist nun bereit für den Gasaustausch und die **Sauerstoffsättigung** des Blutes **steigt** in der Regel innerhalb der ersten 10 min auf Werte > 90 %. Gleichzeitig sinkt der CO_2-Partialdruck, wohingegen der Blut-pH-Wert und der O_2-Partialdruck steigen.

Der **erhöhte Sauerstoffpartialdruck** im Blut bewirkt eine Weitstellung der Gefäße des Lungenkreislaufs, sodass die **Lungendurchblutung zunimmt**. Dadurch erreicht auch mehr Blut den linken Vorhof und das **Foramen ovale** schließt sich. Durch die sich ändernden Strömungsverhältnisse beginnt sich auch der **Ductus Botalli** zu schließen. Der fetale Kreislauf hat sich auf den postnatalen Blutkreislauf umgestellt.

Antwort b)

Prüfungstipp

Sie können auch andere Hinweise auf Selina Lunas Anpassungsstörung wählen. Wichtig ist, dass Sie sie fachlich korrekt in die Pathophysiologie einbetten.

Zeichen der gestörten postnatalen Anpassung von Selina Luna sind u. a. die **Bradykardie** (Herzfrequenz 95 Schläge/min), die **Bradypnoe** (Atemfrequenz 30 Atemzüge/min) und die **Azidose** (pH-Wert 6,98).

Die fehlende Lungenreife und die Atemdepression schränken die Resorption der Lungenflüssigkeit und die Entfaltung der Alveolen stark ein, während die **Kreislaufdepression** den Aufbau eines ausreichenden Blutdrucks verhindert (MAD bei Selina Luna 23 mmHg, Normwert ca. 30 mmHg). Diese beiden Störungen verursachen bzw. verstärken die **Hypoxämie**, die vermutlich aufgrund der schlechten Sauerstoffversorgung schon vor der Geburt (Plazentaablösung) bestand. Der Sauerstoffpartialdruck steigt nicht ausreichend an, um den pulmonalen Gefäßwiderstand zu senken. Die Lungendurchblutung bleibt damit bei hohem Gefäßwiderstand im Lungenkreislauf (**pulmonale Hypertension**) weiterhin gering. Damit entfällt auch die vermehrte Füllung der linken Herzhälfte und der Verschluss von Foramen ovale und Ductus botalli verzögern sich oder bleiben völlig aus. Die **Umstellung** vom fetalen auf den kindlichen Blutkreislauf ist somit **gestört**, was die Hypoxämie verstärkt. Die gestörte Anpassung äußert sich auch im Blut-pH-Wert, der bei Selina

Luna mit 6,98 im azidotischen Bereich liegt. Zwar ist eine leichte Azidose (ca. 7,3) zum Geburtszeitpunkt normal, allerdings sollte der Wert innerhalb der ersten Lebensminuten ansteigen. Der niedrige Wert von Selina Luna beruht zum einen auf der mangelnden Abatmung von CO_2 (**respiratorische Azidose**), zum anderen auf Stoffwechselvorgängen im Gewebe (Glykolyse), die wegen des Sauerstoffmangels anaerob ablaufen (**metabolische Azidose**).

Aufgabe 6

a) Formulieren Sie die pflegerische und medizinische Bedeutung einer transnasalen Magensonde beim Frühgeborenen. Gehen Sie anschließend kurz auf die beiden prinzipiellen Möglichkeiten der Anlage ein.
b) Beurteilen Sie, ob bei Selina Luna das Legen einer transnasalen Sonde indiziert ist.
c) Beschreiben Sie die Handlungskette bei der Anlage der transnasalen Sonde. Berücksichtigen Sie dabei 2 häufige Komplikationen.
d) Nennen Sie 2 Komplikationen, die bei liegender Magensonde auftreten können und beschreiben Sie mögliche pflegerische Interventionen.

KB III.2.b

Antwort a)

Über eine Magensonde kann eine adäquate, **enterale Ernährung** des Kindes gewährleistet werden. Außerdem können über die transnasale Sonde **Medikamente verabreicht** werden.

In der Regel wird eine **nasogastrale Sonde** (Zugang über die Nase) gelegt. Bei Kindern wie Selina Luna, die eine Atemunterstützung über eine CPAP- oder High-Flow-Beatmung erhalten, kann das Legen einer **orogastralen Sonde** (Zugang über den Mund) in Erwägung gezogen werden.

Antwort b)

Bei frühgeborenen Kindern, die vor der 33. SSW zur Welt kommen, ist eine Magensonde auf jeden Fall notwendig, da sie den **Schluckvorgang** noch nicht ausreichend steuern können. Hinzu kommt, dass der **Saugreflex** bei extremen Frühchen oft noch reduziert ist oder ganz fehlt. Selina Luna sollte daher eine Magensonde erhalten – auch, um die **Aspirationsgefahr** zu senken.

Antwort c)

Materialien • Folgende Materialien müssen bereitgelegt werden:

- Magensonde: Die Größe ist abhängig vom Gewicht des Kindes. Dem Geburtsgewicht von Selina Luna entspricht die Größe CH4 (40 cm Länge).
- Flüssigkeit zum Benetzen der Sonde (z. B. abgekochtes Wasser, NaCl 0,9 %)
- Haftstreifen: zur Befestigung des Sondenkatheters
- Schaumplatte und Cavilon Lolly: als Hautschutz.

ACHTUNG

Damit beim Legen der Sonde keine Keime von den Händen der Pflegefachpersonen verschleppt werden, muss mit sterilen Handschuhen gearbeitet werden. Die Materialien sollten auf einer desinfizierten Fläche bereitgelegt werden.

Abb. 17.3 Abmessen der Sondenlänge beim Neugeborenen.

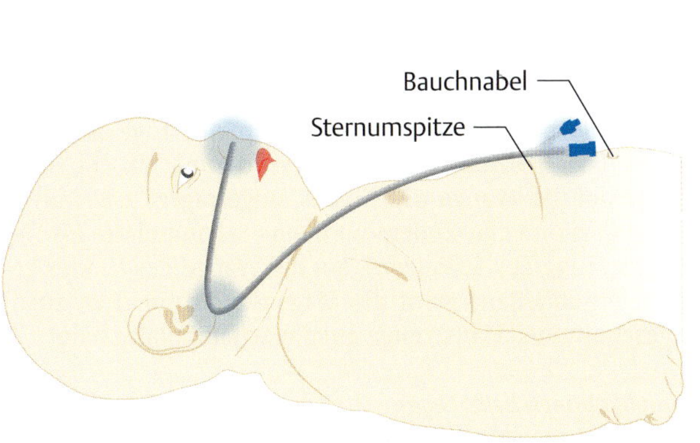

Die Länge der nasogastralen Sonde entspricht der Strecke von der Nasenspitze über das Ohrläppchen bis zur Sternumspitze.

Abmessen der Länge • Die Sondenlänge bei nasogastralen Sonden entspricht dem Weg von der **Nasenspitze** über das **Ohrläppchen** bis hin zur **Sternumsspitze** des Kindes (▶ **Abb. 17.3**). Bei orogastralen Sonden ist der Ausgangspunkt der Mundwinkel. Der Kopf des Kindes wird dabei in gerader Position gehalten. Bei Selina Luna, die 812 g schwer und 32 cm lang ist, kann von einer Länge von ca. 14 cm ausgegangen werden. Die abgemessene Länge wird auf der Magensonde **markiert**.

Legen der Magensonde • Das Kind wird zunächst in **Rückenlage** gebracht und der Kopf leicht nach vorn gebeugt in Mittellage. Die Sondenspitze wird möglichst horizontal eingeführt (bei nasogastralem Legen in ein Nasenloch, bei orogastralem Legen auf dem Zungengrund). Dann wird sie zügig bis zur angezeichneten Markierung vorgeschoben. Dabei muss die Sonde leicht gleiten, es darf **kein Widerstand** spürbar sein.

! *Merke* Welches Nasenloch?

Bei Säuglingen wird die nasogastrale Sonde über das kleinere Nasenloch eingeführt, damit die Nasenatmung des Kindes möglichst wenig behindert wird.

Ist ein Widerstand spürbar, muss die Sonde zurückgezogen und ein erneuter Versuch gestartet werden. Es kann helfen, das Kind etwas anders zu positionieren, z. B. den Kopf leicht zu bewegen.

Lagekontrolle • Nach vorläufiger Sondenfixation wird mit einer kleinen Spitze vorsichtig **aspiriert**. Kommt es zum **Rückfluss von Magensaft** (pH-Messung mit Indikatorpapier, pH-Wert von Magensaft ist 2) oder Nahrung, liegt die Magensonde vermutlich richtig. Allerdings kann auch bei trachealer Sondenlage ein Aspirat gewonnen werden. Sollte sich kein Magensaft aspirieren lassen, muss der **Mundraum kontrolliert** werden, da sich die Sonde dort aufgerollt haben könnte. Ist das nicht der Fall, wird das Kind auf die **linke Seite gedreht** und ein erneuter Aspirationsversuch gemacht.

Die Lage der Sondenspitze kann auch geprüft werden, indem der **Magen auskultiert** wird, während gleichzeitig eine kleine **Luftmenge** in die Sonde gespritzt wird. Bei korrekter Sondenlage entstehen im Magen gurgelnde oder blubbernde Geräusche.

Die sicherste Kontrolle des korrekten Sitzes der Magensonde ist eine **Bildgebung** (Sonografie oder Röntgen).

! Merke Bei Unsicherheit neu legen
Kann nicht sicher nachgewiesen werden, dass die Magensonde richtig liegt, muss sie gezogen und erneut gelegt werden.

Befestigung der Magensonde • Bei korrekter Lage wird die Sonde fixiert (▸ **Abb. 17.4**). Dafür wird zunächst ein Hautschutz auf die Wange des Kindes aufgetragen, z. B. mittels einem Cavilon Lolly. Zudem wird eine Schaumplatte als Unterpolsterung des Schlauches auf die Wange des Kindes geklebt. Anschließend wird die Magensonde mit dem zuvor zugeschnittenen Haftstreifen auf der Schaumplatte fixiert.

Komplikationen beim Legen • Zu den häufigsten Komplikationen beim Legen einer Magensonde gehören:
- **Aufrollen:** Die Sonde gelangt nicht in die Speiseröhre, sondern rollt sich im Rachen auf.
- **Schleimhautverletzungen:** Reizungen durch die Katheterspitze können zu Verletzungen an den Schleimhäuten von Nase, Rachen, Speiseröhre und Magen führen (ggf. sogar zu Perforation von Speiseröhre oder Magen).
- **Reizung des Nervus vagus:** Folgen können eine Bradykardie und/oder eine Apnoe sein.
- **Würgereiz oder Erbrechen:** Ein Berühren der hinteren Rachenwand oder des Zäpfchens beim Vorschieben kann Würgereiz oder Erbrechen auslösen (Aspirationsgefahr).
- **Fehllage der Sonde:** Die Sonde kommt in der Luftröhre zu liegen.

Antwort d)

Bei liegender Magensonde können u. a. folgende Komplikationen auftreten:
- **Verrutschen der Sonde:** Rutscht die Sonde nach oben, besteht Aspirationsgefahr. Beim Umlagern des Kindes muss deshalb mit großer Vorsicht vorgegangen werden, damit die Sonde nicht disloziert. Vor jeder Nahrungsgabe und bei Besonderheiten (z. B. bei Würgen oder Erbrechen bei Verabreichung der Nahrung) muss die Pflegefachperson die Lage der Sonde kontrollieren.
- **Verkleben der Sonde:** Wird die Magensonde nach der Gabe von Medikamenten oder Nahrung nicht gründlich genug gespült, kann sie verkleben. Damit sie wieder durchgängig wird, kann sie mit einer kleinlumigen Spritze gespült werden. Ist die Sonde so stark verklebt, dass sie nicht mehr gespült werden kann, muss sie gezogen und eine neue Sonde gelegt werden.
- **Hautreizungen:** Durch den Druck der Sonde an Nase bzw. Mundwinkel und Wange können Hautreizungen und -verletzungen auftreten. Dann muss die Sonde in einem anderen Winkel neu fixiert werden. Dabei muss darauf geachtet werden, dass sie ihre korrekte Position nicht verliert.

Abb. 17.4 Befestigung der Magensonde.

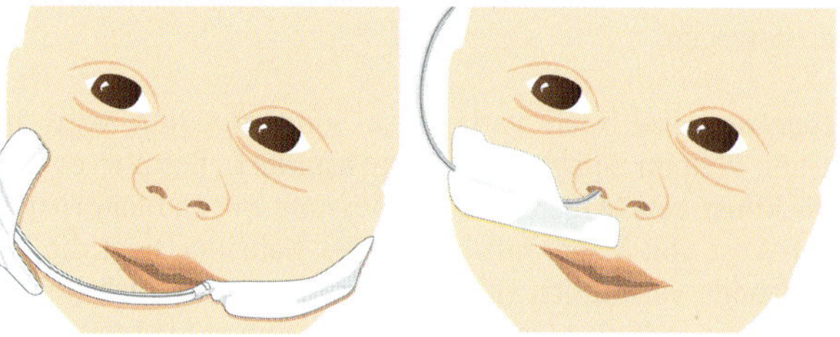

Zur Vermeidung von Hautreizungen kann das Pflaster mit einem Hydrokolloidverband unterlagert werden.
a Bei kleinen Säuglingen wird die nasogastrale Sonde meist nur mit einem Pflaster auf der Wange fixiert. Alternativ kann eine weitere Fixierung an der Nase angebracht werden (hier nicht dargestellt).
b Die orogastrale Sonde wird über einen Pflasterstreifen am Mundwinkel fixiert. Der Streifen wird an einem Ende mittig eingeschnitten und die beiden Anteile werden um die Sonde gelegt. Ein weiteres Pflaster fixiert die Sonde auf der gegenüberliegenden Wange. Die Sonde verläuft dabei entlang der Unterlippe. *Quelle: Wagner E. Pflege von Frühgeborenen. In: Hoehl M, Kullick P (Hrsg.): Gesundheits- und Kinderkrankenpflege. 5. Auflage. Stuttgart: Thieme; 2019.*

Aufgabe 7

Selina Luna liegt beatmet in einem Inkubator auf der neonatologischen Station.
a) Wählen Sie 3 Aktivitäten des täglichen Lebens, bei denen Selina Luna Unterstützungsbedarf hat. Formulieren Sie für jede dieser ATLs ein Pflegeproblem und beschreiben Sie eine dazu passende pflegerische Maßnahme.
b) Frau T. zögert, an den Inkubator heranzutreten. Schlagen Sie eine Gesprächsführung vor, mit der Sie Frau T. die erste Scheu nehmen können. Erläutern Sie Ihren Vorschlag.
c) Führen Sie 3 Maßnahmen auf, mit denen Sie die Bindung von Frau T. an Selina Luna stärken können.
KB I.3.a + b, II.3.b

Antwort a)

Prüfungstipp
Im folgenden Lösungshorizont sind alle ATLs nach Roper, Logan und Tierney berücksichtigt. In Ihrer Antwort können Sie sich auf 3 beschränken. Wählen Sie solche ATLs aus, die bei Selina Luna momentan im Vordergrund stehen. Die hier genannten Maßnahmen sind beispielhaft. Sie können auch andere passende Maßnahmen beschreiben.

Kommunizieren • Neugeborene kommunizieren in erster Linie über Berührung und Schreien.
- **Pflegeproblem:** Der Aufbau einer engen Eltern-Kind-Beziehung ist bei Selina Luna wegen ihres hohen Unterstützungsbedarfs (Beatmung, Inkubator) erschwert.
- **Pflegemaßnahmen:** Sobald sich Selina Lunas Kreislauf stabilisiert hat, ermöglicht ihr die Pflegefachperson über die Känguru-Methode (▸ **Abb. 17.5**) Hautkontakt mit ihrer Mutter. Der enge körperliche Kontakt vermindert den Stress beim Kind, der Sauerstoffbedarf und die Hypothermie-Gefahr sinken.

Atmen und Kreislauf regulieren • Eine Instabilität von Atmung und Kreislauf kann gravierende Folgen für das Frühgeborene haben. Bereits eine kurzzeitige Unterbrechung der zerebralen Sauerstoffversorgung kann zu irreversiblen Hirnschäden führen, Blutdruckschwankungen zu Hirnblutungen. Die Atemtätigkeit wird durch Angst, Distress und Schmerzen negativ beeinflusst.
- **Pflegeproblem:** Selinas Lunas Atmungs- und Kreislaufsituation sind instabil.
- **Pflegemaßnahmen:**
  - Die Pflegefachperson überwacht Selina Lunas Zustand engmaschig (Pulsoxymeter, EKG, intraarterielle Blutdruckmessung, Monitor).
  - Sie überprüft regelmäßig die Beatmung und den Sitz des Tubus und Selina Lunas Hautkolorit (zentrale Zyanose).
  - Da Frühgeborene ihren Speichel oft nicht schlucken können, saugt die Pflegefachperson Selina Luna ggf. wiederholt ab (so selten wie möglich).

Abb. 17.5 Känguru-Methode.

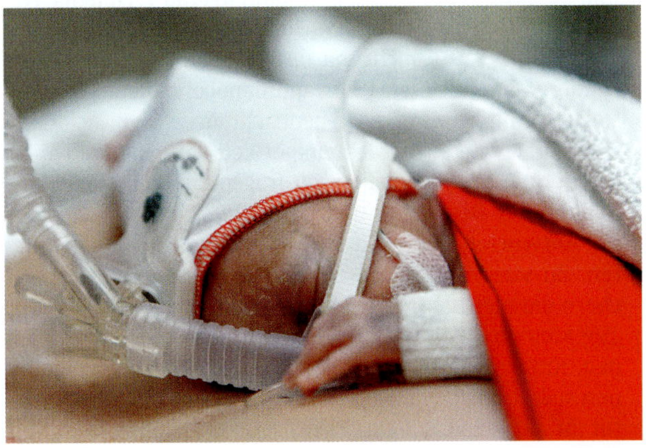

Bei der Känguru-Methode wird das Kind nur mit einer Windel und Mütze bekleidet auf den nackten Oberkörper eines Elternteils gelegt. Der Hautkontakt senkt den Stresslevel des Kindes. Die Methode kann auch bei beatmeten Frühchen angewendet werden. Dabei sichert eine Pflegefachperson Beatmungsschläuche, Tubus und Kabel, während die andere das Kind aus dem Inkubator nimmt und auf die Brust des Elternteils legt. *Quelle: Beyer H, Cerkus-Roßmeißl A. Pflege von Frauen mit drohender Frühgeburt. In: Schewior-Popp S, Sitzmann F, Ullrich L: Thiemes Pflege. 15. Auflage. Stuttgart: Thieme; 2020. Foto: © K. Oborny/Thieme.*

ACHTUNG

Frühgeborene dürfen in den ersten 48–72 h nicht auf dem Bauch positioniert werden. Die seitliche Kopfhaltung erschwert den venösen Rückfluss, was eine Hirnblutung hervorrufen kann.

Körpertemperatur regulieren • Eine Hypothermie erhöht die Sterblichkeit Neu- und Frühgeborener.

- **Pflegeproblem:** Selina Luna kann ihre Körpertemperatur noch nicht ausreichend selbst regulieren.
- **Pflegemaßnahmen:**
  - Die Pflegefachperson kontrolliert Selina Lunas Temperatur engmaschig (in der Regel über einen Sensor zwischen den Schulterblättern).
  - Sie schützt das Kind mit einer Mütze und ggf. einer Folie gegen Wärmeverluste.
  - Sie hält bei Pflegemaßnahmen im Inkubator den Wärmeverlust gering (Hände und Material vorwärmen, Inkubator möglichst kurz öffnen, ggf. vorher wärmer einstellen, Kind weitgehend zudecken).

Sich sauber halten und kleiden • Das Immunsystem von Frühgeborenen ist unreif. Ihre Haut ist noch sehr empfindlich.

- **Pflegeproblem:** Selina Luna ist anfällig für Infekte und Hautreizungen.
- **Pflegemaßnahmen:**
  - Die Pflegefachkraft überprüft einmal täglich die komplette Haut des Kindes auf Anzeichen einer Reizung.
  - Sie verwendet zur Infektionsprophylaxe zum Waschen von Selina Luna Aqua dest. oder speziell gefiltertes Wasser (je nach Hausstandard).
  - Sie unterlagert Pflasterstreifen mit einem Hydrokolloidverband. Klebeelektroden und -sonden sollten möglichst selten entfernt und neu aufgeklebt werden.
  - Bei Pflegemaßnahmen im Inkubator lagert sie verschmutzte Materialien am Fußende, sofern diese nicht sofort entsorgt werden können.

Essen und Trinken • Das Verdauungssystem von Frühgeborenen ist noch unreif. Der Saug- und der Schluckreflex sind vermindert und laufen unkoordiniert ab.

- **Pflegeproblem:** Selina Luna kann nicht eigenständig an der Brust trinken.
- **Pflegemaßnahmen:**
  - Die Pflegefachperson verabreicht Selina Luna die Mahlzeiten über Magensonde.
  - Sie macht dem Kind Angebote zu saugen (z. B. Schnuller, Hand), um den Saugreflex zu fördern.
  - Sie führt die Mundpflege bei Selina Luna mit Milch oder Nahrung durch.

Ausscheiden • Das Verdauungssystem von Frühgeborenen ist noch unreif, genauso die Nieren. Die Bauchpresse kann wegen der noch nicht ausreichend entwickelten Muskulatur nicht eingesetzt werden.

- **Pflegeproblem:** Bei Selina Luna besteht die Gefahr einer Obstipation. Möglicherweise hat sie Probleme bei der Urinausscheidung.
- **Pflegemaßnahmen:**
  - Im Rahmen anderer Pflegemaßnahmen (z. B. beim Wickeln) führt die Pflegefachkraft eine sanfte Bauchmassage durch (im Uhrzeigersinn).
  - Sie beobachtet die Urinausscheidung (Häufigkeit, Menge).
  - Sie wechselt feuchte Unterlagen bzw. Windeln möglichst zeitnah. Damit verhindert sie auch einen Wärmeverlust.

Sich bewegen • In der Gebärmutter werden Kinder mit Selina Lunas Entwicklungsstand durch das begrenzte Platzangebot in einer bestimmten Position gehalten. Außerhalb des Mutterleibs fällt diese Begrenzung weg, sodass aufgrund der muskulären Unreife pathologische Bewegungsmuster entstehen können.

- **Pflegeproblem:** Selina Luna kann ihre Bewegungen nicht selbst regulieren.
- **Pflegemaßnahmen:** Die Pflegefachkraft begrenzt Selina Luna mit Hilfsmitteln (z. B. zusammengerollten Tüchern, Polstern, Nest). Für die Positionswechsel erstellt sie in Zusammenarbeit mit dem physiotherapeutischen Team einen Plan. Die Wechsel werden von 2 Personen behutsam durchgeführt, wobei auf Sonden, Tubus und Kabel geachtet wird. Die Pflegefachpersonen bewegen Selina Luna bei allen Positionswechseln (auch beim Wickeln) nach den Prinzipien nach Bobath und/oder nach kinästhetischen Gesichtspunkten.

Schlafen • Bei Früh- und Neugeborenen ist der Schlaf-Wach-Rhythmus noch nicht ausgebildet.

- **Pflegeproblem:** Selina Luna hat keine festen Ruhezeiten.
- **Pflegemaßnahmen:** Die Pflegefachperson gestaltet den Tagesablauf so, dass Selina Luna einen Schlaf-Wach-Rhythmus erlernen kann:
  - Sie pflegt nach dem Prinzip des Minimal Handling, d. h., dass sie nur Maßnahmen durchführt, die unbedingt notwendig sind. Hierfür muss jede Maßnahme kritisch hinterfragt werden.
  - Sie bündelt die Maßnahmen, sodass Selina Luna möglichst selten gestört wird. Diese Bündelung erfordert eine Absprache im interdisziplären Team.
  - Sie führt die Pflegemaßnahmen möglichst in einer Wachphase von Selina Luna durch.
  - Sie deckt während den Ruhephasen den Inkubator mit einem dunklem Tuch ab (die Überwachung darf dadurch nicht beeinträchtigt werden; ggf. Hausstandard beachten).
  - Sie führt regelmäßig ein passendes Schmerzassessment durch, da Schmerzen Ruhephasen verhindern.

Für eine sichere Umgebung sorgen • Frühgeborene sind den äußeren Bedingungen noch schutzlos ausgeliefert. Dies bezieht sich auch auf die erhöhte Infektionsgefahr aufgrund des noch unreifen Immunsystems.

- **Pflegeproblem:** Selina Luna verfügt über nur geringe Ressourcen.
- **Pflegemaßnahmen:**
  - Die Pflegefachpersonen vermeiden unnötige Geräusche, indem sie u. a. die Gerätealarme möglichst leise einstellen, längere Unterhaltungen auf den Flur oder in den Aufenthaltsraum verlegen, Türen leise schließen und keine harten Gegenstände auf den Inkubatoren ablegen.
  - Muss ein Inkubator bewegt werden, geschieht dies sehr vorsichtig (insbesondere beim Überwinden von Schwellen).
  - Vor Maßnahmen im Inkubator desinfizieren die Pflegefachpersonen ihre Hände und die Arme bis zum Ellenbogen (Hausstandards beachten).

Sich beschäftigen, spielen und lernen • Im Inkubator ist die Aufnahme sozialer Kontakte erschwert (siehe auch ATL „Kommunizieren").

- **Pflegeproblem:** Der Aufbau einer engen Eltern-Kind-Beziehung ist bei Selina Luna erschwert.
- **Pflegemaßnahmen:**
  - Die Pflegefachperson berührt Selina Luna in deren wachen Phasen sanft mit warmen Händen. Sie beobachtet und dokumentiert, welche Art der Berührung Selina Luna beruhigt und auf welche sie mit Stress reagiert.
  - Diese Informationen gibt sie an die Mutter weiter. Sie leitet die Mutter an, wo und wie diese ihr Kind berühren kann, und woran sie die Reaktion von Selina Luna erkennt.
  - Die Pflegefachperson unterstützt Selina Luna dabei, sich selbst zu regulieren (z. B. durch eine begrenzende Lagerung).

Mädchen oder Junge sein • Diese Aktivität ist in Selina Lunas Alter von untergeordneter Bedeutung.

Sterben • Die Fallgeschichte enthält keine Informationen, wie sich Selina Lunas Sitation nach Aufnahme auf der neonatologischen Station entwickelt. Die Überlebensquote bei extremen Frühchen, die in SSW 28 geboren werden, liegt bei ca. 80 %.

Antwort b)

Frau T. steht unentschieden in der Tür und zweifelt daran, gut mit ihrem Neugeborenen umgehen zu können. In diesem Moment ist es wichtig, mit ihr ins Gespräch zu kommen, ihr die erste Scheu zu nehmen und ihr die Zuversicht zu vermitteln, es schaffen zu können. Dabei darf sie nicht überfordert werden und ihr muss Zeit gegeben werden. Beispielhaft könnte eine Gesprächsanbahnung wie folgt ablaufen:

- „Frau T., schön, dass Sie vorbeischauen! Kommen Sie doch herein! Wie geht es Ihnen nach Ihrem Kaiserschnitt?" Auch wenn auf den neonatologischen Stationen die Kinder im Fokus stehen, darf nicht vergessen werden, dass auch Frau T. als Patientin Anteilnahme braucht. Die Pflegefachperson **zeigt** Frau T. durch diese Frage **Interesse** an deren Situation. Sie hört sich die Antwort bis zum Ende an und fragt ggf. nach.
- „Ich habe Selina Luna gerade versorgt, sie ist ein tapferes kleines Mädchen! Sie hat ganz dunkle Augen, schauen Sie mal. Ich hole Ihnen einen Stuhl, dann können Sie sich setzen." Die Pflegefachperson benutzt den **Namen des Kindes** und beschreibt ein Detail. Dies kann in Frau T. Neugier wecken, ihr Kind zu betrachten. Tut sie das, sollte die Pflegefachperson Frau T. **nicht** mit ihren Gedanken **allein lassen**, sondern sich mit etwas Abstand daneben setzen. So kann sie die Reaktion von Frau T. beobachten.
- „Haben Sie Fragen?" Nach einiger Zeit kann sie Frau T. **ermuntern**, **Fragen** zu stellen. Oft fragen die Eltern nach den Kabeln, der Beatmung und den Schläuchen. Wichtig ist, die **Antworten kurz** und **leicht verständlich** zu formulieren. Zu viele Fachausdrücke und Informationen verunsichern die meisten Eltern in dieser Situation.
- „Sie können ihr viel Gutes tun. Wenn Sie abpumpen können, füttern wir Selina Luna mit Ihrer Milch. Ich zeige Ihnen später auch, wie Sie Selina Luna berühren können, das tut ihr auf jeden Fall gut! Sie ist jetzt Ihr kleines Mädchen, Sie können das schaffen." Die Pflegefachperson sollte die Mutter darin unterstützen, eine Verbindung zu ihrem Kind aufzubauen. Das **Anleiten zu kleinen Handlungen** (Abpumpen, Berühren) kann die Mutter in dem Bewusstsein stärken, etwas für ihr Kind tun zu können.

ACHTUNG

Da Alkohol in die Muttermilch übergeht, ist es wichtig sicherzustellen, dass die Mutter beim und im Vorfeld des Abpumpens nüchtern ist. Falls nicht, kann sie zur Anregung des Milchflusses abpumpen, die Milch muss dann allerdings verworfen werden. In diesem Fall kann die Milchspende einer Fremdmutter erwogen werden.

- „Bleiben Sie hier sitzen, so lange Sie möchten. Bei Fragen schauen Sie einfach am Stationszimmer vorbei, sollte niemand von uns hier sein. Und kommen Sie doch um 16 Uhr wieder, dann zeige ich Ihnen, welche Berührungen Selina Luna gern mag." Die Pflegefachperson vereinbart einen konkreten **Zeitpunkt** für den nächsten Besuch der Mutter und signalisiert ihr **Gesprächsbereitschaft**.

Antwort c)

- Die Pflegefachperson erklärt Frau T. den Tagesablauf auf Station. Damit vermeidet sie, dass Frau T. zu unpassenden Zeiten kommt und sich nicht willkommen fühlt.
- Die Pflegefachperson erklärt der Mutter, woran sie den Zustand des Kindes erkennen kann und woran sie merkt, dass Selina Luna etwas gut tut bzw. nicht gut tut.
- Beginnend mit einfachen Handlungen bezieht die Pflegefachperson die Mutter im Lauf der Zeit so intensiv wie möglich in die Pflege von Selina Luna ein.
- Sie kann Frau T. ermuntern, persönliche Dinge für Selina Luna mitzubringen (z. B. kleines Kuscheltier oder eine Spieluhr).
- Die Pflegefachperson sollte Frau T. am Zustand des Kindes teilhaben lassen, indem sie von dem berichtet, was sich in Abwesenheit der Mutter ereignete („Heute hat Selina Luna XY ml Milch bekommen. Sie hat zugenommen und sich nach der Mahlzeit in der Seitenlage gut ausgeruht.").
- Bei Bedarf informiert die Pflegefachperson Frau T. über Angebote des Sozialdienstes oder des psychologischen Dienstes.

Aufgabe 8

Nennen Sie 3 typische klinische Probleme, die im späteren Verlauf bei extremen Frühgeborenen auftreten können.
KB I.3.a

Antwort

- Atemnotsyndrom
- Hirnblutungen
- nekrotisierende Enterokolitis
- persistierender Ductus Botalli (Links-rechts-Shunt)
- Retinopathie (bei Beatmung)
- Infektionen.

Aufgabe 9

a) Fassen Sie die wichtigsten Aspekte der sozialpädiatrischen Nachsorge bei Frühgeborenen kurz zusammen.
b) Zeigen Sie die speziellen Anforderungen für Selina Lunas Bildungsweg auf. Berücksichtigen Sie dabei Selina Lunas fetales Alkoholsyndrom.
KB I.3.a + b, II.3.a

Antwort a)

Kindliche Entwicklung • Auch bei Frühgeborenen gelten die entsprechenden **U-Untersuchungen**. Da ihre Langzeitmorbidität allerdings erhöht ist, muss Selina Lunas Entwicklung engmaschiger überwacht werden. Im Vordergrund steht dabei das Erkennen schwerwiegender **körperlicher**, **kognitiver** und **psychosomatischer Störungen** sowie seltener Komplikationen. Dabei werden die Kinder durch Ärzte der jeweiligen Fachdisziplin überwacht. Bei der Kontrolle der körperlichen Entwicklung liegt der Fokus auf der Entwicklung der Lunge, des Herz-Kreislauf-Systems und des Nervensystems. Sind Eltern mit der Versorgung ihres Kindes überfordert, überwacht bzw. unterstützt ggf. das Jugendamt die Einhaltung der verpflichtenden Termine.

Belastbarkeit der Eltern • Die Zufriedenheit und Belastbarkeit der Eltern (in Selinas Fall der Mutter) und die damit verbundene Adhärenz spielen eine große Rolle in der sozialpädiatrischen Nachsorge. Die Eltern werden deswegen engmaschig betreut, befragt und beraten (z. B. zu den Ängsten einer drohenden Behinderung und der damit einhergehenden Belastung). Kommt es zu einer belastenden Situation, haben die Eltern die Möglichkeit, eine **psychologische Unterstützung** in Anspruch zu nehmen.

Eltern-Kind-Bindung • Bei Selina Luna besteht wegen der **Suchterkrankung** der Mutter das Risiko einer **beeinträchtigten** Eltern-Kind-Bindung. Deswegen bedarf die Interaktion zwischen Mutter und Kind und die Bindung zwischen den beiden besonderer Aufmerksamkeit. Um diese zu gewährleisten, müssen Frau T., ihr soziales Umfeld und die betreuenden Kinderärzte eng zusammenarbeiten. Dies kann angesichts der sozial schwachen Strukturen, in die Selina Luna hineingeboren wurde, herausfordernd sein.

Antwort b)

Selina Luna wurde nicht nur unreif geboren, sondern leidet auch an einem fetalen Alkoholsyndrom (FAS). Deswegen wird sie auch längerfristig eine besondere Förderung benötigen, die bereits vor dem Kindergarten mit einer **Frühförderung** beginnen muss. Viele Kinder mit FAS haben Schwierigkeiten mit sozialer Nähe, weshalb Selina Luna im Kindergarten eine **Integrationskraft** zur Seite stehen sollte, die sie beim Umgang mit Gleichaltrigen unterstützt. Auch in der Schule wird sie auf die Hilfe einer Integrationskraft angewiesen sein. Es ist zu vermuten, dass Selina Luna kognitiv und körperlich **nicht** in der Lage sein wird, einen anspruchsvollen und anstrengenden Beruf zu erlernen und auszuüben.

Zusatzinfo Fetales Alkoholsyndrom

Alkohol ist plazentagängig und gelangt so vom mütterlichen in den fetalen Kreislauf. Die toxische Wirkung des Alkohols stört die Entwicklung des Kindes. Viele betroffene Kinder sind bei der Geburt zu klein und zu leicht und zeigen – wie Selina Luna – typische morphologische Merkmale im Gesicht. Im späteren Leben treten in den meisten Fällen Entwicklungsstörungen, eine Intelligenzminderung und Konzentrationsschwierigkeiten auf (S. 108). Auch die soziale Entwicklung ist oft auffällig. Betroffene haben ihr Leben lang mit den Auswirkungen zu kämpfen, viele sind zeitlebens auf Unterstützung angewiesen. Ein strikter Alkoholverzicht während der Schwangerschaft ist deshalb unabdingbar.

Aufgabe 10

Ihre Kollegin äußert: „Das Kind muss sofort aus der Familie raus und in eine gute Pflegefamilie. Nur so hat die Kleine eine Chance." Schätzen Sie die Situation ein und begründen Sie Ihre Meinung.
KB II.3.a + b

Antwort

Selina Luna wird voraussichtlich **längerfristig Unterstützung** benötigen, wobei einer geordneten Betreuung ein fortgesetzter **Suchtmittelkonsum** ihrer Mutter im Wege stehen würde. Allerdings könnte die Aussage von Frau T. „Jetzt habe ich endlich mal was geschafft!" dahingehend gedeutet werden, dass die Mutter stolz auf sich und ihre Tochter ist und künftig alles richtig machen möchte. Auf der anderen Seite wird in der Fallgeschichte beschrieben, dass die junge Frau bereits während der Schwangerschaft rückfällig wurde.

Es ist davon auszugehen, dass die Erziehung des kleinen Mädchens, das möglicherweise kognitiv und körperlich eingeschränkt bleiben wird, eine **besondere Herausforderung** und **Belastung** für die Mutter darstellen wird. Über die Beziehung von Frau T. zu ihrer eigenen Mutter und die Beziehungen innerhalb der Familie enthält die Fallgeschichte keine Informationen. Daher kann nicht beurteilt werden, inwieweit Frau T. von ihrer Familie bei der Betreuung von Selina Luna unterstützt werden kann. Die Tatsache, dass sie ihre Ausbildung als Konditorin abgebrochen hat, lässt vermuten, dass die junge Mutter **finanzielle Unterstützung** benötigen wird. Über die Familie des Kindsvaters werden in der Fallgeschichte keine Angaben gemacht. Im **interdisziplinären Team** (Pflege, Ärzte, Therapeuten, Sozialdienst) kann gemeinsam mit der Mutter erörtert werden, ob Familienangehörige (z. B. Großeltern) unterstützend hinzugezogen werden können.

Frau T. sollte auf jeden Fall zu einem **Suchtmittel-Entzug** beraten werden. Bei Erfolg und einer umfassenden **sozialpflegerischen Unterstützung** (z. B. einer **Familienpflege**) und Kontrolle durch das **Jugendamt** besteht zumindest die Möglichkeit, dass sie ihr Kind im häuslichen Umfeld selbst betreuen kann. Gelingt dies nicht, können verschiedene Alternativen vorgeschlagen werden, u. a.:

- **Mutter-Kind-Einrichtung:** Diese Einrichtungen ermöglichen eine Anleitung und Begleitung der Mütter bei der Betreuung ihres Kindes. Ein weiterer Fokus liegt auf der Entwicklung der Mütter, z. B. hinsichtlich ihres Selbstwertgefühls, ihrer Berufsausbildung, ihrer Finanzverwaltung und ihrer Kenntnisse auf dem Gebiet der Haushaltsführung.
- **Pflegefamilie:** Entwickelt sich die Situation so, dass eine angemessene Betreuung von Selina Luna nicht sichergestellt werden kann, muss vom Jugendamt erwogen werden, sie in einer Pflegefamilie unterzubringen. Dies kann temporär oder dauerhaft sein.

All dies zusammengenommen ist die Ausgangssituation von Selina Luna durchaus **problematisch**. Bevor Selina Luna allerdings aus ihrer Familie genommen wird, wie die Kollegin vorschlägt, muss die Mutter die **Chance erhalten**, sich zu beweisen. Hierfür stehen verschiedene Unterstützungsmöglichkeiten zur Verfügung. Selina Luna wird noch einige Zeit im Krankenhaus bleiben müssen. Diese Zeit kann die Mutter nutzen, einen Entzug zumindest zu beginnen, Unterstützung anzunehmen und die Ernsthaftigkeit ihrer Bemühungen unter Beweis zu stellen. Eine **Pflegefamilie** sollte erst als **letzter Ausweg** in Betracht gezogen werden.

Notizen

18 40-Jähriger mit ARDS

Als IT-Spezialist ist der 40-jährige Herr J.* bei einem großen, weltweit tätigen Unternehmen beschäftigt. Nach einem Kongressbesuch im Ausland kommt er am Donnerstagabend müde nach Hause. Der Jetlag macht ihm zu schaffen und er ist froh, dass er erst am Montag wieder ins Büro gehen muss. Am Wochenende unternimmt Herr J. mit seiner Familie eine 2-stündige Wanderung und am Montag startet die Woche für die Familie zunächst wie gewohnt, auch wenn Herr J. sich nicht richtig wohl fühlt. Am Vormittag entwickelt der Familienvater Hals- und Kopfschmerzen sowie leichten Husten, sodass er mittags nach Hause fährt, um sich hinzulegen. Trotz seiner Abgeschlagenheit steht er zum gemeinsamen Abendessen auf. Die Tochter beschwert sich über das für ihren Geschmack überwürzte Essen. Herr J. erwidert erstaunt, dass er das gar nicht schmecke. Sein Sohn witzelt: „Das ist bestimmt Corona." Herr J. winkt ab. „Quatsch, gibt's das überhaupt noch? Es geht grad was rum. Im Flugzeug und bei der Arbeit waren einige erkältet."

Zur Nacht nimmt Herr J. wegen des inzwischen starken und unproduktiven Hustens einen Hustenstiller. Er fröstelt und schläft sehr unruhig. Am nächsten Morgen steigt das Fieber auf fast 40 °C. Besorgt ruft seine Frau bei der Hausärztin an. Aufgrund der Symptome schließt die Hausärztin eine COVID-Infektion nicht aus und testet Herrn J. Das Testergebnis ist positiv. Nach eigenen Angaben war Herr J. zuvor noch nie an einer COVID-Infektion erkrankt und hatte sich auch nicht impfen lassen.

Zwei Tage später ist bei Herrn J. noch keine Besserung eingetreten. Das Gefühl, schwer Luft zu bekommen, wird immer stärker und seine Lunge schmerzt. Die Hausärztin diagnostiziert eine Pneumonie. Die Sauerstoffsättigung im Blut ist vermindert, das CRP hoch. Die Hausärztin weist den übergewichtigen Patienten (96 kg/179 cm) in die Klinik ein.

Bei der Aufnahme werden u. a. die Gerinnungsfaktoren (Thrombozyten, Fibrinogen, D-Dimere, PTT) gemessen. Herr J. erhält eine High-Flow-Sauerstoff-Therapie über eine Nasenbrille sowie Vitamin D_3 und im Rahmen des antithrombotischen Managements prophylaktisch niedermolekulares Heparin (Enoxaparin 4000 IE). Zudem bekommt er Remdesivir i. v., das die Viruslast reduzieren soll.

Im Verlauf entwickelt Herr J. ein akutes Atemnotsyndrom (Acute Respiratory Distress Syndrome, ARDS). Seine Atemfrequenz beträgt 31 Atemzüge/min, die SpO_2 liegt bei 90 %. Er wird auf die Intensivstation verlegt und intubiert. Die invasive Beatmung wird situativ angepasst und der PEEP bis auf 11 gesteigert. Entsprechend der zu diesem Zeitpunkt gültigen Leitlinie wird eine Therapie mit 6 mg Dexamethason begonnen, um die 28-Tage-Mortalität zu reduzieren. Trotz der Thromboseprophylaxe treten nach 5 Tagen Mikrothromben im Lungengefäßsystem auf und Herr J. entwickelt eine Lungenembolie. Bei der teamübergreifenden Fallbesprechung wird die Applikation von Enoxaparin 2-mal täglich s. c. (2 × 100 IE/kg KG) festgelegt. Zusätzlich führen die Pflegefachpersonen entsprechend der Arztanordnung zur Optimierung der Sauerstoffversorgung eine 16-stündige (4 × 4 h) Bauch- bzw. 135°-Positionierung durch.

Fallbeispiel fiktiv, Namen frei erfunden

Aufgaben

Lesen Sie die Fallgeschichte sorgfältig durch, bevor Sie mit der Bearbeitung der folgenden Aufgaben beginnen. Berücksichtigen Sie dabei die geschilderte Situation.

Aufgabe 1

Herr J. hat ein ARDS entwickelt.

a) Ihre Praxisanleiterin stellt Ihnen folgende Aufgabe: Erklären Sie der Ehefrau in verständlichen Worten den Zustand ihres Mannes. Berücksichtigen Sie dabei 5 wesentliche Fachbegriffe der Pathophysiologie, die im Kontext eines ARDS eine Rolle spielen. **5 Punkte**

b) Im Fall von Herrn J. entwickelte sich das ARDS aus einer Pneumonie. Nennen Sie 3 weitere Ursachen einer Lungenschädigung. **3 Punkte**

Aufgabe 2

Die Kommission für Krankenhaushygiene und Infektionsprävention (KRINKO) am Robert Koch-Institut (RKI) nennt als wichtigste Maßnahme der generellen Infektionsprävention die Einhaltung der Basishygiene. Nennen Sie 3 Maßnahmen der Basishygiene und geben Sie an, wann sie zum Einsatz kommen. **3 Punkte**

Aufgabe 3

Leiten Sie aus der Fallgeschichte das hauptsächliche gesundheitliche Problem ab, das bei Herrn J. wegen des ARDS und der Lungenembolie besteht. Ordnen Sie diesem eine NANDA-Pflegediagnose zu. Geben Sie dazu die bestimmenden Merkmale an, die in der Fallgeschichte genannt werden, außerdem die zum ARDS passenden beeinflussenden Faktoren. **7 Punkte (Ableitung 2 P, Zuordnung 1 P, Merkmale und Faktoren 4 P)**

Aufgabe 4

Wegen seiner respiratorischen Insuffizienz wird Herr J. künstlich beatmet.

a) Erläutern Sie den Hauptunterschied zwischen der Inspiration bei spontaner und bei künstlicher Beatmung. **3 Punkte**

b) Nennen Sie 3 Formen der künstlichen Beatmung. Zeigen Sie 3 Maßnahmen der Standardüberwachung auf, die bei einer Beatmung durchgeführt werden müssen. **6 Punkte**

c) Definieren Sie den Begriff „PEEP" und erklären Sie das Ziel dieser Respiratoreinstellung. **4 Punkte**

Aufgabe 5

a) Zu den Aufgaben einer Pflegefachperson zählt das endotracheale Absaugen invasiv beatmeter Patienten. Erläutern Sie das Ziel dieser pflegerischen Intervention. Arbeiten Sie den wesentlichen Unterschied zwischen offenem und geschlossenem System heraus. Begründen Sie, welches System bei Herrn J. zum Einsatz kommen sollte. **5 Punkte (Ziel 2 P, Unterschiede 1 P, Begründung 2 P)**

b) Geben Sie 4 Prinzipien an, die beim endotrachealen Absaugen zu beachten sind. Ermitteln Sie 3 Komplikationen, die bei dieser Pflegehandlung auftreten können. **7 Punkte (Prinzipien 4 P, Komplikationen 3 P)**

Aufgabe 6

Herr J. entwickelt trotz Thromboseprophylaxe nach 5 Tagen eine Lungenembolie.

a) Definieren Sie das Krankheitsbild „Lungenembolie". Arbeiten Sie dessen Ursachen und Pathophysiologie heraus. **10 Punkte (Definition 2 P, Ursachen 3 P, Pathophysiologie 5 P)**

b) Nennen Sie 4 Risikofaktoren für eine Lungenembolie. **2 Punkte**

c) Entwickeln Sie ausgehend von der Pathophysiologie 2 Symptome, die auf eine Lungenembolie hinweisen können. **6 Punkte**

d) Ein Verdacht auf Lungenembolie muss als Notfall eingestuft werden. Nennen Sie die Maßnahmen, die der Ersthelfer ergreifen muss. Arbeiten Sie die wesentlichen medikamentösen Maßnahmen heraus, die Sie bei Verdacht auf eine Lungenembolie erwarten. **5 Punkte**

Aufgabe 7

Die Pflegefachpersonen führen bei Herrn J. entsprechend der Arztanordnung eine 16-stündige (4 × 4 h) Bauch- bzw. 135°-Positionierung durch. Seine Frau fragt besorgt, ob ihr Mann denn auf dem Bauch liegend überhaupt gut atmen könne.

a) Begründen Sie Frau J. den Hintergrund dieser Maßnahme. **7 Punkte**

b) Nennen Sie 4 Komplikationen, die bei in Bauchlage beatmeten Patienten auftreten können. Entwickeln Sie 3 Maßnahmen, mit denen diese Komplikationen vermieden werden können. **10 Punkte (Komplikationen 4 P, Maßnahmen 6 P)**

Aufgabe 8

Die COVID-19-Pandemie von 2020 bis 2022 hat das Gesundheitswesen vor große ethische Herausforderungen gestellt, als die Zahl der Intensivpatienten die Zahl der Intensivbetten überstieg. Stellen Sie die Ersteinschätzung der Behandlungsdringlichkeit der Patienten in der Notaufnahme dar, wenn knappe personelle und/oder materielle Ressourcen eine sofortige Versorgung aller Patienten nicht zulassen. **7 Punkte**

Aufgabe 9

Herr J. befindet sich in einer kritischen, lebensbedrohlichen Situation.

a) Nennen Sie die 4 grundsätzlichen Aufgaben, die Sie als Pflegefachperson im Rahmen der Pflege von Herrn J. haben. Orientieren Sie sich dabei am Pflegeverständnis des ICN-Ethikkodex. Leiten Sie von jeder dieser Aufgaben eine sinnvolle, konkrete Pflegeintervention für Herrn J. ab. **8 Punkte**

b) Diskutieren Sie aus ethischer Sicht die Vorteile einer Patientenverfügung bzw. Vorsorgevollmacht gegenüber dem Notvertretungsrecht bei Ehepaaren. **2 Punkte**

! Lösungshorizont

Aufgabe 1

Herr J. hat ein ARDS entwickelt.

a) Ihre Praxisanleiterin stellt Ihnen folgende Aufgabe: Erklären Sie der Ehefrau in verständlichen Worten den Zustand ihres Mannes. Berücksichtigen Sie dabei 5 wesentliche Fachbegriffe der Pathophysiologie, die im Kontext eines ARDS eine Rolle spielen.

b) Im Fall von Herrn J. entwickelte sich das ARDS aus einer Pneumonie. Nennen Sie 3 weitere Ursachen einer Lungenschädigung.

KB I.4, III.2

Antwort a)

„Bei Ihrem Mann kam es als **Folge der Lungenentzündung** zu einem **akuten Lungenversagen**. Man spricht auch von ARDS, die Abkürzung steht für ‚Acute Respiratory Distress Syndrome'. Die Entzündung hat das Lungengewebe so geschädigt, dass die Wände der kleinsten Blutgefäße, der sog. Kapillargefäße, durchlässig wurden. So konnte Flüssigkeit aus den Gefäßen in das Lungengewebe austreten. Diese Flüssigkeitsansammlung nennt man auch **interstitielles Lungenödem**. Das Ödem hat zur Folge, dass Entzündungszellen in das Lungengewebe einwandern und die Wand der feinen Lungenbläschen, der Alveolen, zerstören. Dann dringt Flüssigkeit in die Alveolen ein und es entsteht ein **alveoläres Lungenödem**. Dadurch wird der Gasaustausch in der Lunge beeinträchtigt.

Hinzu kommt, dass durch die Zerstörung der Wände der Lungenbläschen ein bestimmter Stoff nicht mehr gebildet werden kann, der sog. **Surfactant**. Er stabilisiert die Lungenbläschen. Wenn er fehlt, fallen sie in sich zusammen. Auch das vermindert den Gasaustausch. Es wird zu wenig Sauerstoff ins Blut aufgenommen, was als **Hypoxie** bezeichnet wird. Die Lunge versucht dann, das Blut in Bereiche umzuleiten, die noch weniger geschädigt und deshalb besser belüftet sind, indem sie die Gefäße in den schlecht belüfteten Bereichen engstellt. Dadurch steigt allerdings der Blutdruck in der Lunge, der sog. **pulmonale Druck**. Die rechte Herzhälfte, die das Blut in den Lungenkreislauf pumpt, wird deshalb stärker belastet.

Hält dieser Zustand länger an, steigt der Kohlendioxid-Gehalt im Blut und der Sauerstoffgehalt sinkt weiter, was auch **respiratorische Globalinsuffizienz** oder respiratorische Erschöpfung heißt. Gleichzeitig nimmt wegen der Gewebsschädigung die Dehnbarkeit der Lunge ab. Der anhaltende Sauerstoffmangel führt nach einigen Tagen bei etwa der Hälfte der Patienten zu Umbauprozessen in der Lunge und schließlich zu einer Verhärtung des Lungengewebes, einer **Lungenfibrose**, die nicht mehr umkehrbar ist (▶ **Abb. 18.1**). Ob dies bei ihrem Mann der Fall sein wird, kann ich nicht sagen. Was ich leider sagen muss, ist, dass ein ARDS akut lebensbedrohlich ist."

Zusatzinfo Diagnosekriterien und Schweregrade

*Nach der derzeit gültigen Berlin-Definition müssen folgende **Kriterien** erfüllt sein, damit die Diagnose „ARDS" gestellt werden kann:*

- ***akuter Erkrankungsbeginn** innerhalb 1 Woche*
- *typische Befunde in der Bildgebung (Röntgen-Thorax, CT; ▶ **Abb. 18.2**): **diffuse Infiltrate** in beiden Lungenflügeln, die sich nicht durch Atelektasen, Pleuraergüsse oder Raumforderungen erklären lassen*
- ***bestehendes Lungenversagen**, das sich **nicht** durch eine Herzinsuffizienz oder einen massiven Flüssigkeitsüberschuss (Überwässerung, Hyperhydratation) erklären lässt.*

Damit die Berlin-Kriterien beurteilt werden können, sind folgende diagnostische Maßnahmen erforderlich:

- *Anamnese: Krankheitsbeginn innerhalb 1 Woche*
- *Auskultation: Ausschluss eines kardialen Lungenödems*
- *Blutgasanalyse (BGA): Bestimmung des verminderten arteriellen Sauerstoffpartialdrucks (p_aO_2 ↓)*

Abb. 18.1 Entstehung eines ARDS.

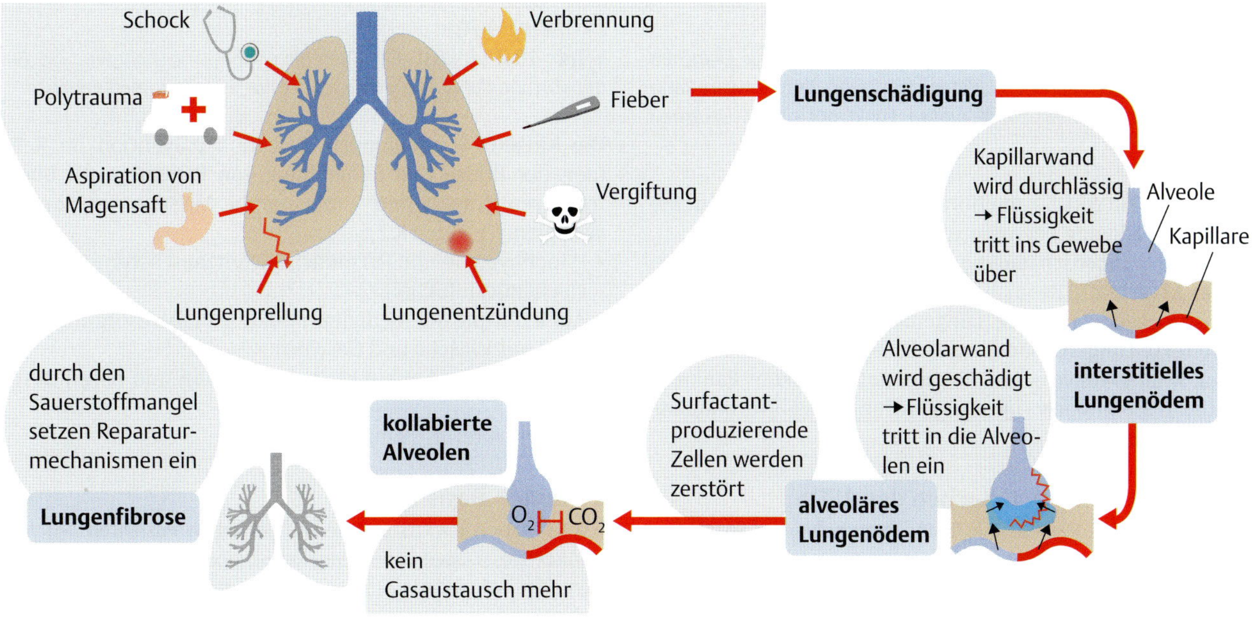

Beim ARDS kommt es zu Perfusions-, Ventilations- und Diffusionsstörungen, wobei Letztere im Vordergrund stehen. Bei ca. 50 % der Patienten erholt sich die Lunge wieder (keine Fibrosierung). *Quelle: I care Krankheitslehre. 2. Auflage. Stuttgart: Thieme; 2020.*

Abb. 18.2 ARDS-Befund in der Bildgebung.

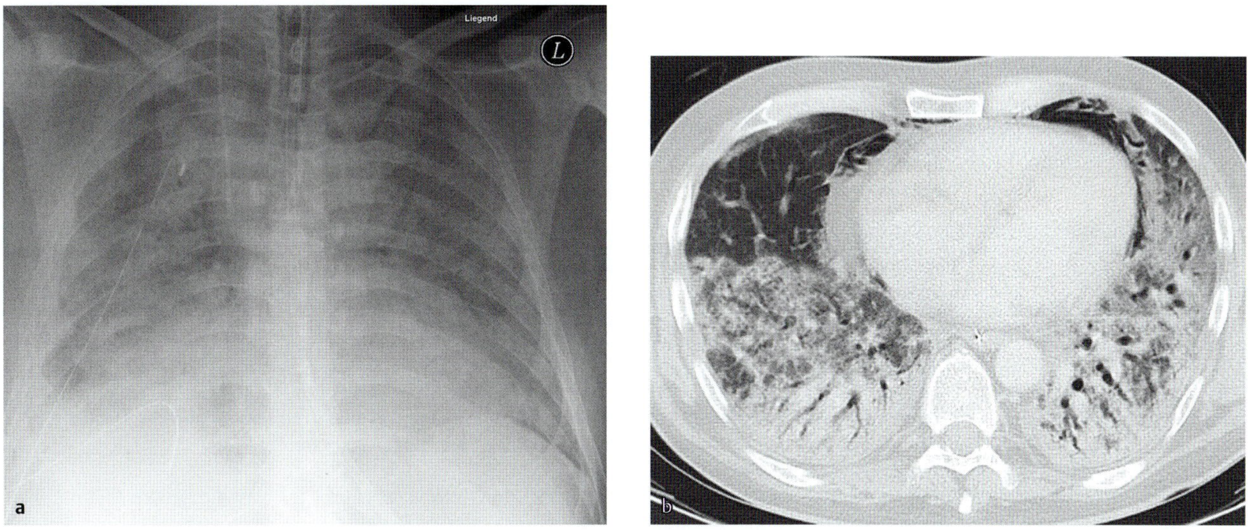

a Röntgenthorax (Liegendaufnahme). Das Bild zeigt stark ausgeprägte, exsudativ bedingte Verschattungen (sog. weiße Lunge).
b CT-Bild. Typisch für ARDS ist eine Dreischichtung mit ventral gelegenem unverändertem Lungengewebe, dorsal gelegenen Verdichtungen und den dazwischen liegenden sog. Milchglastrübungen.
Quelle: Wormanns D. Atemnotsyndrom des Erwachsenen. In: Wormanns D (Hrsg.): Thoraxdiagnostik. 1. Auflage. Stuttgart: Thieme; 2016.

- *Bildgebung (Röntgen-Thorax oder CT): Nachweis der diffusen bilateralen Infiltrate*
- *Echokardiografie: Ausschluss einer Linksherzinsuffizienz.*

Zusätzlich kann, z. B. mittels Echokardiografie, das extravaskuläre Lungenwasser (Flüssigkeit im Interstitium und im Alveolarraum der Lunge) zur Verlaufsbeurteilung bestimmt werden.
*Nach den Berlin-Kriterien gibt es 3 Schweregrade des ARDS, die anhand des Hypoxie-Ausmaßes bestimmt werden (▶ **Tab. 18.1**).*

Tab. 18.1 Schweregrad des ARDS nach der Berlin-Definition.

Schweregrad	Hypoxämie (p_aO_2/FiO_2)	Respirator-Einstellung
leicht	201–300 mmHg	PEEP oder CPAP ≥ 5 cmH_2O
moderat	101–200 mmHg	PEEP ≥ 5 cmH_2O
schwer	≤ 100 mmHg	

p_aO_2: arterieller Sauerstoffpartialdruck; FiO_2: inspiratorische Sauerstofffraktion; PEEP: Positive End-Exspiratory Pressure (positiver endexspiratorischer Druck)

Antwort b)

Prüfungstipp

Die folgende Auflistung nennt zahlreiche, aber nicht alle Ursachen der direkten oder indirekten Lungenschädigung. Ihre Antwort kann abweichen. Zum Erreichen der vollen Punktzahl sind 4 Ursachen ausreichend.

Ursachen • Ein ARDS kann durch eine direkte oder indirekte Lungenschädigung hervorgerufen werden:
- **direkte Lungenschädigung:** z. B. Pneumonie, Aspiration von Magensaft, Beinnahe-Ertrinken, Inhalation toxischer Gase, Lungenverletzung (Lungenkontusion)
- **indirekte Lungenschädigung:** z. B. Sepsis, Schock, Polytrauma, Multiorganversagen, Verbrennungen, akute Pankreatitis, disseminierte intravasale Gerinnung (Verbrauchskoagulopathie).

! Merke Häufigste Ursachen des ARDS

*Die häufigsten Ursachen des ARDS sind **Pneumonie** und **Sepsis**.*

Aufgabe 2

Die Kommission für Krankenhaushygiene und Infektionsprävention (KRINKO) am Robert Koch-Institut (RKI) nennt als wichtigste Maßnahme der generellen Infektionsprävention die Einhaltung der Basishygiene. Nennen Sie 3 Maßnahmen der Basishygiene und geben Sie an, wann sie zum Einsatz kommen.
KB III.2

Antwort

Prüfungstipp

*▶ **Tab. 18.2** umfasst alle empfohlenen Basismaßnahmen. Zur Beantwortung der Aufgabe müssen Sie nur 3 Maßnahmen angeben.*

Die KRINKO-Empfehlungen „Infektionsprävention im Rahmen der Pflege und Behandlung von Patienten mit übertragbaren Krankheiten" umfassen die Maßnahmen der Basishygiene (▶ **Tab. 18.2**):
- Händehygiene und Persönliche Schutzausrüstung (PSA)
- Flächendesinfektion
- Aufbereitung der Medizinprodukte, Abfallentsorgung, Umgang mit Wäsche und Geschirr
- Aufklärung und Schulung von Patienten und deren Besuchern
- Art der Unterbringung.

! Merke Basishygiene

*Die Basishygiene muss **immer** und bei **jedem Patienten** beachtet werden. Das Tragen von Einmalhandschuhen ersetzt **nicht** die hygienische Händedesinfektion. Einmalhandschuhe werden somit nicht anstelle, sondern zusätzlich zur hygienischen Händedesinfektion eingesetzt!*

! Merke Schutzmaßnahmen

Bei einer differenzialdiagnostisch unklaren Infektionserkrankung sind im Zweifelsfall die maximalen Schutzmaßnahmen zu treffen.

Tab. 18.2 Maßnahmen der Basishygiene laut KRINKO (Auszug).

Bereich	Maßnahmen
Händehygiene	hygienische Händedesinfektion • vor und nach direktem Patientenkontakt • vor aseptischen Tätigkeiten • nach Kontamination mit Blut, Sekreten, Exkreten • nach Kontakt mit der Patientenumgebung • nach dem Ablegen von Einmalhandschuhen
Barrieremaßnahmen	• Tragen nicht steriler Einmalhandschuhe bei wahrscheinlichem Kontakt mit kontaminierten Flächen/ Materialien oder bei wahrscheinlichem Kontakt mit Blut, Sekreten, Exkreten • Tragen von Schutzkittel und ggf. Schürze • Tragen eines Mund-Nasen-Schutzes und einer Schutzbrille bzw. eines Gesichtsschutzschilds (beim Risiko einer Übertragung über die Konjunktiven)
Flächendesinfektion	• Reinigung und Wischdesinfektion von Risikoflächen (häufiger Hand- und Hautkontakt) mindestens täglich sowie bei sichtbarer Kontamination
Bettenhygiene und Bettwäsche	• desinfiziertes Bett mit desinfiziertem Inlett und sauberer Bettwäsche bei Aufnahme • Wäschewechsel bei sichtbarer Verunreinigung
Wäscheentsorgung, -aufbereitung und -versorgung	Bekleidung für Personal und Patienten oder Einwegwäsche • gebrauchte und kontaminierte Wäsche in gekennzeichneten Behältnissen sammeln und transportieren, ohne dass ein Kontaminations-/Infektionsrisiko besteht • keimarme, saubere, rückstandfreie Aufbereitung und Lagerung • Wäscheaufbereitung mit regelmäßig überprüften, desinfizierenden Verfahren
Umgang mit Geschirr	• sauberes und keimarmes (desinfiziertes) Geschirr • ggf. Nutzung von Einweggeschirr
Aufklärung/Schulung	• Patienten und Besucher über persönliche Hygienemaßnahmen aufklären
Art der Unterbringung	• Einzelzimmer mit eigenem Bad und Toilette und ggf. Vorraum mit reiner und unreiner Seite bei erhöhtem Übertragungsrisiko, insbesondere bei der Übertragung durch Tröpfchen oder Aerosole • baulich-funktionelle Gestaltung und apparative Ausstattung von Funktionseinheiten (z. B. Notaufnahme, Intensivstation)

Zusatzinfo **Weiteres Vorgehen**

*Darüber hinaus beschreiben die KRINKO-Empfehlungen für unterschiedliche Übertragungswege und Risikogruppen **erweiterte Maßnahmen**, die bei **begründetem Verdacht** auf eine übertragbare Erkrankung ergriffen werden sollten. Weitere Empfehlungen betreffen die räumliche Unterbringung Betroffener (z. B. die Unterbringung in einem Einzel- oder Isolierzimmer) und die Dauer der Maßnahme. Die konkrete Umsetzung dieser Empfehlungen ist im sog. **Hygieneplan** der jeweiligen Einrichtung festgelegt.*

Aufgabe 3

Leiten Sie aus der Fallgeschichte das hauptsächliche gesundheitliche Problem ab, das bei Herrn J. wegen des ARDS und der Lungenembolie besteht. Ordnen Sie diesem eine NANDA-Pflegediagnose zu. Geben Sie dazu die bestimmenden Merkmale an, die in der Fallgeschichte genannt werden, außerdem die zum ARDS passenden beeinflussenden Faktoren.

KB I.3

Antwort

Prüfungstipp

Festgelegte Formulierungen der Pflegediagnosen verhelfen zu einer einheitlichen Sprache. So verstehen alle Pflegenden dasselbe, wenn sie sich über Pflegeprobleme und Pflebedarfe austauschen. Entsprechende Formulierungen finden sich in Pflegeklassifikationssystemen wie NANDA-I (North American Nursing Diagnosis Association – International) oder ENP (European Nursing Care Pathways).

Für die Beantwortung dieser Aufgabe im Rahmen Ihrer Prüfungsvorbereitung benötigen Sie Zugang zu einem NANDA-I-Buch bzw. zu einer -Datenbank. Sie müssen die Pflegediagnosen nicht auswendig kennen.

Pflegediagnose • Herr J. entwickelt ein ARDS und zusätzlich eine Lungenembolie. Bei beiden Krankheitsbildern ist der Gasaustausch beeinträchtigt. Gemäß der NANDA-I-Taxonomie fällt die Pflegediagnose **beeinträchtigter Gasaustausch (Diagnosencode 00 030)** unter

- **Domäne 3:** Ausscheidung und Austausch
- **Klasse 4:** respiratorische Funktion.

Bestimmende Merkmale • In der Fallgeschichte werden folgende bestimmende Merkmale der Pflegediagnose genannt: Tachypnoe, Hypoxämie.

Beeinflussende Faktoren • Die Pflegediagnose ist von folgenden beeinflussenden Faktoren geprägt:

- Veränderungen der alveolokapillären Membran
- unausgeglichenes Ventilations-Perfusions-Verhältnis.

Aufgabe 4

Wegen seiner respiratorischen Insuffizienz wird Herr J. künstlich beatmet.

a) Erläutern Sie den Hauptunterschied zwischen der Inspiration bei spontaner und bei künstlicher Beatmung.

b) Nennen Sie 3 Formen der künstlichen Beatmung. Zeigen Sie 3 Maßnahmen der Standardüberwachung auf, die bei einer Beatmung durchgeführt werden müssen.

c) Definieren Sie den Begriff „PEEP" und erklären Sie das Ziel dieser Respiratoreinstellung.

KB III.2

Antwort a)

Bei **Spontanatmung** wird die Luft aufgrund eines **Unterdrucks** in die Lunge gesaugt. Der Unterdruck entsteht durch die Kontraktion des Zwerchfells und ggf. der Interkostalmuskulatur. Dadurch sinkt das Zwerchfell ab und der Thorax weitet sich, was eine Vergrößerung des Brustraumes bewirkt. Dabei wird die Lunge gedehnt, die durch Kapillarkräfte an der inneren Thoraxwand haftet.

Die **Beatmung** ist eine künstliche Lungenventilation, die bei unzureichender oder fehlender Spontanatmung eingesetzt wird. Im Gegensatz zur Spontanatmung presst sie die Luft mit **Überdruck** in die Lunge.

Antwort b)

Formen der künstlichen Beatmung

- Mund-zu-Mund- bzw. Mund-zu-Nase-Beatmung (Ersthelfer bei Herz-Lungen-Wiederbelebung)
- manuelle Beatmung mit Beatmungsbeutel in Kombination mit Maske bzw. supraglottischer Atemwegshilfe (Larynxmaske oder -tubus) oder Endotrachealtubus
- maschinelle Beatmung in Kombination mit Larynxmaske, Endotrachealtubus oder Trachealkanüle.

Überwachung

- Inspektion: Thoraxbewegungen, Atemfrequenz, Atemtiefe, Hautfarbe, Abwehrbewegungen, Husten, ggf. Bewusstseinskontrolle
- Auskultation: Lungenbelüftung, Atemgeräusche (z. B. durch Sekretansammlung)
- Puls und Blutdruck
- Pulsoxymetrie: Sauerstoffsättigung
- Blutgasanalyse: p_aO_2, p_aCO_2, pH, HCO_3^- (Bikarbonat).

Zusatzinfo **Extrakorporale Membranoxygenierung**

*Bei schwersten Oxygenierungsstörungen (z. B. bei schwerem ARDS) kann der Einsatz einer **extrakorporalen Membranoxygenierung (ECMO)** erwogen werden. Dabei handelt sich um ein Organersatzverfahren, das die Lunge entlastet. Bei der ECMO findet der Gasaustausch kontrolliert über einen extrakorporalen Kreislauf statt. Dazu wird das Blut über einen Gefäßkatheter vor dem rechten Vorhof aus dem Körper geleitet, dort mit Sauerstoff angereichert und von CO_2 befreit und über einen zweiten Zugang dem Körper wieder zugeführt. Das ECMO-Verfahren kann so über einen begrenzten Zeitraum die Herz- und die Lungenfunktion übernehmen.*

Antwort c)

Definition **PEEP**

*Unter dem PEEP (Positive End-Exspiratory Pressure) versteht man einen positiven Druck, der **am Ende der Ausatmung** in der Lunge vorhanden ist.*

Der PEEP ist Teil der sog. **lungenprotektiven Beatmung** (lungenschützende Beatmung). Er **verhindert**, dass die Alveolen bei der Ausatmung zusammenfallen und sich **Atelektasen** bilden. Dadurch vergrößert sich die Fläche, die am Gasaustausch teilnimmt. Bei ARDS-Patienten hat ein hoher PEEP positive Effekte auf die Oxygenierung und erleichtert dem Patienten die krankheitsbedingt erschwerte Atemarbeit.

Im Rahmen der maschinellen Beatmung kann am Respirator ein extrinsischer PEEP eingestellt und so ein positiver Druck (5–20 mmHg) am Ende der Ausatmung aufrechterhalten werden.

Aufgabe 5

a) Zu den Aufgaben einer Pflegefachperson zählt das endotracheale Absaugen invasiv beatmeter Patienten. Erläutern Sie das Ziel dieser pflegerischen Intervention. Arbeiten Sie den wesentlichen Unterschied zwischen offenem und geschlossenem System heraus. Begründen Sie, welches System bei Herrn J. zum Einsatz kommen sollte.

b) Geben Sie 4 Prinzipien an, die beim endotrachealen Absaugen zu beachten sind. Ermitteln Sie 3 Komplikationen, die bei dieser Pflegehandlung auftreten können.

KB I.3, III.2

Antwort a)

Ziel • Da invasiv beatmete Patienten nicht in der Lage sind, Atemwegssekret bzw. Schleim selbstständig abzuhusten, muss bedarfsgerecht abgesaugt werden. Das endotracheale Absaugen **erleichtert die Atmung** und verbessert so die Sauerstoffversorgung. Eine weitere Indikation ist die **Materialgewinnung** zur Diagnostik.

Systeme • Beim endotrachealen Absaugen wird das Sekret über den **Tubus** oder die **Trachealkanüle** abgesaugt. Dabei kann ein **offenes** (▸ Abb. 18.3a) oder ein **geschlossenes System** (▸ Abb. 18.3b) verwendet werden. Im Gegensatz zum offenen System muss beim geschlossenen System der Tubus zum Absaugen **nicht** vom Beatmungsschlauch getrennt werden. Dieses System wird daher z. B. eingesetzt bei Patienten mit über die Luft (Tröpfchen, Aerosole) übertragbaren Infektionskrankheiten oder bei Patienten, die einen hohen PEEP benötigen. Da beides auf Herrn J. zutrifft, muss bei ihm dem geschlossenen System der Vorzug gegeben werden.

Antwort b)

Prüfungstipp

Von den im Folgetext beschriebenen Prinzipien müssen Sie nur 4 erläutern, um die volle Punktzahl für diese Aufgabe zu erreichen.

Prinzipien

- Durchführung des Absaugens nur durch **qualifiziertes Pflegepersonal** (ggf. mit Assistenz, damit bei Komplikationen schneller reagiert werden kann).
- Patienten zur Aspirationsprophylaxe mit **erhöhtem Oberkörper** oder **seitlich** positionieren.
- Bei infektiösen Patienten wie Herrn J. entsprechend der aktuellen Hygieneleitlinie zwingend **geschlossenes System** (▸ Abb. 18.3b), Schutzbrille und FFP3-Maske verwenden (Eigenschutz vor infektiösen Verwirbelungen).
- **So häufig wie nötig** und **so selten wie möglich** absaugen (individuell angepasst an die Sekretmenge und -beschaffenheit, die Patientensituation und nach klarer Indikationsstellung). Rasselnde Atemgeräusche sind ein Hinweis auf eine Sekretansammlung.
- Durchführung unter **aseptischen Bedingungen** (zum Schutz des Patienten vor Infektion).
- Patienten vor dem Absaugen evtl. für 3 min mit 100 % Sauerstoff **präoxygenieren.**
- Bei einer liegenden **Magensonde** vor dem Absaugen mit der Magensondenspritze (50 ml) den Magensaft abziehen. Beim Absaugvorgang muss der Auffangbeutel für das Magensekret unter Magenniveau hängen. Dies gewährleistet den Ablauf durch den beim Absaugvorgang erhöhten Druck.
- Zügig und einfühlsam vorgehen. Die Situation ist physisch (eingeschränkte Atmung) und psychisch (Angst) belastend für den Patienten.
- Patienten während des Absaugens **gezielt beobachten** (Hautfarbe, Puls, Blutdruck, O_2-Sättigung) und den Vorgang ggf. abbrechen.
- **Absaugdauer** sollte **15 s** nicht überschreiten (ideal **<10 s**). Bei längerem Absaugen besteht die Gefahr des Sauerstoffmangels.

PRAXISTIPP

Zügig absaugen!

Wenn Sie während des Absaugvorgangs selbst die Luft anhalten, können Sie die Zeit besser einschätzen.

Abb. 18.3 Endotracheales Absaugen.

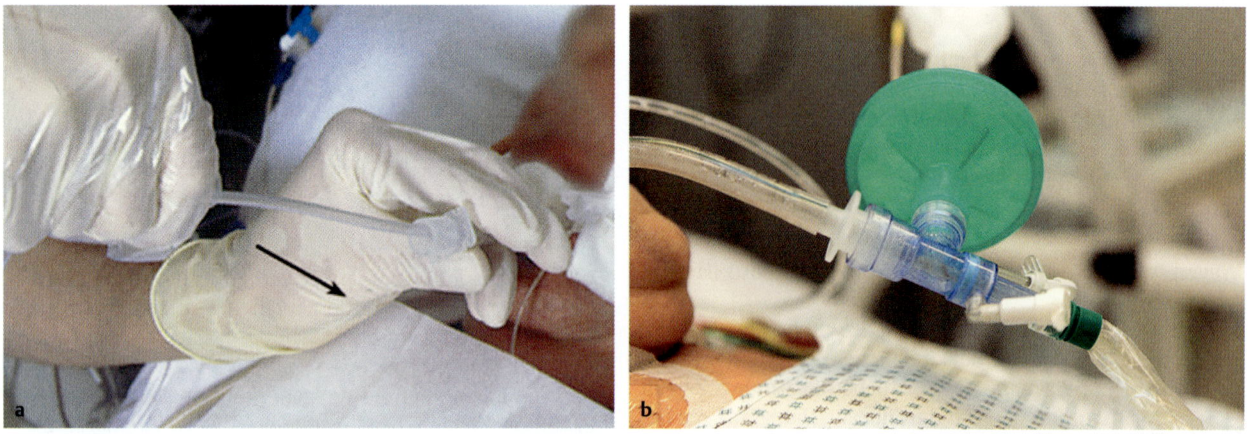

a Beim offenen System müssen zum Absaugen der Beatmungsschlauch und der Tubus diskonnektiert werden. *Quelle: Wilpsbäumer S, Ullrich L. Endotracheales Absaugen. In: Schewior-Popp S, Sitzmann F, Ullrich L (Hrsg.): Thiemes Pflege. 15. Auflage. Stuttgart: Thieme; 2020.*

b Bei Verwendung eines geschlossenen Systems ist keine Diskonnektion notwendig, da der Absaugschlauch integriert ist. *Quelle: Kirschnick O. Absaugen. In: Kirschnick O: Pflegetechniken von A bis Z. 6. Auflage. Stuttgart: Thieme; 2024. Bild: © K. Oborny/Thieme.*

- Bei offenem System für jeden Absaugvorgang einen **neuen Absaugkatheter** verwenden (Keimverschleppung vermeiden). Bei geschlossenem System die vom Hersteller vorgeschriebenen Hygienemaßnahmen einhalten und die Wechselintervalle beachten:
  - sterilen Absaugschlauch alle 24–48 h
  - Spüllösung 1 Mal pro Tag
  - geschlossene Absaugsysteme alle 48–72 h
- Zeitpunkt des Absaugens, Sekretbeschreibung und Besonderheiten (Toleranz, Komplikationen) **dokumentieren**.

ACHTUNG

Der Absaugvorgang reizt die Schleimhäute und regt dadurch die Schleimproduktion an! Daher muss bedarfsgerecht abgesaugt werden.

PRAXISTIPP

Mund- und Nasenpflege

Nach dem Absaugen sollte eine Mund- und Nasenpflege durchgeführt werden. Bei starker Sekretbildung kann dies auch zwischendurch sinnvoll sein.

Mögliche Komplikationen

- Erstickungsangst
- **Laryngo-** oder **Bronchospasmus**
- **Hypoxie** (Unruhe, Zyanose des Patienten)
- **Aspiration** (Erbrechen oder aufsteigender Magensaft durch Würgereiz) bei nicht korrekt geblocktem bzw. entblocktem Cuff
- Bradykardie, Herzrhythmusstörung oder **Asystolie** (durch Vagusreiz)
- **Schleimhautverletzungen** (ggf. Blutung, besonders bei Therapie mit Antikoagulanzien)
- Keimverschleppung und **Infektion** (durch unsachgemäßes Arbeiten).

! *Merke* Sorgfältig arbeiten

Das endotracheale Absaugen ist für den Betroffenen sowohl unangenehm als auch mit Risiken verbunden. Die korrekte Durchführung, eine kontinuierliche Überwachung des Patienten und das unbedingte Einhalten der Hygienevorschriften hilft, die Dauer der Maßnahme und die Risiken für den Patienten zu minimieren.

Aufgabe 6

Herr J. entwickelt trotz Thromboseprophylaxe nach 5 Tagen eine Lungenembolie.

a) Definieren Sie das Krankheitsbild „Lungenembolie". Arbeiten Sie dessen Ursachen und Pathophysiologie heraus.
b) Nennen Sie 4 Risikofaktoren für eine Lungenembolie.
c) Entwickeln Sie ausgehend von der Pathophysiologie 2 Symptome, die auf eine Lungenembolie hinweisen können.
d) Ein Verdacht auf Lungenembolie muss als Notfall eingestuft werden. Nennen Sie die Maßnahmen, die der Ersthelfer ergreifen muss. Arbeiten Sie die wesentlichen medikamentösen Maßnahmen heraus, die Sie bei Verdacht auf eine Lungenembolie erwarten.

KB I.3, I.4, III.2

Antwort a)

Definition **Lungenembolie (LE)**

*Unter einer Lungenembolie (LE) oder Lungenarterienembolie versteht man die **Verlegung der Lungenarterien** bzw. deren Äste durch einen Embolus, der aus der Peripherie in das Lungengefäßsystem geschwemmt wurde.*

Ursachen • In 80–90 % der Fälle stammt der Embolus aus einer **tiefen Beinvenenthrombose (TVT)**. Bei der TVT entsteht das Blutgerinnsel (Thrombus) am häufigsten im Oberschenkel (60 %), seltener im Becken (30 %) oder im Unterschenkel (10 %). Sehr selten verursachen Thrombosen in den Armen, im Uterus oder im rechten Vorhof eine Lungenembolie.

Eine Lungenembolie kann in seltenen Fällen auch ohne einen Thrombus entstehen. Beispiele hierfür sind die **Fettembolie** (durch Fett aus dem Knochenmark, z. B. nach Knochenbrüchen), die **Fruchtwasserembolie** (Fruchtwasser gelangt während der Schwangerschaft in das venöse System der Schwangeren) oder die **Luft-** bzw. **Gasembolie** (z. B. bei Verletzungen).

Bei Herrn J. steht die Lungenembolie im Zusammenhang mit einer **SARS-CoV-2-Infektion**. Bei COVID-19-Erkrankungen kommt es oft zu einer gesteigerten Bildung von Blutgerinnseln und in der Folge zu thrombembolischen Komplikationen.

Eine Lungenembolie ist eine relativ häufige Komplikation bei intensivpflichtigen Patienten, auch wenn diese bereits – so wie Herr J. – prophylaktisch eine Antikoagulation erhalten.

Pathophysiologie • Durch die Verlegung der Lungenarterie werden Teile der Lunge nicht mehr oder nur noch eingeschränkt durchblutet (**Perfusionsstörung**; ▶ **Abb. 18.4**), sodass der **Sauerstoffgehalt** des Blutes **absinkt** (p_aO_2 ↓). Bei vollständigem Gefäßverschluss kommt es zum **Lungeninfarkt**.

Das Blut staut sich vor dem Embolus, gleichzeitig erhöhen Stoffe, die aus dem Embolus freigesetzt werden, den Widerstand im Gefäßsystem. Infolgedessen steigen der Druck im Lungenkreislauf (**pulmonale Hypertonie**) und die Belastung für das rechte Herz (**Cor pulmonale**). Das rechte Herz kann gegen diesen hohen Druck dauerhaft nicht ausreichend anpumpen und es kommt zur **Rechtsherzinsuffizienz**. Weniger Blut erreicht den linken Ventrikel und das Herzminutenvolumen sinkt. Letztlich entsteht eine **Globalinsuffizienz**, und es tritt ein **Kreislaufversagen** bzw. ein **kardiogener Schock** ein.

! *Merke* Lungenembolie

Eine Lungenembolie ist potenziell lebensbedrohlich.

Zusatzinfo **Häufigkeit und Prognose der LE**

In Deutschland ist die Lungenembolie die dritthäufigste Todesursache unter den Herz-Kreislauf-Erkrankungen (nach Herzinfarkt und Schlaganfall). Eine schwere LE hat eine Letalität von etwa 30 %.

Antwort b)

Wichtige Risikofaktoren sind:

- Immobilisierung (z. B. längere Bettruhe, lange Flugreisen)
- große operative Eingriffe, Operationen an der unteren Extremität
- Verletzungen der langen Röhrenknochen
- Infektionen (z. B. COVID-19 wie bei Herrn J.)

- in der Vergangenheit durchgemachte Thrombosen oder Embolien
- Herzinsuffizienz
- Rauchen
- Gerinnungsstörungen
- bei Frauen: Einnahme oraler Kontrazeptiva, Schwangerschaft.

Antwort c)

Prüfungstipp

Im Lösungshorizont werden mehr Symptome genannt, als in der Aufgabenstellung gefordert werden. Sie können sich auf 2 Symptome beschränken. Wichtig ist, dass sich diese Symptome aus Ihrer Erklärung zur Pathophysiologie (Teilaufgabe a) ableiten lassen.

Die Symptomatik ist abhängig von Größe und Lokalisation des Gefäßverschlusses und damit vom Schweregrad der Lungenembolie. Typisch sind (▶ **Abb. 18.4**):

- akute Luftnot (**Dyspnoe**)
- hohe Atemfrequenz (**Tachypnoe**)
- Ruhepuls von über 100 Schlägen/min (**Tachykardie**), ggf. mit Herzrhythmusstörungen
- **atemabhängiger Thoraxschmerz**, verstärkt bei Inspiration
- Husten, evtl. mit Blutbeimengung (**Hämoptyse**)
- Angst mit Beklemmungsgefühl, Schweißausbruch
- Fieber
- begleitender Pleuraerguss
- Schwindel, Synkope, evtl. Schocksymptomatik.

Zusätzlich können Zeichen einer tiefen Beinvenenthrombose vorhanden sein (z. B. Beinschwellung) und/oder Symptome der Rechtsherzinsuffizienz (gestaute Halsvenen, Ödembildung an den Knöcheln).

Abb. 18.4 Lungenembolie.

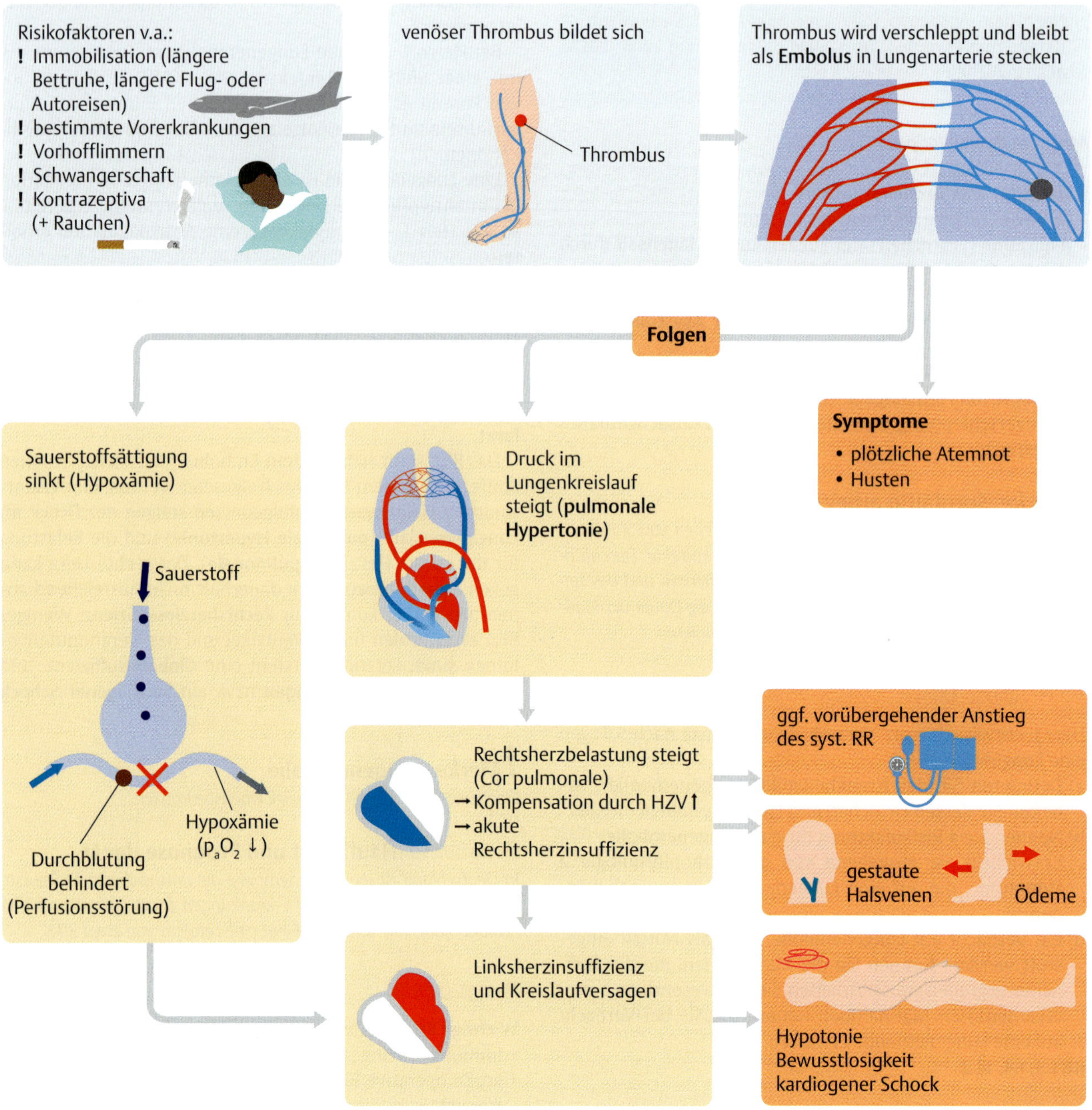

Häufigste Ursache der Lungenembolie ist ein Thromboembolus. Wesentlich seltener sind Fett-, Luft-, Fremdkörper- und Fruchtwasserembolien. *Quelle: I care Krankheitslehre. 2. Auflage. Stuttgart: Thieme; 2020.*

ACHTUNG

*Bei leichteren Lungenembolien ist die Symptomatik nur **wenig eindeutig**, kleine Lungenembolien können auch unbemerkt ablaufen.*

Patienten mit schwerer Lungenembolie (Lungenstrombahn zu mehr als 30–50 % verlegt) sind **hämodynamisch instabil** und zeigen eine Schocksymptomatik.

PRAXISTIPP

Warnzeichen für Lungenembolie

Bei Patienten mit akut beginnender Atemnot, Brustschmerzen, Synkopen und Hämoptyse sollte sofort an eine Lungenembolie gedacht werden.

Zusatzinfo Prophylaxe der LE

*Die beste Schutzmaßnahme vor einer Lungenembolie ist die **konsequente Thromboseprophylaxe**, vor allem bei immobilen und postoperativen Patienten:*

- *Gabe von niedermolekularem Heparin*
- *frühe Mobilisation*
- *Tragen von Kompressionsstrümpfen.*

Antwort d)

Erste Hilfe • Bei Verdacht auf eine Lungenembolie muss der Ersthelfer schnell handeln:

- Rettungsdienst alarmieren (112 in Europa) bzw. im klinischen Setting Alarmknopf drücken (plus lauter Ruf um Hilfe)
- Patienten mit erhöhtem Oberkörper lagern
- Patienten beruhigen
- für Frischluftzufuhr sorgen
- beengende Kleidung öffnen
- ggf. lebensrettende Sofortmaßnahmen (Reanimation) durchführen.

Medikamentöse Maßnahmen • Entsprechend der ärztlichen Anordnung stehen bei **hämodynamisch instabilen** Patienten im Vordergrund:

- die Stabilisierung der Kreislaufsituation (z. B. i. v.-Volumengabe, Adrenalin)
- die Sauerstoffgabe
- die Wiedereröffnung des verschlossenen Gefäßes.

Bei Verdacht auf LE sollte noch vor der weiteren Diagnostik (D-Dimer-Bestimmung und Bildgebung) eine **sofortige intravenöse Antikoagulation** durchgeführt werden, bevorzugt mit niedermolekularem Heparin (NMH) oder unfraktioniertem Heparin (UFH). Hämodynamisch instabile Patienten mit Verdacht auf LE werden auf der **Intensivstation** behandelt. Die Auflösung des Thrombus wird mit einer systemischen **Lysetherapie** angestrebt. Bestehen dafür Kontraindikationen, kann versucht werden, das Gefäß mittels Katheter oder operativen Methoden wieder durchgängig zu machen.

Hämodynamisch stabile Patienten erhalten nur eine **Antikoagulationstherapie**. Mithilfe geeigneter Scores, die u. a. weitere Erkrankungen berücksichtigen, wird das Risiko dieser Patienten abgeschätzt, im akuten Verlauf der LE zu sterben. Außerdem wird eine etwaige rechtsventrikuläre Funktionsstörung abgeklärt.

Zusatzinfo Ambulante Therapie der LE

Patienten mit der Einstufung „Niedrigrisiko-LE" (nach Wells-Score) können häufig ambulant behandelt werden.

*Die **Initialtherapie** kann parenteral oder oral durchgeführt werden:*

- ***parenteral:** niedermolekulares Heparin (z. B. Enoxaparin) oder Fondaparinux s. c.*
- ***oral:** direkte orale Antikoagulanzien (z. B. Apixaban, Rivaroxaban).*

Zur ambulanten Therapie empfiehlt sich die orale Gabe. Stationär wird meist der parenteralen Gabe der Vorzug gegeben.

*An die Initialtherapie schließt sich für 3–6 Monate eine **Erhaltungstherapie** an. Parallel zur parenteralen Therapie sollte hierfür möglichst rasch eine überlappende Behandlung mit einem oralen Vitamin-K-Antagonisten (z. B. Marcumar®) begonnen werden. Nach einer 5-tägigen parenteralen Behandlung können alternativ die direkten oralen Antikoagulanzien Dabigatran und Edoxaban verabreicht werden. Bei Patienten, die von Anfang an eine orale Antikoagulation erhalten haben, wird diese in niedrigerer Dosierung fortgesetzt.*

Ob im Anschluss an die Erhaltungstherapie eine weitere Behandlung erforderlich ist, hängt vom individuellen Rezidiv- und Blutungsrisiko der Patienten ab. Patienten mit hohem Rezidivrisiko sollten eine lebenslange Antikoagulation erhalten.

Aufgabe 7

Die Pflegefachpersonen führen bei Herrn J. entsprechend der Arztanordnung eine 16-stündige (4 × 4 h) Bauch- bzw. 135°-Positionierung durch. Seine Frau fragt besorgt, ob ihr Mann denn auf dem Bauch liegend überhaupt gut atmen könne.

a) Begründen Sie Frau J. den Hintergrund dieser Maßnahme.

b) Nennen Sie 4 Komplikationen, die bei in Bauchlage beatmeten Patienten auftreten können. Entwickeln Sie 3 Maßnahmen, mit denen diese Komplikationen vermieden werden können.

KB I.3, I.4, III.2

Antwort a)

Eine Begründung für Frau J. könnte lauten: „Frau J., ich kann nachvollziehen, dass Sie den Eindruck haben, die Atmung sei für Ihren Mann in Bauchlage schwieriger. Es ist aber so: Bei ständiger Rückenlage sind die rückenwärts gelegenen Bereiche der Lunge schlechter belüftet und schlechter durchblutet. Diese Bereiche fehlen dann für den Gasaustausch. Wenn wir Ihren Mann auf den Bauch drehen oder fast in Bauchlage, werden diese Abschnitte wieder besser durchblutet und belüftet. Teilweise können sich dadurch sogar Lungenbläschen wieder öffnen, die vorher zusammengefallen waren. Insgesamt steht dann wieder ein größerer Teil der Lunge für den Gasaustausch zur Verfügung und es wird mehr Sauerstoff ins Blut aufgenommen. Außerdem verteilt sich in Bauchlage der Beatmungsdruck besser in der Lunge, weil der Brustkorb weniger beweglich ist. Auch das Sekret, das in den Atemwegen gebildet wird, kann so besser abfließen und wir können es dann absaugen. Wenn Ihr Mann komplett auf dem Bauch liegt, ist der Effekt der Positionierung am größten. Damit er sich aber nicht wundliegt, wechseln wir alle 4 Stunden in die 135°-Positionierung (► **Abb. 18.5**), lagern ihn also etwas mehr auf der Seite. In dieser Position können wir ihn auch besser pflegerisch versorgen. Die Bauch- bzw. 135°-Positionierung behalten wir insgesamt immer 16 Stunden bei und danach liegt er dann 8 Stunden auf dem Rücken."

Abb. 18.5 135°-Positionierung.

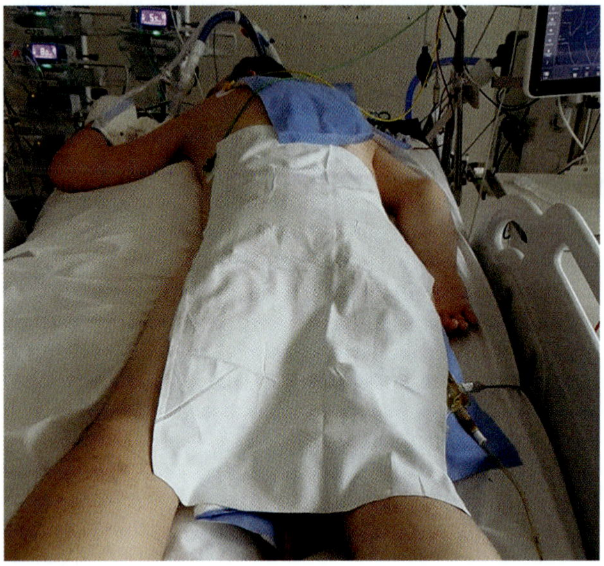

Die 135°-Positionierung (inkomplette Positionierung auf dem Bauch) erleichtert die pflegerische Versorgung des Patienten. Sie ist nebenwirkungsärmer, aber weniger effektiv als die 180°-Positionierung (komplette Positionierung auf dem Bauch). *Quelle: Oczenski W. Modifikationen der Bauchlagerung. In: Oczenski W: Atmen - Atemhilfen. 11. Auflage. Stuttgart: Thieme; 2023.*

Abb. 18.6 Manchester Triage System (MTS) für Patienten mit Thoraxschmerzen.

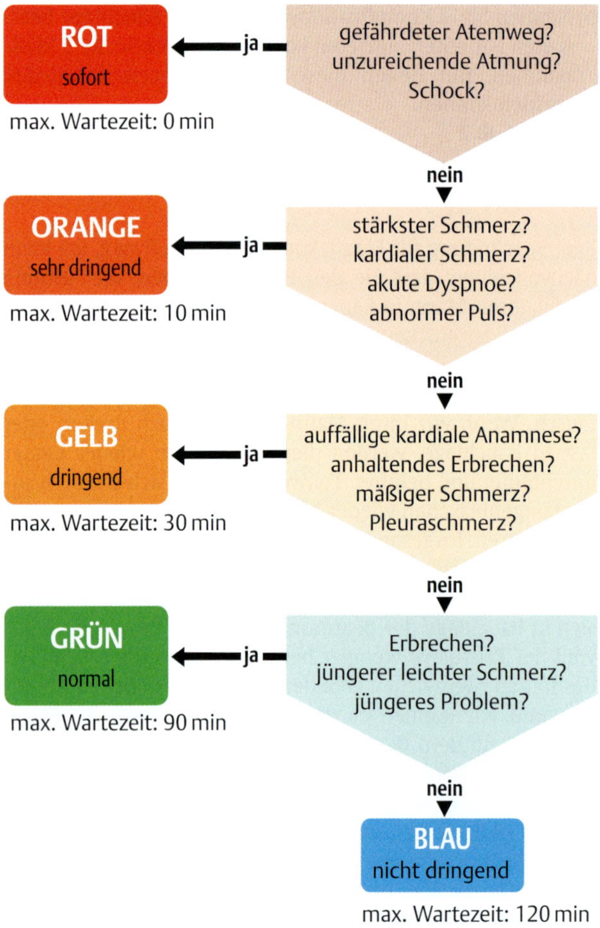

Ersteinschätzung eines Patienten mit Thoraxschmerzen in der Notaufnahme mithilfe des entsprechenden MTS-Diagramms. Die hier angegebenen Wartezeiten gelten für Deutschland. *Quelle: Schulte D. Die traumatologische Notaufnahme. In: I care Pflege. 3. Auflage. Stuttgart: Thieme; 2025.*

Antwort b)

Komplikationen • Viele Komplikationen und Probleme, die während der Bauch- oder 135°-Positionierung auftreten, entstehen entweder infolge einer unzureichenden Vorbereitung der Umlagerung oder durch die Schwerkraft, die auf die vordere Körperseite wirkt:

- versehentliche Extubation bzw. Abknicken des Tubus
- Dislokation oder Abknicken von Zu- und Ableitungen
- Ödembildung in aufliegenden Körperregionen (z. B. im Gesicht)
- Druckulzera im Gesicht, am Becken und an den Knien
- Nervenschädigungen
- Nicht-Toleranz der Beatmung (z. B. Husten, Pressen).

Maßnahmen

- **Nasen-, Augen-** und **Mundpflege** bereits **im Vorfeld** der Umlagerung durchführen, genauso etwaige Verbandwechsel. Viele pflegerische Maßnahmen sind bei Patienten in Bauchlage erschwert.
- Vor der Umlagerung sicherstellen, dass die **Zu- und Ableitungen ausreichend lang** sind und der **Tubus gut fixiert** ist. **Cuff-Druck** überprüfen und ggf. vorübergehend erhöhen.
- Nicht unbedingt benötigte Infusionen, z. B. eine parenterale Ernährung, sollten unterbrochen werden.
- Durchführung der Umlagerung (je nach Methode) mit mind. 3 qualifizierten Personen, die sich untereinander **eng abstimmen**. Üblicherweise steht eine Person am Kopfende, gibt die **Kommandos** und **sichert** gleichzeitig die **Zu- und Ableitungen**.
- Zur Vermeidung von Druckulzera oder Nervenschädigungen die entsprechenden Körperpartien **sorgfältig polstern**. Die Umlagerungsintervalle unbedingt einhalten.
- Tritt ein Husten oder Pressen auf, **Überprüfung** der **Analgosedierung** bzw. der Relaxierung.

Aufgabe 8

Die COVID-19-Pandemie von 2020 bis 2022 hat das Gesundheitswesen vor große ethische Herausforderungen gestellt, als die Zahl der Intensivpatienten die Zahl der Intensivbetten überstieg. Stellen Sie die Ersteinschätzung der Behandlungsdringlichkeit der Patienten in der Notaufnahme dar, wenn knappe personelle und/oder materielle Ressourcen eine sofortige Versorgung aller Patienten nicht zulassen.
KB II.3

Antwort

Übersteigt die Zahl der Erkrankten bzw. Verletzten die Behandlungskapazitäten, ist es wichtig, zunächst die Patienten mit **hoher Behandlungspriorität** zu identifizieren. Hierfür werden standardisierte Kurzuntersuchungen durchgeführt, die auch als Sichtung (**Triage**) bezeichnet werden. In Deutschland hat sich in der Notfallambulanz das „Manchester Triage System (MTS)" als zuverlässiges Instrument zur Einschätzung der Behandlungsdringlichkeit etabliert.

Das MTS besteht aus **5 Dringlichkeitsstufen**. Jedem Patienten wird anhand seiner Beschwerden und dem Ergebnis der körperlichen Untersuchung eine dieser Stufen zugewiesen und damit auch eine festgelegte **maximale Wartezeit** bis zum Arztkontakt. Jeder Dringlichkeitsstufe ist zur schnellen Orientierung eine **Farbe** zugeordnet. Die Dokumentation der Einschätzung und wiederholte Kontrolleinschätzungen sind zwingend. ▶ **Abb. 18.6** zeigt beispielhaft die Einteilung nach dem MTS für Patienten mit Brustschmerzen.

ACHTUNG

Die Einschätzung des Patienten im Rahmen einer Triage ist immer eine Momentaufnahme und bedarf der regelmäßigen Überprüfung!

Aufgabe 9

Herr J. befindet sich in einer kritischen, lebensbedrohlichen Situation.

a) Nennen Sie die 4 grundsätzlichen Aufgaben, die Sie als Pflegefachperson im Rahmen der Pflege von Herrn J. haben. Orientieren Sie sich dabei am Pflegeverständnis des ICN-Ethikkodex. Leiten Sie von jeder dieser Aufgaben eine sinnvolle, konkrete Pflegeintervention für Herrn J. ab.

b) Diskutieren Sie aus ethischer Sicht die Vorteile einer Patientenverfügung bzw. Vorsorgevollmacht gegenüber dem Notvertretungsrecht bei Ehepaaren.

KB I.3, II.3

Antwort a)

Prüfungstipp

Im Lösungshorizont werden verschiedene Pflegeinterventionen beispielhaft aufgeführt. Es ist ausreichend, je eine zu nennen. Es kann sich dabei auch um eine Pflegeintervention handeln, die hier nicht genannt ist. Wichtig dabei ist, dass sie dem Aufgabenbereich entspricht und im Fall von Herrn J. sinnvoll ist.

▶ Tab. 18.3.

Antwort b)

Das **Notvertretungsrecht** (§ 1358 BGB n. F.) regelt seit dem 01.01.2023, dass Eheleute in sämtlichen „Angelegenheiten der Gesundheitssorge" zu Stellvertretern werden. Herr J. kann momentan wegen seiner gesundheitlichen Situation die Angelegenheiten der Gesundheitssorge nicht selbst besorgen. Über das Notvertretungsrecht kann seine Ehefrau Therapieentscheidungen treffen, ohne dass Herr J. ihr zuvor dafür eine Bevollmächtigung erteilte.

Beim Ausstellen einer **Vorsorgevollmacht** oder **Patientenverfügung** beschäftigt sich die Person im Vorfeld mit einer krisenhaften Situation. Sie setzt sich (im Idealfall) damit auseinander, reflektiert die eigenen Bedürfnisse und Beziehungen und legt ihre Wünsche schriftlich und rechtsicher fest. Dadurch stellt sie sicher, dass ihr Recht auf Selbstbestimmung (Schutz des freien Willens) gewahrt wird. Eine solche Willenserklärung könnte Frau J. ihre Entscheidungen in dieser schwierigen, emotional belastenden Situation erleichtern.

Tab. 18.3 Die 4 grundsätzlichen Aufgaben bzw. Verantwortlichkeiten von Pflegefachpersonen laut Präambel des ICN-Ethikkodex und entsprechende Pflegeinterventionen.

Aufgabe	Intervention (Beispiele)
Gesundheit fördern	• auf allgemeines Wohlbefinden achten (Körper-, Mundpflege) • vitale und körperliche Reaktionen wahrnehmen, beurteilen und dokumentieren (z. B. Blutdruck, Herzfrequenz, Atemfrequenz, Körperspannung) • Tag-Nacht-Rhythmus beachten • multiprofessionell arbeiten, Physiotherapie nach ärztlicher Anweisung • Fallbesprechungen • Frau J. mit ihren Sorgen ernst nehmen, in die Pflege einbeziehen • Konzepte wie Basale Stimulation, Aromatherapie mit einbeziehen • angepasste parenterale Ernährung (ärztliche Anweisung)
Krankheiten verhüten/ Prophylaxen	• Dekubitus-, Pneumonie-, Thrombose-, Aspirations-, Sturzprophylaxe mit entsprechenden Maßnahmen, z. B. Umpositionierung, Absaugen, ASE • Wundversorgung und Versorgung der Zu- und Abgänge (z. B. ZVK, PVK, BDK) fachgerecht durchführen, um Infektionen zu vermeiden.
Gesundheit wiederherstellen	• sachgerechte Durchführung der Beatmungstherapie • psychologische Beratung, Seelsorge anbieten; der Ehefrau Unterstützung im Umgang mit der aktuellen Lebenssituation anbieten, da ihr seelisch stabiler Zustand sich positiv auf den ihres Mannes auswirken kann • leitliniengerecht versorgen bzw. Therapien anwenden • Medikationsplan nach ärztlicher Anweisung einhalten
Leiden lindern (und ein würdiges Sterben unterstützen)	• Schmerzassessment mehrmals täglich durchführen • Schmerzmanagement bzw. Schmerztherapie nach ärztlicher Anweisung, ggf. Bedarfsmedikation • Positionierung schmerzlindernd, atemerleichternd

19 17-Jährige mit Mangelernährung bei Anorexia nervosa

Die jetzt 17-jährige Lena* war ein fröhliches Kind. Doch mit den körperlichen Veränderungen in der Pubertät kam sie nicht zurecht. Das „Frau-Werden“ überforderte Lena. Ihre Klassenkameradinnen schienen kaum Veränderungen durchzumachen oder einfach hübscher zu werden, Lena wurde ihrer Wahrnehmung nach bloß dicker. Die Sprüche einiger Jungs („Da geht der Fettarsch ...“, „Mach Platz, Atombusen!“) verletzten sie und verunsicherten sie noch mehr. Damals begann Lena mit ihrer ersten Diät, auf die viele weitere folgten. Lena nahm zwar ab, aber rasch wieder zu. Es war zunächst ein ständiges Hin und Her, mit 16 Jahren hatte sie dann stark abgenommen. Sie wurde immer dünner, sodass ihre Knochen deutlich hervorstanden. Ihre Verwandten und Freunde sprachen sie oft darauf an, dass sie zu dünn sei, doch Lena nahm sich weiterhin als zu dick wahr. Jedes Mal, wenn sie in den Spiegel blickte, sah sie eine zu dicke Person. Sie störte sich an ihren „Speckfalten am Bauch“ und ihrem „zu großen Busen“. Aus Angst, zu dick zu sein, aß Lena fast gar nichts mehr, allenfalls Nahrungsmittel, die sie zuvor sorgfältig ausgewählt hatte. Und auch dann zählte sie penibel jede Kalorie.

Lenas Untergewicht zeigte körperliche Folgen: Ihre Regelblutung blieb aus, ihre Muskelkraft ließ nach und sie wurde wiederholt ohnmächtig, v. a., wenn sie länger stehen musste. Lena fehlte inzwischen die Kraft, Sport zu treiben. Sie hatte bis dahin intensiv, bis zu mehreren Stunden am Tag, für eine Laufveranstaltung trainiert. Ein Halbmarathon sollte es sein, vielleicht sogar ein Marathon. Das Laufen gab ihr einerseits Halt, andererseits bot es ihr die Gelegenheit, „die unzähligen Kalorien“ abzutrainieren, die „ihr ihre Eltern hineinzwängen würden“, wie sie sagte. Auch ihre schulischen Leistungen – früher zählte sie zu den besten der Klasse, war ehrgeizig und vielseitig interessiert – hatten stark nachgelassen, genauso wie ihr Wunsch, sich mit ihren Freundinnen zu treffen. Lenas Eltern machten sich große Sorgen um ihre Tochter. Wie sollte es mit Lena weitergehen?

Nachdem ihre Mutter Lena bewusstlos am Badezimmerboden gefunden und den Rettungsdienst alarmiert hatte, wurde Lena ins Krankenhaus eingeliefert.

In der Notaufnahme wurden eine Bradykardie (38 Schläge/min), eine Hypotonie (87/52 mmHg) und eine Dehydratation festgestellt. Die Laboruntersuchungen ergaben eine Anämie und Elektrolytstörungen. Lenas BMI lag bei 13,6 kg/m^2 (Körpergröße 1,76 m, Kör-

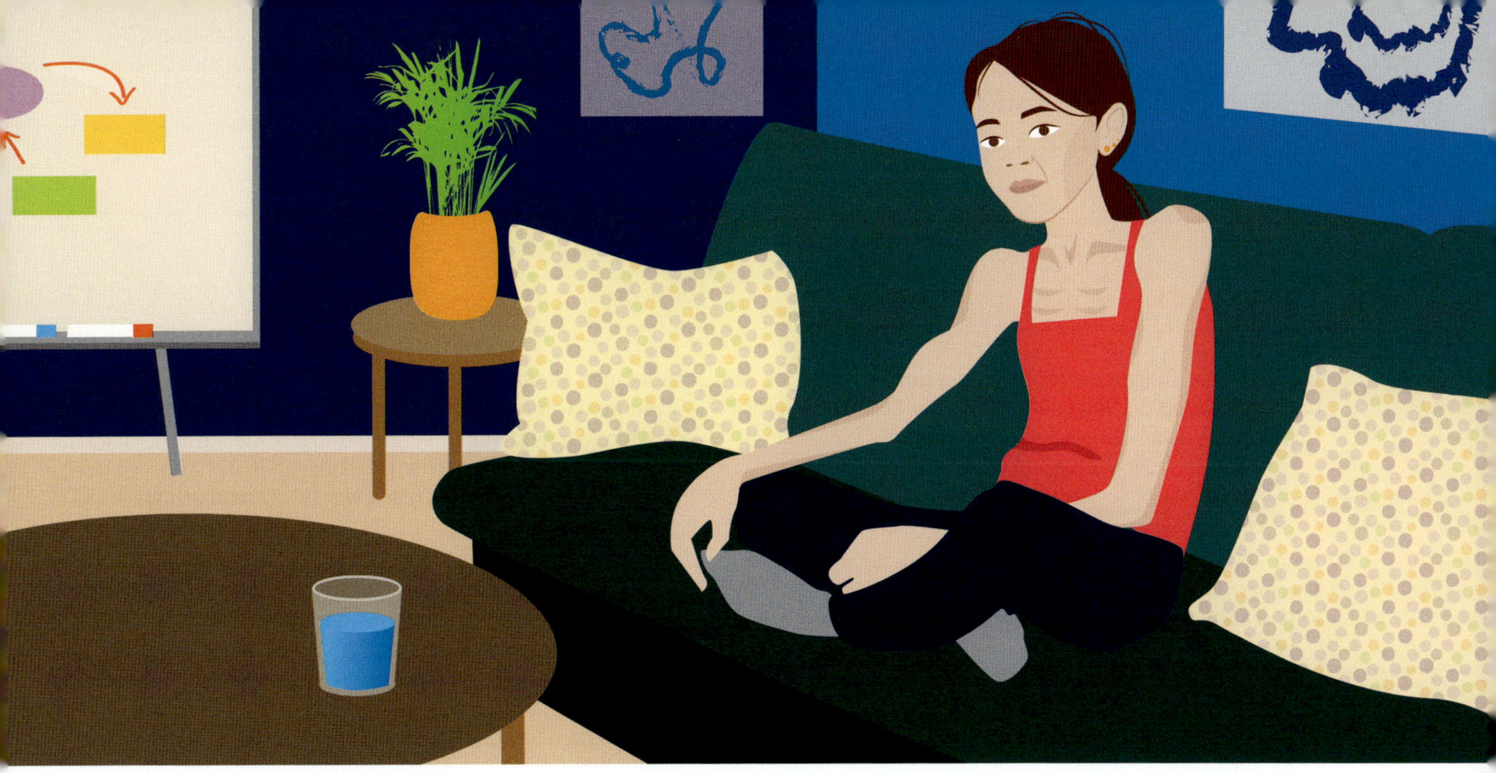

pergewicht 42 kg). Die klinische Untersuchung von Lena ergab ein starkes Untergewicht und eine deutliche Unterkühlung (34,8 °C). Der Pflegefachkraft fielen zudem ein Zuwachs an flaumartiger Behaarung an Armen, Beinen und Rücken sowie ein Ausfall der Kopfhaare und trockene Hautstellen an den Ellenbogen, den Beinen und den Füßen auf. Es wurde die Diagnose „Anorexia nervosa" gestellt und Lena nach Erstversorgung stationär in der Kinder- und Jugendpsychiatrie aufgenommen.

Mittlerweile ist Lena in stationärer Behandlung in der Kinder- und Jugendpsychiatrie. In der erste Zeit schien die Therapie gut bei ihr anzuschlagen. Sie machte den Eindruck, dass sie ihren Körper wieder wertschätzt und sich selbst annimmt. Ihr Essverhalten hatte sich weitestgehend normalisiert. Eine Zeit lang zeigte die Waage auch eine Gewichtszunahme an. Doch jetzt ist Lena wieder stark untergewichtig. Das therapeutische Team überlegt, was die Gründe sein könnten.

Fallbeispiel fiktiv, Namen frei erfunden

? Aufgaben

Lesen Sie die Fallgeschichte sorgfältig durch, bevor Sie mit der Bearbeitung der folgenden Aufgaben beginnen. Berücksichtigen Sie dabei die geschilderte Situation.

Aufgabe 1

Lena kommt mit der Diagnose „Anorexia nervosa“ auf die psychiatrische Station.

a) Beschreiben Sie dieses Krankheitsbild (Definition, häufig betroffene Personengruppe, Prognose). **8 Punkte (Definition 5 P, Personengruppe 1 P, Prognose 2 P)**

b) Identifizieren Sie die körperlichen, psychischen und verhaltensspezifischen Auswirkungen der Erkrankung auf Lena. Ergänzen Sie 3 körperliche Symptome, die in der Fallgeschichte nicht genannt werden. **8 Punkte (Identifizierung 5 P, Symptome 3 P)**

c) Formulieren Sie 3 akute Pflegeprobleme (mit Pflegeziel und je 1 Pflegemaßnahme) bei Lena zum Zeitpunkt ihrer stationären Aufnahme. **9 Punkte**

Aufgabe 2

a) Definieren Sie den Begriff „Körperschemastörung“. Erläutern Sie die Auswirkungen, die eine Körperschemastörung auf die Therapiemotivation der Betroffenen und auf die Beziehung zwischen Pflegendem und Betroffenem hat. **7 Punkte (Definition 3 P, Erläuterung 4 P)**

b) Stellen Sie die Hauptunterschiede zwischen Anorexia nervosa und den Essstörungen Bulimia nervosa und Binge-Eating-Disorder dar. **6 Punkte**

Aufgabe 3

Die Therapie der Anorexia nervosa kann ambulant (z. B. in psychologischen Praxen), teilstationär (in Tageskliniken) oder stationär durchgeführt werden. Welche Therapieform im Einzelfall geeignet ist, hängt vom Schweregrad der Symptomatik und der Lebenssituation der Betroffenen ab. Begründen Sie die Entscheidung für Lenas stationäre Aufnahme mit Blick auf ihren BMI, die gemessenen Vitalparameter und ihren Gesamtzustand. **3 Punkte**

Aufgabe 4

a) Nennen Sie 3 wesentliche Therapieziele bei Anorexia nervosa und stellen Sie die 3 wichtigsten Therapiebausteine dar. Berücksichtigen Sie dabei den interdisziplinären Ansatz. **9 Punkte (Ziele 3 P, Therapiebausteine 6 P)**

b) Nennen Sie die Parteien, zwischen denen im Rahmen der Anorexia-nervosa-Therapie ein „Therapievertrag“ geschlossen wird, und 3 Vereinbarungen, die darin üblicherweise festgehalten werden. Erläutern Sie das Konzept des Stufenplans. **7 Punkte (Parteien 1 P, Vereinbarungen 3 P, Stufenplan 3 P)**

Aufgabe 5

Die pflegerischen Beobachtungen spielen in der psychiatrischen Versorgung eine erhebliche Rolle im therapeutischen Prozess.

a) Erläutern Sie die pflegerischen Aufgaben der objektiven und der subjektiven Beobachtung. Beziehen Sie sich dabei auf die Fallsituation. **8 Punkte**

b) Stellen Sie kurz die Rolle der Pflegefachpersonen in der Therapie der Anorexia nervosa dar. **2 Punkte**

c) Beschreiben Sie 2 Aufgaben der Pflegefachpersonen, die für Pflege von Menschen mit Anorexia nervosa spezifisch sind. **6 Punkte**

Aufgabe 6

Nach anfänglichem Therapieerfolg ist Lenas Körpergewicht wieder gesunken. Die Bezugspflegefachperson äußert Ihnen gegenüber den Verdacht, dass Lena in der Phase ihrer Gewichtszunahme „beim Wiegen betrogen haben könne“. Sie beschreibt ihr Verhältnis zu Lena als schwierig.

a) Bewerten Sie die Äußerungen von Lenas Bezugspflegefachperson. Berücksichtigen Sie dabei die Persönlichkeitsstruktur, die für Menschen mit Anorexia nervosa typisch ist. **6 Punkte**

b) Leiten Sie aus der beschriebenen Situation eine Handlungsempfehlung für Lenas Pflegeteam ab. **4 Punkte**

Aufgabe 7

Um Lenas erneuter Gewichtsabnahme zu begegnen, die für sie zusehends vital bedrohlich wird, entscheidet das therapeutische Team, sie zumindest eine Zeitlang über eine nasogastrale Sonde zu ernähren.

a) Beschreiben Sie die Durchführung dieser ärztlich verordneten Maßnahme. **11 Punkte**

b) Erklären Sie die Vorgehensweise, sollte Lena die Ernährung durch eine Sonde ablehnen, während die Eltern diese wünschen. Beziehen Sie ethische und rechtliche Aspekte in Ihre Überlegungen ein. **6 Punkte**

Lösungshorizont

Aufgabe 1

Lena kommt mit der Diagnose „Anorexia nervosa“ auf die psychiatrische Station.

a) Beschreiben Sie dieses Krankheitsbild (Definition, häufig betroffene Personengruppe, Prognose).

b) Identifzieren Sie die körperlichen, psychischen und verhaltensspezifischen Auswirkungen der Erkrankung auf Lena. Ergänzen Sie 3 mögliche körperliche Symptome, die in der Fallgeschichte nicht genannt werden.

c) Formulieren Sie 3 akute Pflegeprobleme (mit Pflegeziel und je 1 Pflegemaßnahme) bei Lena zum Zeitpunkt ihrer stationären Aufnahme.

KB III.2.f

Antwort a)

Definition Anorexia nervosa

*Die Anorexia nervosa ist eine **Essstörung** mit gleichzeitiger **Körperschemastörung**. Die Betroffenen führen aus Angst, zu dick zu sein, durch gezielte Maßnahmen ein massives **Untergewicht** herbei, das sie selbst nicht als solches wahrnehmen. Der BMI liegt (nach ICD-11)*

- *bei Erwachsenen: < 18,5 kg/m²*
- *bei Kindern und Jugendlichen: unter der 5. Altersperzentile.*

*Die Betroffenen zeigen eine **gedankliche Einengung** auf die Themen Essen, Figur und Gewicht. Ihre **Selbstbewertung** steht in engem Zusammenhang mit Gewicht und Figur.*

Häufig betroffene Personengruppe • Am häufigsten betroffen sind **Mädchen und junge Frauen** im Alter zwischen 12 und 19 Jahren. Die Zahl der **männlichen Betroffenen** nimmt stark zu.

Prognose • Die Behandlung einer Essstörung ist **langwierig** und dauert häufig mehrere Jahre. Nur in etwa **einem Drittel** der Fälle kann eine **vollständige Heilung** erzielt werden. Einige der Betroffenen nehmen sich im Verlauf der Erkrankung das Leben.

Zusatzinfo Erkrankungstypen und Komorbiditäten

Abhängig davon, wie der Gewichtsverlust erreicht wird, werden zwei Typen der Anorexia nervosa unterschieden:

- ***restriktiver Typ:** Das Untergewicht wird in erster Linie durch das veränderte Essverhalten herbeigeführt, oft in Kombination mit exzessiver Bewegung. Diese Form ist bei Kindern und Jugendlichen häufiger.*
- ***Binge-Eating/Purging-Typ:** Zu den Maßnahmen der restriktiven Form kommen selbst herbeigeführtes Erbrechen und/oder der Missbrauch von Abführmitteln, Diuretika, Appetitzüglern u. a. Diese Form wird auch als „aktive Form“ bezeichnet.*

Die Anorexia nervosa tritt häufig zusammen mit anderen psychischen Erkrankungen auf, insbesondere mit Depression, Zwangserkrankungen und Angststörungen.

Antwort b)

Prüfungstipp

Zum Erreichen der vollen Punktzahl ist es ausreichend, 3 der unten aufgeführten weiteren Symptome zu nennen.

Körperliche Veränderungen • Bei Lena sind zu beobachten:

- Untergewicht
- hervorstehende Knochen
- Dehydratation und Veränderungen im Elektrolythaushalt
- Herzrhythmusstörungen
- arterielle Hypotonie mit Neigung zu Synkopen
- Hypothermie
- Ausbleiben der Regelblutung (Amenorrhö)
- Veränderungen der Körperbehaarung (Lanugobehaarung, Ausfall der Kopfhaare)
- Muskelschwäche
- Anämie.

Weitere körperliche Symptome, die in der Fallgeschichte nicht erwähnt wurden, können sein (▶ **Abb. 19.1**):

- Müdigkeit
- brüchige Haare und Nägel
- trockene Haut
- Hypoglykämie
- Zahnschäden bei häufigem Erbrechen (Binge-Eating/Purging-Typ)
- Verdauungsprobleme
- Hypokaliämie
- Depression, Zwangsstörungen, Suizidalität
- Osteoporose
- Schwäche des Immunsystems.

Psychische Veränderungen • Lenas Körperschemastörung wird darin deutlich, dass sie ihr Gewicht nicht realistisch einschätzt. Sie empfindet sich weiterhin als dick, obwohl sie

Abb. 19.1 Körperliche Folgen der Anorexia nervosa.

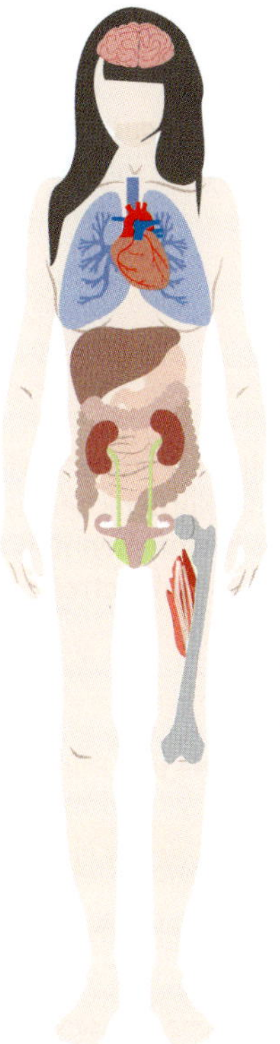

ZNS: Konzentrations- und Gedächtnisstörungen, Synkopen, Hirnatrophie

Haarausfall

Herz: Blutdruck ↓, Bradykardie, Herzstolpern, Arrhythmien

Gastrointestinaltrakt: Meteorismus, Obstipation

Niere: Nierensteine, Nierenversagen

Hormone: Amenorrhö, Schilddrüsenhormone ↓, Kortisol ↑

Muskelschwäche

Osteoporose

Blut: Anämie, Thrombozytopenie, Elektrolytveränderungen

Haut: leichte Verletzbarkeit, trocken, Lanugobehaarung

Die extreme Mangelernährung wirkt sich auf zahlreiche Organsysteme aus. *Quelle: Leucht S. Anorexia nervosa (F50.0). In: Leucht S, Förstl H (Hrsg.): Kurzlehrbuch Psychiatrie und Psychotherapie. 2. Auflage. Stuttgart: Thieme; 2018.*

mehrfach von ihr nahestehenden Menschen auf ihr Untergewicht angesprochen wird.

Verhaltensspezifische Veränderungen • Ihre Angst vor dem Zunehmen und „Dicksein" hat Lenas Verhalten verändert. Sie beschäftigt sich **ständig** mit ihrem Gewicht und ihrem Körper und beschränkt ihre **Nahrungsaufnahme** auf ein **Minimum**. Zusätzlich versucht sie, ihr Gewicht durch exzessives Sporttreiben zu kontrollieren (sog. **gegensteuerndes Verhalten**). Ihre schulischen Leistungen haben stark nachgelassen, sie zieht sich sozial zurück.

Zusatzinfo Typisches Verhalten von Menschen mit Anorexia nervosa

Lenas Verhalten ist typisch für Menschen mit Anorexie: Sie wiegen sich häufig, um ihr Gewicht zu überprüfen, oft sowohl vor als auch nach den Mahlzeiten oder vor und nach körperlichen Aktivitäten. Viele beurteilen den eigenen Körper im Spiegel und sie messen immer wieder den Umfang bestimmter Körperteile oder die Länge von Hautfalten. Prinzipiell meiden die Betroffenen die Aufnahme kohlenhydrat- und fettreicher Nahrungsmittel und zählen – wie Lena – penibel die aufgenommenen Kalorien. Oft trinken sie vor dem Essen große Mengen, um durch die dadurch erreichte Magenfüllung die Nahrungsaufnahme zu begrenzen. Andere beschränken ihre Flüssigkeitszufuhr so stark, dass der trockene Mund die Nahrungszufuhr erschwert. Manche Betroffenen verwenden auch Piercings im Mundraum, die Schmerzen bei der Nahrungsaufnahme verursachen. Eine weitere Methode ist das Überwürzen von Speisen, mit dem Ziel, sie ungenießbar zu machen. Weitere Möglichkeiten des gegensteuernden Verhaltens sind z. B. die Einnahme von Appetitzüglern und Abführmitteln oder das absichtliche Herbeiführen von Erbrechen.
Vielen Betroffenen gibt ihre Erkrankung zumindest anfangs das Gefühl, absolute Kontrolle über ihren Körper und ihr Leben zu haben. Die erfolgreiche Reduzierung des Körpergewichts und ihre Konsequenz bei der Essensverweigerung erfüllen sie mit Stolz.

Antwort c)

Prüfungstipp

Im Folgenden wurden 3 Pflegeprobleme beispielhaft ausgewählt. Sie können auch andere Pflegeprobleme bearbeiten, die zum Zeitpunkt von Lenas stationärer Aufnahme vorlagen.

▶ Tab. 19.1.

Aufgabe 2

a) Definieren Sie den Begriff „Körperschemastörung". Erläutern Sie die Auswirkungen, die eine Körperschemastörung auf die Therapiemotivation der Betroffenen und auf die Beziehung zwischen Pflegendem und Betroffenem hat.

b) Stellen Sie die Hauptunterschiede zwischen Anorexia nervosa und den Essstörungen Bulimia nervosa und Binge-Eating-Disorder dar.

KB I.3.a, I.4.c

Antwort a)

Definition Körperschemastörung

Unter einer Körperschemastörung (Körperdysmorphe Störung) versteht man eine ***unrealistische Wahrnehmung des eigenen Körpers****. Sie tritt meist im Zusammenhang mit Essstörungen auf. Betroffene entwickeln im Verlauf oft eine Ablehnung oder einen Ekel dem eigenen Körper gegenüber.*

Auch bei Lena besteht die überwertige Idee, zu dick zu sein, obwohl sie tatsächlich stark untergewichtig ist (▶ **Abb. 19.2**). Aus dieser gestörten Wahrnehmung heraus zeigen die meisten Betroffenen eine **mangelnde Krankheitseinsicht**. In ihren Augen besteht kein Handlungsbedarf, weshalb die **Therapiemotivation** der Betroffenen in der Regel zumindest anfangs **gering** oder **nicht vorhanden** ist. Gleichzeitig können bei Betroffenen wie Lena, deren Erkrankung bereits stark fortgeschritten ist, infolge der Mangelernährung **lebensbedrohliche Situationen** entstehen. In Lenas Fall sind vor allem die

Abb. 19.2 Körperschemastörung.

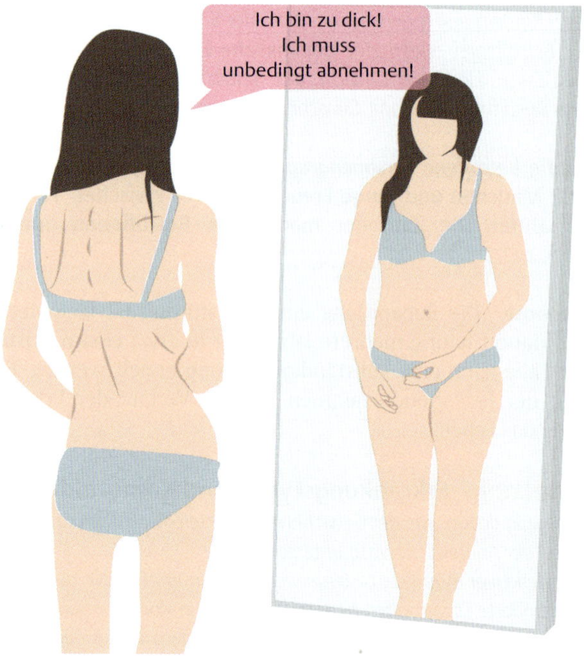

Die betroffene Person empfindet sich trotz des starken Untergewichts als zu dick. Quelle: I care Krankheitslehre. 3. Auflage. Stuttgart: Thieme; 2025.

Tab. 19.1 Akute Pflegeprobleme, Pflegeziele und Pflegemaßnahmen bei Lena zum Zeitpunkt ihrer stationären Aufnahme.

Pflegeproblem	Pflegeziel	Pflegemaßnahmen (Beispiele)
Sturzgefahr (bei längerem Stehen) wegen Hypotonie	Verhindern der orthostatischen Dysfunktion	Anleitung zu entsprechenden Maßnahmen (z. B. Aktivierung der Muskel-Venen-Pumpe)
Exsikkose	ausgeglichener Flüssigkeitshaushalt	mind. 1,5 l Flüssigkeitszufuhr/Tag
Hautschäden wegen Hauttrockenheit	intaktes Hautbild	Hautpflege mit Körperlotion W/O zur Unterstützung der natürlichen Hautbarriere

Herzrhythmusstörungen zu nennen. Da derartige Veränderungen mit steigendem Körpergewicht in der Regel abnehmen, ist gerade ein anfänglicher Therapieerfolg wichtig. In diesem Spannungsfeld müssen die Pflegefachpersonen

- einerseits bewirken, dass trotz mangelnder Compliance der Patienten die angeordneten **Maßnahmen** (ggf. auch unter Zwang) **umgesetzt** und Vereinbarungen bzw. Vorschriften eingehalten werden,
- andererseits als enge Kontaktperson eine **vertrauensvolle** und **wertfreie Beziehung** zum Betroffenen aufbauen und ihm ein unterstützender Begleiter sein.

In dieser belastenden Situation ist es wichtig, dass der Pflegende den **professionellen Abstand** zum Patienten wahrt und gleichzeitig einen offenen, wertschätzenden und positiven Umgang mit ihm findet. Eine nicht funktionierende Beziehung erhöht die Gefahr, dass der Betroffene Veränderungen seines Zustands verheimlicht, ggf. mit lebensbedrohlichen Folgen.

Antwort b)

Bulimia nervosa • Die Betroffenen haben **Essanfälle**. Sie nehmen dann (oft heimlich) große Mengen hochkalorischer Nahrung zu sich und führen im Anschluss **Erbrechen** herbei. Wichtige Unterschiede zur Anorexia nervosa sind:

- Es besteht keine oder eine nur geringe Körperschemastörung.
- Die Betroffenen sind normal- oder übergewichtig.
- Das Verhalten (übermäßiges Essen/Erbrechen) ist schambehaftet, die Therapiemotivation ist daher oft hoch.

Binge-Eating-Disorder (BED) • Die BED ist die häufigste Essstörung. Negative Gefühle, Langeweile oder Stress lösen **Essanfälle** aus. Wichtige Unterschiede zur Anorexia nervosa sind:

- Es besteht keine oder eine nur geringe Körperschemastörung.
- Die Betroffenen nehmen an Gewicht zu, in der Regel entsteht ein Übergewicht.
- Es bestehen Schuld- und Schamgefühle, auch hier ist die Therapiemotivation in der Regel hoch.

Aufgabe 3

Die Therapie der Anorexia nervosa kann ambulant (z. B. in psychologischen Praxen), teilstationär (in Tageskliniken) oder stationär durchgeführt werden. Welche Therapieform im Einzelfall geeignet ist, hängt vom Schweregrad der Symptomatik und der Lebenssituation der Betroffenen ab. Begründen Sie die Entscheidung für Lenas stationäre Aufnahme mit Blick auf ihren BMI, die gemessenen Vitalparameter und ihren Gesamtzustand.
KB I.4.c

Antwort

BMI • Mit einem BMI von 13,6 kg/m² liegt Lena deutlich unterhalb der 3. Perzentile (▶ **Abb. 19.3**) und ist daher **gravierend untergewichtig**.

Vitalparameter • Auch das Ausmaß ihrer **Bradykardie** mit 38 Schlägen/min spricht für eine stationäre Aufnahme, genauso wie ihre **Hypothermie** (Körpertemperatur 34,8 °C). Die Hypotonie fällt noch nicht in den Bereich der vitalen Gefährdung, liegt allerdings nur geringfügig darüber.

Abb. 19.3 Perzentilen für den Body-Mass-Index (BMI) bei Mädchen.

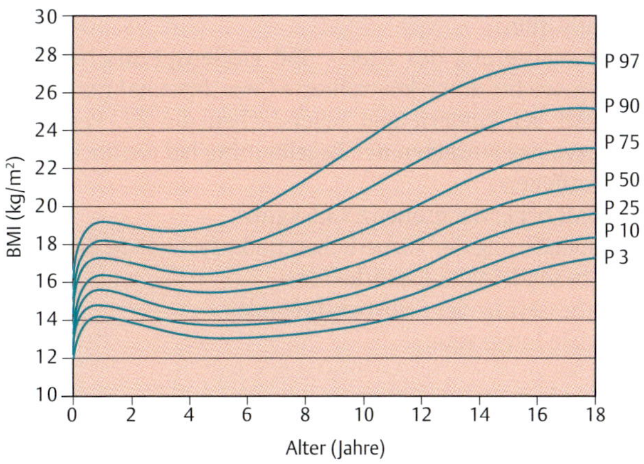

Aufgetragen sind die in Deutschland gültigen Werte für die Altersgruppe 0–18 Jahre.

Gesamtzustand • Lenas körperlicher Gesamteindruck ist schlecht.

Zusatzinfo Kriterien für eine stationäre Aufnahme bei Anorexia nervosa

Eine stationäre Aufnahme von Patienten mit Anorexia nervosa wird empfohlen bei:

- *anhaltendem oder rapidem Gewichtsverlust (> 20 % innerhalb von 6 Monaten) oder/und gravierendem Untergewicht:*
  - *BMI bei Erwachsenen < 15–16 kg/m²*
  - *BMI bei Kindern und Jugendlichen unter der 3. Perzentile*
- *mangelndem Erfolg ambulanter oder teilstationärer Therapien (aus verschiedenen Gründen)*
- *vitaler Gefährdung*
  - *Herzfrequenz < 40 oder > 110 Schläge/min (in Ruhe)*
  - *Arrhythmie*
  - *Blutdruck < 80/50 mmHg*
  - *Körpertemperatur < 35,5 °C*
  - *Hypokaliämie < 3,0 mmol/l*
  - *Phosphat < 0,5 mmol/l*
- *Vorliegen weiterer, ausgeprägter psychischer Erkrankungen, Suizidalität.*

Aufgabe 4

a) Nennen Sie 3 wesentliche Therapieziele bei Anorexia nervosa und stellen Sie die 3 wichtigsten Therapiebausteine dar. Berücksichtigen Sie dabei den interdisziplinären Ansatz.

b) Nennen Sie die Parteien, zwischen denen im Rahmen der Anorexia-nervosa-Therapie ein „Therapievertrag" geschlossen wird, und 3 Vereinbarungen, die darin üblicherweise festgehalten werden. Erläutern Sie das Konzept des Stufenplans.

KB I.3.a, III.2.b

Antwort a)

Prüfungstipp

Im Folgenden werden alle wesentlichen Therapieziele bei Anorexia nervosa aufgeführt. Sie können sich bei der Bearbeitung der Aufgabe auf 3 Ziele beschränken.

Therapieziele
- Normalisierung des Körperschemas und Erreichen einer Krankheitseinsicht (als Voraussetzung für die Therapiemotivation)
- Normalisierung des alters- und größenspezifischen Körpergewichts durch kontrollierte Gewichtszunahme
  - BMI bei Kindern und Jugendlichen die 25. Perzentile bzw. das Einsetzen der Regelblutung bei weiblichen Betroffenen
  - BMI bei Erwachsenen ≥ 18,5 kg/m²
- Stabilisierung der körperlichen und psychischen Situation, insbesondere des Essverhaltens
- Verbesserung des Selbstwertgefühls
- soziale Integration.

Therapiebausteine • Bei der Entwicklung einer Essstörung sind unterschiedliche Faktoren von Bedeutung. Daher erfordert die Behandlung ein **multimodales Konzept**, bei dem verschiedene Berufsgruppen zusammenarbeiten. Hierzu zählen Psychiater, Psychologen, Pflegefachpersonen, Ernährungstherapeuten und sonstige Fachtherapeuten, z. B. für Musik- und Kunsttherapie.

Im Vordergrund der Behandlung stehen:
- die **Wiederernährung** des Betroffenen mit **Gewichtszunahme**
- die **Behandlung** der durch die Mangelernährung bzw. das Untergewicht ausgelösten **körperlichen Symptome** und Komplikationen
- die **Psychotherapie** zur ursächlichen Behandlung der Essstörung.

Wichtigste Säule der Therapie ist das **Ernährungsprogramm**. Sein Ziel ist es, den Betroffenen wieder ein normales Essverhalten zu vermitteln. Es umfasst im Wesentlichen einen speziell für den Betroffenen erarbeiteten **Essplan**, die **Aufklärung** über eine ausgewogene Ernährung, angemessene Portionsgrößen und eine normale Mahlzeitenstruktur (Psychoedukation) und die **Anleitung** zur praktischen Umsetzung.

Die Behandlung somatischer Störungen wird durch eine **ärztliche Betreuung** sichergestellt, z. B. durch einen Internisten oder bei ambulanter Behandlung den Hausarzt. Überwacht werden dabei v. a.:
- das Körpergewicht
- die Herz-Kreislauf-Funktion
- die Laborwerte (z. B. Elektrolyte, Nieren- und Leberwerte, Hormonstatus).

Viele der somatischen Störungen verbessern sich bei Gewichtszunahme ohne weitere Maßnahmen.

Mit der **begleitenden Psychotherapie** kann erst begonnen werden, wenn ein Körpergewicht erreicht ist, bei dem keine vitale Gefährdung mehr besteht. Sie basiert in erster Linie auf der **Verhaltenstherapie**.

Auch einige psychische Störungen, insbesondere die gedankliche Fixation auf Gewicht und Essen sowie Depressivität, bessern sich mit zunehmendem Körpergewicht.

Antwort b)

Parteien • Im **Therapievertrag** werden zu Beginn der Behandlung Therapievereinbarungen festgehalten. Der Vertrag wird von dem Betroffenen, dem medizinischen Personal (Ärzte, Therapeuten), dem „unterstützenden Team" (Pflegefachpersonen, Ernährungsberater) und den Erziehungsberechtigten gemeinsam erarbeitet und unterzeichnet.

Vereinbarungen • Wesentliche Vereinbarungen des Therapievertrags betreffen in der Regel:
- das Zielgewicht (s. o.)
- die Mindestgewichtszunahme pro Woche (stationär meist 500–1000 g)
- einen Mahlzeitenplan (meist drei Haupt- und zwei oder drei Zwischenmahlzeiten zu festgelegten Zeiten und an einem festgelegten Ort).

Darüber hinaus können weitere Regelungen festgehalten werden, z. B. das selbstständige Melden von Essanfällen oder selbstinduziertem Erbrechen an Pflegefachpersonen oder Therapeuten oder das Verbot, Essen mit auf das Zimmer zu nehmen.

Stufenplan • Er ist üblicherweise Teil des Vertrags. Hier werden im Sinne einer **positiven Verstärkung** Maßnahmen der **Belohnung** vereinbart. Abhängig vom Therapieansatz der jeweiligen Klinik kann der Stufenplan auch Maßnahmen der **Sanktionierung** vorsehen, für den Fall, dass sich der Betroffene nicht an die Vereinbarungen hält. Der Plan besteht aus mehreren Stufen (meist 4–5). Erreicht der Patient bestimmte Meilensteine, erhält er im Gegenzug mehr Freiheiten (▶ **Abb. 19.4**), z. B. in Bezug auf die Wochenendgestaltung, Aktivitäten oder die Gestaltung der Mahlzeiten. Sanktionierungen können beispielsweise darin bestehen, dass bei Nichterreichen vereinbarter Ziele dem Betroffenen ein zuvor gewährter Ausgang gestrichen wird. Ausschlaggebend für eine Belohnung oder Sanktionierung ist in erster Linie das erreichte Gewicht als eine **objektive Größe** und nicht das Verhalten des an Anorexie Erkrankten.

Der Stufenplan macht die Fortschritte der Therapie deutlich sichtbar und überträgt nach und nach dem Betroffenen wieder mehr Verantwortung für sein Essverhalten.

Aufgabe 5

Die pflegerischen Beobachtungen spielen in der psychiatrischen Versorgung eine erhebliche Rolle im therapeutischen Prozess.

a) Erläutern Sie die pflegerischen Aufgaben der objektiven und der subjektiven Beobachtung. Beziehen Sie sich dabei auf die Fallsituation.
b) Stellen Sie kurz die Rolle der Pflegefachpersonen in der Therapie der Anorexia nervosa dar.
c) Beschreiben Sie 2 Aufgaben der Pflegefachpersonen, die für Pflege von Menschen mit Anorexia nervosa spezifisch sind.

KB I.3.a, I.4.c, II.3.b, III.2.b, d, f

Antwort a)

Objektive Beobachtung • Sie zielt auf **messbare** oder **objektiv beurteilbare Parameter** ab. Wegen Lenas körperlichem Zustand stehen bei ihr u. a. die Beobachtung von Puls, Blutdruck, Körpertemperatur, Urinmenge, Hautbeschaffenheit und Körpergewicht im Vordergrund. Die Ermittlung des Körpergewichts spielt in Lenas pflegerischer Versorgung eine besondere Rolle, da sie fester Bestandteil der Therapie ist.

Abb. 19.4 Elemente der Therapie von Anorexia nervosa.

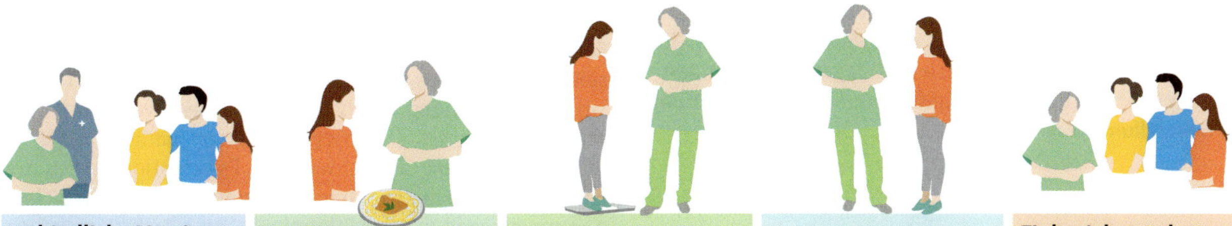

verbindliche Vereinbarung und Stufenplan
gemeinsames Gespräch aller Beteiligten (inkl. den Eltern) mit Erarbeitung des Therapieplans und der individuellen Zielsetzung
→ **Therapievertrag** (verdeutlicht die Verbindlichkeit und das Einverständnis der Patientin)
→ **Stufenplan** (Festlegung des Mindestnormalgewichtes bzw. der Gewichtszunahme)

Nahrungsaufnahme
- begleitete Nahrungsaufnahme, evtl. gemeinsames Vorbereiten der Nahrung
- Begleitung beobachtet, ob sich Lena an den „Therapievertrag" hält.

Wichtig: Keine Diskussionen über die Nahrung zulassen (Verweis auf Therapievertrag)!

Wiegezeiten
Wiegen zu festen Zeiten in der Woche (nicht jeden Tag!)

Wichtig: Keine Diskussionen über das Wiegen bzw. die Erlaubnis zum täglichen Wiegen zulassen (Verweis auf Therapievertrag)!

positives Feedback
regelmäßige Gespräche zwischen der Bezugspflegefachkraft und Lena mit positivem Feedback zu den bisherigen Therapieschritten
→ **Ziel: Steigerung der Motivation und des Durchhaltewillens**
(Da Lenas Selbstbewusstsein gering ausgeprägt ist, nimmt sie die bisherigen Therapieschritte nicht selbst wahr).

Einbeziehung der Angehörigen
- Förderung des gegenseitigen Verständnisses zwischen Lena und ihren Eltern (positive Anerkennung durch die Eltern ist für Lenas Therapieerfolg sehr wichtig)
- Beobachtung der Eltern-Kind-Beziehung und Begleitung der Kontakte durch Pflegefachpersonen
- Umsetzung der Vereinbarungen auch im häuslichen Umfeld

Stufe 1:
- zusätzliche hochkalorische Trinknahrung
- 2 h Ausgang/Tag in Begleitung der Eltern oder Mitpatienten
- Besuche nur am Wochenende
- kein Sport

Stufe 2:
- keine weitere Applikation hochkalorischer Trinknahrung
- Klinik darf ohne Begleitung verlassen werden, aber nicht das Klinikgelände
- kein Ausgang am Wochenende

Stufe 3:
- freies Wochenende, sobald ⅔ des vereinbarten Zielgewichts erreicht sind
- nach Erreichen des Zielgewichts weiterer stationärer Aufenthalt über 6 Wochen
- Klinikgelände darf verlassen werden

Stufe 4:
- Zielgewicht konstant
- normale Kost
- weitere (teil)stationäre Behandlung möglich

Wesentliche Elemente der Therapie einer Anorexia nervosa sind ein verbindlicher Therapievertrag und der Stufenplan (hier beispielhaft dargestellt). Ein positives Feedback seitens der Pflegefachperson trägt – genauso wie die Einbeziehung der Angehörigen – zum Gelingen der Therapie bei.

Zusatzinfo Refeeding-Syndrom

Insbesondere bei stark untergewichtigen Betroffenen wie Lena muss die Pflegefachperson bestimmte Parameter sorgfältig überwachen (u. a. Ruhepuls, Blutdruck, Ödemzeichen, Körpertemperatur, Zustand der Haut), damit Komplikationen frühzeitig erkannt werden. Bei Wiederernährung von Betroffenen mit sehr geringem Körpergewicht (BMI < 13 kg/m²) kann es in der Anfangsphase der Therapie zu lebensbedrohlichen Komplikationen mit u. a. Delir, Krampfanfällen, Rhabdomyolyse und anderen Organfunktionsstörungen kommen. Dieses sog. Refeeding-Syndrom wird durch eine Stoffwechselentgleisung mit starken Störungen des Elektrolyt- und Flüssigkeitshaushalts ausgelöst.

Subjektive Beobachtung • Sie umfasst Wahrnehmungen aus der **Perspektive des Beobachters**, z. B. kann eine Pflegefachperson Lena an einem bestimmten Tag als sehr zurückgezogen wahrnehmen. Eine andere Pflegefachperson hätte dasselbe Verhalten evtl. anders interpretiert. Daher ist es wichtig, auch subjektive Beobachtungen zu objektivieren und für andere **nachvollziehbar** zu beschreiben. Anstatt einem subjektiven „Lena verhielt sich heute sehr zurückgezogen", könnte objektiviert berichtet werden „Lena verbrachte den gesamten Vormittag in ihrem Zimmer. Sie nahm an keinen Gruppenaktivitäten teil."

Subjektive Beobachtungen betreffen u. a. die

- Beurteilung der **Bewusstseinslage** und der **Wahrnehmung** des Patienten: Zeigt Lena Anzeichen der Besserung ihrer Körperschemastörung?
- Beurteilung der **emotionalen Lage** des Patienten: Wie ist Lenas Stimmung? Ist sie niedergeschlagen, zurückgezogen, autoaggressiv oder offen? Wie arbeitet Lena mit? Hält sie sich an den Therapievertrag?
- Beurteilung **sozialer Faktoren**:
  - Beobachtung der **Eltern-Kind-Beziehung**: Wie ist das Verhältnis? Setzen die Eltern Lena unter Druck, z. B. mit dem Abitur? Unterstützen die Eltern Lena dabei, die Vereinbarungen einzuhalten?
  - Beobachtung der **Beziehung zu Mitpatienten**: Welche Rolle nimmt Lena in Gruppenangeboten ein? Hat sie Kontakt zu den Mitpatienten? Fokussiert sie sich auf nur eine Person?

Antwort b)

Die Pflegefachpersonen sind in die Therapie stark einbezogen. Sie sind in der Regel Lenas **erste Ansprechpartner**. Sie sorgen für einen sehr strukturierten Tagesablauf mit festgelegten Ess- und Ruhezeiten und achten auf die **Einhaltung des Behandlungsvertrages**.

Antwort c)

Prüfungstipp

Hier wird nach pflegerischen Aufgaben gefragt, die für die Mitwirkung bei der Therapie der Anorexia nervosa spezifisch sind. Für pflegerische Aufgaben, die auch für andere pflegerische Settings typisch sind (z. B. Unterstützung bei der Körperpflege), gäbe es daher keine Punkte.

Essensbegleitung • Sie ist das wichtigste Aufgabenfeld der Pflegefachpersonen in der Therapie der Anorexia nervosa. Pflegefachpersonen **begleiten** Lenas **Nahrungsaufnahme**, sodass sie ihr Verhalten beobachten und ggf. einwirken können. Den Mahlzeiten geht oft eine Vorbesprechung voraus (Wie ist der Appetit und der Hunger des einzelnen Teilnehmers? Wie ist es um die Motivation zum Essen bestellt?) und eine Nachbesprechung (Wie fühlt sich der Patient jetzt? Hat er aufessen können oder nicht?) schließt sich an. Während der Mahlzeit begrenzt oder unterbricht die Pflegefachperson ggf. pathologisches Verhalten und motiviert zum Weiteressen. An die Mahlzeiten schließt sich eine Ruhezeit an. Hier führt die Pflegefachperson bei bestimmten Patienten eine **Sichtkontrolle** durch, damit das Essen nicht absichtlich erbrochen wird.

Patienten in fortgeschrittenen Therapiestufen bereiten ihre Mahlzeiten oft selbst zu und kaufen auch dafür ein. Die Pflegefachpersonen **begleiten** diese **Einkaufs-** und **Kochgruppen**, oft gemeinsam mit dem Ernährungstherapeuten. Ob Lena im Verlauf ihrer Therapie bereits Teil einer solchen Gruppe war, geht aus dem Fallbeispiel nicht hervor.

Außerdem unterstützen die Pflegefachpersonen Lena und deren Mitpatienten bei der Führung des **Esstagebuchs**.

Wiegen • Das Therapieziel ist eine kontrollierte Gewichtszunahme, durch das Wiegen kann der Therapiefortschritt ermittelt werden. Dafür **wiegt** die Pflegefachperson Lena **regelmäßig** zu festgelegten Wiegezeiten (meist zweimal pro Woche; morgens, nüchtern nach dem Toilettengang und in Unterwäsche). Die Pflegefachperson darf dabei keine Diskussionen über das Wiegen und dessen Häufigkeit zulassen. In Konfliktsituationen sollte sie stattdessen auf den geltenden Behandlungsvertrag verweisen (▶ **Abb. 19.4**). Für viele Betroffene ist das Wiegen sehr emotionsbeladen. Der Pflegefachperson kommt die Aufgabe zu, diese Emotionen aufzufangen. Das Wiegen ist deshalb in der Therapie der Anorexia nervosa mehr als ein Bestandteil der objektiven Beobachtung.

Pflegegespräche • Pflegefachpersonen **begleiten** den Betroffenen mit Bezugspflege- oder Krisengesprächen (z. B. bei weiterer Gewichtsabnahme) während der Therapie **positiv**. In regelmäßigen Gesprächen gibt die Bezugspflegeperson Lena ggf. positives Feedback zum bisherigen Therapiefortschritt und stärkt so deren Motivation und Durchhaltevermögen.

In einigen Häusern übernehmen die Pflegefachpersonen auch die Leitung von Gruppen zur Alltagsbewältigung, zur Stärkung des Körpergefühls oder zur Aufklärung über die Erkrankung und die damit verbundenen Gefahren (Psychoedukation).

Einbeziehung der Eltern • Pflegefachkräfte fördern das **gegenseitige Verständnis** zwischen Lena und deren Eltern. Die positive Anerkennung durch die Eltern trägt wesentlich zum Therapieerfolg bei. Die Pflegefachperson berät u. a. die Eltern zum Umgang mit schwierigen Esssituationen. Das Ziel ist, die Eltern in die Therapie einzubinden und ihnen Sicherheit im Umgang mit der Erkrankung ihrer Tochter zu geben, damit sie eine konfliktarme Umgebung beim Essen gestalten können.

Aufgabe 6

Nach anfänglichem Therapieerfolg ist Lenas Körpergewicht wieder gesunken. Die Bezugspflegefachperson äußert Ihnen gegenüber den Verdacht, dass Lena in der Phase ihrer Gewichtszunahme „beim Wiegen betrogen haben könne". Sie beschreibt ihr Verhältnis zu Lena als schwierig.

a) Bewerten Sie die Äußerungen von Lenas Bezugspflegefachperson. Berücksichtigen Sie dabei die Persönlichkeitsstruktur, die für Menschen mit Anorexia nervosa typisch ist.
b) Leiten Sie aus der beschriebenen Situation eine Handlungsempfehlung für Lenas Pflegeteam ab.

KB II.3.b

Antwort a)

Menschen mit Anorexia nervosa haben in der Regel ein **starkes Bedürfnis nach Selbstbestimmung**. Dies führt dazu, dass sie die Vorgaben der Therapie (Esszeiten und -mengen) als bevormundend empfinden und die Pflegefachpersonen, die die Umsetzung dieser Vorgaben verantworten, zunächst ablehnen. Die Pflegefachpersonen müssen viel Geduld, Einfühlungsvermögen und Konsequenz aufbringen, damit sie dennoch nachhaltig das Vertrauen ihrer Patienten gewinnen.

Über die oft lange Entstehungsgeschichte ihrer Erkrankung hinweg entwickeln viele Betroffene die Fähigkeit, ihr Gegenüber zu **manipulieren**. Dies kann auch eine professionelle Pflegebeziehung auf eine harte Probe stellen. Einige Betroffene versuchen, die Pflegefachperson zu täuschen, indem sie z. B. Nahrung verstecken, die Kleidung beim Wiegen beschweren oder vor dem Wiegen große Mengen Wasser trinken. Gerade dann, wenn die Pflegefachperson von einem gelungen Beziehungsaufbau ausgeht, ist die Gefahr groß, dass sie ein solches Verhalten auf **persönlicher Ebene** trifft und Wachsamkeit in Misstrauen umschlägt. Solche Situationen müssen von der Pflegefachperson rechtzeitig reflektiert werden.

Vor diesem Hintergrund ist der von Lenas Bezugspflegefachperson geäußerte Verdacht ernst zu nehmen und es muss darauf reagiert werden. Wichtig dabei ist aber zu verstehen, dass eine etwaige Manipulation beim Wiegen nicht als „böser Wille" der Patientin verstanden werden darf, sondern als Folge ihrer Erkrankung.

Antwort b)

In der nächsten **Teambesprechung** sollte die Vermutung, Lena hätte beim Wiegen manipuliert, angesprochen werden. Alle an Lenas Versorgung beteiligten Pflegefachpersonen **reflektieren ihre Beobachtungen** zu Lenas Verhalten vor, beim und direkt nach dem Wiegen, z. B. unbeobachtete Momente, in denen Lena die Möglichkeit zum Trinken hatte, oder Verhaltensweisen, die darauf hindeuten, dass sie eine Manipulation (z. B. Gewicht in der Kleidung) verheimlichte. Dabei schenken sie auch einem etwaigen manipulativen Verhalten Lenas Aufmerksamkeit. Hat Lena z. B. verschiedenen Pflegefachpersonen unterschiedliche Versionen desselben Sachverhalts erzählt, um ihre Ziele zu erreichen? Sollte derartiges rückblickend auffallen, werden in der Teambesprechung Maßnahmen festgelegt, die eine weitere Manipulation des Wiegens verhindern. Dies könnten z. B. unregelmäßige Wiegezeiten sein, bei denen für Lena kein Rhythmus erkennbar ist.

Wichtig ist zudem, dass das Team zusammen mit Lenas Bezugspflegefachperson **regelmäßig reflektiert**, wie gut die **Pflegebeziehung** zu Lena funktioniert. Eine kontinuierliche Reflektion innerhalb des Teams führt bei allen Beteiligten zur Sensibilisierung gegenüber dem eigenen Verhalten und der eigenen Wahrnehmung, wodurch eine falsche Beurteilung Lenas verhindert werden kann. Sollte sich herausstellen, dass der Aufbau einer vertrauensvollen Beziehung zur derzeitigen Bezugspflegefachperson auch in Zukunft aussichtslos erscheint, wäre zu erwägen, Lenas Bezugspflegefachperson zu wechseln.

Aufgabe 7

Um Lenas erneuter Gewichtsabnahme zu begegnen, die für sie zusehends vital bedrohlich wird, entscheidet das therapeutische Team, sie zumindest eine Zeitlang über eine nasogastrale Sonde zu ernähren.

a) Beschreiben Sie die Durchführung dieser ärztlich verordneten Maßnahme.

b) Erklären Sie die Vorgehensweise, sollte Lena die Ernährung durch eine Sonde ablehnen, während die Eltern diese wünschen. Beziehen Sie ethische und rechtliche Aspekte in Ihre Überlegungen ein.

KB II.2.b, II.3.a

Antwort a)

Nach Einverständnis der Betroffenen und Richten des Materials wird wie in ▶ **Abb. 19.5** gezeigt vorgegangen.

PRAXISTIPP

Sonde vorher kühlen

Kaltes Sondenmaterial ist steifer, was das Legen der Sonde erleichtert. Es kann deshalb sinnvoll sein, die Sonden in einem Kühlschrank aufzubewahren.

Antwort b)

Zunächst sucht der behandelnde Arzt bzw. Psychologe das **Gespräch** mit Lena. Ziel ist es, Lena zu der Einsicht zu bewegen, dass eine unterstützende Ernährung mittels Sonde hilfreich und entlastend sein kann. Lehnt Lena die nasogastrale Sonde weiterhin ab, besteht für die Eltern die Möglichkeit, eine **Zwangsbehandlung** bzw. -ernährung zu erwirken.

Abb. 19.5 Legen einer Ernährungssonde.

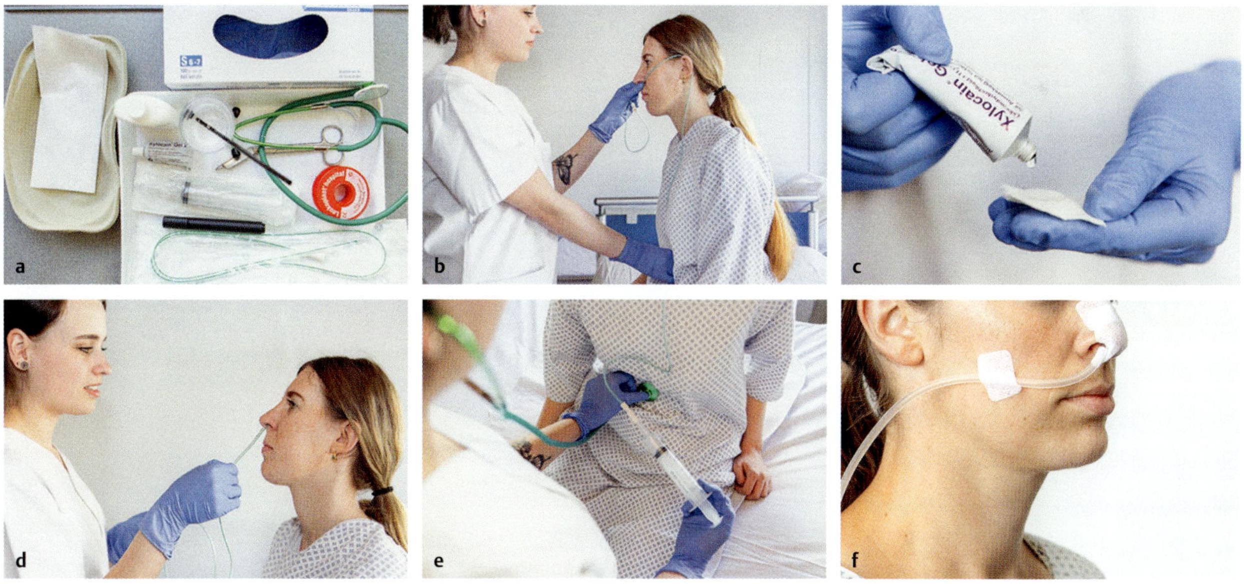

a Materialien, die zum Legen einer Ernährungssonde benötigt werden.

b Durch das Abmessen der Sondenlänge wird ermittelt, wie weit die Sonde vorgeschoben werden muss, damit sie im Magen endet. Die ermittelte Länge wird mit einem Stift auf der Sonde markiert.

c Das Benetzen der Sonde mit einem anästhesierenden Gleitgel ermöglicht ein leichteres und für den Patienten schmerzärmeres Vorschieben.

d Die ersten 10 cm der Sonde werden mit einer Drehbewegung eingeführt. Der Patient wird gebeten, den Kopf zu neigen und dann mehrmals zu Schlucken. Währenddessen wird die Sonde zügig bis zur Markierung vorgeschoben.

e Im Anschluss wird die richtige Lage der Sonde im Magen überprüft, indem per Spritze mind. 10 ml Luft appliziert werden und gleichzeitig der Magen mit einem Stethoskop auskultiert wird. Bei korrekter Sondenlage ist ein blubberndes Geräusch wahrnehmbar.

f Die Sonde wird auf dem Nasenrücken und an der Wange mit Klebestreifen fixiert. Die Fixierung darf keinen Druck auf die Nasenflügel ausüben.

Situation nachgestellt. Quelle: Kirschnick O: Pflegetechniken von A bis Z. 6. Auflage. Stuttgart: Thieme; 2024. Foto: © K. Oborny/Thieme.

Dem Antrag auf Zwangsernährung sollte eine **ethische Bewertung** der Situation vorangehen, um den Eltern bei deren Entscheidungsfindung beratend zur Seite stehen zu können. Insbesondere muss berücksichtigt werden, ob die minderjährige Person in der Lage ist, eine Entscheidung zu treffen, die weitreichende Folgen für ihre Gesundheit hat. Hierbei kann die **EACH Charta für Kinder im Krankenhaus** unterstützen. In Artikel 5 (1) heißt es: „Kinder und Eltern haben das Recht, in alle Entscheidungen, die ihre gesundheitliche Betreuung betreffen, einbezogen zu werden.“ In dem genannten Artikel wird festgehalten, dass Kinder das Recht haben, ihre Meinung zu äußern, auch wenn diese von der Einstellung der Eltern abweicht. Voraussetzung dafür ist, „ ... dass das Kind genügend selbstständig ist, um Entscheidungen zu seinem besten eigenen Interesse zu treffen“. Weitere Aspekte, die bei der Entscheidungsfindung berücksichtigt werden sollten, sind:

- **Autonomie vs. Fürsorge:** Einerseits ist der Wille des Kindes bzw. Jugendlichen zu respektieren, andererseits besteht eine ethische Verpflichtung zur Lebensrettung und Fürsorge.
- **Nutzenabwägung:** Die Maßnahme muss dem Patienten einen realistischen Nutzen bringen (z. B. Überleben, Therapieerfolg).
- **Therapieziel:** Ernährung darf nicht Selbstzweck sein, sondern Teil eines ganzheitlichen Behandlungsplans.
- **Würde und Vertrauen:** Zwangsernährung kann das Vertrauensverhältnis beschädigen und psychische Belastung verstärken.

Sollten Lenas Eltern sich für die Zwangsernährung ihrer Tochter entscheiden, müssen sie die Genehmigung zur **Behandlung mit freiheitsentziehenden Mitteln** (§ 1631b BGB) beim Familiengericht beantragen. Sie müssen sich darüber im Klaren sein, dass nicht nur die Sondenernährung als solche unter Zwang durchgeführt wird, sondern dass Lena zum Anlegen der Sonde und während der Zeit der Zwangsernährung aller Wahrscheinlichkeit nach fixiert werden muss.

! Merke Zwangsernährung

*Die Zwangsernährung über Sonde ist in Deutschland nur mit **richterlicher Genehmigung** umsetzbar.*

Bei der richterlichen Entscheidung muss bei Kindern über 14 Jahren deren Einwilligungsfähigkeit berücksichtigt werden. Sie gelten als einwilligungsfähig, sofern sie die Tragweite ihrer Entscheidung verstehen.

Notizen

20 4-Jähriger mit epilepsiebedingter Verletzungsgefahr

Sie absolvieren Ihren Einsatz auf der neuropädiatrischen Station. Heute lernen Sie den 4-jährigen Kenny* und seine Familie kennen. Kenny trägt wegen einer Tibiaschaftfraktur links einen Oberschenkelgips. Er liegt im Bett, dessen Kopfteil flach eingestellt ist. Sein Kopf ist zur Seite geneigt, er wirkt schläfrig, ist aber ansprechbar. Während Sie Kennys Blutdruck messen (104/63 mmHg), beobachten Sie ihn und sprechen mit seiner Mutter.

„Kenny war auf einem Klettergerüst. Da klettern die Jungs immer rauf und noch nie ist was passiert. Er steht da oben und will auf die Rutsche, so wie immer. Plötzlich schreit er und im nächsten Moment fällt er runter und knallt voll auf den Boden. Zum Glück nur in den Sand. Ich hab' gleich gesehen, dass mit seinem Bein was nicht stimmt. Das stand unten seitlich ab. Bewusstlos war Kenny auch, obwohl seine Augen offen waren. Ich habe noch gedacht, er ist halt auf den Kopf gefallen, und dass es vielleicht gar nicht so schlecht sei, weil er dann die Schmerzen im Bein nicht spürt, aber …" Die Mutter schluckt und ihre Augen füllen sich mit Tränen. „… dann hat er plötzlich am ganzen Körper gezuckt. Als wäre er unter Strom gesetzt worden. Zum Glück war der Notarzt schnell da."

Sie wissen, dass der Notarzt einen generalisierten epileptischen Anfall diagnostiziert und Kenny dagegen Diazepam i. v. gegeben hat. Sie wissen auch, dass Kennys Unterschenkelfraktur vorerst für vier Wochen mit einem Gips ruhiggestellt werden soll.

„Zuerst wurde sein Bein behandelt, aber jetzt sind wir hier auf der Neuropädiatrie gelandet", berichtet die Mutter unsicher. „Sie haben Kenny in diese Röhre geschoben, um Bilder von seinem Kopf zu machen. Anscheinend stimmt etwas in seinem Gehirn nicht." Sie beginnt erneut zu weinen. „Kenny ist jetzt auch anders als vor dem Unfall, ihm ist dauernd übel und er hat immer Kopfweh." Ihre Frage, ob seitdem noch ein Anfall aufgetreten sei, verneint sie.

Sie versuchen, die aufgelöste Mutter zu beruhigen. Sie hält Ihnen ihr Handy hin und spielt ein Video ab, das Kenny beim Spielen mit seinem 6-jährigen Bruder zeigt. Sie sehen einen fröhlichen Jungen, der altersgerecht entwickelt zu sein scheint, sogar etwas weiter als viele Gleichaltrige. Kenny spricht auf dem Video sehr sauber und artikuliert vollständige Sätze. Auch motorisch erscheint er Ihnen sehr geschickt für sein Alter. „Das war vor drei Wochen", schluchzt Kennys Mutter. „Und jetzt …" Traurig blickt sie zu ihrem Sohn.

Nach diesem Gespräch informieren Sie sich in Kennys Krankenakte. Sie lesen, dass auf seinen MRT-Bildern zwei Arachnoidalzysten in der mittleren Schädelgrube im Bereich des Sulcus lateralis (Fissura Sylvii) zu sehen waren. Die Zysten werden als Auslöser für den Krampfanfall angenommen.

„Arachnoidalzysten rufen eher selten Symptome hervor und sind meistens nur ein Zufallsbefund in der Bildgebung. Bei Kenny sind die Zysten aber gewachsen und verursachen nun Hirndrucksymptome“, erklärt der Stationsarzt bei der Visite.

* *Fallbeispiel fiktiv, Namen frei erfunden*

Aufgaben

Lesen Sie die Fallgeschichte sorgfältig durch, bevor Sie mit der Bearbeitung der folgenden Aufgaben beginnen. Berücksichtigen Sie dabei die geschilderte Situation.

Aufgabe 1

Der Notarzt hat bei Kenny einen generalisierten Krampfanfall diagnostiziert, der Ausdruck einer Epilepsie sein kann.

a) Differenzieren Sie die Begriffe „epileptischer Anfall“ und „Epilepsie“. Leiten Sie aus Kennys Befunden ab, ob bei ihm eine Epilepsie vorliegt. Berücksichtigen Sie dabei die Ergebnisse der Bildgebung. **6 Punkte (Differenzierung 4 P, Ableitung 2 P)**

b) Erläutern Sie die Pathophysiologie eines epileptischen Anfalls. **5 Punkte**

Aufgabe 2

Beschreiben Sie die Besonderheiten der folgenden Anfallsarten: Anfälle mit generalisiertem Beginn (tonisch-klonischer Anfall, myoklonischer Anfall, Absence-Anfall) und Anfälle mit fokalem Beginn. Ordnen Sie den Anfall, den Kenny erlitten hat, einem Anfallstyp zu und begründen Sie Ihre Einordnung. **10 Punkte (Beschreibung 2 P je Anfallsart, Zuordnung 2 P)**

Aufgabe 3

Kenny hat zum ersten Mal einen epileptischen Anfall erlitten. Die Mutter ist sehr verängstigt und unsicher.

a) Ein tonisch-klonischer Anfall ist für die Personen, die ihn beobachten, sehr erschreckend und beunruhigend. Formulieren Sie Verhaltensregeln für Kennys Eltern, die ihnen helfen, bei einem erneuten Anfall richtig zu reagieren. **8 Punkte**

b) Insbesondere zu Anfallsbeginn besteht eine erhöhte Verletzungsgefahr. Erstellen Sie einen Maßnahmenkatalog, mit dem Kennys Verletzungsgefahr bei künftigen Anfällen im häuslichen Umfeld reduziert werden kann. **8 Punkte**

Aufgabe 4

Kenny hat einen epileptischen Anfall erlitten. Beschreiben Sie das diagnostische Vorgehen bei Verdacht auf Epilepsie. **6 Punkte**

Aufgabe 5

Bei Kenny wurden zwei Arachnoidalzysten diagnostiziert, die neben dem epileptischen Anfall weitere klinische Symptome verursachen. Der Stationsarzt spricht von Hirndrucksymptomen.

a) Erläutern Sie die Entstehung von Arachnoidalzysten und die möglichen Folgen für den Betroffenen. **3 Punkte**

b) Identifizieren Sie in der Fallgeschichte die Hirndruckzeichen, die bei Kenny erkennbar sind. Nennen Sie 8 weitere Hirndruckzeichen. Unterstreichen Sie 4 Zeichen, die für einen kritisch angestiegenen Hirndruck sprechen (sog. Einklemmungszeichen). **10 Punkte (Hirndruckzeichen 6 P, Einklemmungszeichen 4 P)**

c) Erklären Sie die Folgen einer Hirndruckerhöhung für den Betroffenen. **5 Punkte**

Aufgabe 6

Stellen Sie die wesentlichen Maßnahmen dar, mit denen Kennys erhöhter Hirndruck gesenkt werden kann. Beurteilen Sie dabei Kennys Positionierung. **5 Punkte**

Aufgabe 7

Geben Sie Kennys Eltern eine Übersicht über die Ursache von Kennys Hirndruckerhöhung und darüber, wie es therapeutisch für ihren Sohn weitergehen könnte. **4 Punkte**

Aufgabe 8

Kennys Tibiaschaftfraktur wurde konservativ mit einem Oberschenkelgips versorgt. Nennen Sie 3 Pflegemaßnahmen, die sich aus dieser Situation ergeben. Stellen Sie eine der Maßnahmen ausführlich dar. Beschreiben Sie in diesem Zusammenhang eine wichtige Komplikation. **14 Punkte (Nennung 3 P, Darstellung 6 P, Komplikation 5 P)**

Aufgabe 9

Kennys Erkrankung und die Ungewissheit, ob eine Heilung erzielt werden kann, stellt für Kennys Familie eine krisenhafte Situation dar. Beschreiben Sie 4 Maßnahmen, mit denen die Pflegefachperson die Familie unterstützen kann, und begründen Sie den Nutzen dieser Maßnahmen. **16 Punkte**

Lösungshorizont

Aufgabe 1

Der Notarzt hat bei Kenny einen generalisierten Krampfanfall diagnostiziert, der Ausdruck einer Epilepsie sein kann.

a) Differenzieren Sie die Begriffe „epileptischer Anfall“ und „Epilepsie“. Leiten Sie aus Kennys Befunden ab, ob bei ihm eine Epilepsie vorliegt. Berücksichtigen Sie dabei die Ergebnisse der Bildgebung.

b) Erläutern Sie die Pathophysiologie eines epileptischen Anfalls.

KB I.3.a

Antwort a)

Ein **epileptischer Anfall** ist ein Krampfanfall, der auf einer vorübergehenden Störung der Gehirnfunktion beruht. Er äußert sich in unkontrollierten Veränderungen des Verhaltens, der Bewegung oder der Sinneswahrnehmung. Ein epileptischer Anfall kann unterschiedliche Ursachen haben.

! *Merke* Epileptischer Anfall ≠ Epilepsie

Ein epileptischer Anfall kann ein einmaliges Ereignis sein. Ohne Risikofaktoren für einen erneuten Anfall handelt es sich bei einem einzelnen epileptischen Anfall nicht um eine Epilepsie.

Eine **Epilepsie** liegt erst dann vor, wenn

- in einem Abstand > 24 h ein erneuter Anfall auftritt oder
- eine hohe Wahrscheinlichkeit (≥ 60 %) besteht, dass es innerhalb der nächsten 10 Jahre zu einem erneuten Anfall kommt (Abschätzung anhand von Risikofaktoren).

Mit den Arachnoidalzysten wurde bei Kenny eine sehr wahrscheinliche Ursache für den Krampfanfall gefunden. Da die Zysten weiterhin bestehen, ist die Wahrscheinlichkeit für einen erneuten Anfall hoch. Kenny hat daher eine Epilepsie. Epilepsien mit klar nachweisbarer, struktureller Ursache werden als **symptomatische Epilepsien** bezeichnet.

Antwort b)

Nervenzellen leiten ihre Informationen in Form **elektrischer Signale** (sog. Aktionspotenzialen) weiter, die über **Synapsen** von einer Zelle auf die nächste übertragen werden. Bei der Übertragung können erregende oder hemmende Signale entstehen. Während beim gesunden Gehirn ein Gleichgewicht zwischen erregenden und hemmenden Signalen besteht, überwiegen bei der Epilepsie die erregenden Signale und es kommt zu einer **vorübergehenden, übermäßigen** und **gleichzeitigen Aktivität** der Nervenzellen (▶ **Abb. 20.1**). Die Ausprägung des Anfalls hängt davon ab, welche Anteile des Gehirns betroffen sind.

Das Ungleichgewicht zwischen Erregung und Hemmung kann u. a. verursacht werden durch

- eine **gesteigerte Erregbarkeit** der Nervenzellen: Sie erzeugen ohne Reiz von außen spontan Aktionspotenziale.
- einer **gesteigerten Synchronität** der Nervenzellen: Es werden mehr Nervenzellen gleichzeitig erregt als bei normaler Hirnfunktion.

Beides kann z. B. bei strukturellen Veränderungen des Gehirns (u. a. Missbildungen, Tumoren oder Blutungen), bei Störungen der Ionenkanäle der Nervenzellmembran oder systemischen Erkrankungen auftreten. Genetische Ursachen sind möglich. Kann keine Ursache gefunden werden, spricht man von einer **idiopathischen Epilepsie**.

***Zusatzinfo* Reizleitung im Nervensystem**

An der Membran nicht erregter Nervenzellen herrscht ein sog. ***Ruhemembranpotenzial*** *(–70 mV). Es kommt dadurch zustande, dass die Konzentrationen bestimmter Ionen (v. a. Natrium- und Kalium-Ionen) und damit die Ladungen im Zellinneren und außerhalb der Zelle unterschiedlich sind. Dieser Konzentrationsunterschied wird von speziellen Ionenkanälen in der Nervenzellmembran aufrechterhalten.*

Erreicht ein elektrisches Signal die Nervenzelle, ändert sich die Durchlässigkeit dieser Ionenkanäle: Natrium-Ionen strömen in die Zelle und das Zellinnere wird positiver. Aus dem Ruhemembranpotenzial wird ein sog. ***Aktionspotenzial****, das sich entlang der Zellmembran des Axons fortpflanzt. Erreicht es den Endkolben des Axons werden dort chemische Botenstoffe (****Neurotransmitter****) in den synaptischen Spalt freigesetzt. Sie binden an Rezeptoren der Membran der benachbarten Nervenzelle, was dort ein erregendes oder hemmendes Signal auslöst. Das Signal setzt sich von Nervenzelle zu Nervenzelle fort, bis es sein Ziel im Gehirn oder im Körper erreicht. An der Zielstruktur wird es derart verarbeitet, dass eine entsprechende Reaktion oder Wahrnehmung ausgelöst wird.*

Aufgabe 2

Beschreiben Sie die Besonderheiten der folgenden Anfallsarten: Anfälle mit generalisiertem Beginn (tonisch-klonischer Anfall, myoklonischer Anfall, Absence-Anfall) und Anfälle mit fokalem Beginn. Ordnen Sie den Anfall, den Kenny erlitten hat, einem Anfallstyp zu und begründen Sie Ihre Einordnung.

KB I.4.c

Antwort

Prinzipiell unterscheidet man zwischen Anfällen mit **generalisiertem** und solchen mit **fokalem Beginn**. Generalisierte Anfälle betreffen beide Gehirnhälften, fokale Anfälle beschränken sich – zumindest anfangs – auf eine Hirnregion.

Anfälle mit generalisiertem Beginn • Sie sind in der Regel mit einem **Bewusstseinsverlust** verbunden und werden in motorische und nicht motorische Anfälle unterteilt. Zu den **motorischen Anfällen** zählen u. a.:

- **tonisch-klonische Anfälle:** Sie beginnen oft mit einem **Initialschrei** und einem **Sturzereignis**, bedingt durch den Kontroll- und Bewusstseinsverlust. Begleitend sind häufig vegetative Symptome zu beobachten („Schaum vor dem Mund“ wegen des gesteigerten Speichelflusses, Tachykardie, Hypertonie, Stuhl- und Urinabgang). Häufig kommt es zu Zungen- oder Wangenbissen und einem vorübergehenden, nicht bedrohlichem Atemstillstand. An den Anfall schließt sich die sog. **postiktale Phase** (Erholungsphase) an, die Betroffenen sind verwirrt, schläfrig und ohne Erinnerung an den Anfall. Die für den Anfall typischen **Bewegungsphänomene** lassen sich unterteilen in:
  - **tonische Phase:** Beugen von Kopf, Rumpf und Extremitäten, die Muskeln sind steif und angespannt.
  - **klonische Phase:** Streckung des Körpers mit typischen rhythmischen, wiederholten Muskelzuckungen.

Abb. 20.1 Typische EEG-Wellen bei einem epileptischen Anfall.

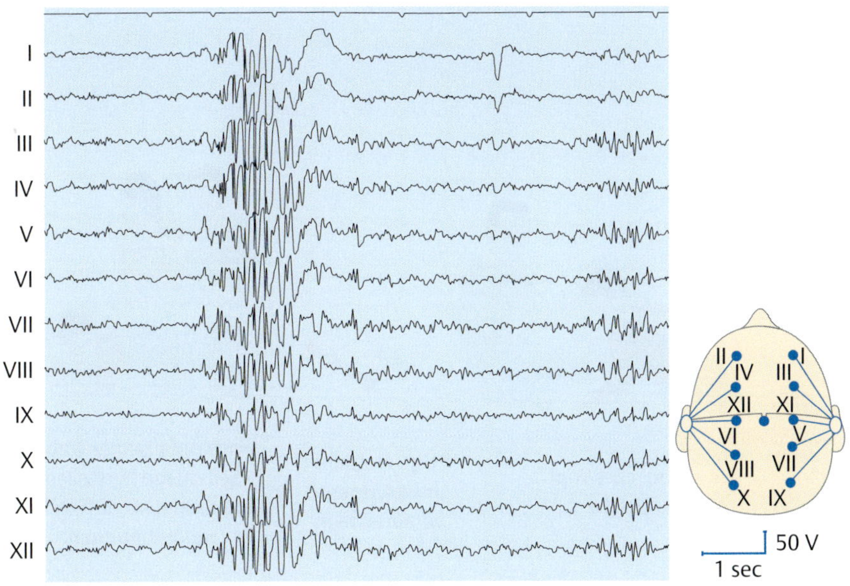

Während eines generalisierten tonisch-klonischen Anfalls zeigen alle EEG-Ableitungen eine Auffälligkeit. *Quelle: Laux G, Möller H. Elektroenzephalogramm (EEG). In: Laux G, Möller H: Memorix Psychiatrie und Psychotherapie. 2. Auflage. Stuttgart: Thieme; 2011.*

- **myoklonische Anfälle:** Die Betroffenen zeigen kurzzeitige, unrhythmische Zuckungen des gesamten Körpers oder einzelner Muskelgruppen. Anschließend können die Muskeln erschlaffen. Sind die Muskeln der unteren Extremität betroffen, stürzen die Patienten.

Die **Absence-Anfälle** zählen zu den **nicht motorischen** Anfällen mit generalisiertem Beginn. Sie sind die häufigsten epileptischen Anfälle bei Kindern und werden anfangs oft für Unaufmerksamkeit („Verträumtheit") gehalten. Die Bewusstseinsstörung hält meist nur wenige Sekunden an. Die betroffenen Kinder sind während des Anfalls geistesabwesend (engl. absence = Abwesenheit) und reagieren nicht. Muskelzuckungen sind selten und treten allenfalls dezent auf, z. B. am Augenlid. Nach dem Anfall kehrt die betroffene Person normalerweise schnell und ohne Erinnerung an den Anfall in den normalen Bewusstseinszustand zurück.

Zusatzinfo Sonderform Fieberkrämpfe

Fieberkrämpfe treten vor allem bei Kleinkindern im Rahmen eines (hoch)fieberhaften Infekts auf. Sie verlaufen generalisiert im Sinne eines tonisch-klonischen Anfalls und enden meistens innerhalb von 10 min (unkomplizierter Fieberkrampf). Nach dem Anfall erholen sich die Kinder schnell wieder. Fieberkrämpfe können ein einmaliges Ereignis sein (häufiger) oder rezidivierend auftreten.

Anfälle mit fokalem Beginn • Die Symptome sind abhängig von der betroffenen Hirnregion. Die Anfälle können bewusst oder nicht bewusst erlebt werden, außerdem unterscheidet man Anfälle

- **mit motorischem Beginn:** tonische oder klonische Bewegungsmuster, Automatismen (z. B. stereotype Bewegungen, Schmatzen) oder Spasmen
- **mit nicht motorischem Beginn:** sensible (z. B. Kribbeln, Taubheitsgefühl in bestimmten Körperteilen), vegetative (z. B. Blässe, Erbrechen), kognitive (z. B. Sinnestäuschungen, Verständnisschwierigkeiten) oder emotionale (z. B. Stimmungsveränderungen, Angst) Zeichen.

Anfälle mit fokalem Beginn können in generalisierte Anfälle übergehen.

Anfallsart bei Kenny • Die Mutter berichtet:

- Kenny hat einen Schrei ausgestoßen.
- Kenny ist gestürzt.
- Er hat sein Bewusstsein verloren.
- Er hat am ganzen Körper gezuckt.

Aus der Fallgeschichte wissen Sie außerdem, dass der Notarzt einen generalisierten epileptischen Anfall diagnostiziert hat. Anhand dieser Aussagen ist bei Kenny von einem **generalisierten tonisch-klonischen Krampfanfall** auszugehen.

Aufgabe 3

Kenny hat zum ersten Mal einen epileptischen Anfall erlitten. Die Mutter ist sehr verängstigt und unsicher.

a) Ein tonisch-klonischer Anfall ist für die Personen, die ihn beobachten, sehr erschreckend und beunruhigend. Formulieren Sie Verhaltensregeln für Kennys Eltern, die ihnen helfen, bei einem erneuten Anfall richtig zu reagieren.

b) Insbesondere zu Anfallsbeginn besteht eine erhöhte Verletzungsgefahr. Erstellen Sie einen Maßnahmenkatalog, mit dem Kennys Verletzungsgefahr bei künftigen Anfällen im häuslichen Umfeld reduziert werden kann.

KB I.3.a + b

Antwort a)

Tonisch-klonische Krampfanfälle von kurzer Dauer sind für den Betroffenen meist ungefährlich. Es sollte Folgendes beachtet werden (▶ **Abb. 20.2**):

- Die Eltern sollten **Ruhe bewahren** und bei ihrem Kind bleiben.
- Sie sollten auf die Uhr schauen und die **Dauer des Anfalls** im Blick haben. Bei einer Dauer **> 5 min** spricht man von einem sog. **Status epilepticus**, bei dem es im Verlauf zu einer Hirnschädigung kommen kann. Deshalb muss bei einer Dauer **> 5 min** der **Rettungsdienst** gerufen werden!
- Nach Möglichkeit sollten die Eltern versuchen, das Kind (insbesondere den Kopf!) **vor Verletzungen** zu **schützen**. Harte oder scharfe Gegenstände sollten möglichst aus der Umgebung entfernt werden.

Abb. 20.2 Verhalten während eines Krampfanfalls.

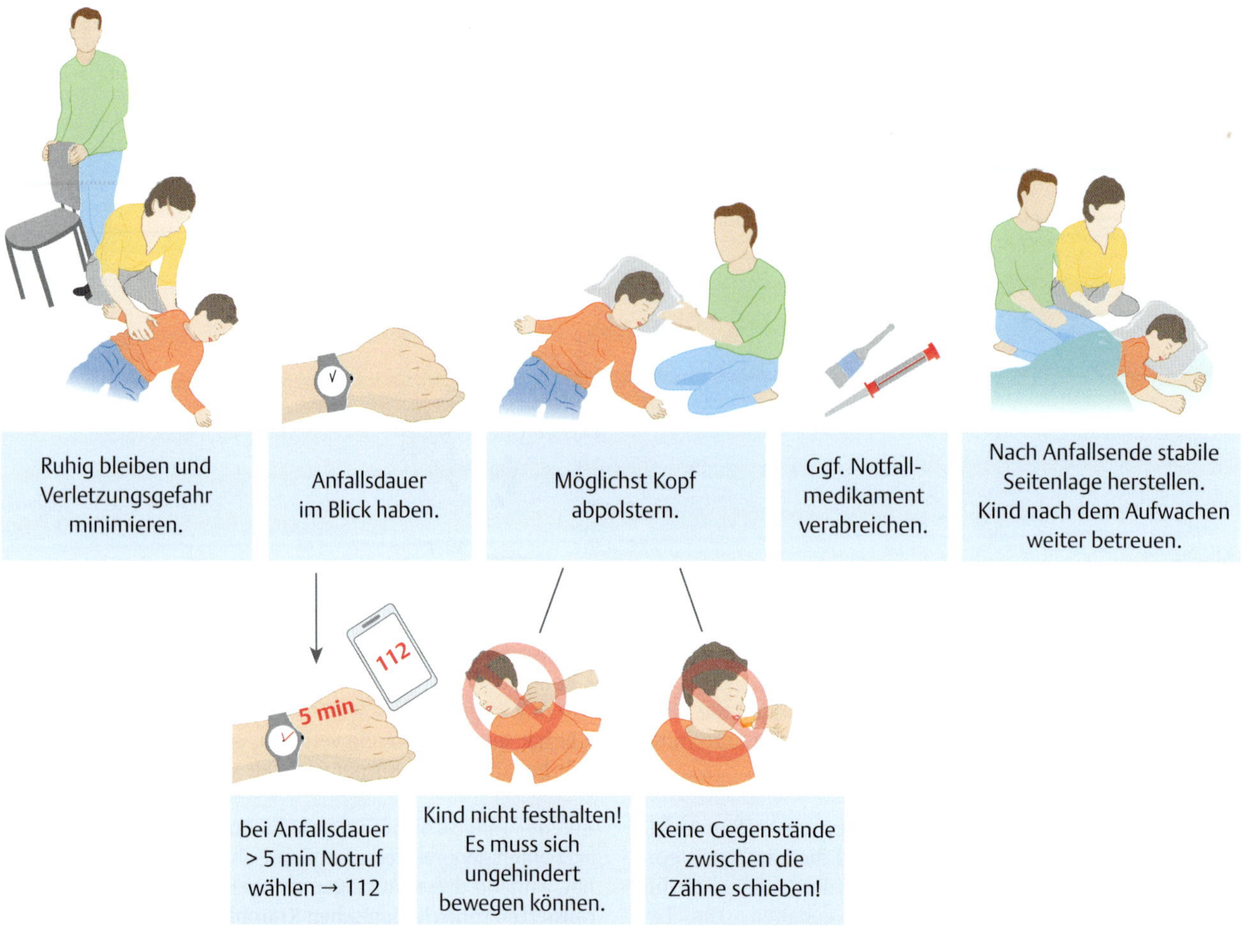

Während des Krampfanfalls sollte Ruhe bewahrt werden. Es ist wichtig, die Dauer des Anfalls zu messen. Es darf keinesfalls versucht werden, den Krampfenden festzuhalten oder ihn mit Gewalt in bestimmte Positionen zu bringen.

- Das Kind **nicht festhalten** und keine Eingriffe am Mund durchführen!
- Falls die Eltern über ein **Notfallmedikament** (Benzodiazepin) verfügen, können sie es ihrem Kind verabreichen (sofern es die Situation zulässt).
- Nach Anfallsende sollten die Eltern das Kind in die **stabile Seitenlage** bringen und vor Auskühlung schützen. Sie sollten das Kind auch nach dem Aufwachen vorerst nicht allein lassen.

Antwort b)

Gefährlich wird ein Anfall insbesondere dann, wenn sich die Person (so wie Kenny) in großer Höhe befindet und abstürzen kann, gerade ein Fahrzeug lenkt oder sich im Wasser aufhält. Pflegefachkräfte sollten die Eltern daher über Kennys Zustand und die Gefahren, die damit verbunden sind, aufklären und ihnen Maßnahmen zur Gefahrenreduzierung aufzeigen:

- **Aufklärung und Schulung:** Eltern, Betreuer, andere nahestehende Personen – ggf. auch Erzieher und Lehrer – sollten über die Art der epileptischen Anfälle, potenzielle Auslöser, Verhaltensweisen während eines Anfalls und Erste-Hilfe-Maßnahmen informiert werden. Eine gründliche Schulung durch einen Arzt oder einen Epilepsiespezialisten kann helfen, Ängste abzubauen und das Verständnis für die Erkrankung zu verbessern.
- **Dokumentation:** Ein Erfassen der Anfälle, deren Verläufe und deren potenziellen Auslöser kann helfen, Muster zu erkennen und das Risiko von Verletzungen zu minimieren. Eltern oder Betreuer können ein **Anfallstagebuch** führen, um Anfallsaktivität, Dauer, Häufigkeit und Begleitsymptome festzuhalten.
- **Einbeziehung des Kindes:** Kinder sollten über ihre Erkrankung informiert und darin unterstützt werden, Sicherheitsmaßnahmen zu verstehen und einzuhalten. Je nach Alter und Entwicklung des Kindes kann es auch in die Entwicklung der Sicherheitsmaßnahmen einbezogen werden.
- **Notfallplan:** Er legt fest, was zu tun ist, wenn das Kind einen Anfall hat: z. B. Kontaktaufnahme mit einem Arzt oder Rettungsdienst, Verabreichung von Medikamenten und Erste-Hilfe-Maßnahmen. Wenn die Kinder ein **Notfallarmband** oder einen Warnhinweis bei sich tragen, stehen im Notfall schnell wichtige Informationen über die Erkrankung des Kindes zur Verfügung.
- **Gestaltung des Umfelds:** Die Räumlichkeiten sollten entsprechend angepasst und gefährliche Gegenstände, z. B. scharfkantige Möbel, entfernt werden. Die Kinder sollten in einem **sicheren Schlafumfeld** untergebracht werden, z. B. niedriges, gepolstertes Bett, weiche Kissen.
- **Aktivitäten:** Gefährliche Aktivitäten, z. B. Klettern, sollte das Kind zunächst **meiden**, Schwimmen und Baden sollte nur unter Aufsicht erlaubt sein. Generell sollten Kinder, die wie Kenny epileptische Anfälle mit Bewusstseinsverlust haben, nie unbeaufsichtigt im bzw. in der Nähe von Wasser gelassen werden. Dies gilt für Pool, Strand und Badewanne.

In einigen Fällen, z. B. bei hohem Risiko für Verletzungen aufgrund häufiger Anfälle oder bei Gefahr des Herausfallens aus dem Bett wegen nächtlicher Anfälle, können **ergänzende Hilfsmittel** wie Schutzhelme, spezielle Bettgitter oder Sicherheitsgurte verwendet werden. Diese sollten jedoch nur nach Rücksprache mit einem Arzt oder einem Epilepsiespezialisten eingesetzt werden.

Es ist wichtig, regelmäßig die **Sicherheitsmaßnahmen zu überprüfen**. Da sich die Bedürfnisse des Kindes und die Art der Anfälle im Laufe der Zeit ändern können, sollten die Schutzmaßnahmen ggf. entsprechend angepasst werden.

Epilepsie kann eine Belastung für das Kind und die Familie sein, daher ist es wichtig, **psychosoziale Unterstützung** in Form von Beratungen, Therapien oder Unterstützungsgruppen anzubieten.

Aufgabe 4

Kenny hat einen epileptischen Anfall erlitten. Beschreiben Sie das diagnostische Vorgehen bei Verdacht auf Epilepsie.
KB III.2.d

Antwort

Am Anfang der Diagnostik steht eine ausführliche **Anamnese** durch den behandelnden Arzt, üblicherweise einem Neurologen bzw. Neuropädiater. Der Arzt wird die betroffene Person sowie die Angehörigen bzw. andere Zeugen des Anfalls zu folgenden Punkten befragen:

- Art und erste Anzeichen (Schrei, motorische Auffälligkeiten, Sprachstörungen) des Anfalls
- Zeitpunkt des Anfalls (im Wachzustand / im Schlaf?)
- Dauer des Anfalls
- Häufigkeit der Anfälle
- mögliche Auslöser (z. B. Schlafmangel, Medikamente, Alkoholkonsum)
- familiäre Vorgeschichte
- frühere Verletzungen oder Erkrankungen (auch Fieberkrämpfe).

Anschließend wird eine umfassende **neurologische Untersuchung** durchgeführt.

Mit bildgebenden Verfahren, insbesondere der **MRT** (Magnetresonanztomografie) können strukturelle Anomalien oder Veränderungen des Gehirns als Ursache für die Epilepsie erkannt werden. Hierzu zählen z. B. Tumoren, Blutungen, Narben oder – wie bei Kenny – Zysten.

Labordiagnostisch sollten grundsätzlich der Blutzucker, die Elektrolyte und die Blutgase bestimmt werden. Auch ein Differenzialblutbild kann Hinweise auf die Ursache des Krampfanfalls liefern. Durch die Bestimmung von **Prolaktin, Laktat** und der **Kreatinkinase** kann ein tonisch-klonischer Anfall von einem psychogenen Anfall abgegrenzt werden.

Art und Lokalisation (fokal oder generalisiert) der epileptischen Anfälle werden mithilfe eines **EEGs** (Elektroenzephalografie; ▶ **Abb. 20.1**) bestimmt. Hierbei wird die elektrische Spannung, die durch die Aktivitäten der Nervenzellen des Gehirns zustande kommt, auf der Kopfoberfläche abgeleitet und Auffälligkeiten oder charakteristische Muster identifiziert. Um die Aussagekraft des EEGs zu erhöhen, kann versucht werden, während der Aufzeichnung des EEGs einen Anfall zu provozieren. Meist werden dazu Lichtreize (Stroboskoplicht) eingesetzt. Auch Schlafentzug oder Hyperventilieren können epilepsiebedingte EEG-Potenziale auslösen.

Mit einem **Video-EEG-Monitoring** können die Hirnströme über einen längeren Zeitraum (meist 1–5 Tage) beobachtet werden. Gleichzeitig wird der Betroffene gefilmt, sodass dessen Verhalten zeitlich dem EEG zugeordnet werden kann. Durch den längeren Beobachtungszeitraum erhöht sich die Wahrscheinlichkeit, dass im EEG auch ein Anfall erfasst wird. Der Monitor befindet sich außerhalb des Patientenzimmers. Die Überwachung übernehmen in der Regel Pflegefachpersonen oder Medizinische Technologen.

Besteht der Verdacht auf eine Gehirnentzündung als Auslöser des Anfalls (erregerbedingt oder infolge einer Autoimmunerkrankung), ist eine **Liquoruntersuchung** sinnvoll.

In einigen Fällen können spezifische **Bluttests** durchgeführt werden, um Stoffwechselstörungen (z. B. eine Hyper- oder Hypoglykämie aufgrund eines unentdeckten Diabetes mellitus) als Ursachen auszuschließen.

Aufgabe 5

Bei Kenny wurden zwei Arachnoidalzysten diagnostiziert, die neben dem epileptischen Anfall weitere klinische Symptome verursachen. Der Stationsarzt spricht von Hirndrucksymptomen.

a) Erläutern Sie die Entstehung von Arachnoidalzysten und die möglichen Folgen für den Betroffenen.
b) Identifizieren Sie in der Fallgeschichte die Hirndruckzeichen, die bei Kenny erkennbar sind. Nennen Sie 8 weitere Hirndruckzeichen. Unterstreichen Sie 4 Zeichen, die für einen kritisch angestiegenen Hirndruck sprechen (sog. Einklemmungszeichen).
c) Erklären Sie die Folgen einer Hirndruckerhöhung für den Betroffenen.

KB I.3a, I.4.c

Antwort a)

Arachnoidalzysten sind meist angeborene **Hohlräume** innerhalb der **weichen Hirnhaut** (Arachnoidea). Sie sind von Arachnoidalzellen ausgekleidet und mit Liquor gefüllt. Typische Lokalisation ist die **mittlere Schädelgrube** vor dem Schläfenlappen (▶ **Abb. 20.3**). Arachnoidalzysten kommen relativ häufig vor, verursachen aber nur sehr selten Be-

Abb. 20.3 MRT-Bild einer Arachnoidalzyste.

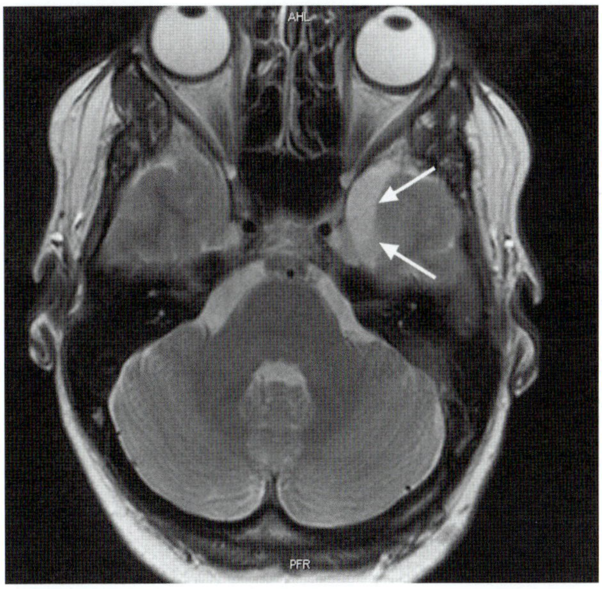

Im Bereich des linken Schläfenlappens befindet sich eine kleine Arachnoidalzyste. Sie ist durch Pfeile markiert. *Quelle: Forsting M, Jansen O (Hrsg.): MRT des Zentralnervensystems. 2. Auflage. Stuttgart: Thieme; 2014.*

schwerden. Ihre Diagnose ist in der Regel ein Zufallsbefund, wenn eine CT oder MRT des Kopfes aus anderen Gründen angefertigt wird.

In manchen Fällen, wie bei Kenny, nehmen die Zysten an Größe zu, meist deswegen, weil die auskleidenden Zellen Liquor produzieren und dieser nicht abfließen kann. Große Zysten üben **Druck auf das angrenzende Hirngewebe** aus und führen zu einer Verlagerung von Hirnstrukturen. Dann treten neurologische Störungen auf, die abhängig von der Lokalisation der Zyste sind (z. B. eingeschränkte Feinmotorik, Gangstörungen, Wachstumsstörungen, epileptische Anfälle oder Anzeichen eines erhöhten Hirndrucks). Behindert die Zyste den Liquorfluss, kann sich ein Hydrocephalus („Wasserkopf") ausbilden.

Antwort b)

Prüfungstipp

In Teilaufgabe b wird nur nach 8 weiteren Zeichen eines erhöhten Hirndrucks gefragt. Sie müssen deshalb nicht alle Hirndruckzeichen nennen, die in der Antwort aufgeführt sind.

Im Fallbericht können folgende Hirndruckzeichen identifiziert werden:

- Die Mutter berichtet von Kennys **Kopfschmerzen** und **Übelkeit**.
- Die Pflegefachperson beobachtet eine **Bewusstseinsstörung** (Kenny wirkt sehr schläfrig).
- Kenny erlitt einen **Krampfanfall**.

Weitere Hirndruckzeichen können sein (▶ Abb. 20.4):

- Schwindel
- morgendliches Nüchternerbrechen (Hirndruck ist in der Regel im Liegen höher als in aufrechter Position)
- kognitive Störungen:
  - Sehstörungen durch Kompression des Sehnervs: z. B. verschwommenes Sehen, Gesichtsfeldausfälle oder Doppelbilder
  - Ohrgeräusche (Tinnitus)
  - Verwirrtheit
  - Überempfindlichkeit auf Lichtreize, Geräusche oder Berührungen
- unterschiedlich weite Pupillen (Anisokorie), auffällige Pupillenreaktionen (aufgehobene Lichtreaktion eines Auges oder beider Augen, Pupillenerweiterung)
- Stauungspapille
- psychische Veränderungen: z. B. Unruhe, Aggressivität
- Cushing-Triade: Hypertonie, Bradykardie und Atemstörungen (pathologische Atemmuster wie Cheyne-Stoke-Atmung)
- harter Puls
- zentral ausgelöstes Fieber.

! Merke Veränderungen rechtzeitig erkennen

*Die Pflege eines Patienten mit erhöhtem Hirndruck erfordert u. a. eine **engmaschige Überwachung**.*

Antwort c)

Als Hirndruck (Intracranial Pressure, **ICP**) wird der Druck im Schädelinneren bezeichnet. Der physiologische Wert beträgt im Liegen **7–15 mmHg**. Die knöcherne Schädelhöhle verhindert weitestgehend, dass sich die in ihrem Inneren liegenden Strukturen bei Druckanstieg ausdehnen. Deshalb werden diese Strukturen bei erhöhtem Hirndruck zusammengedrückt. Dies gilt auch für die Gefäße, sodass bei erhöhtem

Abb. 20.4 Hirndruckzeichen.

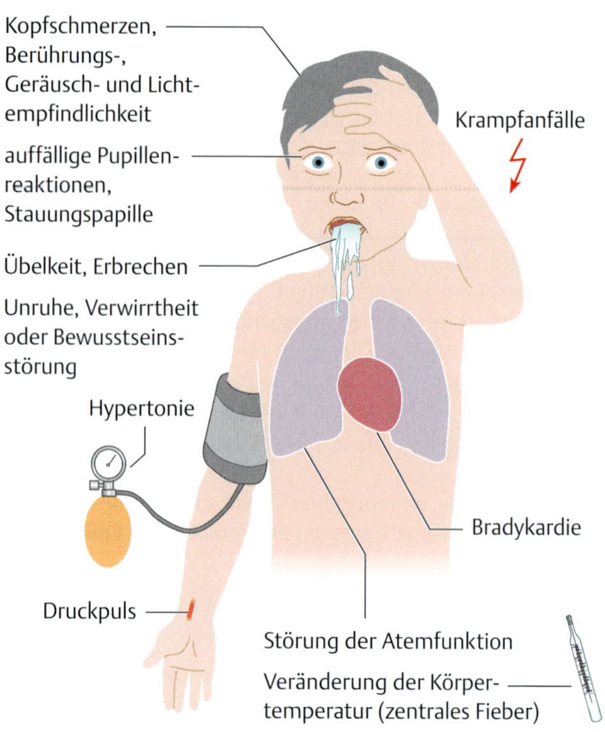

Ein erhöhter Hirndruck kann, wie in Kennys Fall, Krampfanfälle auslösen. Quelle: Hoehl M. Pflege eines Kindes mit Hydrocephalus. In: Hoehl M, Kullick P (Hrsg.): Gesundheits- und Kinderkrankenpflege. 5. Auflage. Stuttgart: Thieme; 2019.

Hirndruck die arterielle **Durchblutung** des Gehirns **vermindert** ist. Damit ist auch der Gehirnstoffwechsel beeinträchtigt. Infolgedessen schwillt das Gewebe an (**Ödembildung**), wodurch sich die Gehirndurchblutung weiter verschlechtert. Der Körper reagiert auf die verminderte arterielle Durchblutung des Gehirns mit einer Erhöhung des systolischen Blutdrucks – Ziel ist, die Durchblutung des Gehirns zu verbessern. Die vermehrte Durchblutung lässt den Hirndruck weiter ansteigen. Es entsteht ein Teufelskreis. Hinzu kommt, dass das Hirngewebe sehr empfindlich auf Sauerstoffmangel reagiert. Im Extremfall führt die Ischämie dazu, dass große Teile des Gehirns absterben und der sog. Hirntod eintritt.

Steigt der Hirndruck zu stark an, kann die Folge sein, dass die Hirnstrukturen in Richtung Hinterhauptsloch (Foramen occipitale magnum) gepresst werden. Dadurch treten die unteren Anteile der Temporallappen durch den Schlitz des Tentoriums cerebri (▶ Abb. 20.5a) und werden zwischen dieser Struktur und dem Mittelhirn eingeklemmt (**obere Einklemmung**; ▶ Abb. 20.5b). Steigt der Druck weiter, werden Anteile des Kleinhirns durch das Foramen occipitale magnum gedrückt, wo sie den Hirnstamm komprimieren (**untere Einklemmung**; ▶ Abb. 20.5b).

! Merke Lebenswichtige Strukturen

Da im Hirnstamm das Atem- und das Kreislaufzentrum lokalisiert sind, ist die untere Einklemmung lebensbedrohlich.

Die Einklemmung kann **beidseitig** sein (z. B. bei einem Hirnödem) oder **einseitig** (z. B. bei Hirnblutungen oder Tumoren). Je nach Form werden unterschiedliche Nervenbahnen geschädigt.

Abb. 20.5 Obere und untere Einklemmung bei stark erhöhtem Hirndruck.

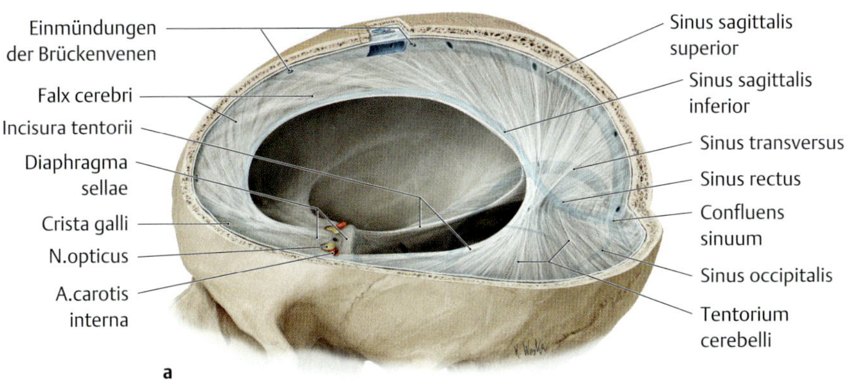

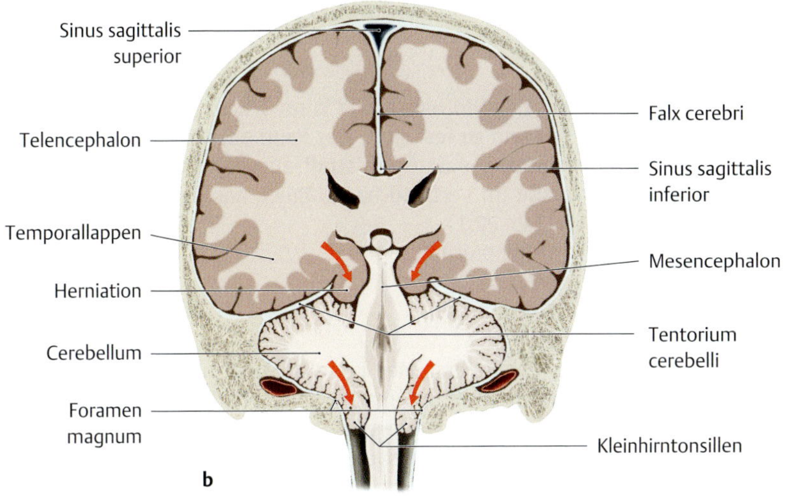

a Das Tentorium cerebri ist ein Anteil der Dura mater (harte Hirnhaut). Es zieht tief zwischen Großhirn und Kleinhirn und trennt die mittlere von der hinteren Schädelgrube.
b Frontalschnitt in Frontalansicht. Bei der oberen Einklemmung schieben sich Anteile des Großhirns durch den Spalt, der von den seitlichen Anteilen des Tentoriums gebildet wird. Bei der unteren Einklemmung werden Kleinhirnanteile durch das Foramen magnum gepresst. Sie komprimieren den Hirnstamm. Gezeigt ist die symmetrische Einklemmung

Quelle: Schünke M, Schulte E, Schumacher U: Prometheus LernAtlas der Anatomie. Kopf, Hals und Neuroanatomie. Illustrationen von Voll M und Wesker K. 6. Aufl. Stuttgart: Thieme; 2022.

Aufgabe 6

Stellen Sie die wesentlichen Maßnahmen dar, mit denen Kennys erhöhter Hirndruck gesenkt werden kann. Beurteilen Sie dabei Kennys Positionierung.
KB I.4.c

Antwort

Lagerung • Patienten mit Hirndruckanstieg und stabiler Kreislaufsituation sollten folgendermaßen positioniert werden:
- Oberkörperhochlagerung (30–45°)
- achsengerecht mit Kopf in Neutral-Null-Stellung.

Diese Positionierung stellt den bestmöglichen venösen Blutabfluss sicher.

Da Kenny kreislaufstabil ist, gilt diese Empfehlung auch für ihn. Seine momentane Flachlagerung mit Kopf in Seitneigung entspricht diesen Anforderungen nicht. Die Pflegefachperson sollte eine **optimale Positionierung herstellen** und die **Mutter** über die Notwendigkeit dieser Maßnahme **informieren**. Im Kontext der familienorientierten Pflege und der Förderung der elterlichen Kompetenz ist es wichtig, die Eltern auch aktiv einzubeziehen. Vor diesem Hintergrund **leitet** die Pflegefachperson die Mutter darin **an**, Kennys Position bei Bedarf **selbstständig zu korrigieren**. Dadurch wird die Sicherheit des Kindes erhöht, während die Mutter gleichzeitig **Handlungskompetenz** im Umgang mit der Pflegesituation erwirbt.

Nur im Falle einer Hypotonie ist einer Flachlagerung der Vorzug zu geben.

Sauerstoffgabe • Kenny sollte Sauerstoff erhalten, um die Versorgung des Gehirns zu unterstützen.

Medikamentengabe • Zur Hirndrucksenkung eignen sich v. a. Medikamente, die eine Entwässerung bewirken. Häufig wird das **Osmodiuretikum** Mannitol eingesetzt. Es darf wegen seines negativen Einflusses auf die Nierenfunktion nicht dauerhaft appliziert werden. Osmodiuretika senken den Hirndruck schnell, aber nicht dauerhaft. Sie werden normalerweise intravenös verabreicht und häufig mit anderen Diuretika (z. B. mit Furosemid) kombiniert. Alternativ kann eine **hypertone Kochsalzlösung** infundiert werden.

Kortikosteroide wie Dexamethason können bei vermutetem oder diagnostiziertem lokalem Hirnödem aufgrund eines Tumors oder einer bakteriell bedingten Meningitis eingesetzt werden. Sie reduzieren die Schwellung des Gehirns. Bei Hirnödem aufgrund eines Schädel-Hirn-Traumas sind sie kontraindiziert.

Der Einsatz von **Sedativa** (z. B. Benzodiazepine) reduziert den zerebralen Stoffwechsel.

Operative Maßnahmen • Bei starker Erhöhung des Hirndrucks kann der Schädel eröffnet (**dekompressive Kraniektomie**) und dem Gehirn so mehr Raum verschafft werden. In einigen Fällen kann über einen **Shunt** Liquorflüssigkeit abgeleitet werden (**externe Ventrikeldrainage**). Diese Maßnahmen sind bei Kenny bisher nicht angezeigt.

Aufgabe 7

Geben Sie Kennys Eltern eine Übersicht über die Ursache von Kennys Hirndruckerhöhung und darüber, wie es therapeutisch für ihren Sohn weitergehen könnte.
KB III.2.c

Antwort

„Die Ursache von Kennys Epilepsie sind seine beiden Arachnoidalzysten. Das sind zusätzliche Hohlräume im Gehirn, die mit Gehirnwasser gefüllt sind. Sie kommen gar nicht so selten vor. Bei Kenny sind sie allerdings so groß, dass sie auf das umliegende Gewebe drücken. Dadurch werden nicht nur seine Anfälle ausgelöst, sondern auch seine Schläfrigkeit und seine Kopfschmerzen. Diese Symptome nennt man auch Hirndruckzeichen. Das therapeutische Ziel ist es, den Druck zu reduzieren. Prinzipiell kommt eine **chirurgische Entfernung** oder **Fensterung der Zysten** in Betracht. Dadurch kann die Anfallswahrscheinlichkeit reduziert werden. Ob tatsächlich operiert wird, hängt von verschiedenen Faktoren ab, insbesondere von der genauen Lokalisation der Zysten und möglicher Risiken. Können die Zysten erfolgreich entfernt werden, ist die Prognose sehr gut. Hierüber wird der Arzt Sie aber noch genauer informieren.

Wenn es nicht möglich sein sollte, die Zysten zu entfernen oder den Abfluss des Gehirnwassers wieder sicherzustellen, kann eine sog. **Shuntverbindung** angelegt werden. Dabei wird eine Katheterverbindung zwischen Zyste und Bauchhöhle geschaffen, worüber das Gehirnwasser aus der Zyste abgeleitet wird. Nach der Shuntanlage bilden sich die Symptome häufig vollständig zurück.

Nach dem Eingriff ist normalerweise keine weitere Therapie erforderlich. Falls Kennys epileptische Anfälle dennoch weiterhin auftreten, wird er zur Anfallskontrolle vermutlich eine medikamentöse Therapie erhalten."

Aufgabe 8

Kennys Tibiaschaftfraktur wurde konservativ mit einem Oberschenkelgips versorgt. Nennen Sie 3 Pflegemaßnahmen, die sich aus dieser Situation ergeben. Stellen Sie eine der Maßnahmen ausführlich dar. Beschreiben Sie in diesem Zusammenhang eine wichtige Komplikation.
KB I.3.a

Antwort

Prüfungstipp

Im Folgenden werden beispielhaft die DMS-Kontrolle als Pflegemaßnahme und das Kompartmentsyndrom als Komplikation näher beschrieben. Es können auch eine andere Pflegemaßnahme und eine andere Komplikation gewählt werden, z. B. die Thromboseprophylaxe und die Thrombose.

Pflegemaßnahmen bei Immobilisierung aufgrund eines Oberschenkelgipses sind u. a.:
- die Durchführung der DMS-Kontrolle
- die Thromboseprophylaxe
- die Anleitung zur korrekten Bedienung der Unterarmgehstützen.

Tab. 20.1 DMS-Kontrolle bei Kenny.

Kriterium	Durchführung
Durchblutung	• Hautkolorit und Hauttemperatur der Zehen und des Beins proximal des Verbands beurteilen • Mit Nagelbettprobe Rekapillarisierungszeit bestimmen (jeweils im Seitenvergleich)
Motorik	• auf Schwellungen achten • Kenny bitten, die Zehen zu bewegen (Ist eine Bewegung möglich? Zeigt er bei der Bewegung Schmerzsymptome?)
Sensibilität	• Kennys Zehen berühren (Spürt er die Berührung?) • Empfindungsstörungen (z. B. Kribbeln, Pochen, Taubheitsgefühle) erfragen

Mit der DMS-Kontrolle kann erkannt werden, ob ein Gipsverband **zu fest** sitzt. Das kann entweder dadurch zustande kommen, dass er zu straff angelegt wurde oder die Gliedmaße im Verband nachträglich anschwillt. **„DMS"** steht für (▸ Tab. 20.1):
- **D**urchblutung
- **M**otorik
- **S**ensibilität.

Kenny ist erst vier Jahre alt und außerdem aufgrund der Hirndrucksymptomatik eingeschränkt. Deswegen kann **nicht** davon ausgegangen werden, dass er sich bei Problemen mit dem Gipsverband von selbst meldet. Auch die Mutter kann hierbei kaum unterstützen. Deshalb muss die **Pflegefachperson** Kennys Bein und den Sitz des Oberschenkelgipses hinsichtlich möglicher Komplikationen **kontrollieren**. Eine regelmäßig durchgeführte DMS-Kontrolle hilft, ein entstehendes **Kompartmentsyndrom** zu erkennen, das gerade bei Unterschenkelfrakturen als Komplikation auftreten kann. Bei einer Fraktur entsteht ein Hämatom, das zu einem Anschwellen des Muskels führt. Da die Muskeln des Unterschenkels von starken Bindegewebshüllen (Faszien) umgeben sind, können sie sich nur bedingt ausdehnen. Ist die Schwellung zu stark, steigt der Druck innerhalb des Faszienraums (sog. Muskelloge) stark an. Die in der Muskelloge verlaufenden Nerven und Gefäße werden zusammengedrückt, sodass der Muskel nicht mehr ausreichend durchblutet wird. Gleichzeitig kann die Lymphflüssigkeit nicht ablaufen, sodass die Schwellung und damit der Druck zunehmen. Wird die Situation nicht rechtzeitig erkannt, kann der Muskel absterben. Schlimmstenfalls kommt es zum **Crush-Syndrom**. Die absterbenden Muskelzellen setzen große Mengen Myoglobin frei, das zunächst ein Nierenversagen, bei schweren Verläufen auch ein Multiorganversagen, verursacht.

Symptome eines beginnenden bzw. fortgeschrittenen Kompartmentsyndroms sind:
- eine gespannte, glänzende Haut (wegen des Verbands nicht oder schwer erkennbar), evtl. mit Spannungsblasen
- blasse, kühle Zehen
- Schwellung, insbesondere im Bereich des Schienbeins (ebenfalls nicht erkennbar)
- Schmerz und Missempfindungen mit gestörter Sensibilität
- Fuß- und Zehenheberschwäche bzw. -paralyse.

PRAXISTIPP

Beschwerden ernst nehmen

Gibt ein Patient Schmerzen oder Missempfindungen im Zusammenhang mit seinem Verband an, muss dies immer ernst genommen werden! Nur der Patient kann spüren, wie es sich in dem Verband anfühlt. Der Verband muss auf jeden Fall überprüft und gegebenenfalls abgenommen und erneuert werden. Bei der Versorgung frischer Frakturen mit einem Gipsverband muss der Verband immer gespalten werden!

Aufgabe 9

Kennys Erkrankung und die Ungewissheit, ob eine Heilung erzielt werden kann, stellen für Kennys Familie eine krisenhafte Situation dar. Beschreiben Sie 4 Maßnahmen, mit denen die Pflegefachperson die Familie unterstützen kann, und begründen Sie den Nutzen dieser Maßnahmen.
KB I.3.a

Antwort

Eine erste wichtige Maßnahme ist das **aktive Zuhören und eine empathische Gesprächsführung**. Indem die Pflegefachperson der Mutter Raum gibt, ihre Sorgen, Ängste und auch Schuldgefühle auszusprechen, fühlt diese sich ernst genommen. Das Verständnis und die Wertschätzung der Pflege wirken entlastend und können das Vertrauen in das Behandlungsteam stärken.

Darüber hinaus ist es bedeutsam, der Familie Informationen über Kennys Erkrankung und die Behandlungsmöglichkeiten in **verständlicher Sprache** zu vermitteln. Komplexe medizinische Sachverhalte sollten in einfachen Worten erklärt und bei Bedarf mit Bildern oder Vergleichen veranschaulicht werden. So können Unsicherheiten reduziert und die Eltern in die Lage versetzt werden, Entscheidungen informiert mitzutragen.

Eine weitere unterstützende Maßnahme besteht darin, die **Eltern** aktiv in die Pflege **einzubeziehen**. Kleine Handlungen, z. B. beim Füttern zu helfen oder beim Spielen im Bett anwesend zu sein, vermitteln das Gefühl, etwas Sinnvolles für Kenny tun zu können. Das stärkt die elterliche Kompetenz, erhält die familiäre Nähe und steigert das Wohlbefinden des Kindes.

Darüber hinaus ist es wichtig, den Eltern **psychosoziale Unterstützungsangebote** zu vermitteln, zum Beispiel den Sozialdienst, psychologische Beratung, seelsorgerische Begleitung oder Selbsthilfegruppen für Familien mit chronisch kranken Kindern. Dies entlastet die Eltern und ermöglicht neue Bewältigungsstrategien.

Ergänzend können die Pflegefachpersonen **Entlastungs- und Copingstrategien** fördern, etwa durch das Anregen von Pausen, das Ermöglichen von Rückzugsmöglichkeiten oder das Einführen von Ritualen, die der Familie Halt geben. Auch Gespräche über die Bedeutung von Erholungszeiten können hilfreich sein, um die Ressourcen der Eltern langfristig zu erhalten.

Darüber hinaus sollte die Pflegefachperson auch die **Geschwisterkinder im Blick behalten**. Diese erleben die Situation ebenfalls als belastend und reagieren häufig mit Eifersucht oder Rückzug. Durch Information, kindgerechte Gespräche und kleine Einbeziehungen in den Stationsalltag können auch ihre Bedürfnisse berücksichtigt werden.

Zusätzlich können Angebote zur **Förderung der Kommunikation innerhalb der Familie** hilfreich sein. So kann die Pflegefachperson Gespräche moderieren, in denen Eltern und Kinder über Ängste sprechen, um Missverständnisse zu vermeiden und den familiären Zusammenhalt zu stärken. Durch diese Maßnahmen trägt die Pflegefachperson dazu bei, die Eltern sowohl emotional als auch praktisch zu unterstützen, ihre Ressourcen zu aktivieren und ihnen Sicherheit im Umgang mit der belastenden Situation zu geben. Dies verbessert nicht nur die psychische Stabilität der Familie, sondern wirkt sich auch positiv auf Kennys Krankheitsverarbeitung und Heilungsprozess aus.

Quellen

Das Literaturverzeichnis auf Ebene der Fallgeschichten finden Sie in der Online-Version bzw. unter: https://thieme.com/icare-pflegeexamen.

Sachverzeichnis

H

I

K

L

M

N

O

P

Q

R

S

T

U

V

W

Z

Die Buchinhalte auch digital nutzen

In drei einfachen Schritten online freischalten und kostenlosen Zugang über gängige Smartphones, Tablets und PCs erhalten:

1. QR-Code scannen oder die angegebene URL aufrufen

   thieme.com/icare-code

2. Mit einem bestehenden Thieme Account einloggen oder neu registrieren.

3. Zugangscode aus dem Buch eingeben – die digitale Version wird damit freigeschaltet.

Persönlicher Zugangscode:

EBRuu9NFaXtq4

Wichtig: Sobald der Zugangscode der Printausgabe eingelöst wurde, ist eine Rückgabe des Buches nicht mehr möglich.

Schnellzugriff zum Buch

Nach erfolgreicher Registrierung und Freischaltung ist das Buch ohne Umwege unter icare.thieme.de/9783132435278 oder über diesen QR-Code zu finden.

Wichtige Hinweise

Der persönliche Zugangscode wird gesperrt, sobald die erste Freischaltung des Buches erfolgt ist. Die Nutzung ist somit nur für Erstkäufer*innen bzw. Erstnutzer*innen (z. B. bei Bibliotheksexemplaren) möglich.

Die Weitergabe von Passwörtern ist nicht erlaubt. Der Verlag behält sich das Recht vor, bei Verstoß rechtliche Schritte einzuleiten.

Zugang zu den Online-Materialien erhalten Käufer*innen ausschließlich für den privaten Gebrauch. Eine gewerbliche bzw. institutionelle Nutzung ist nicht gestattet.